国家卫生和计划生育委员会“十三五”规划教材

全国高等医药教材建设研究会“十三五”规划教材

全国高等学校药学类专业第八轮规划教材

供药学类专业用

药事管理学

第6版

主　编　杨世民

副主编　翁开源　周延安　胡　明

编　者（以姓氏笔画为序）

王满元（首都医科大学）
叶　桦（复旦大学药学院）
冯变玲（西安交通大学药学院）
刘世坤（中南大学湘雅三医院）
杨世民（西安交通大学药学院）
吴云红（大连医科大学）
何　宁（天津中医药大学）
岳淑梅（河南大学药学院）
周延安（武汉大学人民医院）
胡　明（四川大学华西药学院）
翁开源（广东药科大学）
龚时薇（华中科技大学同济药学院）

人民卫生出版社

图书在版编目（CIP）数据

药事管理学 / 杨世民主编．—6 版．—北京：人民卫生出版社，2016
ISBN 978-7-117-22025-5

Ⅰ．①药…　Ⅱ．①杨…　Ⅲ．①药政管理－高等学校－教材　Ⅳ．①R95

中国版本图书馆 CIP 数据核字（2016）第 026492 号

药事管理学

第 6 版

主　　编：杨世民
出版发行：人民卫生出版社（中继线 010-59780011）
地　　址：北京市朝阳区潘家园南里 19 号
邮　　编：100021
E - mail：pmph @ pmph.com
购书热线：010-59787592　010-59787584　010-65264830
印　　刷：人卫印务（北京）有限公司
经　　销：新华书店
开　　本：850 × 1168　1/16　　印张：25
字　　数：688 千字
版　　次：1993 年 3 月第 1 版　　2016 年 3 月第 6 版
2022 年 6 月第 6 版第 12 次印刷（总第 52 次印刷）
标准书号：ISBN 978-7-117-22025-5/R · 22026
定　　价：58.00 元

出版说明

全国高等学校药学类专业本科国家卫生和计划生育委员会规划教材是我国最权威的药学类专业教材，于1979年出版第1版，1987—2011年间进行了6次修订，并于2011年出版了第七轮规划教材。第七轮规划教材主干教材31种，全部为原卫生部“十二五”规划教材，其中29种为“十二五”普通高等教育本科国家级规划教材；配套教材21种，全部为原卫生部“十二五”规划教材。本次修订出版的第八轮规划教材中主干教材共34种，其中修订第七轮规划教材31种；新编教材3种，《药学信息检索与利用》《药学服务概论》《医药市场营销学》；配套教材29种，其中修订24种，新编5种。同时，为满足院校双语教学的需求，本轮新编双语教材2种，《药理学》《药剂学》。全国高等学校药学类专业第八轮规划教材及其配套教材均为国家卫生和计划生育委员会“十三五”规划教材、全国高等医药教材建设研究会“十三五”规划教材，具体品种详见出版说明所附书目。

该套教材曾为全国高等学校药学类专业唯一一套统编教材，后更名为规划教材，具有较高的权威性和较强的影响力，为我国高等教育培养大批的药学类专业人才发挥了重要作用。随着我国高等教育体制改革的不断深入发展，药学类专业办学规模不断扩大，办学形式、专业种类、教学方式亦呈多样化发展，我国高等药学教育进入了一个新的时期。同时，随着药学行业相关法规政策、标准等的出台，以及2015年版《中华人民共和国药典》的颁布等，高等药学教育面临着新的要求和任务。为跟上时代发展的步伐，适应新时期我国高等药学教育改革和发展的要求，培养合格的药学专门人才，进一步做好药学类专业本科教材的组织规划和质量保障工作，全国高等学校药学类专业第五届教材评审委员会围绕药学类专业第七轮教材使用情况、药学教育现状、新时期药学人才培养模式等多个主题，进行了广泛、深入的调研，并对调研结果进行了反复、细致的分析论证。根据药学类专业教材评审委员会的意见和调研、论证的结果，全国高等医药教材建设研究会、人民卫生出版社决定组织全国专家对第七轮教材进行修订，并根据教学需要组织编写了部分新教材。

药学类专业第八轮规划教材的修订编写，坚持紧紧围绕全国高等学校药学类专业本科教育和人才培养目标要求，突出药学类专业特色，对接国家执业药师资格考试，按照国家卫生和计划生育委员会等相关部门及行业用人要求，在继承和巩固前七轮教材建设工作成果的基础上，提出了“继承创新”“医教协同”“教考融合”“理实结合”“纸数同步”的编写原则，使得本轮教材更加契合当前药学类专业人才培养的目标和需求，更加适应现阶段高等学校本科药学类人才的培养模式，从而进一步提升了教材的整体质量和水平。

为满足广大师生对教学内容数字化的需求，积极探索传统媒体与新媒体融合发展的新型整体教学解决方案，本轮教材同步启动了网络增值服务和数字教材的编写工作。34 种主干教材都将在纸质教材内容的基础上，集合视频、音频、动画、图片、拓展文本等多媒介、多形态、多用途、多层次的数字素材，完成教材数字化的转型升级。

需要特别说明的是，随着教育教学改革的发展和专家队伍的发展变化，根据教材建设工作的需要，在修订编写本轮规划教材之初，全国高等医药教材建设研究会、人民卫生出版社对第四届教材评审委员会进行了改选换届，成立了第五届教材评审委员会。无论新老评审委员，都为本轮教材建设做出了重要贡献，在此向他们表示衷心的谢意！

众多学术水平一流和教学经验丰富的专家教授以高度负责的态度积极踊跃和严谨认真地参与了本套教材的编写工作，付出了诸多心血，从而使教材的质量得到不断完善和提高，在此我们对长期支持本套教材修订编写的专家和教师及同学们表示诚挚的感谢！

本轮教材出版后，各位教师、学生在使用过程中，如发现问题请反馈给我们（renweiyaoxue@163.com），以便及时更正和修订完善。

全国高等医药教材建设研究会

人民卫生出版社

2016 年 1 月

国家卫生和计划生育委员会"十三五"规划教材
全国高等学校药学类专业第八轮规划教材书目

序号	教材名称	主编	单位
1	药学导论(第4版)	毕开顺	沈阳药科大学
2	高等数学(第6版)	顾作林	河北医科大学
	高等数学学习指导与习题集(第3版)	顾作林	河北医科大学
3	医药数理统计方法(第6版)	高祖新	中国药科大学
	医药数理统计方法学习指导与习题集(第2版)	高祖新	中国药科大学
4	物理学(第7版)	武　宏	山东大学物理学院
		章新友	江西中医药大学
	物理学学习指导与习题集(第3版)	武　宏	山东大学物理学院
	物理学实验指导***	王晨光	哈尔滨医科大学
		武　宏	山东大学物理学院
5	物理化学(第8版)	李三鸣	沈阳药科大学
	物理化学学习指导与习题集(第4版)	李三鸣	沈阳药科大学
	物理化学实验指导(第2版)(双语)	崔黎丽	第二军医大学
6	无机化学(第7版)	张天蓝	北京大学药学院
		姜凤超	华中科技大学同济药学院
	无机化学学习指导与习题集(第4版)	姜凤超	华中科技大学同济药学院
7	分析化学(第8版)	柴逸峰	第二军医大学
		邸　欣	沈阳药科大学
	分析化学学习指导与习题集(第4版)	柴逸峰	第二军医大学
	分析化学实验指导(第4版)	邸　欣	沈阳药科大学
8	有机化学(第8版)	陆　涛	中国药科大学
	有机化学学习指导与习题集(第4版)	陆　涛	中国药科大学
9	人体解剖生理学(第7版)	周　华	四川大学华西基础医学与法医学院
		崔慧先	河北医科大学
10	微生物学与免疫学(第8版)	沈关心	华中科技大学同济医学院
		徐　威	沈阳药科大学
	微生物学与免疫学学习指导与习题集***	苏　昕	沈阳药科大学
		尹丙姣	华中科技大学同济医学院
11	生物化学(第8版)	姚文兵	中国药科大学
	生物化学学习指导与习题集(第2版)	杨　红	广东药科大学

续表

序号	教材名称	主编	单位
12	药理学(第8版)	朱依谆	复旦大学药学院
		殷　明	上海交通大学药学院
	药理学(双语)★★	朱依谆	复旦大学药学院
		殷　明	上海交通大学药学院
	药理学学习指导与习题集(第3版)	程能能	复旦大学药学院
13	药物分析(第8版)	杭太俊	中国药科大学
	药物分析学习指导与习题集(第2版)	于治国	沈阳药科大学
	药物分析实验指导(第2版)	范国荣	第二军医大学
14	药用植物学(第7版)	黄宝康	第二军医大学
	药用植物学实践与学习指导(第2版)	黄宝康	第二军医大学
15	生药学(第7版)	蔡少青	北京大学药学院
		秦路平	第二军医大学
	生药学学习指导与习题集★★★	姬生国	广东药科大学
	生药学实验指导(第3版)	陈随清	河南中医药大学
16	药物毒理学(第4版)	楼宜嘉	浙江大学药学院
17	临床药物治疗学(第4版)	姜远英	第二军医大学
		文爱东	第四军医大学
18	药物化学(第8版)	尤启冬	中国药科大学
	药物化学学习指导与习题集(第3版)	孙铁民	沈阳药科大学
19	药剂学(第8版)	方　亮	沈阳药科大学
	药剂学(双语)★★	毛世瑞	沈阳药科大学
	药剂学学习指导与习题集(第3版)	王东凯	沈阳药科大学
	药剂学实验指导(第4版)	杨　丽	沈阳药科大学
20	天然药物化学(第7版)	裴月湖	沈阳药科大学
		娄红祥	山东大学药学院
	天然药物化学学习指导与习题集(第4版)	裴月湖	沈阳药科大学
	天然药物化学实验指导(第4版)	裴月湖	沈阳药科大学
21	中医药学概论(第8版)	王　建	成都中医药大学
22	药事管理学(第6版)	杨世民	西安交通大学药学院
	药事管理学学习指导与习题集(第3版)	杨世民	西安交通大学药学院
23	药学分子生物学(第5版)	张景海	沈阳药科大学
	药学分子生物学学习指导与习题集★★★	宋永波	沈阳药科大学
24	生物药剂学与药物动力学(第5版)	刘建平	中国药科大学
	生物药剂学与药物动力学学习指导与习题集(第3版)	张　娜	山东大学药学院

续表

序号	教材名称	主编	单位
25	药学英语(上册、下册)(第5版)	史志祥	中国药科大学
	药学英语学习指导(第3版)	史志祥	中国药科大学
26	药物设计学(第3版)	方　浩	山东大学药学院
	药物设计学学习指导与习题集(第2版)	杨晓虹	吉林大学药学院
27	制药工程原理与设备(第3版)	王志祥	中国药科大学
28	生物制药工艺学(第2版)	夏焕章	沈阳药科大学
29	生物技术制药(第3版)	王凤山	山东大学药学院
		邹全明	第三军医大学
	生物技术制药实验指导***	邹全明	第三军医大学
30	临床医学概论(第2版)	于　锋	中国药科大学
		闻德亮	中国医科大学
31	波谱解析(第2版)	孔令义	中国药科大学
32	药学信息检索与利用*	何　华	中国药科大学
33	药学服务概论*	丁选胜	中国药科大学
34	医药市场营销学*	陈玉文	沈阳药科大学

注:*为第八轮新编主干教材;**为第八轮新编双语教材;***为第八轮新编配套教材。

全国高等学校药学类专业第五届教材评审委员会名单

前　言

《药事管理学》(第6版)作为全国高等学校药学类专业本科第八轮规划教材之一,是在全国高等医药教材建设研究会组织下,根据药学类专业培养目标,坚持"三基""五性""三特定"以及继承发扬的编写原则和思想,在第5版《药事管理学》教材的基础上编写修订的。

药事管理学是药学类专业的一门重要课程,是国家执业药师资格考试的主要科目。本课程主要讲授药事组织设置及其职责,药品管理立法,药品注册、生产、经营、使用、信息诸方面的监督管理,药品知识产权保护以及药学技术人员管理等内容。通过本课程的学习,旨在培养药学生的法律意识、责任意识、自律意识、服务意识;改变药学生传统单一的药学知识、技能结构,将其培养成集药学知识、技能和药事管理与法规于一体的综合型人才;能辨别合法和非法行为;能综合运用药事管理的知识,指导药学实践工作,分析解决实际问题,并为参加执业药师资格考试奠定良好的基础。

第6版教材以《中华人民共和国药品管理法》(以下简称《药品管理法》)为核心,以保证药品和药学服务质量与合理用药为重点,力求反映药事管理方面的新知识、新法规、新进展。教材与执业药师、药学卫生专业技术资格考试相衔接。结合2015年版国家执业药师资格考试大纲的要求,尽量覆盖执业药师、药学卫生专业技术资格考试大纲的相关知识点。

本版教材由药事管理概论、药事法规和药事部门监督管理三部分构成,进一步优化了教材内容,增强适用性和可读性,便于自学。相对第5版教材,第6版的内容作了如下调整:

1. 更新、增加了2011年7月—2015年12月期间,我国有关药品管理体制、法规、政策修改变化的内容。包括:国家药品管理的体制(2013年"三定"方案)、《药品不良反应报告和监测管理办法》(2011年7月实施)、《国家药品安全"十二五"规划》(2012年1月发布)、《抗菌药物临床应用管理办法》(2012年8月实施)、《药品经营质量管理规范》(2015年6月实施)、《药品委托生产监督管理规定》(2014年10月实施)、《蛋白同化制剂和肽类激素进出口管理办法》(2014年12月实施)、《关于进一步加强中药材管理的通知》(2013年10月实施)、《医疗机构从业人员行为规范》(2012年6月26日发布实施)、《中华人民共和国广告法》(2015年4月修订)、《药品管理法》(2015年4月修订)。

2. 更新、调整了2011年7月以来药事管理有关新进展、新数据。如国家基本药物目录(2012年版),麻醉药品和精神药品目录(2014年1月实施),国家近年重点关注和发展的药品电子监管相关规定和进展;仿制药质量一致性评价、中药注射剂安全性评价等内容和进展;公立医院集中招标采购,临床药学和临床药师的发展和现状等。对教材所涉及的各方面数据予以更新,如药学技术人员(执业药师)人数,药品注册数量,药品生产、经营企业数量,GMP、GSP认证等。

3. 调整部分章节内容,使结构更合理。本版教材新增"药品上市后再评价与监测管理"一章,将原分散在各章的药品上市后再评价与管理的内容、药品不良反应监测、药品召回管理等内容重新整理编写，介绍药品上市后再评价、药物警戒、药品不良反应的相关概念、管理制度和主要规定。将原第二章“药品监督管理”第四节“国家基本药物制度”改为“我国的药品管理制度”，简要介绍了基本药物制度、药品分类管理制度、中药品种保护制度、药品储备制度、特药管理制度等内容，并重点论述了基本药物制度、药品分类管理制度。将原第四章“药学技术人员管理”第一节“药学技术人员概述”与第二节“药师及其管理”合并；原第四节“药学职业道德”与第五节“药品生产、经营、医院药学道德要求”合并。

4. 丰富体例和形式，引导自主学习和教学互动。在编写形式上，增加“问题导入”“药师考点”，引导学生思考相关问题后学习知识点。

5. 在有关章节尝试增加双语内容。将与国际接轨的关键术语、知识点及规定以“相关知识”形式列出英文。

为满足教学需要，修订编写了配套教材《药事管理学学习指导与习题集》(第3版)。配套教材内容主要包括“学习要点与复习题”“综合测试题”“案例讨论”“选读材料与讨论”和“专业英文阅读”五个部分。此外，本版教材也尝试同步编写了数字教材。

本教材的编写，得到了第五届全国高等学校药学类专业教材评审委员会、人民卫生出版社和各编委所在院校领导的指导和支持，在此表示衷心的感谢。对参加第5版教材编写的王志敏、万仁甫老师深表感谢。

天津中医药大学何宁教授、四川大学胡明副教授、西安交通大学冯变玲副教授参加了本版教材有关章节的统稿工作，付出了艰辛的劳动；西安交通大学药学院药事管理研究生赵超、黄瀚博、张雪梅、刘影同学协助做了大量的具体工作，在此一并致谢。

由于编者知识水平有限，本教材内容难免有不足之处，恳请读者批评指正。

杨世民

2016年1月

目　录

第一章 绪 论

学习要求

通过本章的学习，使学生对药事管理学科的重要性及其研究内容有比较清楚的认识，为其进一步学习该课程和毕业后从事药学实践工作奠定基础。

1. 掌握 药事管理的含义及其重要性；药事管理学科的定义、性质；药事管理学课程的研究内容。

2. 熟悉 药事的含义；药事管理学教材的结构与特点；药事管理学课程的教学方法。

3. 了解 药事管理学科的发展过程；药事管理研究特征与方法类型。

问题导入 药学生为什么要学习药事管理学？

1. 同学们作为未来的药学专业人员，毕业后可能会在药品生产、经营企业、医院药学部门、医药科研机构、药品监督管理机构、药品检验机构等从事药品生产、质量管理、药品销售、医院药学管理、药物研制、药品检验、药品监督管理等工作。在这些机构、部门以及岗位上工作，除需要掌握有关药学基本理论、基本知识和基本技能外，还必须熟悉、掌握GLP、GCP、GMP、GSP、GAP等药物（药品）质量管理规范，熟悉《药品管理法》《药品注册管理办法》《处方管理办法》《药品广告审查办法》等药事法规。

2. 执业药师是药学技术人员重要的职业准入制度之一。执业药师资格考试科目包括药学（中药学）专业知识一、药学（中药学）专业知识二、药事管理与法规、药学综合知识与技能四个科目。其中，药事管理与法规是执业药师职责和执业活动必须具备的知识与能力，考生应重点掌握药学实践中与合法执业直接相关的法律法规规定，并能够理解国家医药卫生政策的具体要求。按照国家有关规定评聘为高级专业技术职务，取得相应的学历和连续从事药学或中药学专业工作一定年限的药学人员，可以免考药学（中药学）专业知识一、药学（中药学）专业知识二，但是必须参加药事管理与法规科目的考试。

请阅读以上材料，思考并讨论：

（1）药事管理学是一门什么样的学科？

（2）药事管理学涉及哪些内容？

（3）药学生为什么要学习药事管理学？

第一节 药事管理概述

“药事”一词源于我国古代医药管理用语。20世纪80年代，“药事管理”“药事管理学科”成为我国高等教育课程和专业名称、专业教学计划用语，并用于机构名称、药学社团名称、药学期刊名称等，广泛应用于高等药学教育、医药卫生行政管理、药品管理立法、司法活动中。

一、药事及药事管理的含义

（一）药事

“药事”一词早已存在并在药学文献中广泛使用。我国史书《册府元龟》中记载：“北齐门下

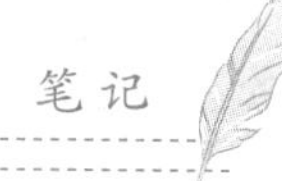

省，统尚药局，有典御二人，侍御师四人，尚药监四人，总御药之事。”北周设有“主药”六人，主管药物事宜。由此可见，早在南北朝时代（420—589年），医药管理已有明确的分工，设有专职人员负责掌管药事工作。随着社会的发展，药事成为药学界的常用词，药事一词的含义也在变化，现代“药事”一词的概念是泛指一切与药有关的事项，是由药学若干部门（行业）构成的一个完整的体系。根据《药品管理法》的适用范围、管理对象和内容，以及《中共中央、国务院关于卫生改革与发展的决定》中加强药品管理的陈述，“药事”的含义是指与药品的研制、生产、流通、使用、价格、广告、信息、监督等活动有关的事。根据国家药物政策内容，药事还包括：保证和控制药品质量，公平分配药品，合理用药，基本药物目录等相关事项。“药事”是一个动态用词，其范围将根据国家有关药品管理的法规、政策、规范、准则等而定。

（二）药事管理

1. 由来 1985年以前，美国的“pharmacy administration”这个词语在我国曾被译为“药房管理”“药学行政”“药政”等。1985年，原华西医科大学药学院将该词译为药事管理，成立了药事管理教研室，正式给药学各专业本科生开设药事管理学必修课程。之后，“药事管理”很快被公认并广泛使用。1986年，中国药学会成立“药事管理”分科学会。1987年，国家教育部决定将“药事管理”列入药学专业必修课，同年，原卫生部决定在原华西医科大学、浙江医科大学成立药事管理培训中心。1987年，《中国药事》杂志发行。1988年，原卫生部药政局组织编写的《药事管理学》出版发行。1989年，《医院药剂管理办法》规定，医院成立“药事管理委员会”。从上述事项可看出，自1985年以来“药事管理”已被政府、学术界、社团、新闻出版等各方面正式使用。

2. 药事管理的含义 药事管理（pharmacy administration）是指对药学事业的综合管理，是运用管理学、法学、社会学、经济学的原理和方法对药事活动进行研究，总结其规律，并用以指导药事工作健康发展的社会活动。

药事管理包括宏观和微观两个方面。宏观的药事管理是国家政府的行政机关，运用管理学、政治学、经济学、法学等多学科理论和方法，依据国家的政策、法律，运用法定权力，为实现国家制定的医药卫生工作的社会目标，对药事进行有效治理的管理活动，在我国称药政管理（drug administration）或药品监督管理（drug supervision）。药事管理的内容包括制定和执行国家药物政策与药事法规，建立健全药事管理体制与机构，建立药品生产、流通秩序，加强药学人员人力资源管理和药品监督管理，通过推进依法行政，科学民主决策，依靠技术支撑，实现队伍保障来实践科学监管。微观的药事管理系指药事各部门内部的管理，包括人员管理、财务管理、物资设备管理、药品质量管理、技术管理、信息管理、药学服务管理等工作。

药事管理学科的研究范畴，包括药事管理宏观和微观两个方面。本书主要介绍宏观的药事管理，即药事公共行政方面。

药师考点

1. 药事的概念
2. 药事管理的概念

二、药事管理的重要性

药品是防病治病的物质，是卫生保健的重要资源，它与人们的健康和生命有密切关系，对人类的生存繁衍有重大作用。古今中外的政府和公众，对药品的研制、生产、经营、使用、价格、宣传、检验等事项的管理都很重视，可以说药事管理一直受到国家、社会、公众的关注。当前从医

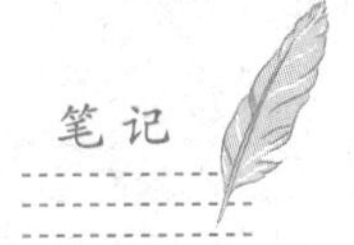

药卫生事业来看，药事管理的重要性表现在以下方面。

（一）建立基本医疗卫生制度，提高全民健康水平，必须加强药事管理

2009 年 4 月 6 日《中共中央国务院关于深化医药卫生体制改革的意见》(中发〔2009〕6 号)发布，标志着我国医药卫生体制进入深化改革新阶段。新医改的总体目标是建立健全覆盖城乡居民的基本医疗卫生制度，让人人享有基本医疗卫生服务。药品供应保障体系是基本医疗卫生制度的组成部分，建立健全药品供应保障体系总体要求是加快建立以国家基本药物制度为基础的药品供应保障体系，规范药品生产流通，保障人民群众安全用药。享有卫生保健的公平性问题以及医疗费用的问题都涉及药品生产、供应、使用的政策、管理等药事管理的问题。

（二）保证人民用药安全有效，必须加强药事管理

药品是人们用以防病治病、康复保健的特殊商品，它既是商品又不同于一般商品。它与其他商品一样，遵循市场经济规律，但是它又直接关系着每一个人的身心健康和生命安危，关系到千家万户的幸福，与改善民生、社会和谐发展息息相关。

药品的真伪和质量的优劣，一般消费者难以辨识，必须有专门技术人员和经认证的机构，使用符合要求的仪器设备、科学方法，进行理化、药理毒理研究和临床试验，制订药品质量标准；或按照已颁布的法定药品标准进行检验才能做出评价和鉴定。许多药品还需上市后监测和再评价才能发现其毒副反应。

药品可以防治疾病，但又有不同程度的毒副反应。因此，管理有方，用之得当就能治病救人，增进健康，造福人类；反之，失之管理，使用不合理，小则导致药源性疾病，大则造成社会问题，甚至祸国殃民。另一方面，由于药品与人们健康的重要关系，民间曾流传黄金有价药无价的说法，所以药品易被不法分子作为牟取暴利的工具，进行以假充真、以劣充优、制售假劣药的违法犯罪活动，对广大人民群众生命安全造成严重威胁。这就决定了各国政府采用行政的、法律的方法，对药品研究开发、生产、销售、广告、价格和使用进行严格管理。20 世纪以来，各国普遍进行药事管理立法，制定了一系列药事法律法规，可以说药品是受法律控制最严格的商品，药事管理是依法管药，其目的就是为了保证人们用药安全、有效、经济，维护人们身心健康。

（三）增强医药经济在全球的竞争力，必须加强药事管理

经济全球化中，药业的竞争十分激烈，制药工业竞争的焦点是质量和新药，这是企业与企业之间的竞争。20 世纪中后期，竞争更为激烈，企业与企业之间的竞争逐渐成为国与国之间卫生保健及药事管理的竞争；质量与新药的竞争也逐渐转移为质量管理的竞争，新药的质量和药学服务的竞争，药业道德秩序的竞争。

20 世纪，政府对药品质量的监督管理实践，以及药品生产经营企业的管理实践，形成了一系列质量管理规范，经立法成为药事管理法规，如《药物非临床研究质量管理规范》(Good Laboratory Practice，GLP)、《药物临床试验质量管理规范》(Good Clinical Practice，GCP)、《药品生产质量管理规范》(Good Manufacturing Practice，GMP)、《药品经营质量管理规范》(Good Supply Practice，GSP)、《中药材生产质量管理规范(试行)》(Good Agricultural Practice，GAP)。这些法规被人们称为 GXP，代表着药品从研制至上市后监测处理全过程的质量管理，包括建立质量体系、质量策划、质量控制、质量保证和质量改进。这些法规体现了药事行政与医药企业管理融合的现代公共管理的特征。

药师考点

《药物非临床研究质量管理规范》《药物临床试验质量管理规范》《药品生产质量管理规范》《药品经营质量管理规范》《中药材生产质量管理规范》的英文缩写。

笔记

第二节 药事管理学科的发展、性质和定义

19世纪后期,制药工业和药品贸易蓬勃发展,药学科学和药学实践日益受社会、经济、法律、教育、公众心理等因素的影响,药品的作用也更加受到经济、文化、管理等非专业技术因素的制约。随着医药经济全球化发展,国家的药事行政和医药企业管理的内容、措施日益增多并自成体系。药事管理开始列入高等药学教育内容,逐渐形成药学学科的一支新兴分支学科。

一、药事管理学科发展概况

药事管理成为高等药学教育的一门独立学科,是长期实践经验积累和教学、科研工作发展的结果。

(一)药事管理学科的法定地位

1910年,美国药学教师协会(ACPF,美国药学院协会AACP的前身)颁发全美药学教育大纲第1版,将商业药学(commercial pharmacy)列入基本科目。1916年,美国药学教师协会与美国国家药房委员会协会(National Association of Boards of Pharmacy,NABP)联合组成的"问题与考试委员会"建议将药学院系教师和药师考试分为6个领域,即物理与化学,制剂与调剂,植物与生药学,生理与药理学,微生物与免疫学,商业与法律药学。此建议被采纳,首次在药学界明确了商业与法律药学(commercial and legal pharmacy)的学术地位,以后该学科发展为药事管理学科。

1924年,前苏联全国药学教育代表大会明确提出:"药事组织学是药学科学的重要组成部分,是高中等药学教育的必修专业课。"

上述事件是药事管理学科产生的标志,反映了药事管理学科在药学教育中的法定地位。

(二)美国药事管理学科的发展及影响

美国药事管理学科一直处于领先地位,对各国药学界影响较大。近百年该学科在美国的发展具有代表性。

1. **商业与法律药学为主阶段**(20世纪初至30年代) 20世纪初,美国的药师也是药商,他们在药房制药并直接卖给顾客或医师。因此最初的药学教育,除专业课外,还必须教给药学生如何做生意,如何经营药店。美国药学教育大纲第1版至第3版,商业与法律药学科目开设的课程有:商业药学、药物法学、簿记等。商业药学课的学时在第3版大纲中增至125学时,内容主要包括:票据、药品推销、商品信息、药品广告、药店布置和管理等。除课堂讲授外,学生还要到药店实习卖药。

2. **药物经济学为主阶段**(20世纪30—50年代) 20世纪20年代中叶后,制药工业、医药经济的发展,对零售药房和药师的任务有较大影响。同时管理科学、经济学、市场学等学科不断与商业和法律药学相互交叉、渗透。该学科的教学研究内容发生了变化。1928年,美国药学教育委员会(American Council on Pharmaceutical Education,ACPE)将该学科改名为"药物经济学"(Pharmaceutical Economics)。美国药学教育大纲第4版(1932年)、第5版(1942年)中,属该学科的课程有:经济学、药品市场、零售药房管理、药物法学、会计原理、经营广告和促销等。

3. **药事管理学科阶段**(20世纪50—90年代) 1951年,美国药学院协会(American Association of Colleges of Pharmacy,AACP)同意将药物经济学改名为药事管理(Pharmacy Administration,Ph.A),并经美国药学教育资格委员会同意使用"the discipline of pharmacy administration"。50年代,全美药事管理学教师会上制定的各课程大纲,反映了药事管理学科仍然是以研究零售药房的建立、管理和运作为主,60年代药事管理学教师组逐渐强调社会经济给药师、药房提出的新任务。1978年,AACP文件指出:"现代课程中药房管理已不是特别重要。"80年代,各高校药事管理学

笔记

科的教学科研重点，从药房的经营管理转向卫生保健系统药事管理；从教药学生如何做生意，转向教学生如何保证患者平等地获得安全、有效、价格可承受的药品，并保证药物治疗的合理。所开设的课程变化很大，主要有卫生保健组织、药师交流、药学实践中的社会经济学、社会药学、药品法、心理学导论、文献评价等。

4. 社会与管理科学阶段（20世纪90年代至今） 1993年，AACP同意将药事管理学科改名为“社会与管理科学（Social and Administrative Sciences，SAdS）”。该学科领域包括社会的、行为的、经济的和管理的科学，但许多药学院系该学科的名称仍使用药事管理学。2005年，AACP社会和管理科学组在一份“通讯”中，将社会和管理科学的报告分为5个基本领域，它们是：商业管理（business management）、交流（communication）、药学保健（pharmaceutical care）、药物经济学和结果研究（pharmacoeconomics and outcomes）、综合/社会（general/social）。20世纪90年代末，该学科开设的研究生课程除统计学和研究方法外，属该学科专业课的还有：经济学、公共卫生政策、管理学、市场学、商业管理、药学保健、信息学、交流沟通、卫生法等。

（三）前苏联的药事组织学

从20世纪20年代至1990年前苏联解体，前苏联药学分支学科药事组织学（pharmacy organization），教学研究主要方面是药事的公共行政管理，是国家对药事的行政管理活动。药事组织的教学内容包括：药学史，药事行政体系和机构，药事机关和企业的管理原则、组织原则和管理方法，药房管理和药物制剂质量检查。在前苏联设立有中央和地方各级药事组织研究所、室，主要研究国家对药事的管理活动。当时各社会主义国家的药学教育，均设立了药事组织学科，开展了药事组织学的教学和研究活动。

（四）日本和欧洲国家的社会药学

1. 日本的社会药学 日本药学教育的课程设置由日本教育委员会制定。1982年，教育委员会制定的《药学教育有关标准及实施办法》中，药学学科领域的划分是：有机化学、物理化学、生物学、制药学、医疗药学、卫生药学、应用药学等7个学科。每一学科领域包括多门课程，药事管理学科课程分散在各学科中。在应用药学学科有：药事关系法律、药学概论、医药情报科学、医药品总论等；在制药学学科中有品质管理学；在医疗药学学科中有医院药学概论、医药品管理学、药品管理学等。日本官方文件中的应用药学实际是药事管理学，在日本药学界称为社会药学，并办有社会药学杂志。但从高等药学院系开设的课程来看，几乎没有社会药学课程，而是药事管理学科课程。

2. 欧洲国家的社会药学 20世纪80年代前，欧洲许多国家的药学教育，开设的药事管理学科课程主要是药品法课程，其他课程很少，但很强调从药房实习中获得管理和经营药房的能力。例如，法国的课堂教学阶段只开设有药事法规课程，在最后一年分为社会药学、工业药学、生物药学等专业方向，这一阶段各学校分别开设有关的药事管理学科课程。80年代后期，欧洲药学界兴起社会药学热潮，丹麦、挪威、瑞典等北欧国家的大学药学院，多设置社会药学教学组。英国有的大学设有药学政策和实践系（department of pharmacy policy and practice），有的开设社会药学课程，有的在药学实践中开设社会药学课程。

欧洲药学教育开设的社会药学课程，主要有药品法和药学伦理、卫生保健政策和组织、药物利用、药物经济学、药品市场、交流学、药房管理、药物信息等。社会药学所开设课程和药事管理学科的课程基本一致，其研究重点与美国SAdS大同小异。

（五）中国药事管理学科的发展

我国高等药学教育建立药事管理学科体系，大体经历了两个阶段。第一个阶段20世纪30—60年代，主要是间断引进英美和前苏联课程；第二阶段20世纪80年代至今，从我国药事管理实际出发，借鉴国外经验，建立了符合我国药业在全球化中发展需求的药事管理学科体系。表1-1列出了我国药事管理学科发展的重要事项。经过30年的发展，中国药学会建立了药事管

笔记

理专业委员会，高校成立了药事管理教研室；药事管理学师资队伍人数增多，学历提高；编写了药事管理学系列教材；为药学类本科生、研究生开设了药事管理学及其相关课程；设立了药事管理学本科专业（表 1-2）；招收培养了一批药事管理学硕士、博士研究生；承担了药事管理领域课题研究；在全国范围内组织召开了多次药事管理学科研讨会，药事管理学科体系逐步形成，药事管理学科已成为中国高等药学教育的重要组成部分。

表 1-1 中国药事管理学科发展大事记

时间	单位	事项
1930—1949 年	齐鲁大学 华西协合大学	开设药房管理课程 开设药物管理与药学伦理课程
1954—1963 年	高等教育部	药学专业指导性教学计划开设药事组织课程
1955 年	第二军医大学	开设药材供应管理学课程，成立药材供应学教学组
1982、1983 年	中国药科大学 沈阳药科大学	建立医药企业管理专业
	第二军医大学	招收药物情报方向硕士研究生
1985 年	华西医科大学	药学各专业开设药事管理学课程（54 学时） 成立药事管理教研室
1986 年	中国药学会	设立“药事管理分科学会”，1992 年改为“药事管理专业委员会”
1987 年	国家教育委员会 卫生部	决定将药事管理学列为药学专业必修课 决定在华西医科大学、浙江医科大学成立药事管理培训中心
1988 年	卫生部药政局、华西医科大学、上海卫生局药政处	共同编写教学参考书《药事管理学》，由人民卫生出版社出版发行
1990 年	国务院学位委员会药学学科评议组	同意华西医科大学在药剂专业中招收药事管理方向硕士研究生
1991 年	华西医科大学	招收药事管理方向硕士研究生
1993 年	卫生部教材办公室、人民卫生出版社	编写出版统编教材《药事管理学》（第 1 版）
1994 年 11 月	国家医药管理局科教司	在成都召开首届药事管理学科发展研讨会，23 所院校到会，成立全国医药院校药事管理学科协作组
1995 年	人事部 国家医药管理局	将药事管理与法规列为国家执业药师资格考试的科目，组织编写了考试大纲及应试指南
1996 年	国家教育委员会	设立面向 21 世纪教学内容和课程体系改革研究项目 西安医科大学承担了“药事管理学教学内容、方法、手段的改革”；中国药科大学承担了“深化《药事法规》法学类课程改革”课题
2000 年	沈阳药科大学	招收药事管理方向博士生
2004—2008 年	教育部	2004 年、2005 年、2008 年依次批准中国药科大学、沈阳药科大学、天津商业大学建立药事管理专业（本科）
2006 年	全国高等医药教材建设研究会、卫生部教材办公室、人民卫生出版社	为药事管理、市场营销专业组织编写的《医药市场营销学》《医院药事管理》《药物经济学》《药物信息应用》《国际医药贸易》《医药消费者行为学》六种教材出版使用

笔记

续表

时间	单位	事项
2006年	国家药品监督管理局	将《药事管理学》列为全国执业药师"十一五"继续教育指导大纲推荐教材
	四川大学	药事管理学被评为四川省精品课程
2007年	西安交通大学	药事管理学被评为陕西省精品课程
2008年	沈阳药科大学	药事管理与法规被评为辽宁省精品课程
	中国药科大学	药事法规被评为国家精品课程
2009—2010年	国家食品药品监督管理局	将药品管理的法律法规列为公务员培训内容,组织编写的培训教材《药品管理的法律法规》出版使用
2010年	教育部制药工程专业教学指导委员会 高等教育出版社	为制药工程专业组织编写的《药事管理与法规》教材出版
2010—2015年	中华医学百科全书编委会 中国药学会药事管理专业委员会	组织编写《中华医学百科全书》药事管理分卷
2010—2015年	有关药学院校	将药事管理科学研究引向深入,表现为承担了多项国家自然科学基金、国家社会科学基金研究项目,参加国际学术会议交流,研究论文被SCI/SSCI收录

表1-2 高等药学院校(系)设置药事管理专业点(本科)情况

设置年份	专业点数	院校名称	专业点总计
2004	1	中国药科大学	1
2006	1	沈阳药科大学	2
2008	1	天津商业大学	3
2011	2	南京中医药大学、广东药学院	5
2012	5	长春中医药大学、贵阳医学院、东南大学成贤学院*、大连医科大学中山学院*、南京中医药大学翰林学院*	10

学校名称加有"*"者为经教育部批准和确认的独立学院

二、药事管理学科的定义和性质

药事管理学科虽然是药学科学的二级学科,但它与药学科学其他二级学科有较大差异,在很大程度上具有社会科学性质,其研究问题也不相同。

(一)药事管理不同于药学其他学科

药事管理学科与药学其他学科的研究目标一致,都是研究为防治疾病、计划生育、康复保健提供药品、药物信息和药学服务,以促进人们的健康。但是它们研究所应用的基础理论、研究方向、研究方法和研究成果等却有所不同,可从以下几个方面说明,具体内容见表1-3。

表1-3 药事管理学科与药学其他学科的不同点

不同点	药事管理学科	药学其他学科
关于药品的定义及分类	从社会、心理、传统、管理及法律方向进行研究:如历史及现在、社会与个人如何看待	主要从理化性质、药理、病理生理方向进行研究:如某物质的成分、化学结构、药理

笔记

续表

不同点	药事管理学科	药学其他学科
	药品及其作用;处方及其应用的社会、心理、行为分析;处方药与非处方药、基本药物、现代药与传统药等的分类	作用、治疗适应证;化学分类、药理分类
关于新药的研究和药品生产	从药品研究与开发管理、质量管理、法律控制、经营管理、市场营销、社会问题、资源合理利用等方向进行研究	从药物的提取分离、合成、组合、制剂、吸收、分布、代谢、机制、工艺、质量分析、检验等方面进行研究
关于影响药品作用的因素	从患者心理、社会经济条件、用药管理等社会、经济、管理方向进行研究	从物理、化学、生物学以及生物药学(如生物利用度、药代动力学)方向进行研究
关于药品的效用评价	从人们的健康权利、生命质量、对医疗的满意程度、人均期望寿命、社会经济发展水平等社会、心理、经济方向进行研究	从治疗效果、毒副作用、药物不良反应等生理学、病理学效应方向进行研究

(二)药事管理学科的定义、性质

药事管理学科是研究药事管理活动的基本规律和一般方法的应用学科,是药学科学的分支学科。该学科以药品质量管理为重点、解决公众用药问题为导向,应用社会学、法学、经济学、管理学与行为科学等多学科的理论与方法,对药品研制、生产、经营、使用、药品监督管理等活动或过程进行研究,总结其基本规律,指导药学事业健康发展。

药事管理学科的内涵包括以下内容:

1. 药事管理学科是药学的二级学科;是一个知识领域;它不同于药剂、药化、药理等学科,具有社会科学性质。
2. 该学科是多学科理论和方法的综合应用。
3. 该学科研究药品研制、生产、经营、使用中非专业技术性方面的内容。
4. 该学科研究环境因素(政治、社会、经济、法律、技术、伦理)和管理因素(管理者理念、管理职能、管理者水平)与使用药品防病治病、维护人们健康之间的关系。

药师考点

药事管理学科的定义及其性质

相关知识

国外相关学者对药事管理学科的定义

Smith, M.and Knapp, D.defined pharmacy administration as the "socioeconomic determinants of drug use."

Manasse, H.R.and Rucker, T.D.gave perhaps the most definitive definition of pharmacy administration when they wrote, "Pharmacy administration is a sub-discipline within the pharmaceutical sciences which centers on the study of and education in the applied social, behavioral, administrative and legal sciences which bear upon the nature and impact of pharmacy practice regardless of the environment in which professional services are furnished."

Bernard Sorofman prefaced his definition by "everything else"—"not pharmaceutics, not

笔记

medicinal chemistry, not pharmacology, not clinical sciences—but everything else that makes up the practice of pharmacists, the system of pharmacy in society (including education), human behavior, social interaction and the consumption of drugs."

第三节 药事管理学课程概述

药事管理学科的应用性很强，由于各个时期、各国（地区）药学事业及其管理的差异，在药学学士学位教育中开设的药事管理学科课程有所不同。目前国内外药学院开设课程名称很多，如法学和伦理学类的药事法学；管理学类药房管理学、医药企业管理；经济学类的药物市场营销学、药物经济学；社会和行为科学类的药学的社会与行为、药学交流学；研究方法学类的药学社会研究方法；信息科学类的药品信息和科学文献评价、医药品情报学等。在我国普遍开设多门药事管理学类的课程不够现实，应该结合国情，加以整合、优化课程内容，界定药事管理学课程的范围。

一、我国药事管理学课程的基本内容

我国药事管理学课程以药品质量管理为主要研究对象，以药品注册、生产、经营、使用等方面为分类框架，经过30余年的教学、科研实践，药事管理学课程的构架和内容不断调整、充实、更新，形成了独特的风格。

药事管理学课程的基本内容涉及以下十个方面：

（一）药品监督管理

研究药品的特殊性及其管理的方法，制订药品质量标准，制定影响药品质量标准的工作标准、制度，制定国家药物政策、基本药物目录，实施药品分类管理制度、药品不良反应监测报告制度、药品质量公报制度，对上市药品进行再评价，提出整顿与淘汰的药品品种，并对药品质量监督、检验进行研究，对特殊管理的药品实施管理。

（二）药事管理体制（组织）

药事管理体制涉及药事工作的组织方式、管理制度和管理方法，国家权力机关关于药事组织机构设置、职能配置及运行机制等方面的制度。药事管理学运用社会科学的理论，进行分析、比较、设计和建立完善的药事组织机构及制度，优化职能配备，减少行业、部门之间重叠的职责设置，提高管理水平。

（三）药学技术人员管理

药学技术人员的管理在药事管理中尤为重要。保证药品的质量，首先要有一支依法经过资格认定的药学技术人员队伍，他们要有良好的职业道德和精湛的业务技术水平以及优良的药学服务能力。因此，研究药师管理的制度、办法，通过立法的手段实施药师管理是非常必要的。

（四）药品管理立法

用法律的方法管理药品和药事活动，是大多数国家和政府的基本做法和有效措施。药品和药学实践管理的立法与执法，是该学科的一项重要内容。要根据社会和药学事业的发展，完善药事管理法规体系，对不适应社会需求的或过时的法律、法规、规章要适时修订。药事法规是从事药学实践工作的基础，药学人员应在实践工作中能够辨别合法与不合法，做到依法办事，同时具备运用药事管理与法规的基本知识和有关规定分析和解决药品生产、经营、使用以及管理等环节实际问题的能力。

笔记

（五）药品注册管理

对药品注册管理制度进行探讨，包括新药注册管理和仿制药、进口药品、非处方药注册管理和药品标准的管理。对新药的分类、药物临床前研究质量管理、临床研究质量管理及其申报、审批进行规范化、科学化的管理，制定实施管理规范如GLP、GCP，建立公平、合理、高效的评审机制，提高我国上市药品在国际市场的竞争力。

（六）药品知识产权保护

医药产业是高技术、高投入、高风险、高收益的知识密集型高科技产业。医药领域新药的技术发明成果，是研究发明者通过创造性的脑力劳动、物化性劳动与辅助性体力劳动投入后取得的智力劳动结晶，凝结着发明者的辛勤劳动。其技术权利人利用法律法规授予的权利，可以控制他人对智力劳动成果的使用，这种权利的保护应当得到社会各方的遵循和认可，以鼓励技术发明创造。运用法律对药品知识产权进行保护，涉及药品的注册商标保护、专利保护、中药品种保护等内容。

（七）药品信息管理

主要讨论国家对药品信息的监督管理，以保证药品信息的真实性、准确性、全面性，以完成保障人民用药安全有效，维护人民健康的基本任务。对药品信息的监督管理包括药品说明书和标签的管理，药品广告管理，互联网药品信息服务管理，药品管理的计算机信息化。

（八）药品生产管理

研究药品生产企业的监督管理和药品生产企业自身的管理，国家主管部门制定生产企业的准入制度和药品生产质量管理规范（GMP），对生产企业是否符合规范的情况组织认证，对药品生产行为实施管理，指导企业的生产活动。药品生产管理也涉及企业内部人员管理、财务管理、物资设备管理、药品质量管理、技术管理和药学信息管理等工作。

（九）药品经营管理

研究药品经营企业的监督管理和药品经营企业自身的管理，国家主管部门制定经营企业的准入制度和药品经营质量管理规范（GSP），对经营企业是否符合规范的情况组织认证。对药品经营行为实施管理，指导企业的经营活动。药品经营管理也涉及企业内部人员管理、财务管理、物资设备管理、药品质量管理、技术管理和药学信息管理等工作。

（十）医疗机构药事管理

医疗机构药事管理，是指医疗机构以患者为中心，以临床药学为基础，对临床用药全过程进行有效的组织实施与管理，促进临床科学、合理用药的药学技术服务和相关的药品管理工作。研究的内容涉及医疗机构药事管理组织机构，药学专业技术人员配置与管理，调剂和处方管理，制剂管理，药品供应与管理，药物临床应用管理等。

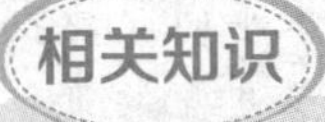

药事管理学科研究向纵深发展

1. 加大国家药物政策的研究

国家药物政策的研究是药事管理未来关注的重点，围绕建立以国家基本药物政策为基础的药品供应保障体系，基本药物招标采购与配送机制以及规范药品的生产流通秩序，完善药品储备制度等问题开展一系列深层次的研究，从而推进医改的进程。

2. 重视和研究合理利用药品资源

合理利用药品资源，合理用药，用药经济分析和生命质量研究，药物利用评价等，成为近几年药事管理学科研究热点、重要内容。

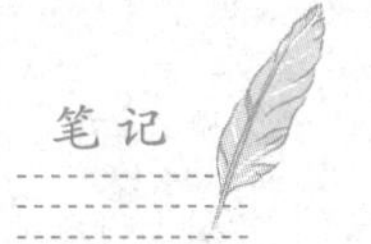

3. 从研究药品发展到研究药学服务

现代药事管理学科研究除继续重视药品管理外,无形商品管理已备受关注,进入研究范围。无形商品又称为广义的服务商品,药学无形商品可统称为药学服务,如药物信息评价及咨询服务、药物治疗方案设计、临床药学服务、卫生保健系统评价等。应用药事管理学科的原理与方法,提高药学服务质量、效率、效果,推动药学事业的发展。

4. 学科交叉渗透引发新的学科生长点

药事管理学是一门交叉学科与边缘学科,随着有关学科基础理论与方法的创新和发展,必将促进药事管理学科在基础和应用研究方面革新,引发药事管理学新的学科生长点。如近年来信息处理、数据挖掘等技术的发展,将使药事管理学科在药品电子商务、药品物流、医药数据库等方面取得新突破;而系统工程方法将会对医药卫生决策、药品政策评估、药品安全预警等提供理论和技术支持,加快药事管理研究的科学化进程。

二、《药事管理学》教材的结构与特点

(一)本教材的结构

药事管理学教材以药事管理的功能过程分类,以药品管理法为核心,以保证药品和药学服务质量与合理用药为重点。教材由药事管理概论、药事法规和药事部门管理三部分构成。具体章节及框架可见图 1-1。

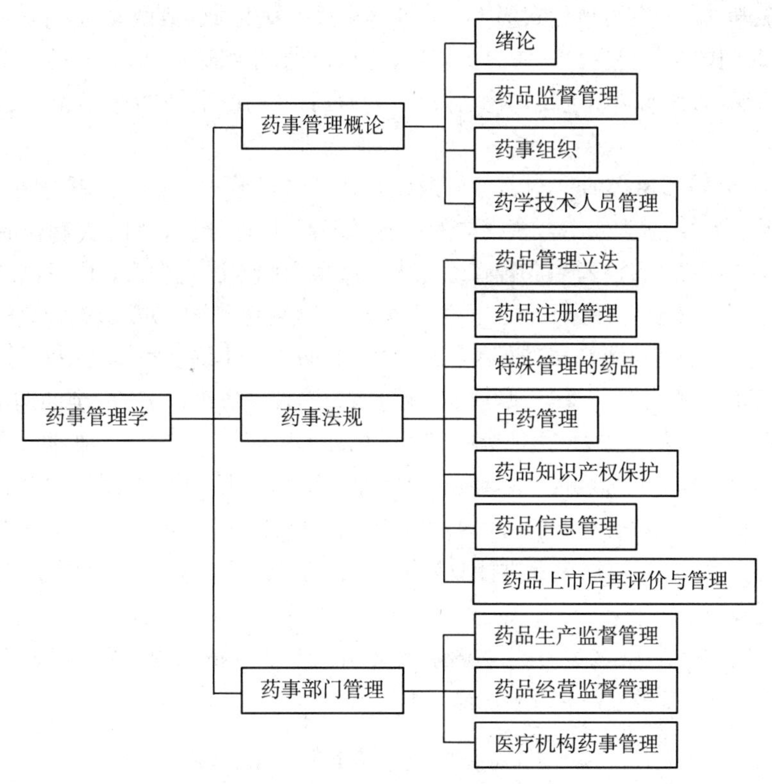

图 1-1 《药事管理学》框架图

(二)本教材的特点

1. **以药品的监督管理为主要研究对象** 以国家对药学事业的宏观管理、药品监督管理的法律法规为重点,培养学生的法律意识,以及运用法律法规解决药学实践问题的能力。

2. **具有"导论"性质** 药事管理学教材不是药事管理学科的全部内容,具有导论性质。涉

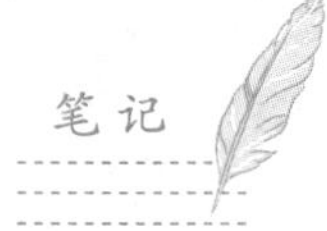

及药事管理多个方面，并对其内容予以概括的论述。

3. **突出以公共利益为导向** 药事管理学以药事公共行政为主，阐明政府具有促进和实现人人享有卫生保健的义务和责任，药事管理立法、执法都应突出公众利益。药师和药学工作者必须把为公众的健康提供药品和药学服务放在首位。

4. **以符合药学生培养目标为依据** ①适应执业药师资格考试要求；②是药学实践各部门各岗位药师共同要求的基本知识、理论和方法；③突出概念、观点和方法，使学生掌握“举一反三”，学会药事管理的逻辑思维和思想方法。

5. **注重学生的学习兴趣和主动性** 为了激发学生学习的主动性、自觉性，及教材内容的可读性、趣味性，提高教学和学习质量，在教材编写中设立了“学习要求”“相关知识”“案例分析”“药师考点”“学习小结”“课程实践”等模块，增加了有关管理部门及学术部门网站的链接，以供学生课外自行查阅学习，培养学生获取知识的能力。

三、药事管理学课程的教学方法

鉴于药事管理学课程与其他药学类课程的差异性，建议本课程采用“问题引导、案例分析、精讲多练、课外实践”的方法，采用课堂讲授与实践教学相结合的方式进行教学。具体为：

1. **课堂讲授** 可采用表格、流程框图、多媒体等直观教学的形式和学生参与的互动式教学，以提高课堂教学效果。本课程涉及众多的药事法规，建议从法规的立法目的、适用范围、主要内容、法律责任、术语含义5个方面去学习、理解，重点培养学生的法律意识，以及运用法律法规解决药学实践中存在问题的能力。

2. **案例教学法** 教师可事先布置1~2个药学实践中发生过的典型案例，将学生分成若干小组，在规定的时间内（1周左右）查阅有关资料，进行讨论，小组达成共识，并推选出一名发言代表阐明本组的观点，其他同学进行讨论、评议。如假药、劣药的案例分析，药品广告内容讨论等可采用此法。

3. **采用多媒体、慕课（MOOCs）教学** 鼓励教师制作多媒体课件播放，看完某专题内容后，教师提供若干个练习，让学生结合多媒体的内容做练习，讨论分析。如药品市场管理，假药、劣药案例分析，药品注册管理，药品广告管理等内容可采用此方法。给出一段案例的情景画面让学生观看，结合练习题思考、讨论，得出正确的答案，此法可培养学生观察、综合分析问题和解决问题的能力。将大规模的网络开放课程（慕课，MOOCs）引入本课程教学之中，根据规划教材的内容，建议有条件的学校将药事管理类课程建设成为学校及省级以上的资源共享课程，依托学校课程中心平台完成课程上线使之成为师生共享的课程资源。

4. **现场参观教学** 教师可带领学生到药品生产、经营、使用的第一线，边参观、边讲解，效果会更好一些。如药品生产管理、药品经营管理、医院药事管理的内容可采取此方法。GMP、GSP的各项规定，内容多且较抽象，大课讲授效果不理想，到制药厂去学习GMP则非常直观，不仅易懂，而且记忆也深刻。

此外，建议学生阅读一些参考书，并经常登录有关专业网站，了解学科发展，丰富自己的知识。药事管理学主要参考资料及网站见表1-4。

表1-4 药事管理学主要参考资料及网站

资料名称及网站	主办或主编、出版社
《中国药事》杂志 zhgysh.yywkt.cn	中国食品药品检定研究院主办 CN 11-2858/R
《中国药房》杂志 http://www.china-pharmacy.com/	中国医院协会、中国药房杂志社主办 CN 50-1055/R

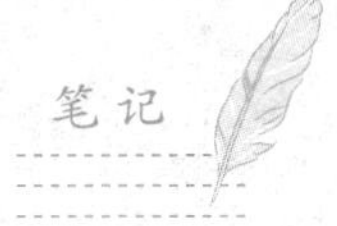

续表

资料名称及网站	主办或主编、出版社
中国医药报 www.yybnet.com	国家食品药品监督管理总局主管 CN 11-0140
医药经济报 http://www.yyjjb.com	CFDA 南方医药经济研究所主办 CN 44-0098
健康报 http://www.jkb.com.cn/	中华人民共和国国家卫生和计划生育委员会主管 CN 11-0010
http://www.nhfpc.gov.cn	中华人民共和国国家卫生和计划生育委员会
http://www.cfda.gov.cn	国家食品药品监督管理总局
中国药学年鉴	《中国药学年鉴》编辑委员会编写　彭司勋主编
中国食品药品监督管理年鉴	国家食品药品监督管理总局主编
药事管理与法规	国家食品药品监督管理总局执业药师资格认证中心组织编写　中国医药科技出版社　2015 年
药事管理学(第 5 版)	杨世民主编　人民卫生出版社　2011 年
中国药事管理学科发展 30 年	杨世民主编　中国医药科技出版社　2014 年
美国药品安全监管历程与监测体系	曹立亚　郭林主编　中国医药科技出版社　2006 年
中国药事法规解说(第 2 版)	杨世民主编　化学工业出版社　2007 年
国际药事法规解说	胡廷熹主编　化学工业出版社　2004 年

四、学习药事管理学的目的和意义

药事管理活动涉及多方面,包括政府监管、制药工业、医药商业、医疗机构、进出口贸易、科学研究部门、药学人员培养和继续教育、药学社团。药事管理水平直接关系医药卫生事业的发展,影响卫生工作社会目标的实现,涉及维护人的健康权,以及构建和谐社会等大事。自 20 世纪 80 年代以来,药事管理学科建设和实践水平的提高,在我国越来越受到各方密切关注。药事管理学在药学科学中所处的地位日趋重要和突出,主要表现在以下 3 个方面:

1. 教育部颁布的药学专业业务培养要求对学生应获得的知识与能力提出了 6 个方面,其中之一是要求学生获得“药事管理和药事法规的基本知识”。

2. 药学专业主要课程有 16 门,专业课 6 门,药事管理学为其中之一。

3. 国家人事部、国家食品药品监督管理总局实施执业药师资格制度,药事管理与法规被列为四门必考科目之一。

相关知识

执业药师考试 & 药事管理与法规科目

药事管理与法规是执业药师职责和执业活动所需要的必备知识与能力的重要组成部分,是国家执业药师资格考试的必考科目。考核目的重在培养、指导和衡量准入人员的法律意识、责任意识、自律意识、服务意识,从而确保准入人员具有合法执业能力、高尚职业道德,并能够更好地保护患者基本权利、尊重患者隐私。考生应重点掌握药学实践中与合法执业直接相关的法律法规规定,并能够理解国家医药卫生政策的具体要求。

笔记

2015年执业药师资格考试药事管理与法规科目调整了考纲的内容和体例，药事管理与法规的主要内容包括：执业药师与药品安全，医药卫生体制改革与国家基本药物制度，药品监督管理体制与法律体系，药品研制与药品生产管理，药品经营与使用管理，中药管理，特殊管理的药品管理，药品标准与药品质量监督检验，药品广告管理与消费者权益保护，药品安全法律责任，医疗器械、保健食品和化妆品的管理。

从我国现阶段的实际情况出发，学习和研究药事管理学的目的和意义是：

1. 改变药学生知识结构，增强适应职业的能力，提高综合素质。学习药事管理学，将改变药学教育模式造成的重自然科学知识、技能传授，轻人文和社会科学传授；重智能素质培养，轻道德素质、心理素质培养的知识和技能的缺陷，培养学生的法制意识、责任意识、自律意识和服务意识，使个人和社会的需要协调发展，成为一个认真负责、对社会有用的高级药学人才，并具备完成药学社会任务的能力。

2. 学习和研究药事管理学有助于制定和完善国家药物政策，建立适合中国国情的药事行政管理体制，实现中国药事行政管理科学化、法制化、现代化。

3. 提高医药经济在全球化进程中的竞争力，保证药品质量安全、有效，经济合理利用药物资源，合理用药。

第四节　药事管理研究特征与方法类型

研究（research）是人类的一种活动，是用严密的方法探求事理，以期获得正确的结果，发现新的事实、理论或法则。科学研究方法不同于其他了解事物方法的基本特征，在于其系统性、客观性。人类以研究的过程探求知识，解决问题，推动社会改革和进步，是因为研究具有“解释”“预测”与“控制”的功能。

一、药事管理研究性质及特征

（一）药事管理学科研究具有社会科学性质

药事管理研究具有社会科学性质，主要是探讨与药事有关的人们的行为和社会现象的系统知识。药事管理研究虽然也具有自然科学研究的客观性、系统性、实证性、验证性及复制性等特征，但因研究对象以“人”及“社会”为主，故其研究环境与条件、研究结果的解释程度等，均与以“物”及“自然”为主的自然科学研究有所差别。主要表现在：复制性低、因素复杂、间接测量、普遍性低、误差较大等方面。药事管理与社会科学中的其他学科的研究亦有差别。

（二）药事管理研究特征

1. **结合性**　药事管理的对象既有物——药品，也有人——药师及有关人员，药事管理学科不是完全的人文学科，而是自然科学与社会科学交叉渗透的边缘学科。为此，研究者必须具有药学理论知识和技术的基础，药事管理研究要从药学事业整体为出发点。

2. **规范性**　药事管理研究的目的在于确定药事活动规律的逻辑和持续模式，制定符合社会规律的规范，包括法律的、伦理道德的、管理的规范，并观察这些规范的影响。当规范随时间推移而改变时，研究者可以观察并解释这些变化，预测变化方向、方式，提出修改、修订意见。

3. **实用性**　药事管理研究的结果，主要导向是应用，包括政策建议、标准和规范的方案、可行性报告、市场调查报告、现状分析等，目的是推动药事活动的发展与进步。当然并不因此而忽视理论导向的研究。

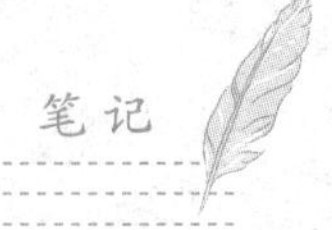

4. **开放性**　因药事管理研究内容具有多样性，故其研究人员的学术背景也颇为复杂。参加

研究工作的人员有教师、公务员、药厂经理、药商、药学工程技术人员;专业有药学的、经济的、行政或工商管理的、法律的。药事管理研究的开放性,或许不利于学科的学术研究的主动性、独特性,但却是促进药事管理学术研究发展的一种动力。

二、药事管理研究过程与步骤

(一)药事管理研究流程

药事管理研究的过程大致遵循一般问题解决的心理历程,从感觉或发现问题开始,确定问题后着手收集资料,寻找答案。在整个过程中,大体可分为5个阶段:界定研究问题;设计研究方案;收集资料;分析资料;撰写研究报告。将这些工作依次排列,见图1-2。

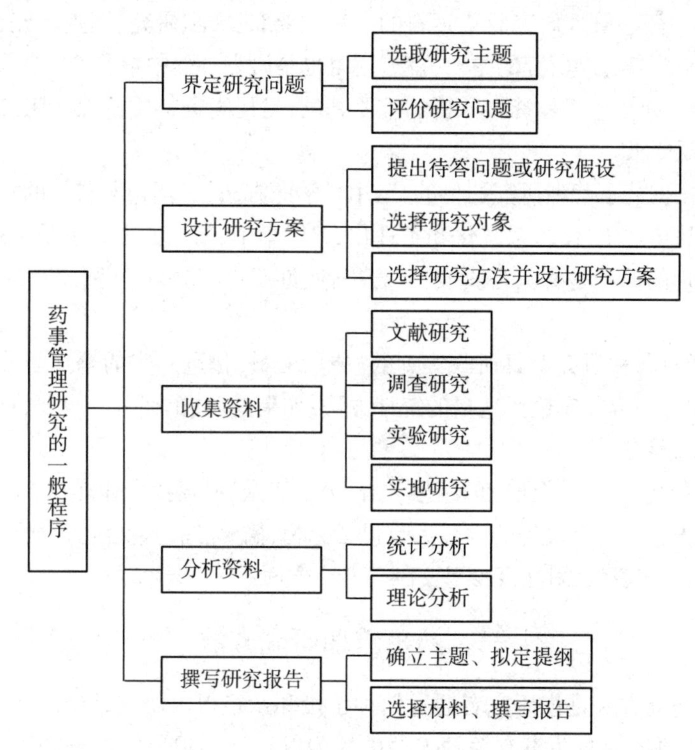

图1-2 药事管理研究的一般程序

(二)药事管理研究过程与步骤

1. **界定研究问题** 界定研究问题是药事管理研究工作的真正起点。它决定着研究的主攻方向、奋斗目标、应采取的方法和途径。著名科学家维纳说过,知道应该干什么,比知道干什么更重要。在选题时,通常可依据以下几点加以选择:①当前药事管理领域的前沿、热点问题;②接受委托进行研究;③基于个人兴趣或求知欲;④目前该学科(领域)尚未有人研究的;⑤药事管理工作实践中存在的问题。

界定研究问题主要包括两个阶段:选取研究主题、评价研究问题。

(1)选取研究主题:确定研究问题及研究目的后,必须查阅、研究与题目有关的文献资料,并进行整理归纳。以了解在研究问题范围内,有哪些相关的理论,已有哪些研究发现,使用了哪些研究方法,哪些方面尚无定论,或无人探讨等情况。根据文献研究结果来建立研究框架。

(2)评价研究问题:研究问题提出来之后,必须对它进行评价。评价主要是说明本问题研究的意义、价值、可行性以及研究条件等问题。评价一个问题是否值得研究,可根据以下四个原则来衡量:①目的性原则;②创造性原则;③科学性原则;④可行性原则。

2. **设计研究方案** 该阶段主要包括:提出待答问题或研究假设,选择研究对象,选择研究方法并设计研究方案。

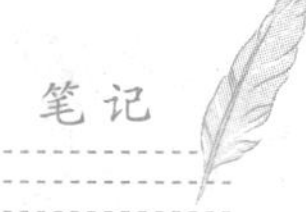

(1) 提出待答问题或研究假设:在确定研究问题之后,需在此基础上进一步确定本研究的具体的指导思想、研究方向等。一般来说,描述性研究、概况或状况或探索性研究,以提出待答问题为宜;而相关性研究、因果性研究或验证性研究,则以提出研究假设较为适合。无论是提出待答问题或假设,均应符合研究目的。

(2) 选择研究对象:药事管理研究对象通常是与药事活动有关的个人、群体、组织等。研究者在进行收集资料之前,必须确定研究的对象,即分析单位和研究内容,并决定如何抽取"样本"为方案设计奠定基础。

(3) 选择研究方法并设计研究方案:根据研究问题的性质,结合研究目的,以及研究对象,然后决定收集资料的方法。并且进一步对研究对象、研究工具以及实施程序作出规划安排。

3. 收集资料 药事管理研究收集资料的方法主要有:文献研究、调查研究、实验研究、实地研究等。它们既是药事管理研究的主要方法,同时也是研究过程中重要的收集资料的途径。

4. 分析资料 资料整理是资料分析的重要基础,是提高资料质量和使用价值的必要步骤,是保存资料的客观要求。

资料整理是根据药事管理研究的目的,运用科学的方法,对调查所获得的资料进行审查、检验,分类、汇总等初步加工,使之系统化和条理化,并以集中、简明的方式反映调查对象总体情况的过程。资料整理的原则是要具备真实性、合格性、准确性、完整性、系统性、统一性、简明性和新颖性。

资料分析,即对各种研究工具所收集到的"原始资料"作进一步的整理与分析,使能表述其意义。如果是"量的研究",应选择适当的统计方法;如果是"质的研究",也要将原始资料整理后再作适当的描述或阐述。

5. 撰写研究报告 如何将研究的结果、结论公之于众,以发挥传播知识或解决方案的功用,就有赖于研究报告了。研究报告的内容大致包括标题、摘要、绪论、文献探讨、研究方法、研究结果与讨论、研究结论与建议、附注及参考文献等9个方面。

三、药事管理研究方法

药事管理的研究方法是指研究者通过何种手段和途径得出研究结论。药事管理研究具有社会科学性质,主要探讨与药事有关的人们的行为以及社会现象的系统知识。药事管理研究虽然也具有自然科学研究的客观性、系统性、实证性、验证性及复制性等特征,但因研究对象以"人"及"社会"为主,故其研究环境与条件、研究结果的解释程度等,均与以"物"及"自然"为主要研究对象的自然科学研究有所差别。主要表现在:复制性低、因素复杂、间接测量、普遍性低、误差较大等方面。药事管理的研究方法可分为文献研究、调查研究、实验研究、实地研究4种。

(一) 文献研究方法

文献研究法是一种不直接接触研究对象的研究方式。有人称其为无干扰研究。该方法主要指搜集、鉴别、整理文献,并通过对文献的研究,形成对事实科学认识的方法。文献研究是一种不直接接触研究对象的研究方式,其研究数据和信息的来源主要是二手资料。文献研究可划分为内容分析、二次分析以及现存统计资料分析三种。内容分析是一种对文献的内容进行客观、系统和定量描述的研究技术。二次分析是指直接利用其他研究者所收集的原始资料数据进行新的分析或对数据加以深度开发。现有统计资料分析是对各种官方统计资料进行的分析研究。

(二) 调查研究方法

调查研究既是一种研究方法,也是一种最常用的收集资料的方法。作为一种研究方法,调查研究是以特定群体为对象,应用问卷访问测量或其他工具,经由系统化程序,收集有关群体的资料及信息,籍以了解该群体的普遍特征。调查研究是收集第一手数据用以描述一个难以直接观察的大总体的最佳方法。调查研究方法的一般特征是准确性较低,而可靠性较高。调查研究

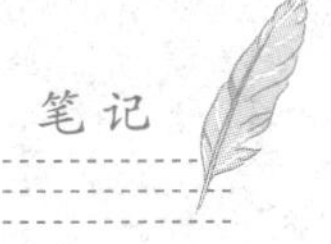

方法广泛应用于描述研究、解释研究和探索研究。

调查研究有两种基本类型,即普查和样本调查。药事管理研究常用的是样本调查。样本调查中抽样方法是其基本步骤,抽样设计对研究结果影响很大。样本大小,抽样方式和判断标准,是样本设计的关键环节。

问卷是收集调查数据的重要方法,包括自填式问卷、访问调查问卷。问卷由封面信、指导语、问题及答案、编码等构成。问题和答案是问卷的主体,问卷中的问题,形式上可分为开放式和封闭式两类。开放式问题指不提供具体答案而由回答者自由填答的问题,封闭式问题是在提出问题时,给出若干答案,让调查者选择。从问题的内容来看,可归结为特征、行为和态度三方面的问题。特征问题是指用来测量被调查者基本情况的问题,如年龄、性别、职业、文化程度等;行为问题用来测量被调查者过去发生或现在进行的某些实际行为和事件;态度问题则是指被调查者对某一事物的看法、意愿、情感、认识等涉及主观因素的问题。

(三)实验研究方法

实验研究的目的是研究原因和结果的关系,即研究分析"为什么"。它通过比较分析经过"处理"的实验组与未接受处理的对照组,研究因果关系。所谓"处理"是指采取了某项措施,例如为了提高药师水平,采取继续教育的措施。实验研究方法适用于概念和命题相对有限的、定义明确的研究课题以及假设检验课题。实验研究是在控制变量的情况下,进行比较分析,结果比较准确。

实验研究,包括以下环节:①明确自变量因变量;②选取实验组与对照组;③进行事前测量与事后测量。实验研究方法实施中有以下要求:①提出假设;②明确自变量、因变量,并分别作出定义;③选定测量因变量的指标及测量方法;④确定实验组、对照组的抽样方法(样本数及抽取样本的方法);⑤根据研究目的与要求,以及主客观条件的可能选定实验设计。

实验方法的优点是,可以控制自变量,可以重复,因果关系的结论较准确。它在药事管理研究中应用的弱点在于其人为性质,往往不能代表现实的社会过程,容易失真。

(四)实地研究方法

实地研究是对自然状态下的研究对象进行直接观察,收集一段时间内若干变量的数据,是一种定性的研究方式。参与观察、个案研究都是重要的实地研究形式。其本质特点是研究者深入所研究对象的生活环境中,通过参与观察和询问,去感受、感悟研究对象的行为方式及其在这些行为方式背后所蕴含的内容。实地研究最主要的优点是它们的综合性,研究者通过直接观察研究对象可以获得许多形象信息供直觉判断,有些研究课题,靠定量分析往往不够或不合适,实地观察则可以发现用其他研究方式难以发现的问题。

本章小结

本章介绍了药事和药事管理的概念,药事管理学科的形成与发展,药事管理学教材的结构与特点,药事管理学课程的教学方法,药事管理学的研究方法,重点介绍了药事管理学科的定义、性质,药事管理学课程的研究内容。主要内容为:

1. 药事是指与药品的研制、生产、流通、使用、价格、广告、信息、监督等活动有关的事。

2. 药事管理包括宏观和微观两个方面。宏观的药事管理是国家政府的行政机关,运用管理学、政治学、经济学、法学等多学科理论和方法,依据国家的政策、法律,运用法定权力,为实现国家制定的医药卫生工作的社会目标,对药事进行有效治理的管理活动。微观的药事管理即药事单位的管理,主要包括人员管理、财务管理、物资设备管理、药品质量管理,技术管理、信息管理、药学服务管理等工作。

3. 药事管理学科是研究药事管理活动的基本规律和一般方法的应用学科,是药学科

笔记

学的分支学科。该学科以药品质量管理为重点、解决公众用药问题为导向，应用社会学、法学、经济学、管理学与行为科学等多学科的理论与方法，对药品研制、生产、经营、使用、药品监督管理等活动或过程进行研究，总结其基本规律，指导药学事业健康发展。具有社会科学性质。

4. 我国药事管理学课程的主要内容有：药品监督管理、药事管理体制（组织）、药学技术人员管理、药品管理立法、药品注册管理、药品知识产权保护、药品信息管理、药品生产、经营管理、医疗机构药事管理。

5.《药事管理学》教材由药事管理概论、药事法规和药事部门管理三部分构成。教材的特点：以药品的监督管理为主要研究对象；具有“导论”性质；突出以公共利益为导向；以符合药学生培养目标为依据；注重学生的学习兴趣和主动性。

6. 学习药事管理学课程可采用：①课堂讲授；②案例教学法；③采用多媒体、慕课（MOOCs）教学；④现场参观教学。

7. 药事管理研究的过程大体分为5个阶段：界定研究问题；设计研究方案；收集资料；分析资料；撰写研究报告。

8. 药事管理的研究方法可分为文献研究、调查研究、实验研究、实地研究4种。

复习思考题

1. 简述药事、药事管理、药事管理学科的概念。
2. 比较药事管理学科与药学其他学科的不同点。
3. 概述药事管理学课程的研究内容。
4. 药事管理学科研究向纵深发展表现在哪些方面。
5. 说明学习和研究药事管理学的目的与意义。
6. 陈述药事管理研究的性质和特征。
7. 简述药事管理研究的步骤。
8. 药学生如何学习药事管理学？

课程实践

【实践名称】总结某年度我国药事管理工作的重大事件。

【实践目的】结合本章第三节“我国药事管理学课程的基本内容”，选取其中某一方面，通过收集、整理、分析相关资料，了解在过去一年里，药事管理领域发生的重大事件。

【实践内容】检索、查阅国家食品药品监督管理总局、卫生计生委、医药经济报、中国医药报、健康报等相关网站、杂志及报刊，收集所需信息。

【实践安排】1. 进行分组，每组3人左右并进行分工。
2. 查阅相关文献、网页、杂志及报刊，收集资料。
3. 整理、分析、总结已收集信息，并制作成PPT。
4. 召开班级讨论会，每组选派1名同学作现场陈述。
5. 互动环节，参会同学可自由提问并由小组成员进行解答。

【实践测试】老师根据PPT的内容、现场报告（语言表达、解答问题）的质量予以评价并总结。

（杨世民）

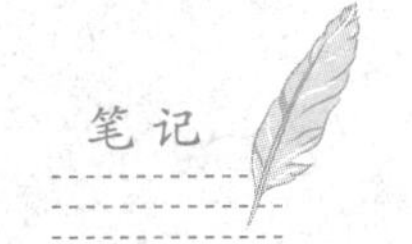

第二章 药品及药品管理制度

学习要求

通过本章学习，使学生了解药品及其监督管理的相关内容，初步掌握药品监督管理的基本知识，并能在实际工作中加以应用。

1. 掌握　药品的定义；药品的质量特性；药品监督管理的含义；药品质量监督检验的概念、性质及分类；基本药物生产、经营、使用的监督管理；药品分类管理的主要内容。

2. 熟悉　药品管理的分类；药品标准和国家药品标准；国家基本药物制度的概念及目录遴选原则。

3. 了解　药品的商品特征；《中国药典》的主要内容；药品分类管理的意义和作用。

问题导入　药品零售企业如何销售青霉素V钾片？

××年×月26日下午，××省××市市民王××（男，43岁，企业工人）因咽喉疼痛2天，到居住地街上××药品零售企业（药店）购买药品。药店药品销售人员根据王××讲述的病情推荐购买青霉素V钾片，王××要求先看看药品，看过药品外盒上的适应证等后，决定购买青霉素V钾片（250mg/片×12片/盒）。回家根据说明书用温开水服用1片，数分钟之后感觉全身不适，头晕，继而昏倒，随即被家人送至医院抢救、住院。昏迷1个多月，经过治疗神志恢复，共住院4个月，花费10.6万元。出院后，走路不稳，双手不能握东西，吃饭靠家人喂。家属将药店起诉至区人民法院，要求赔偿25.8万元。按照法院规定，家属请××司法鉴定所鉴定为青霉素V钾过敏性休克引起的缺血缺氧性脑病导致一级伤残，法院判决药店承担70%的责任（赔偿18.43万元）。按照法院要求，区食品药品监督管理局对药店进行了行政处罚。

请阅读以上材料，思考并讨论：

（1）药店违反了什么制度？

（2）青霉素等药品在药店销售有何规定？

第一节　药　　品

什么是药品、药品有哪些特性、如何进行分类、如何进行管理等问题，在不同的社会阶段，从不同的角度或观点出发，将有不同的解释。本书从法律和社会学的角度来阐述这些问题。

一、药品的定义

20世纪以来，各国政府为了加强药品的监督管理，均在其药品法、药事法中加入药品的定义，以明确管理对象。我国《药品管理法》关于药品的定义是："药品，是指用于预防、治疗、诊断人的疾病，有目的地调节人的生理机能并规定有适应证或者功能主治、用法和用量的物质，包括中药材、中药饮片、中成药、化学原料药及其制剂、抗生素、生化药品、放射性药品、血清、疫苗、血液制品和诊断药品等。"上述定义包含以下要点：

第一，使用目的和使用方法是区别药品与食品（含保健食品）、毒品等其他物质的基本点。没有任何物质其本质就是药品，只有当人们为了诊断和防治疾病，遵照医嘱或说明书，按照一定

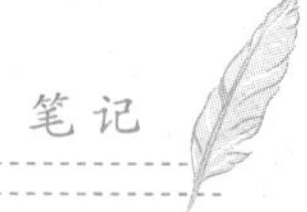

方法和数量使用该物质，达到治疗、预防或诊断人的某种疾病的目的时，或能有目的地调节某些生理功能时，才称其为药品。而食品或毒品的使用目的显然与药品不同，使用方法也不同。

第二，我国法律上明确规定传统药（中药材、中药饮片、中成药）和现代药（化学药品等）均是药品，这和一些西方国家不完全相同。这一规定有利于继承、整理和发扬中医药（民族医药）文化，更有效地开发利用医药资源，为现代医疗保健服务。这一定义反映了对21世纪药品研究开发方向的高瞻远瞩。

第三，明确了《药品管理法》管理的是人用药品。这一点和日本、美国、英国等许多国家的药事法、药品法对药品的定义不同，它们的药品定义包括了人用药和兽用药。

第四，确定了以"药品"作为药物、原料药、制剂、药材、成药、中药、化学药（俗称西药）、医药等用语的总称。"药品"一词与美国的"drugs"、英国的"medicines"、日本的"医薬品"同义。在《药品管理法》英译本中，药品的对应英文是"drugs"。

相关知识

世界卫生组织（WHO）、欧盟及美国对药品的定义

WHO文件中药品的定义：药品是指任何以制剂形式适合人类使用并具有治疗、预防或诊断作用，或用于改变生理功能的物质或物质的复合物。

欧盟《关于人用药品的欧洲议会及其理事会指令（2001/83）》中的定义：药品是用于诊断、治疗人类疾病，恢复或影响人体的生理功能的物质或物质的组合，包括专利药、仿制药、非处方药、天然药、免疫系统药、放射性药、血液及血浆制品、顺势疗法药品。

美国《联邦食品、药品和化妆品法》对药品定义：指《美国药典》《美国顺势疗法药典》《国家处方集》或者以上法典的增补本所收载的物品；用于人或其他动物疾病的诊断、治愈、缓解、治疗或预防的物质；可影响人或其他动物的躯体的结构或任何功能的物品（食品除外）；以上三项中任何物品的成分。

二、药品的分类

药品的分类方法很多，这里介绍的是药品管理法律、法规中有关药品分类管理的类别。

（一）传统药和现代药

1. **传统药**（traditional drugs） 是传统医药的主要组成部分，2008年WHO传统医药大会发表的《北京宣言》明确定义："传统医药是在维护健康以及预防、诊断、改善或治疗身心疾病方面使用的以不同文化固有的、可解释或不可解释的理论、信仰和经验为基础的知识、技能和实践总结。"传统药是各国、地区、民族传承的民族文化固有的药物，包括植物药、矿物药、动物药，其发现、生产、应用均基于传统医学的经验和理论。我国的传统药有中药、民族药（藏药、蒙药、维药、傣药、壮药等），是各民族医药经典著作收载的防治疾病的天然药材及其制成品。

2. **现代药**（modern drugs） 一般指19世纪以来发展起来的化学药品（合成药品、抗生素、生化药品、放射性药品等）、生物制品（血清、疫苗、血液制品等）。其特点是用现代医学的理论和方法筛选确定其药效，用以防治疾病。一般是用合成、分离提取、化学修饰、生物技术等方法制取的物质，结构基本清楚，有控制质量的标准和方法。现代药发展很快，已有数万个品种。因这类药最初在西方国家发展起来，后传入我国，又称西药。管理上现称为化学药品。

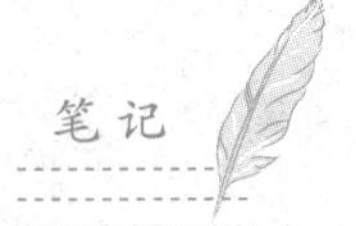

（二）处方药和非处方药

1. **处方药**（prescription drugs） 是指凭执业医师和执业助理医师处方方可购买、调配和使用

的药品。

2. **非处方药**(over the counter drugs,OTC drugs) 是指由国务院药品监督管理部门公布的,不需要凭执业医师和执业助理医师处方,消费者可以自行判断、购买和使用的药品。

(三) 新药、仿制药、医疗机构制剂

1. **新药**(new drugs) 是指未在中国境内外上市销售的药品。新药分为创新药和改良型新药。

2. **仿制药**(generic drugs) 是指仿与原研药品质量和疗效一致的药品。仿制药质量和疗效应与原研药品一致。WHO将仿制药称为多来源药品,即治疗等效的可互换药品。治疗等效性是指两种药品具有药物替代性,或者药剂学等效、生物等效性好,疗效和安全性基本相同。仿制药必须与原研药具有治疗等效性。

3. **医疗机构制剂**(pharmaceutical preparations) 指医疗机构根据本单位临床需要经批准而配制、自用的固定处方制剂。

(四) 国家基本药物、医疗保险用药、新农合用药

1. **国家基本药物**(national essential medicines) 是指那些满足人群卫生保健优先需要、必不可少的药品。WHO定义基本药物为"满足民众主要卫生保健需要的药物",是"适当根据其公共卫生意义、关于其效用和安全性的证据以及相对成本效益而选择的药物"。公平可及、安全有效和合理使用是基本药物的基本特征。1977年,WHO制定了第一个基本药物示范目录,目前全球已有160多个国家制定了本国的基本药物目录,其中105个国家制定和颁布了国家基本药物政策。WHO认为基本药物制度是初级卫生保健的重要组成和全民健康覆盖的主要支柱,是维护健康这一基本人权必不可少的前提。

2. **医疗保险用药** 指医疗保险、工伤保险、生育保险药品目录所列的保险基金可以支付一定费用的药品。我国《社会保险法》规定:"符合基本医疗保险药品目录、诊疗项目、医疗服务设施标准以及急诊、抢救的医疗费用,按照国家规定从基本医疗保险基金中支付。"医疗保险用药通过国家、省级药品目录来确定药品品种,至今公布了3版目录,现行版为《国家基本医疗保险、工伤保险和生育保险药品目录(2009年版)》,目录是基本医疗保险、工伤保险、生育保险基金支付参保人员药品费用和强化医疗保险医疗服务管理的政策依据及标准。

3. **新农合用药** 指新型农村合作医疗基金可以支付费用的药品。目前实行分级药物目录,由各省级卫生行政部门结合实际,调整和制定全省(自治区、直辖市)统一的新农合报销药物目录,分县级(及以上)、乡或镇、村3级目录。

(五) 特殊管理的药品

特殊管理的药品(the drugs of special control)是指国家制定法律制度,实行比其他药品更加严格管制的药品。《药品管理法》第三十五条规定国家对麻醉药品(narcotic drugs)、精神药品(psychotropic substances)、医疗用毒性药品(medicinal toxic drugs)、放射性药品(radioactive pharmaceuticals)实行特殊管理。此外,国家对疫苗流通和预防接种、属于药品类易制毒化学品(如麻黄碱)、属于药品类的兴奋剂(如蛋白同化制剂、肽类激素)、部分抗菌药等也实行一定的特殊管理。

三、药品的质量特性和商品特征

(一) 药品的质量特性

药品质量是指药品的一些固有特性可以满足防治和诊断疾病等要求的能力及程度,即药品的物理学、化学、生物学指标符合规定标准的程度。药品质量特性包括有效性、安全性、稳定性、均一性等方面。

1. **有效性**(effectiveness) 是指在规定的适应证、用法和用量的条件下,能满足预防、治疗、诊断人的疾病,有目的地调节人的生理功能的要求。有效性是药品的固有特性,若对防治疾病

笔记

没有效，则不能成为药品，但必须在一定前提条件下，即有一定的适应证和用法、用量。世界上不存在能治百病的药品。

有效性的表示方法，在我国采用“痊愈”“显效”“有效”来区别；在国外有的采用“完全缓解”“部分缓解”“稳定”来区别。

2. **安全性**(safety) 是指按规定的适应证和用法、用量使用药品后，人体产生毒副作用的程度。大多数药品均有不同程度的毒副作用，因此，只有在衡量有效性大于毒副作用，或可解除、缓解毒副作用的情况下才使用某种药品。假如某物质对防治、诊断疾病有效，但是对人体有致癌、致畸、致突变的严重损害，甚至可能致死，则不能将该物质作为药品使用。

3. **稳定性**(stability) 是指在规定的条件下保持药品有效性和安全性的能力。这里所指的规定条件一般是指规定的有效期内，以及生产、贮存、运输和使用的要求。假如某物质虽然具有防治、诊断疾病的有效性和安全性，但极易变质、不稳定，则至少不能作为商品药。

4. **均一性**(uniformity) 是指药物制剂的每一单位产品都符合有效性、安全性的规定要求。药物制剂的单位产品，如一片药、一支注射剂、一瓶酊水糖浆、一包颗粒剂等；原料药品的单位产品，如一箱药、一袋药、一桶药。由于人们用药剂量一般与药品的单位产品有密切关系，特别是有效成分在单位产品中含量很少的药品，若含量不均一，就可能造成患者用量的不足或用量过大而中毒甚至致死。所以，均一性是在制药过程中形成的固有特性。

(二)药品的商品特征

在一定的历史阶段，药品是一种商品，与其他商品一样，人们需使用药品时，将由自己或有关单位付钱去购买。但是药品与其他商品相比有明显的特征，即具有可以作为标志的显著特点，主要有以下几个方面：

1. **生命关联性** 药品与其他消费品相比，其不同之处首先要强调的是，药品是与人们的生命相关联的物质。药品的使用目的是预防、治疗、诊断人的疾病，有目的地调节人的生理功能，它是维持人们生命与健康的物质。各种药品有各不相同的适应证及用法、用量，若没有对症下药，或用法、用量不适当，均会影响人的健康，甚至危及生命。而其他商品没有这种与人的生命直接的相关性，故生命关联性是药品的基本商品特征。

2. **高质量性** 由于药品与人们的生命有直接关系，确保药品质量尤为重要。药品的纯度、稳定性、均一性与药品的使用价值有密切关系，若杂质、异物混入药品中，则可出现异常生理现象、毒副作用、药品不良反应，甚至中毒。药品这一商品只有合格品与不合格品之分，法定的国家药品标准是判断和保证药品质量的标准，是划分药品合格与不合格的法定依据。

药品的高质量性还反映在：国家对药品的研制、生产、流通、使用实行严格的质量监督管理，推行 GLP、GCP、GMP、GSP、GAP 等质量规范。

3. **公共福利性** 药品防治疾病、维护人们健康的商品使用价值，具有社会福利性质，假如药品的价格太高，将使药品的使用价值受到限制。无论什么性质的医药企业都应担负起为人类健康服务的社会职责。人类的疾病种类繁多，因此治疗疾病的药品品种也很多，但每种药品的需求量却有限，这就导致药品的成本较高。作为商品的药品，其成本较高而客观上又不得高定价，医药企业、医疗机构应认清药品的公共福利性，将此作为自己应尽的社会责任。

我国为了保证人们能用到质量合格、价格适宜的药品，逐步实行公立医疗机构药品集中招标采购、价格零加成，以降低药品费用；并对药品广告进行审查管理及对药品促销手段实施严格监督等；《国务院关于促进健康服务业发展的若干意见》(2013 年 10 月发布)将药品研发和生产定位为健康服务业的支撑产业，国家通过科技基金、建设专项资金、产业基金来支持自主知识产权药品的开发。这些都是药品公共福利性特征的体现。

笔记

4. **高度专业性** 药品这一商品要发挥预防、治疗、诊断疾病，维护人们健康的作用，必须通过合格的医师、药师的指导作用才能得以实现，这和其他商品有很大的不同。药品说明书中有许多专业术语，未受过医药专业教育的营业员不能正确理解和解释。处方药必须凭执业医师（执业助理医师）的处方才能购买，零售处方药和甲类非处方药的药房，必须配备执业药师。药品的研究和开发更是需要多学科高级专家的合作才能进行。因此，制药工业被称为高科技产业，药品被称为指导性商品。药品属于专业性程度特别高的商品。

5. 品种多、产量有限　有资料报道人类疾病有 10 万种以上，因此客观上需要多种药品来防治疾病。人类疾病受自然环境（地域、季节、气候等）和社会环境的影响而有所变动，但在一定的时期各种疾病的发病率有一定规律，因此所需的药品也有一定限度，即市场需求基本上无弹性，是由发病率来决定的。多品种、产量有限是药品与其他商品的不同之处，治疗一些罕见病的药使用量很少，但也应研制生产，这种药称为罕用药品（orphan drugs），如抗丝虫药乙胺嗪（海群生）、伊维菌素。

综上所述，药品的质量特性和商品特征决定了药品是一种特殊商品，必须加强监督管理，以确保其可获得性、安全和有效、质量稳定、合理使用。

第二节　药品监督管理

一、药品监督管理的性质和作用

（一）药品监督管理的含义和性质

1. 药品监督管理的含义　药品监督管理（drug administration）是指国家授权的行政机关，依法对药品、药事组织、药事活动、药品信息进行管理和监督；另外，也包括司法、检察机关和药事法人及非法人组织、自然人对管理药品的行政机关和公务员的监督。

2. 药品监督管理属于国家行政　国家行政不同于立法、司法，是以组织、执行为其活动方式管理国家公共事务。行政是国家的基本职能，行政主体是国家行政机关，行政机关是国家权力机关的执行机关，依法对国家事务进行有组织的管理活动。药品监督管理是药品安全监管的行政活动，目的是保证药品质量和维护人们用药合法权益。

现代“行政”概念已扩大，因为现代社会行政权的扩大，行政机关不同程度地进行着一些实质上属于“司法”和“立法”范围的活动。公共组织也不仅是国家机关，也扩展到公共团体、企事业单位，如行政主体授权药学社团进行某项监督管理活动。国家行政以公共利益为导向，依法行使行政权力，以国家强制力保证其职权的行使。

3. 药品监督管理的法律性　药品监督管理不同于国家对医药经济发展的管理，而是依据《药品管理法》依法管药的活动，体现了国家意志，由国家强制力作保障。违反、破坏这种法律关系的行为，要受到法律制裁。

4. 药品监督管理的双重性　药品监督管理既包括依法享有国家行政权力的行政机构，依法实施行政管理活动；同时也包括监督主体依法对行政权进行的监督。对行政权有无监督是现代行政和传统行政的一个重要分水岭。《药品管理法》第八章“药品监督”明确了对药品监督管理部门及其药检所的禁止性规定，明确了监督主体对药品监督管理、药品检验机构违法的行政处罚，以及降职、撤职、开除等行政处分和赔偿的规定，构成犯罪的，依法追究刑事责任。

（二）药品监督管理的作用

1. 保证药品质量　药品是诊断、防治疾病必不可少的物质，其质量好坏消费者难以辨别。常有不法分子以假药、劣药冒充合格药品；或者不具备生产、销售药品的基本条件，而擅自生产、进口、销售、配制制剂，以牟取暴利。其后果必然是危害人们健康和生命，扰乱社会秩序，影响政府和医疗机构的威信。为此，必须加强政府对药品的监督管理，严惩制售假、劣药和无证生产、销售药品，以及其他违反《药品管理法》的违法犯罪活动，唯有如此才能保证药品质量、保证人们

笔记

用药安全有效。

2. **促进新药研究开发** 新药研究开发是投资多、风险大、利润高的高科技活动。新药的质量和数量，对防治疾病和发展医药经济均有重大影响。但若失之管理，导致毒性大的药品、无效药品上市，则既危害人们健康和生命，亦会导致企业破产、直接责任人受法律制裁。例如1937年美国发生的"磺胺酏剂"事件，20世纪60年代初德国、英国的"反应停"事件，1964年日本发生的"斯蒙"事件等对消费者造成的严重损害表明只有确定科学的新药审评标准，规范新药研制活动基本准则，严格审评新药程序、手续，才能保证研究开发的新药更有效、更安全，才能促进医药行业的发展。

3. **提高制药工业的竞争力** 药品质量水平是制药企业生存竞争的基础。在药品生产过程中影响质量的因素很多，除技术、环境等因素以外，社会因素也很重要。社会因素主要反映在经济效益和社会效益发生矛盾时，以何者为第一位。现实中，某些人往往更加重视经济效益，忽略药品质量和保证体系的质量，导致生产出劣药，甚至假药，产生严重后果。只有政府加强药品监督管理，才能控制经济效益和社会效益这对矛盾，坚持质量第一，确保产品质量，提高制药企业的竞争力。

4. **规范药品市场，保证药品供应** 药品市场较复杂，药品流通过程影响药品质量、药学服务质量的因素多而且较难控制。如何防止假、劣药和违标药混入药市，在流通过程中如何保持药品质量不变、合理定价、公平交易和药品信息真实性是当前的主要问题。只有加强药品监督管理，规范药品市场，反对不正当竞争，打击扰乱药品市场秩序的违法犯罪活动，才能保证及时地为人们供应合格药品。

5. **为合理用药提供保证** 20世纪化学药物治疗发展起来后，在带给人们很大好处的同时也发生了许多危害人类的药害事件，合理用药问题已引起社会广泛重视。合理用药不仅要求医生科学、合理、正确地开具处方，而且还大量涉及药品质量和药师服务质量。为此，政府和药学行业协会不断强化对药学实践的监督管理，除药事法规中有关规定外，还制定了各种合理用药的规范、指导原则、指南等，药品监督管理对防止药害及不合理用药引起的不良反应起到积极作用，有效地保证人们用药安全、有效、经济、合理。

二、药品监督管理的主体和依据

（一）药品监督管理的主体

法学中的主体是指法律关系中主动的要素，其对立面客体是法律关系中相对被动的要素。主体是指在行政法律关系中享有权利、承担义务的组织或个人。行政主体和行政法律关系中的主体是两个有本质差别的概念。行政主体是指依法享有国家的行政权力，以自己的名义实施行政管理活动，并独立承担由此产生的法律责任的组织。行政主体是具备行政法人格的主体，行政法律关系主体是行政主体的基础。

1. **行政主体的资格条件** 我国行政主体的资格条件主要有以下三个方面：

（1）拥有行政权。在我国，行政权主要通过以下方式配置给行政主体及其他组织、公民：①宪法、法律直接规定；②地方性法规的规定；③行政法规、规章的规定；④行政机构的其他规定行为；⑤行政授权决定；⑥委托行为。

（2）能以自己名义开展行政活动。能否以自己的名义开展活动是确定行为人是否具有独立的法律人格的重要标志，即行政主体必不可少的资格条件之一。

（3）能独立承担法律后果或责任。

2. **药品监督管理的行政主体** 《药品管理法》第五条明确规定："国务院药品监督管理部门主管全国药品监督管理工作。"《药品管理法》第六条明确规定："药品监督管理部门设置或者确定的药品检验机构，承担依法实施药品审批和药品质量监督检查所需的药品检验工作。"

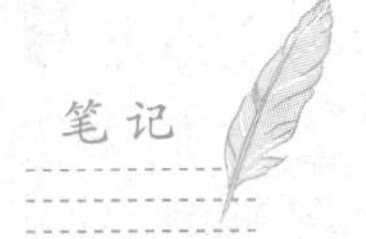

根据《药品管理法》的规定，国务院药品监督管理部门（the drug regulatory department under the state council）是药品监督管理工作的行政主体，拥有药品监督管理行政职权，其全称是“国家食品药品监督管理总局”（China Food and Drug Administration，CFDA，简称食品药品监管总局）。食品药品监管总局设置的药品检验机构的名称是中国食品药品检定研究院；省级药检机构的名称是“××省药品检验所、研究院”。

（二）药品监督管理的行政法律关系

药品监督管理的行政法律关系即受药品管理法调整的行政关系。

1. 行政法律关系构成要素　行政法律关系由行政法律关系主体、客体和事实三大要素构成，缺一不可。

（1）行政法律关系主体：行政法律关系主体是行政法律关系当事人，是参加法律关系、享有权利、承担义务的当事人。没有当事人或只有一方当事人，都不可能产生法律关系。主体由行政主体和行政相对方构成，包括行政法制监督主体与行政主体及其工作人员，行政相对方可以是国家组织、企事业单位、社会团体、公民和在我国境内的外国组织和无国籍人等。

（2）行政法律关系客体：指行政法律关系当事人权利、义务所指向的对象，包括物、行为和精神财富。

（3）行政法律关系的内容：指行政法律关系主体间的权利义务。

2. 行政法律关系的产生、变更和消灭

（1）行政法律关系的产生，必须有相应的行政法律规范存在，同时要有相应的法律事实发生，两者缺一不可。

（2）行政法律关系的变更，包括主体变更、客体变更和内容变更。

（3）行政法律关系的消灭，是行政法律关系义务的消灭，包括一方或双方当事人消灭，以及行政法律关系的权利和义务内容全部消灭。

3. 行政法律关系的特点　行政法律关系具有5个特点，见表2-1。

表2-1　行政法律关系的特点

特点类别	特点内容
（1）行政主体	在行政法律关系双方当事人中，必有一方是行政主体
（2）预先性	行政法律关系当事人的权利和义务由行政法律规范预先规定，例如企业申请药品批准文号时，只能接受《药品管理法》事先规定的条件和程序，并向药品监督管理部门申请，药品监督管理部门必须依法发给药品批准文号
（3）不对等性	行政法律关系具有不对等性
（4）统一性	行政法律关系中的行政主体的权利与义务具有统一性
（5）特殊性	行政法律关系引起的争议在解决方式及程序上有其特殊性

4. 药品监督管理的行政法律关系　药品监督管理的法律关系的当事人，包括行政主体——国务院和地方药品监督管理部门，以及行政相对方——在中国境内从事药品研制、生产、经营和使用的单位或者个人。药品监督管理法律关系的客体，是药品、药事行为、药事信息、药事智力活动所取得的成果。药品监督管理法律关系的内容，主要包括药品监督管理部门的行政职权、职责，以及相对方药事单位及个人的权利（如了解行政管理权、隐私保密权、行政救济权等）和义务（如遵守药事法律、法规和规章，服从行政命令、协助行政管理等）。以上要素构成药品监督管理的行政法律关系。药品监督管理行政法律关系的产生，是因《药品管理法》的实施，同时有相应的药品研制、生产、经营、使用和监督管理的法律事实发生。

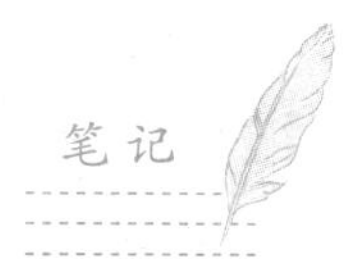

三、药品监督管理的内容

（一）药品监督管理的法律制度

1. **行政许可制度** 是指调整在行政许可的申请、审查、批准等过程中各种社会关系及有关权利和义务的法律规范总称。是对一些有益的但可能对社会和个人人身或财产造成损害的活动实施事前控制手段的制度。行政许可是指行政机关根据公民、法人、或者其他组织的申请，经依法审查，准予其从事特定活动的行为。药品监督管理涉及的行政许可应当根据《行政许可法》的规定进行。

（1）行政许可的设定与实施原则。药品监督管理的行政许可应当遵循法定原则，公开、公平、公正原则，便民和效率原则，信赖保护原则。

（2）行政许可事项。根据法律法规规定，国务院批准食品药品监管总局行政许可的审批为19类28项，如药品、药用辅料注册，直接接触药品的包装材料和容器审批，中药保护品种证书核发以及GMP（注射剂、放射性药品、生物制品等）、GLP、GAP认证，《放射性药品生产企业许可证》《放射性药品经营企业许可证》审批发放，医疗机构配制的制剂调剂（跨省）审批等。省级许可如《药品生产许可证》《药品经营许可证》《医疗机构制剂许可证》等的批准发放。

（3）行政许可申请与受理。行政相对人（或者其代理人）提出行政许可申请，行政机关受理行政许可申请。

（4）行政许可的撤销。行政机关或者其上级行政机关可以撤销违法的行政许可。

2. **行政强制制度** 是指有关行政强制的设定和实施的法律规范。我国于2012年12月1日起施行《行政强制法》。行政强制包括行政强制措施和行政强制执行：行政强制措施是指行政机关在行政管理过程中，为制止违法行为、防止证据损毁、避免危害发生、控制危险扩大等情形，依法对公民的人身自由实施暂时性限制，或者对公民、法人或其他组织的财物实施暂时性控制的行为；行政强制执行是指行政机关或者行政机关申请人民法院，对不履行行政决定的公民、法人或其他组织依法强制履行义务的行为。

（1）行政强制措施的种类。包括限制公民人身自由，查封场所、设施或者财产，扣押财物，冻结存款、汇款以及其他行政强制措施。

（2）行政强制执行的方式。包括加处罚款或者滞纳金，划拨存款、汇款，拍卖或者依法处理查封、扣押的场所、设施或者财物，排除妨碍、恢复原状，代履行以及其他强制执行方式。

3. **行政处罚制度** 是指有关行政处罚的设定和实施的法律规范。有关行政处罚的法律法规有《行政处罚法》《行政强制法》《药品管理法》及其实施条例、《药品监督行政处罚程序规定》。药品监督管理的行政处罚内容见第五章。

4. **行政复议制度** 是指防止和纠正违法或者不当的行政行为而设立行政复议机关、原则、范围、申请、受理、决定及相关责任的法律制度。行政复议是指公民、法人或其他组织认为行政主体的具体行政行为侵犯其合法权益，依法向法定的行政复议机关提出复议申请，行政复议机关依法对被申请复议的具体行政行为进行审查并作出决定的活动。

（1）行政复议的范围。包括对行政机关作出的行政处罚、行政强制、行政许可、审批等11种情形。

（2）行政复议的申请和期限。申请人必须是行政相对人并认为其合法权益受到侵害，必须以自己名义提出申请，被申请人必须是实施了具体行政行为并被认为侵犯申请人的合法权益。申请人可以自知道具体行政行为之日起60日内提出复议申请。

根据《行政复议法》《国家食品药品监督管理总局行政复议办法》，药品监管部门应当处理的行政复议案件有：①不服国家食品药品监督管理总局及其委托的机构或者组织实施的具体行政行为而申请行政复议的案件；②不服省、自治区、直辖市食品药品监督管理部门及其委托的机构

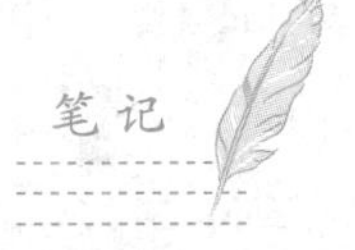

或者组织实施的具体行政行为而申请行政复议的案件；③其他依法由国家食品药品监督管理总局管辖的行政复议案件。

5. **行政诉讼制度**　是指调整行政诉讼过程中形成的各种关系的法律制度。行政诉讼是指公民、法人或其他组织依法向法院起诉行政行为侵犯其合法权益，法院对此进行审查、裁决的活动。

（1）行政诉讼的受理范围。包括不服的行政拘留及其他行政处罚、行政强制、行政许可的12种情形。

（2）起诉和受理。起诉者即原告必须是行政行为的相对人或组织，且应当有明确的被告、事实（符合法院受理范围、管辖），法院经过审查对符合起诉条件的予以立案。

药师考点

2015年版《国家执业药师资格考试大纲》有关药品监督管理行政法律制度的考试要点：

1. 行政强制措施的种类
2. 行政强制执行的方式

（二）药品监督管理的行政职权

行政职权是行政组织的核心，是行政行为的基础，是行政救济的标尺。

1. **行政职权的定义**　行政职权是具体配置于不同的行政主体的行政权，是行政主体所拥有的具体的行政权。首先行政权具有与行政主体形影不离的关联性。其次，行政权具有两面性，即对相对方有强制力和约束力；而对国家而言，则是行政主体的职责，如果构成行政失职，国家就要追究有关机构及人员的违法失职责任。最后，行政权具有优益性，即拥有行政优先权，包括社会协助权、优先通过权、优先使用权以及行政优益权，如工资福利、社会保障、办公场所及用具、行政经费等均由国家或地方财政供给。

2. **行政职权的内容**　行政职权是具体配置给各个行政主体的行政权，其具体内容因行政主体的不同而有所不同，但从总体上可以概括为几个主要方面：①行政立法、规范权；②行政许可权；③行政禁止权；④行政形成权；⑤行政处罚权；⑥行政强制权；⑦行政确认权；⑧行政裁决权，指行政主体以“中间人”身份断决民事纠纷的权力；⑨行政监督权，它是行政主体为保证行政管理目标的实现，而对行政相对人遵守法律法规、履行义务情况进行检查监督的权力，其形式多种多样，主要有检查、检验、鉴定、查验、审查、审计、统计等。

3. **药品监督管理部门的行政职权**　根据《药品管理法》的规定，药品监督管理部门的行政职权为：

（1）行政立法、规范权：按照国务院规定，依据《国家食品药品监督管理总局立法程序规定》编制药品监管中长期立法规划和年度立法计划；起草和报送药品监管法律和行政法规草案；制定、修改、废止和解释规章；制定和公布药品监督管理的政策、规划等规范性文件。

（2）行政许可权：有权发放药品生产、经营许可证，有权发放药品质量认证证书，有权批准药品注册，核发药品批准文号，有权批准药品广告发布和互联网提供药品信息服务等。

（3）行政形成权：有权接收相对方依法申请药品注册及药品生产、经营许可证等，使药品监督管理的法律关系产生，并有权规定变更和撤销。

（4）行政监督权：有权对相对人的药品质量、药事活动、药事单位质量管理、药品广告、药品信息提供等进行监督检查，检查其遵守药品管理法律法规、规章、药品标准和履行义务的情况。并有权进行监督抽查检验和验证。

（5）行政处罚权：详见第五章第二节。

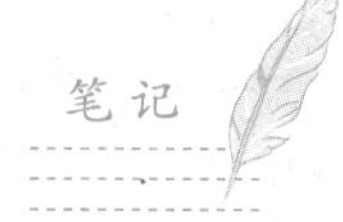

(6) 行政强制权：药监部门有权对行政相对人实施强制手段的权力，如对可能危害人体健康的药品及其有关材料采取查封、扣押的行政强制措施。

(7) 行政禁止权：有权不允许行政相对人进行一定的作为与不作为。如决定2005年起禁止所有药品采用普通天然胶塞包装。

(三) 药品监督管理的行政行为

行政行为是行政机关及其他行政主体在职权行使过程中所作的能够引起行政法律效果的行为。它是行政权的行为或职权行为，是行政主体意思表达的行为。合法的行政行为一经实施，将形成行政法律关系，足以导致当事人之间权利义务的获得、变更与丧失。

行政行为的合法要件，一般包括：符合法定管辖权的规定；符合法定内容；正当程序；法定形式。法治国家对行政行为规定的正当程序，主要有以下基本原则：①公平；②公开听证；③获取信息；④法律代理；⑤说明理由；⑥教示救济途径。

药品监督管理的行政行为，主要包括：

1. **组织贯彻实施药品管理法及有关行政法规**　依法制定和发布有关药品监督管理的规章及规范性文件，组织制定、发布国家药品标准。

2. **审批确认药品，实行药品注册制度**　根据申请依法进行新药审批注册、进口药品注册，确认该物质为药品，发给《新药证书》及生产批准文号，或发给《进口药品注册证》，在本国生产、销售、使用。审批仿制已有国家药品标准的药品，发给生产批准文号。这是药品质量监督管理的基点、关键环节。

3. **准予生产、经营药品和配制医疗机构制剂，实行许可证制度**　根据相对人申请，审批药品生产、药品经营和医疗机构制剂，认证GMP、GSP、GLP，核发《药品生产许可证》《药品经营许可证》《医疗机构制剂许可证》(常称为“三证”)、《药品GMP证书》《药品经营质量管理规范》认证证书等。控制生产、经营药品和配制医疗机构制剂的基本条件、质量体系，确保药品生产、经营质量及医疗机构制剂质量。

4. **监督管理药品信息，实行审批制度**　核准药品说明书、包装标签；审批药品广告、提供药品信息的服务互联网站，根据相对人申请发给药品广告批准文号、《互联网药品信息服务资格证书》。

5. **严格控制特殊管理的药品**　确认特殊管理的药品(许多国家称之为控制物质、毒剧药品)以确保人们用药安全。根据有关的国际公约和本国法规，制定管制药品名单，确定生产、供应、使用单位和管理办法，规定特殊标志，进行严格管制、管理。

6. **对上市药品的监管**　组织调查上市的药品，进行再审查、再评价，实行药品不良反应报告制度，对疗效不确切、不良反应严重或者其他原因危害人们健康的药品，采取修改药品说明书、撤销批准文号或进口药品注册证的措施。

7. **行使监督权，实施法律制裁**　药品监督管理部门有针对性、有计划地对上市药品质量及药品生产、经营企业和医疗机构制剂配制的质量体系及管理进行监督检查和质量监督抽样检验。对制售假药、劣药及无“三证”进行生产、经营药品和配制医疗机构制剂的，以及违反《药品管理法》有关规定的，依法进行处罚。

(四) 药品飞行检查

药品飞行检查是指食品药品监督管理部门针对药品研制、生产、经营、使用等环节开展的不预先告知的监督检查。为加强药品和医疗器械监督检查，强化安全风险防控，食品药品监管总局根据《药品管理法》及其实施条例等有关法律法规，制定了《药品医疗器械飞行检查办法》(2015年9月1日起施行)。

1. **药品飞行检查的原则**　药品飞行检查应当遵循依法独立、客观公正、科学处置的原则，围绕安全风险防控开展。

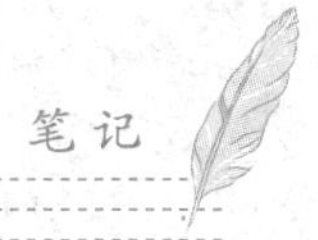

2. **药品飞行检查的一般规定**　被检查单位对食品药品监督管理部门组织实施的药品飞行

检查应当予以配合，不得拒绝、逃避或者阻碍；食品药品监督管理部门应当按照政府信息公开的要求公开检查结果，对重大或者典型案件，可以采取新闻发布等方式向社会公开；食品药品监督管理部门及有关工作人员应当严格遵守有关法律法规、廉政纪律和工作要求，不得向被检查单位提出与检查无关的要求，不得泄露飞行检查相关情况、举报人信息及被检查单位的商业秘密。

3. **药品飞行检查的启动标准** 具有下列情形之一的，食品药品监督管理部门可以开展药品医疗器械飞行检查：

（1）投诉举报或者其他来源的线索表明可能存在质量安全风险的；

（2）检验发现存在质量安全风险的；

（3）药品不良反应监测提示可能存在质量安全风险的；

（4）对申报资料真实性有疑问的；

（5）涉嫌严重违反质量管理规范要求的；

（6）企业有严重不守信记录的；

（7）其他需要开展飞行检查的情形。

4. **飞行检查方式** 制订检查方案，明确检查事项、时间、人员构成和方式等。需要采用不公开身份的方式进行调查的，检查方案中应当予以明确。

必要时，食品药品监督管理部门可以联合公安机关等有关部门共同开展飞行检查。

食品药品监督管理部门派出的检查组应当由2名以上检查人员组成，检查组实行组长负责制。检查人员应当是食品药品行政执法人员、依法取得检查员资格的人员或者取得本次检查授权的其他人员。

5. **检查结果的处理** 根据飞行检查结果，食品药品监督管理部门可以依法采取限期整改、发告诫信、约谈被检查单位、监督召回产品、收回或者撤销相关资格认证认定证书，以及暂停研制、生产、销售、使用等风险控制措施。风险因素消除后，应当及时解除相关风险控制措施。

食品药品监管总局组织实施的飞行检查发现违法行为需要立案查处的，可以直接组织查处，也可以指定被检查单位所在地食品药品监管部门查处。地方各级食品药品监管部门组织实施的飞行检查发现违法行为需要立案查处的，原则上应当直接查处。由下级食品药品监管部门查处的，组织实施飞行检查的食品药品监管部门应当跟踪督导查处情况。

飞行检查发现的违法行为涉嫌犯罪的，由负责立案查处的食品药品监管部门移送公安机关，并抄送同级检察机关。

第三节 药品标准与药品质量监督检验

一、药 品 标 准

由政府或权威性机构组织编纂、发布药品质量标准，统一全国药品标准，用以鉴别药品的真伪优劣，监督管理生产、经营、使用中的药品质量，仲裁药品质量方面的纠纷。药品标准管理已有悠久的历史，公元659年我国唐代政府组织编写的《新修本草》是第一部具有药典性质的国家药品标准。自1772年丹麦药典出版后，瑞典、西班牙等国陆续出版了国家药典。至20世纪，又有多个国家的国家药典出版，我国于1930年颁布了《中华药典》。WHO于1951年出版了《国际药典》；瑞典、丹麦、挪威合编的《北欧药典》于1964年出版；《欧洲药典》于1977年出版。这些国家或地区的药典，对提高药品质量，发展制药工业，保证人们用药安全起到了极其重要的作用。随着医药科技、生产发展，政府组织对药典进行修订、再版。

（一）药品标准的含义

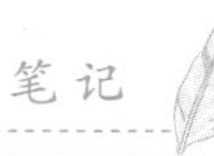

药品标准（drug standard）即药品质量标准，是关于药品、药用辅料等的质量规格、指标要求

及检测、验证方法等的技术规定。凡正式批准生产销售的药品(包括药品原料及其制剂、药材和饮片、成方制剂和单方制剂、植物油脂和提取物)、药用辅料、直接接触药品的包装材料和容器都要制定质量标准。药品标准是控制药品质量的法定依据。

药品标准包括法定与非法定标准两种,法定标准是指国家发布的药品标准,即国家药品标准,为强制性标准;非法定标准是指企业、行业药品标准,为内部控制标准。

(二) 国家药品标准

国家药品标准是国家对药品质量规格及检验方法所作的技术规定,是药品生产、供应、使用、检验和管理部门共同遵循的法定依据。《药品管理法》规定:国务院药品监督管理部门颁布的《中华人民共和国药典》和药品标准为国家药品标准。其内容包括质量指标、检验方法以及生产工艺等技术要求。国家药品标准由凡例与正文及其引用的通则构成;国家生物制品标准由凡例、生物制品通则、总论与正文(各论)及其引用的检测方法通则构成。药典收载的凡例、通则对未载入本版药典但经国务院药品监督管理部门颁布的其他药品标准具有同等效力。

此外,我国省级药品监督管理部门制定医疗机构制剂规范、中药饮片炮制规范、地方性中药材(未载入国家药品标准的地区性习用药材)标准等适用于地方的药品质量监督,是对国家标准的补充,从而形成完备的药品标准管理体系。

(三)《中华人民共和国药典》

1. 简介　《中华人民共和国药典》简称《中国药典》(Pharmacopoeia of the People's Republic of China, Chinese Pharmacopoeia, ChP),依据《药品管理法》组织制定和颁布实施,是中国的最高药品标准的法典。《中国药典》一经颁布实施,其同品种的上版标准或其原国家标准即同时停止使用。除特别注明版次外,《中国药典》均指现行版《中国药典》。我国至今颁布了10版药典,分别是1953年版(第1版)、1963年版(第2版)、1977年版(第3版)、1985年版(第4版)、1990年版(第5版)、1995年版(第6版)、2000年版(第7版)、2005年版(第8版)、2010年版(第9版)、2015版(第10版)。现行《中国药典》为2015年版,分为一、二、三、四部,即中药、化学药品、生物制品、通则和药用辅料卷,由食品药品监管总局以2015年第67号公告发布,自2015年12月1日起实施。

2.《中国药典》(2015年版)内容

(1) 凡例:是正确使用《中国药典》进行药品质量检定的基本原则,是对《中国药典》正文、通则及与质量检定有关的共性问题的统一规定。故凡例具有通用性、指导性作用。

(2) 正文:是指各个品种项下收载的内容,即根据药品(含生物制品)自身的理化与生物学特性,按批准的药材或原材料、处方来源、处方组成、生产工艺或制法、贮藏运输条件等所制定的,用以检测药品质量是否达到用药要求并衡量其质量是否稳定均一的技术规定。所设各项规定是针对符合GMP的产品而言,任何违反GMP或有未经批准添加物质所生产的药品,即使符合《中国药典》或按照《中国药典》没有检出其添加物质或相关杂质,亦不能认为其符合规定。正文内容根据品种和剂型的不同设项目。

一部中药设19个项目:品名、来源、处方、制法、性状、鉴别、检查、浸出物、特征图谱或指纹图谱、含量测定、炮制、性味与归经、功能与主治、用法与用量、注意、规格、贮藏、制剂、附注等。收载品种2598种,其中新增440种、修订517种。

二部化学药品按顺序列16个项目:品名、有机药物的结构式、分子式与分子量、来源或有机药物的化学名称、含量或效价规定、处方、制法、性状、鉴别、检查、含量或效价测定、类别、规格、贮藏、制剂、杂质信息等。收载品种2603种,其中新增492种、修订415种。

三部生物制品设7个项目:品名、定义和组成及用途、基本要求、制造、检定、保存和运输及有效期、使用说明等。收载品种137种,其中新增13种、修订105种。

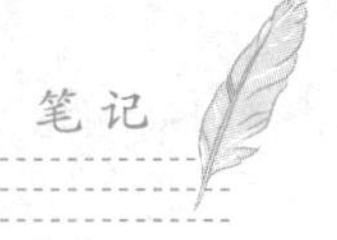

四部通则、药用辅料:通则(317个)主要收载制剂通则、通用检测方法和指导原则。制剂通则是按照药物剂型分类,针对剂型特点所规定的基本技术要求;通用检测方法是各正文品种进

行相同检查项目的检测时所采用的统一设备、程序、方法及限度等；指导原则是为执行药典、考察药品质量、起草与复核药品标准等所制定的指导性规定。药用辅料（270种）正文内容包括品名、有机物结构式、分子式和分子量与CAS编号、来源、制法、性状、鉴别、理化检查、含量测定、类别、贮藏、标示等12项。

相关知识

2015年版《中国药典》的特点及作用

2015年版《中国药典》（以下称新版药典）标志着我国药品标准水平再上一个新台阶：

1. 收载品种显著增加　收载品种基本实现了国家基本药物目录品种、生物制品全覆盖，中药、化学药品覆盖率达到90%以上。

2. 标准体系更加完善　将附录整合为药典四部，完善以凡例为总体要求、通则为基本规定、正文为具体要求（涵盖原料药及其制剂、药用辅料、药包材、标准物质等）的标准体系。

3. 现代分析技术的扩大应用　在保留常规检测方法的基础上进一步扩大了对新技术、新方法的应用，以提高检测的灵敏度、专属性、稳定性。如液相色谱-串联质谱法、高效液相色谱-电感耦合等离子体质谱法等用于中药质量控制。

4. 药品安全性保障进一步提高　完善通则、质量控制规程、检验指导原则，增加、逐步完善药品中杂质、农药残留量（涉及16种中药）、有害残留物的限度标准，增加对手性杂质的控制及抑菌剂控制要求、有关物质残留物限度标准。增加500多个杂质的结构信息。

5. 药品有效性控制进一步完善　对检测方法进行了全面增、修订，如增加中药材专属性的显微鉴别检查及特征氨基酸含量测定、制剂有效性控制，用专属性更强、准确度更高的方法。

6. 药用辅料标准水平显著提高　收载药用辅料更加系列化、规格化，以满足制剂生产需求。

7. 进一步强化药典标准导向作用　通过遴选与调整品种、收载先进方法、制定技术指导原则、紧跟国际药品控制和标准发展等来强化药典的标准导向作用。

8. 药典制定更加公开透明、规范有序　新版药典为全面提升我国药品质量的整体水平将重点发挥以下作用：一是发挥维护公众健康，保障用药安全有效的"防护墙"作用；二是发挥引领产业结构调整和产品质量升级的"导航仪"作用；三是发挥提升企业竞争力的"助推器"作用；四是发挥中国制药实现质量承诺、通向国际化道路的"彩虹桥"作用。

二、药品质量监督检验

（一）药品质量监督检验的概念、性质

药品质量监督检验是指国家药品检验机构按照国家药品标准对需要进行质量监督的药品进行抽样、检查和验证并发出相关结果报告的药物分析活动。

药品质量监督检验是药品质量监督的重要组成部分，质量监督离不开检验手段，检验的目的是为了监督，如果检验技术不可靠、检验数据不真实，必然导致质量监督工作的失误和不公正，因此应当加强对药品质量监督检验工作的管理。药品质量监督检验具有以下性质：

（1）公正性：药品监督检验具有第三方检验的公正性，这与企业的药品生产检验、药品验收检验不同，不涉及买卖双方的经济利益，不以营利为目的，公平、公正。

笔记

（2）权威性：药品监督检验是代表国家对研制、生产、经营、使用的药品质量进行的检验，具有比生产检验或验收检验更高的权威性。

（3）仲裁性：药品监督检验是国家设立的药品检验所根据国家法律法规的规定进行的，检验依据是国家药品标准，检验结果具有法律效力和法律仲裁性。

（二）药品质量监督检验的分类

1. **抽查检验** 《药品质量抽查检验管理规定》将抽查检验分为评价抽验和监督抽验。

（1）评价抽验：是药品监督管理部门为掌握、了解辖区内药品质量总体水平与状态而进行的抽查检验工作。

（2）监督抽验：是药品监督管理部门在药品监督管理工作中，为保证民众用药安全而对监督检查中发现的质量可疑药品所进行的有针对性的抽验。

药品抽查检验分为国家和省（自治区、直辖市）两级，国家药品抽验以评价抽验为主，省级药品抽验以监督抽验为主。抽查检验结果通过国家药品质量公告、省级药品质量公告予以发布。药品抽查检验，不得收取任何费用。

2. **注册检验** 是指省级以上药品检验机构根据国家有关规定对药品注册申请人所申请注册的药品进行的样品检验和药品标准复核。包括新药、仿制药、进口药品等的注册检验，详细内容见本书第六章第五节。

3. **委托检验** 是指对行政管理部门、药品监管部门、药品检验机构在行政管理、监督检查、质量检验中，根据工作需要提出检验申请的药品进行检测、验证。包括行政委托、司法委托、其他委托检验。我国的GMP有关委托生产与委托检验的规定中要求：委托方和受托方必须签订书面合同，明确各方的责任、委托检验的内容及相关的技术事项。委托检验的所有活动，包括在技术或其他方面拟采取的任何变更均应符合注册的有关要求，以确保委托检验的准确性和可靠性。

4. **指定检验** 是指按照国家法律或药品监督管理部门规定，有的药品在销售前或进口时，必须经过指定的政府药品检验机构检验，合格的才准予销售，进口的则进行强制性药品检验。这些药品为：①食品药品监管总局规定的生物制品；②首次在中国销售的药品；③国务院规定的其他药品。指定检验分为：

（1）口岸检验：是指食品药品监管总局确定的药品检验机构根据《药品进口管理办法》《进口药材管理办法（试行）》的规定对抵达口岸的进口药品、进口药材进行的检验工作，包括现场核验药品、核查相关文件资料、抽样和检验以及复验等；

（2）生物制品批签发检验：是指由食品药品监管总局指定的药品检验机构按照《生物制品批签发管理办法》的规定对生产企业申请批签发的生物制品每批制品出厂上市或进口时进行的强制性检验。

5. **药品复验** 是指当事人对药品检验结果有异议时依法申请再次检验，药品检验机构按照规定作出复验结论的过程。

三、药品质量公告

药品质量公告是指由国务院和省级药品监督管理部门向公众发布的有关药品质量抽查检验结果的通告。国家药品质量公告主要内容为全国药品评价抽验的结果。省级药品质量公告为省级药品监督管理部门发布的药品质量抽验的结果。药品质量抽验结果公告的项目为药品名称、检品来源、检品标示生产企业、生产批号、药品规格、检验机构、检验依据、检验结果、不合格项目。近几年国家药品公告的抽验结果：2012年抽验171个品种的22 572批次合格率为99.29%；2013年抽验115个品种的18 431批次合格率为99.23%；2014年抽验169个品种的16 661批次合格率为99.14%。化学药品和生物制品的合格率高于中成药及中药饮片。2008年

笔记

以来全国年度药品评价抽验的合格率均在99%以上。

通过药品质量公告向全社会公布全国药品质量信息，让人们了解药品质量状况，接受公众的监督，以促进药品质量的提高。

第四节 我国的药品管理制度

一、概　　述

1997年1月15日发布的《中共中央、国务院关于卫生改革与发展的决定》提出国家建立并完善基本药物制度，处方药与非处方药分类管理制度和中央与省两级医药储备制度，《药品管理法》规定国家实行中药品种保护制度、处方药与非处方药分类管理制度、药品储备制度、药品不良反应报告制度。

1. **国家基本药物制度** 是政府为了满足国内公众的重点卫生保健，合理利用有限医药资源，保障人群用药安全、有效、合理而推行的核心国家药物政策，是国家对必不可少的主要诊断、防治所用药品——基本药物的生产、供应、使用等各环节实施周密管理措施和方法。

2. **处方药与非处方药分类管理制度** 对药品实行分类管理是国际惯例，如将麻醉药品、精神药品列入专门制度进行严格管理以防止滥用。处方药与非处方药分类管理制度属于药品分类管理制度，我国已初步建立有关管理制度。

3. **中药品种保护制度** 国家对中药民族药实行专利以外的行政保护，具体内容见第九章。

4. **药品特殊管理制度** 是指国家为了加强药品安全管理而制定的药品分类特殊管理，以更加严格的措施控制研制、生产、流通、使用、价格、广告等的系列文件和规范，目的是保证特殊管理药品的合法、安全、合理使用。如对麻醉药品和精神药品实行实验研究审批制度、对麻醉药品实行进出口准许证管理、进出口蛋白同化制剂和肽类激素必须取得省级药品监管局核发的《进口准许证》《出口准许证》。药品特殊管理制度包括：《麻醉药品和精神药品管理条例》《医疗用毒性药品管理办法》《放射性药品管理办法》《疫苗流通和预防接种管理条例》《血液制品管理条例》《生物制品批签发管理办法》《蛋白同化制剂和肽类激素进出口管理办法》《戒毒药品管理办法》《药品类易制毒化学品管理办法》《抗菌药物临床应用管理办法》。具体内容见第八章。

5. **药品不良反应报告制度** 是指有关药品不良反应的发现、监测、报告、评价、控制等过程的管理规定。是对上市药品的安全性实施严格检测与监管的有效手段，WHO于1968年开展国际药品监测计划并在各国推行实行国家药品不良反应报告制度，1978年我国国务院发布的《药政管理条例（试行）》就规定"组织研究提高药品质量，确定淘汰疗效不确切、毒副作用大的药品，保证人民用药的安全有效"，之后建立、修订部门规章《药品不良反应报告和监测管理办法》，至2014年我国国家药品不良反应监测中心累计收到药品不良反应报告790万份，通过监测、分析，控制严重不良反应的再次发生，如对酮康唑等毒副作用大的药品予以撤市。有关制度的具体内容见第七章。

6. **基本医疗保障的药品管理制度** 是指有关基本医疗保险用药、新农合用药的药品目录、费用管理的制度。我国的医疗保险制度包括：

（1）基本医疗保险：城镇职工、居民基本医疗保险，工伤保险、生育保险和新型农村合作医疗。筹资方式为：

城镇职工基本医疗保险费由职工与用人单位共同缴纳（分别为工资额的2%、6%），按统筹基金和个人账户及定点医疗机构、定点药店服务进行管理。

城镇居民基本医疗保险、新型农村合作医疗以家庭缴费、政府适当补助筹集保险基金，定点管理同上。2014年人均缴费90元、政府补助320元，2015年分别达到120元、380元。

笔记

(2) 其他:包括大病保险、商业健康保险、医疗救助等。

7. 药品储备制度 药品储备制度属于国家物质储备制度,1997年1月15日发布的《中共中央、国务院关于卫生改革与发展的决定》提出国家建立中央与省两级医药储备制度,《药品管理法》第四十三条规定“国家实行药品储备制度。国内发生重大灾情、疫情及其他突发事件时,国务院规定的部门可以紧急调用企业药品。”我国基本药物制度规定完善国家药品储备制度,确保临床必需、不可替代、用量不确定、企业不常生产的基本药物生产供应。

(1) 实施两级储备。《国家医药储备管理办法》规定在中央统一政策、统一规划、统一组织实施的原则下,建立中央与地方(省、自治区、直辖市)两级医药储备制度,实行统一领导、分级负责的管理体制。工业和信息化部主管国家医药储备工作。医药储备资金来源于中央、省级财政拨款、银行专项贷款、国内外有关单位的捐款及其他资金。

(2) 药品储备原则。医药储备实行品种控制、总量平衡、动态管理、有偿调用,以保证储备资金的安全、保值和有效使用。

中央医药储备主要负责储备重大灾情、疫情及重大突发事故和战略储备所需的特种药品、专项药品;地方医药储备主要负责储备地区性或一般灾情、疫情及突发事故和地方常见病防治所需的药品。

国家在建立短缺药品储备方面,进一步完善医药储备制度,建立中央和地方两级常态短缺药品储备。中央医药储备以用量不确定的短缺药品为主,地方医药储备以用量确定的短缺药品为主。

(3) 储备计划和储存管理。医药储备实行严格的计划管理。中央和地方医药储备计划,分别由工业和信息化部、省级相关部门下达。每年2月底前,工业和信息化部根据国家有关部门的灾情、疫情预报,按照实际需要和适当留有余地的原则,商卫生、财政等部门后制订年度中央医药储备计划,下达给有关企业执行,并抄送有关部门。地方医药储备年度计划,参照中央医药储备计划并结合当地实际情况制定,于4月底前上报工业和信息化部备案。

承担医药储备任务的企业由上述主管部门选定且必须具备相应的医药储备条件和管理水平。药品储备实行品种控制、总量平衡的动态储备,根据具体品种的效期进行适时轮换,储备总量不得低于计划总量的70%。

(4) 储备药品动用原则。发生一般灾情、疫情及突发事故需紧急动用药品储备的,由省级储备部门在省级储备内负责供应;发生较大灾情、疫情及突发事故或发生灾情、疫情及突发事故涉及若干省、自治区、直辖市时,首先动用本省级储备,不足部分按有偿调用原则向相邻省级储备请求支援,仍难以满足需要时,再申请中央药品储备。

二、国家基本药物制度

国家基本药物制度是对基本药物的遴选、生产、流通、使用、定价、报销、监测评价等环节实施有效管理的制度,与公共卫生、医疗服务、医疗保障体系相衔接。此制度是国家药品政策和药品供应保障体系的核心与基础工作,关系到公众的健康,下面介绍我国的基本药物制度。

《中共中央、国务院关于深化医药卫生体制改革的意见》(2009年3月发布,以下简称《医改意见》)中提出初步建立国家基本药物制度,建立比较完整的基本药物遴选、生产供应、使用和医疗保险报销的体系。同年8月18日,原卫生部、发改委、工信部、监察部、财政部、人社部、商务部、药监局、中医药局等9部委局联合发布了“关于印发《关于建立国家基本药物制度的实施意见》的通知”(以下简称“实施意见”)。“实施意见”共20项,明确了基本药物、国家基本药物制度的概念以及国家基本药物工作委员会的组成和职责,规定了实施国家基本药物制度的具体政策、措施。这是我国政府制定的第一部有关基本药物的制度,其实施将有力地促进我国基本药物的生产、供应与合理使用,确保民众基本用药的可及性、安全性和有效性,减轻医药负担。

笔记

（一）国家基本药物的概念和分类

1. **国家基本药物的概念**　“实施意见”规定：“基本药物是适应基本医疗卫生需求，剂型适宜，价格合理，能够保障供应，公众可公平获得的药品。”由此定义出基本药物的特征及需要满足的要求，即绝大多数人防治疾病必不可少，具有合适的剂型、可承受的价格，质量优良，生产供应充足、及时，患者很容易得到。

2. **国家基本药物的分类**　《国家基本药物目录管理办法》规定：“国家基本药物目录中的药品包括化学药品、生物制品、中成药和中药饮片。化学药品和生物制品主要依据临床药理学分类，中成药主要依据功能分类。”《国家基本药物目录》（2012 年版）（以下简称《药物目录》）收载化学药品和生物制品、中成药、中药饮片等 3 大类。

（1）化学药品和生物制品：分为 25 类 103 小类，共 317 个品种。其中抗艾滋病用药是指国家免费治疗艾滋病的药品；青蒿素类药物，是指原卫生部办公厅印发的《抗疟药使用原则和用药方案（修订稿）》中所列的以青蒿素类药物为基础的复方制剂、联合用药的药物和青蒿素类药物注射剂；国家免疫规划用疫苗，是指纳入国家免疫规划的疫苗；避孕药是指纳入原国家人口计生委印发的《计划生育避孕药具政府采购目录》中的避孕药品。

（2）中成药：分为 6 类 29 小类，共 203 个品种。

（3）中药饮片：《中国药典》的中药饮片为国家基本药物，国家另有规定的除外。中药饮片的基本药物管理按国务院有关部门关于中药饮片定价、采购、配送、使用和基本医疗保险给付政策规定执行。

（二）国家基本药物的遴选原则

国家卫生计生委、发改委、工信部、财政部、人社部、商务部、食品药品监管总局、中医药局、总后卫生部 9 部委局组成的国家基本药物工作委员会负责协调解决制定和实施国家基本药物制度过程中各个环节的相关政策问题，确定国家基本药物制度框架和国家基本药物目录遴选和调整的原则、范围、程序和工作方案，审核并授权国家卫生计生委发布国家基本药物目录。

1. **国家基本药物遴选原则**　《国家基本药物目录管理办法》规定基本药物遴选原则为：①防治必需；②安全有效；③价格合理；④使用方便；⑤中西药并重；⑥基本保障；⑦临床首选；⑧基层能够配备。并且结合我国用药特点，参照国际经验，合理确定品种（剂型）和数量。

2. **遴选、调整要求**　结合以上原则，国家基本药物目录的制定应当与基本公共卫生服务体系、基本医疗服务体系、基本医疗保障体系相衔接。应当从国家药品标准中遴选基本药物。除急救、抢救用药外，独家生产品种纳入目录应当经过单独论证。以下药品不得纳入目录遴选范围：①含有国家濒危野生动植物药材的；②主要用于滋补保健，易滥用的；③非临床治疗首选的；④因严重不良反应，国家食品药品监督管理部门明确规定暂停生产、销售或使用的；⑤违背国家法律、法规，或不符合伦理要求的；⑥国家基本药物工作委员会规定的其他情况。

目录遴选调整应当坚持科学、公正、公开、透明的原则。建立健全循证医学、药物经济学评价标准和工作机制，科学合理地制定目录。广泛听取社会各界的意见和建议，接受社会监督。我国历版《国家基本药物目录》的概况见表 2-2。

表 2-2　我国历版《国家基本药物目录》

发布调整（时间）	化学药	中药	总计
1982 年	278 种	0 种	278 种
1996 年	699 种	1699 种	2398 种
1998 年	740 种	1333 种	2073 种
2000 年	770 种	1249 种	2019 种

笔记

续表

发布调整(时间)	化学药	中药	总计
2002年	759种	1242种	2001种
2004年	773种	1260种	2033种
2009年	205种	102种	307种
2012年	317种	203种	520种

(三)制定国家基本药物目录的程序

国家卫生计生委会同有关部门起草国家基本药物目录遴选工作方案和具体遴选原则，经国家基本药物工作委员会审核后组织实施。

1. 目录制定的程序 制定国家基本药物目录的程序包括以下5个步骤:

(1)成立专家组:从国家基本药物专家库中随机抽取专家成立目录咨询专家组和目录评审专家组，咨询专家不参加目录评审工作，评审专家不参加目录制定的咨询工作。

国家卫生计生委负责组织建立国家基本药物专家库，报国家基本药物工作委员会审核。专家库主要由医学、药学、药物经济学、药品监管、药品生产供应管理、医疗保险管理、卫生管理和价格管理等方面专家组成。

(2)形成备选目录:咨询专家组根据循证医学、药物经济学对纳入遴选范围的药品进行技术评价，提出遴选意见，形成备选目录。

(3)形成目录初稿:评审专家组对备选目录进行审核投票，形成目录初稿。

(4)征求意见:将目录初稿征求有关部门意见，修改完善后形成送审稿。

(5)审核发布:送审稿经国家基本药物工作委员会审核后，授权国家卫生计生委发布。

2. 目录的调整 根据经济社会发展、医疗保障水平、疾病谱变化、基本医疗卫生需求、科技进步等情况，不断优化基本药物品种、类别与结构比例。目录在保持数量相对稳定的基础上，实行动态管理，原则上每3年调整一次。必要时，经国家基本药物工作委员会审核同意，可适时组织调整，调整的程序与上述相同，同样遵循目录制定原则、要求、遴选范围(可选范围、不纳入范围)。调整的品种和数量应当根据以下因素确定:①我国基本医疗卫生需求和基本医疗保障水平变化;②我国疾病谱变化;③药品不良反应监测评价;④国家基本药物应用情况监测和评估;⑤已上市药品循证医学、药物经济学评价;⑥国家基本药物工作委员会规定的其他情况。

从目录中调出的品种应属于下列情形之一:①药品标准被取消的;②国家食品药品监管部门撤销其药品批准证明文件的;③发生严重不良反应，经评估不宜再作为国家基本药物使用的;④根据药物经济学评价可被风险效益比或成本效益比更优的品种所替代的;⑤国家基本药物工作委员会认为应当调出的其他情形。

(四)基本药物生产、经营、使用的监督管理

《医改意见》要求建立基本药物的生产供应保障体系，在政府宏观调控下充分发挥市场机制作用，基本药物实行公开招标采购，统一配送，减少中间环节，保障群众基本用药。由省级人民政府根据招标情况确定本地区的统一采购价。规范基本药物使用，制定基本药物临床应用指南和基本药物处方集。城乡基层医疗机构应全部配备、使用基本药物，其他各类医疗机构也要将基本药物作为首选药物并确定使用比例。基本药物全部纳入基本医疗保障药物报销目录，报销比例明显高于非基本药物。

1. 生产管理 国家建立完善的医药产业政策和行业发展规划、国家药品储备制度，加强药品质量监督管理。

(1)基本药物招标定点生产:政府主办的医疗卫生机构使用的基本药物，除中药饮片以外，

笔记

由省级药品采购机构公开招标采购，按我国《招标投标法》和《政府采购法》的有关规定，实行省级集中网上公开招标，由招标选择药品生产企业。结合企业的产品质量、服务和保障能力，制定具体的参与投标的基本药物生产企业资格条件。药品招标采购要坚持“质量优先、价格合理”的原则，坚持全国统一市场，不同地区、不同所有制企业平等参与、公平竞争。药品购销双方要根据招标采购结果签订合同并严格履约。用量较少的基本药物，可以采用招标方式定点生产。

（2）基本药物电子监管：2011 年 4 月 1 日起国家药品监管部门对基本药物实行全品种电子监管，通过统一标识的药品电子监管码（20 位）、每件药品的电子监管码唯一、上市药品最小销售包装上印制或粘贴监管码、运用监管网进行数据采集与报送等实施药品电子身份证监管。对未入网的和未使用电子监管码的一律不得参加基本药物招标采购。

2. **配送管理**　招标采购的基本药物可由中标生产企业直接配送或者委托有配送能力的药品经营企业配送到指定的医疗机构。药品生产企业委托的药品经营企业应当在省级药品集中采购平台上备案，备案情况向社会公开，省级药品采购机构及时公布每家医疗机构的配送企业名单以便接受社会监督。

医疗机构应当按照合同约定的时间在验收药品后 30 日内支付药品货款。对违规网下采购药品、拖延货款的医疗机构，视情节轻重给予通报批评、限期整改、责令支付违约金等处罚。

3. **使用管理**　按照国家规定落实相关政府补助政策，建立基本药物优先和合理使用制度。政府主办的基层医疗卫生机构全部配备和使用国家基本药物。在建立国家基本药物制度的初期，政府主办的基层医疗卫生机构确需配备、使用的非目录药品，暂由省级人民政府统一确定，配备使用的非目录药品执行国家基本药物制度相关政策和规定。其他各类医疗机构也要将基本药物作为首选药物并达到一定的使用比例，具体使用比例由卫生行政部门确定。医疗机构要按照国家基本药物临床应用指南和基本药物处方集，加强合理用药管理，确保规范使用基本药物。

实行基本药物制度的政府主办的基层医疗卫生机构、医院等配备使用的基本药物实行零差率销售。

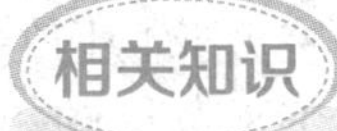

WHO 有关基本药物的应对行动

世界卫生组织多年的统计显示发展中国家的许多人群难以获得基本药物，为此 WHO 采取了一系列应对行动：

（1）审查药品安全性、疗效和相对成本 - 效益证据。

（2）制定《WHO 儿童基本药物标准清单》，已经发布 2007 年版、2009 年版。

（3）定期（2 年）修订《WHO 基本药物标准清单》（最新版为 2015 年版，即第 19 版）和有关基本药物的信息资料。

（4）以《WHO 处方集》和《WHO 儿童标准处方集》的形式提供独立的处方信息。

（5）为采纳和实施《WHO 基本药物标准清单》《WHO 儿童基本药物标准清单》《WHO 处方集》和《WHO 儿童标准处方集》的国家提供技术支持。

（6）与其他国际组织，包括机构间药物协调小组、联合国开发计划署、国际红十字会与红新月会联合会、无国界医生组织、儿童基金会、难民署和人口基金会合作，促进基本药物制度的实施。

笔记

4. **基本药物费用保障**　基本药物全部纳入费用保障范围，如治疗性药品已被列为基本医疗保险药品目录的甲类药品，全额报销；基本药物中的国家免疫规划用疫苗、艾滋病抗病毒药、抗疟药、抗血吸虫病药、抗麻风病药、抗结核病药等由国家免费提供。《国务院办公厅关于建立健全基层医疗卫生机构补偿机制的意见》提出实施基本药物制度后，政府举办的乡镇卫生院、城市社区卫生服务机构的人员支出和业务支出等运行成本通过服务收费和政府补助予以补偿。

5. **基本药物质量监管** 完善基本药物生产、配送质量规范，对基本药物定期进行质量抽检，并向社会及时公布抽检结果。加强和完善基本药物不良反应监测，建立健全药品安全预警和应急处置机制，完善药品召回管理制度，保证用药安全。

（五）基本药物制度绩效评估

统筹利用现有资源，完善基本药物采购、配送、使用、价格和报销信息管理系统，充分发挥行政、技术和社会监督的作用，对基本药物制度实施情况进行绩效评估，发布监测评估报告等相关信息，促进基本药物制度不断完善。

三、药品分类管理制度

（一）处方药和非处方药分类管理概况

1. **处方药和非处方药分类管理的形成** 处方药和非处方药分类管理首次在英国实行，《药房法 1868》《食品和药品销售法》没有规定药品的分类销售，药师可以随意向消费者出售药品；1917 年颁布的《国防条例》规定生活绝望的军人须凭医师处方才能购买或领取可卡因、吗啡、阿片等药品；1920 年颁布的《危险药品法》进一步确认此规定，从此药品分类管理制度化；1983 年开始实行非处方药审批管理；1992 年制定非处方药转变准则。美国于 1938 年以后规定磺胺类药物及其他危险药物如麻醉药品等，必须在合格的专业人员的指导下使用；1944 年《联邦食品、药品和化妆品法》修正案明确了处方药与非处方药的区别；1951 年《处方药修正案》规定了处方药的 3 条标准及销售的要求。20 世纪 60 年代以来，越来越多的国家实行处方药与非处方药分类管理制度，1989 年 WHO 向成员国推荐此项制度，至今已有 100 多个国家采用了这种管理办法。

我国从 1995 年起开始探索药品分类管理工作，1997 年 1 月《中共中央、国务院关于卫生改革与发展的决定》提出国家建立和完善处方药与非处方药分类管理制度；1999 年下半年开始药品分类管理试点工作；2000 年 1 月 1 日施行《处方药与非处方药分类管理办法（试行）》；2001 年修订的《药品管理法》规定国家对药品实行处方药和非处方药分类管理制度。20 余年来，药品分类管理制度既促进了药品生产、流通和医药经济的发展，又方便了公众防病治病，提高了健康水平。

2. **处方药和非处方药分类管理的意义和作用**

（1）保证人们用药安全、有效。分类管理的目的是保证人们用药安全、有效、方便、及时。分类管理的首要作用是确保用药安全，将麻醉药品、精神药品、医疗用毒性药品、放射性药品、注射剂等不良反应严重或使用要求高的药品作为处方药管理，患者需凭医师处方、经药师审核调配后才能购买，这样可保证用药安全。

（2）提供控制药品费用的依据。从处方药中遴选医疗保险报销药品，即确保医疗必需的用药，也可控制医药费用的快速增长，维持医疗保障制度的正常运行。

（3）提高药品监管水平。按处方药和非处方药实施药品质量监督，管理目标清晰，分类管理要求各异，可进行科学的高效管理。药品分类管理是国际普遍的做法，做好分类管理有利于国家间药品监管人员的交往、经验交流。

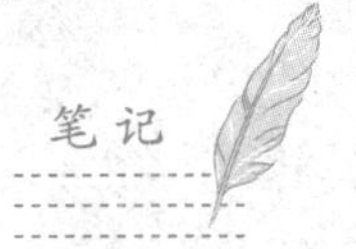

（4）促进新药开发。企业可根据药品分类要求，明确开发药品的目标，生产市场需要的产品，尤其是适用于大众自我药疗的新产品以及继承、整理和改良传统药，促进药品的进出口

贸易。

3. **我国处方药和非处方药分类管理制度** 药品分类管理是根据药品安全有效、使用方便的原则,依其品种、规格、适应证、剂量及给药途径的不同,将药品分别按处方药和非处方药进行管理。处方药必须凭执业医师或执业助理医师处方才可调配、购买和使用;非处方药则可由消费者自行判断,不需凭处方购买和使用。

(1) 法律法规的规定:《药品管理法》首次以法律形式确立处方药与非处方药分类管理制度,其中第五十九条第二款规定:"处方药可以在国务院卫生行政部门和国务院药品监督管理部门共同指定的医学、药学专业刊物上介绍,但不得在大众传播媒介发布广告或者以其他方式进行以公众为对象的广告宣传。"《药品管理法实施条例》第十五条规定:"国家根据非处方药品的安全性,将非处方药分为甲类非处方药和乙类非处方药。经营处方药、甲类非处方药的药品零售企业,应当配备执业药师或者其他依法经资格认定的药学技术人员。经营乙类非处方药的药品零售企业,应当配备经设区的市级药品监督管理机构或者省、自治区、直辖市人民政府药品监督管理部门直接设置的县级药品监督管理机构组织考核合格的业务人员。"

(2) 规章和规范性文件的要求:1999 年 4 月,原国家药品监督管理局、原卫生部、国家中医药管理局、原劳动和社会保障部、国家工商行政管理总局联合下发"关于我国实施处方药与非处方药分类管理若干意见的通知",提出了药品分类管理的含义、作用、原则、实施要求等。实施药品分类管理的基本原则是:"要从我国社会和经济发展的实际出发,采取积极稳妥、分步实施、注重实效、不断完善的方针;要制定和完善相应政策法规,严格对处方药的管理,规范药品市场,确保人民用药安全有效;要加强依法监督,加大执法力度,做好宣传、普及和培训工作。"1999 年 6 月发布第一部药品分类管理规章《处方药与非处方药分类管理办法(试行)》(2000 年 1 月 1 日施行)。同年 11 月、12 月先后发布《非处方药专有标识管理规定(暂行)》《处方药与非处方药流通管理暂行规定》。随后陆续发布严格处方药和非处方药分类管理的若干文件,如处方药转换为非处方药的规定、处方药转换为非处方药相关原则等,形成了比较完善的制度。

(二) 处方药管理

1. **处方药的种类** 处方药的安全性和稳定性、使用方便程度都不及非处方药,应当在流通、经营、使用中严格管理。目前我国没有制定处方药目录,食品药品监督管理总局规定必须凭医师处方销售的药品为:①麻醉药品(包括含麻醉药品的复方口服制剂)、精神药品(包括含曲马多的复方口服制剂)、医疗用毒性药品、放射性药品;②药品类易制毒化学品(包括单位剂量麻黄碱类药含量大于 30mg 的复方制剂)、疫苗、蛋白同化剂、肽类激素及其他按兴奋剂管理的药品;③终止妊娠药品;④肿瘤治疗药;⑤精神障碍治疗药(抗精神病、抗焦虑、抗狂躁、抗抑郁药);⑥抗病毒药(逆转录酶抑制剂和蛋白酶抑制剂);⑦未列入非处方药目录的抗菌药和激素;⑧注射剂;⑨食品药品监督管理总局公布的其他必须凭处方销售的药品。

2. **处方药中不得零售的药品** 食品药品监督管理总局规定从 2006 年 1 月 1 日起,以下药品不得在全国范围内的药品零售企业中经营:麻醉药品、第一类精神药品、放射性药品、终止妊娠药品、蛋白同化制剂、肽类激素(胰岛素除外)、药品类易制毒化学品、疫苗,以及我国法律法规规定的其他药品零售企业不得经营的药品。

3. **处方药的生产经营、销售和使用、广告的管理**

(1) 生产、经营管理

1) 处方药的生产销售、批发销售业务必须由具有《药品生产许可证》《药品 GMP 证书》《药品经营许可证》《药品 GSP 证书》的药品生产企业、药品批发企业经营。必须按有关规定和原则向相应的具有合法经营资格的药品零售企业和医疗机构销售处方药,并按规定保存销售记录备查。

2) 生产企业应当在进入药品流通领域的处方药的包装、标签和说明书上醒目地印制警示

笔记

语或忠告语:“凭医师处方销售、购买和使用!”药品生产、批发企业不得以任何方式直接向患者推荐、销售处方药。

3)销售处方药的零售药店必须具有《药品经营许可证》《药品GSP证书》,必须配备驻店执业药师或药师以上药学技术人员。必须从具有《药品生产许可证》《药品经营许可证》的药品生产企业、药品批发企业采购药品。

处方药不得开架自选销售。处方药与非处方药应当分柜摆放。不得采用有奖销售、附赠药品或礼品销售等销售方式。药店的《药品经营许可证》和执业药师资格证书应悬挂在醒目、易见的地方。执业药师应佩戴标明其姓名、技术职称等内容的胸卡。

处方药必须凭执业医师或执业助理医师处方销售、购买和使用。患者凭处方可以在药品零售企业或医疗机构购买药品。除麻醉药品、精神药品、医疗用毒性药品和儿科处方外,医疗机构不得限制门诊就诊人员持处方到药店购药。

执业药师或药师必须对医师处方进行审核、签字后依据处方正确调配、销售药品。对处方不得擅自更改或代用。对有配伍禁忌或超剂量的处方,应当拒绝调配、销售,必要时,经处方医师更正或重新签字方可调配、销售。处方保存2年以上备查。药师不在岗时,应当挂牌告知,并停止销售处方药。

4)禁止普通商业企业销售处方药。

(2)医疗机构处方与使用管理:医疗机构可以根据临床住院和门诊治疗需要,按照法规的规定使用处方药。必须凭执业医师或执业助理医师开具的处方调配、发放处方药。医师、药师应当按照《处方管理办法》开具处方、调配药品。

(3)广告管理:处方药只准在专业性医药报刊上进行广告宣传,不得在大众传播媒介进行广告宣传。2001年2月8日至2015年9月,国家食品药品监督管理总局和国家卫生计生委联合公布了25批允许发布处方药广告的国内出版发行的医学、药学专业刊物名单,如《中华医学杂志》《中华内科杂志》《中华外科杂志》《中华妇产科杂志》《中华儿科杂志》《中国药学杂志》《中国医院药学杂志》《中国药师》等557种刊物获批刊登药品广告。发布药品广告仅宣传药品名称(包括通用名、商品名)的无须经过审查,否则应当按照《药品广告审查办法》申请广告批准文号,具体内容见第十一章相关内容。

(三)“双跨”药品的管理

1. 双跨处方药和非处方药的含义 “双跨”药品是指一种既可以作处方药,也可以作非处方药使用和管理的药品。药品的一种剂型、一个规格用于不同的适应证,即处方药适应证、非处方药适应证,则其用量、疗程不同。非处方药适应证是指消费者可以自我认识、自我判断,并可以通过自我药疗、自我监护的方式进行处理的疾病或症状。例如奥美拉唑肠溶胶囊(10mg/粒)适用于胃酸过多引起的胃灼热和反酸症状的短期缓解时,成人患者一般能够了解自己的疾病状况并作自我治疗,这种情形下奥美拉唑作非处方药使用、管理,每次剂量10mg,疗程7日以内。其他适应证如消化性溃疡及其出血、反流性食管炎等,因病情严重,每次剂量大于20mg,且疗程在4周以上,只能按处方药管理。

2. “双跨”药品的管理 首先,这类药品必须符合食品药品监管总局的《处方药转换为非处方药评价指导原则(试行)》规定的7个基本要求:①制剂或其成分应已在我国上市,并经过长期临床使用,同时应用比较广泛、有足够的使用人数;②制剂及其成分的研究应充分,结果应当明确,安全性良好;③制剂及其成分具有法定质量标准,质量可控、稳定;④用法用量、疗程明确,疗效确切;⑤药品适应证应符合非处方药适应证,适于自我药疗;⑥如涉及小儿、孕妇等特殊人群用药,应有明确的用药指示;⑦给药途径、剂型、剂量、规格、用药时间、贮存、包装、标签及说明书等特性均适于自我药疗需求。

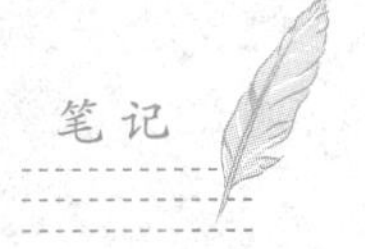

从以上要求中可以认为,“双跨”药品的适应证中应当至少有一部分适于非处方药,否则只

能作为处方药管理。

其次，这类药品必须分别使用不同的包装、标签、说明书，并且包装颜色必须有明显的区别。非处方药的上述用品上应当印有专用标识，说明书必须根据食品药品监管总局发布的非处方药说明书范本印制。销售、广告也应当分别符合相关规定。

（四）非处方药管理

1. 非处方药目录的制定和调整　食品药品监督管理总局负责非处方药目录的遴选、审批、发布和调整工作。

（1）非处方药目录的遴选与公布。食品药品监管总局组织遴选并公布非处方药品目录，遴选原则主要有以下几点：

1）应用安全：不会导致严重的药品不良反应，如致癌、致畸、致出生缺陷、致死、危及生命以及导致住院等；不产生药物依赖性；无潜在的毒性；不良反应发生率很低且程度轻微，有的基本上无不良反应。

2）疗效确切：药品的适应证或功能主治明确，药品临床作用确切、效果好，不需要经常调整剂量，连续使用不产生耐药性。

3）质量稳定：药品理化及生物学性质稳定，有效期较长，不需要在特殊条件下保存。

4）使用方便：消费者可以根据说明书使用，不需要医护人员的治疗监护，以口服、外用为主。

1999年6月至2015年9月，国家食品药品监督管理总局公布的非处方药目录中包括化学药（1067种）和中成药（3847种）共4914个品种，以及非处方药说明书范本5822条（其中化学药1188条、中药4634条）。

（2）非处方药目录的调整。国家食品药品监督管理总局药品评价中心对非处方药目录中的药品进行监测与评价，根据临床安全信息作出目录调整建议，食品药品监督管理总局公布调整结果。至2015年9月，先后将氯霉素滴眼液及滴耳液，硫酸沙丁醇胺片、胶囊、缓释片、控释胶囊，复方甘草片、含片，吲哚美辛栓，麻黄碱滴鼻液，骨愈灵胶囊剂，单剂量含麻黄碱类药品大于30mg（不含30mg）的复方口服制剂等非处方药转换为处方药。

2. 处方药转换为非处方药的规定　处方药转换为非处方药是指根据我国《药品管理法》及其他有关处方药和非处方药分类管理规定、要求，以“应用安全、疗效确切、质量稳定、使用方便”为评价基准，将已上市适于自我药疗的处方药评价转换为非处方药的过程。

（1）转换程序：除上述非处方药目录制定方式以外，也可根据药品生产企业的申请和建议，组织进行处方药与非处方药的转换评价。药品生产企业按要求将申报资料直接报食品药品监管总局药品评价中心，该中心根据相关技术原则和要求组织开展技术评价、公示，再由食品药品监管总局审核公布转换为非处方药的药品名单及非处方药说明书范本。

药品生产企业按照《药品注册管理办法》的相关规定，参照食品药品监管总局公布的非处方药说明书范本规范非处方药说明书和标签，并及时向所在地省级药监局提出补充申请，经核准后使用。

（2）不得申请转换为非处方药的情况：①监测期内的药品；②急救和其他患者不宜自我治疗的药品，如用于肿瘤、青光眼、消化道溃疡、精神病、糖尿病、肝病、肾病、前列腺病、免疫性疾病、心脑血管疾病、性传播疾病等的治疗药品；③消费者不便自我使用的药品剂型，如注射剂、埋植剂等；④用药期间需要专业人员进行医学监护和指导的药品；⑤需在特殊条件下保存的药品；⑥作用于全身的抗菌药、激素（避孕药除外）；⑦含毒性中药材且不能证明其安全性的药品；⑧原料药、药用辅料、中药材、饮片；⑨国家规定的麻、精、毒、放及其他特殊管理的药品；⑩其他不符合非处方药要求的药品。

笔记

（3）转换评价、确定原则：食品药品监管总局（2012年食药监办137号文）发布有关处方药转换为非处方药评价、处理、确定的6个原则，是进行转换的申请、技术评价的政策性依据。

1）处方药转换为非处方药评价指导原则。本指导原则是处方药转换为非处方药评价总则，规定了转换评价的基本原则与要求、安全性评价内容、有效性评价要求等。

2）非处方药适应证范围确定原则。非处方药适应证是指消费者可以自我认识、自我判断，并可以通过自我药疗、自我监护的方式进行处理的疾病或症状。这些适应证范围包括常见疾病和症状、复发性疾病、慢性病及日常营养补充、戒烟、避孕、中医虚证类、辅助治疗类等，应当是发生率高、病情轻且稳定（一般不会恶化），症状明显容易判断，用药时间短（一般在2周内，慢性病用药1月内）。

3）含毒性药材中成药转换为非处方药评价处理原则。含毒性药材的中成药可能存在安全隐患，因此，此类产品用于患者自我药疗时，需特别慎重，尤其是药材毒性大、用量大、用药时间长的品种在转换评价时，必须从严管理。

4）乙类非处方药确定原则。乙类非处方药系在一般情况下，消费者不需要医生及药师的指导，可以自我购买和使用的药品，与甲类非处方药相比，其安全性更好，消费者自行使用的风险更低。

应用范围：常见轻微疾病和症状，以及日常营养补充等的非处方药药品。该类疾病和症状特点为：发生率较高，消费者认知程度很高；症状明显，消费者可自我感知；病情轻微，对日常生活无严重影响；用药时间较短，一般在一周以内（日常营养补充及中成药补益类等除外）。

药品安全性：乙类非处方药应是安全性更好的药物。第一，制剂及其各成分应已在国内上市10年以上，并有广泛的临床使用经验；第二，药物活性成分安全性研究清楚、明确；第三，药品不良反应研究清楚明确；第四，药品质量稳定；第五，说明书中适应证、用法用量、注意事项、不良反应、禁忌证等主要内容应为消费者能够非常清楚、准确地理解，并可以严格按要求使用，误用、滥用的可能性很小。

排除原则：以下情况下不应作为乙类非处方药，第一，儿童用药（有儿童用法用量的均包括在内，维生素、矿物质类除外）；第二，化学药品含抗菌药物、激素等成分的；第三，中成药含毒性药材（包括大毒和有毒）和重金属的口服制剂、含大毒药材的外用制剂；第四，严重不良反应发生率达万分之一以上；第五，中成药组方中包括无国家或省级药品标准药材的（药食同源的除外）；第六，中西药复方制剂；第七，辅助用药。

5）中成药的非处方药适应证范围。包括内科、儿科、外科、妇科、耳鼻喉科、骨伤科、眼科、口腔科、皮肤科等用药。

6）化学药的非处方药适应证范围。包括神经科、风湿科、骨科、外科、营养科、呼吸科、消化科、传染病科、妇科、皮肤科、眼科、耳鼻喉科、口腔科、其他如肥胖症等用药。

（4）处方药转换为非处方药申请资料要求

第一，综合要求：

1）处方药与非处方药转换评价属药品上市后评价范畴，以回顾性研究为主，对品种相关研究资料进行全面回顾和分析。文献检索范围应包括国内外主要医药学文献及期刊，相关文献均应纳入综述中。

2）引用的公开文献应说明文献来源，非公开文献应注明研究机构、研究时间，并应有研究机构的证明。

3）中药一类、化学药一类品种必须提供的资料中，如无相关研究资料，应予以说明，并说明可不开展此项研究的理由；如未检索到相关文献，应予以说明且注明检索范围。

第二，各项资料要求：

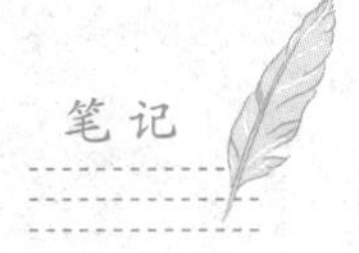

综述资料：处方药转换非处方药申请表、申报资料目录、申报说明、拟使用的非处方药说明书样稿、现销售的最小销售单位样品一份、证明性文件。

药学资料：样品制剂（及药材）和辅料的法定资料标准、药品质量资料。

药品安全性研究：毒理研究资料，不良反应（事件研究资料），依赖性研究资料，耐受性研究资料，其他药物和食物相互作用情况，消费者进行自我诊断、自我药疗情况下的安全性研究资料，广泛使用情况下的安全性研究资料。

药品有效性研究：药效学研究资料、药品有效性临床研究资料。

3. 非处方药的分类 根据药品的安全性将非处方药分为甲、乙两类，甲类非处方药的安全性低于乙类非处方药。每类又可分为化学药、中成药，均分为7个治疗类别，分类统计结果见表2-3、表2-4。

表2-3 非处方药中的化学药品和生物制品品种数

类别	类别名称	甲类品种	乙类品种	品种总数
一	神经系统用药	108	76	184
二	呼吸系统用药	156	14	170
三	消化系统用药	151	39	190
四	皮肤科用药	105	91	196
五	五官科用药	56	22	78
六	妇科用药	59	1	60
七	维生素矿物质类药	49	140	189
合计		684	383	1067

表2-4 非处方药中的中成药品种数

类别	类别名称	甲类品种	乙类品种	品种总数
一	内科用药	1916	685	2601
二	外科用药	72	46	118
三	妇科用药	274	44	318
四	儿科用药	196	5	201
五	骨伤科用药	169	58	227
六	五官科用药	245	47	292
七	皮肤科用药	57	33	90
合计		2929	918	3847

4. 非处方药的生产、经营和使用管理

（1）非处方药的注册：《药品注册管理办法》规定了非处方药注册的申报要求，申请仿制的药品属于按非处方药管理的，申请人应当在《药品注册申请表》的“附加申请事项”中标注非处方药项；申请仿制的药品属于同时按处方药和非处方药管理的，申请人可以选择按照处方药或者非处方药的要求提出申请。具体规定参见本书第六章相关内容。

（2）生产管理：生产企业必须取得《药品生产许可证》《药品GMP证书》。必须在非处方药的包装、标签和说明书上醒目地印制相应的警示语或忠告语：“请仔细阅读药品使用说明书并按说明使用或在药师指导下购买和使用。”

（3）非处方药的专用标识、标签和说明书的管理：非处方药专用标识是用于已列入《国家非处方药目录》，并通过药品监督管理部门审核登记的非处方药药品标签、使用说明书、内包装、外包装的专有标识。专用标识图案分为红色和绿色，红色专用标识用于甲类非处方药药品；绿色

笔记

专用标识用于乙类非处方药药品并用作指南性标志，即经营非处方药药品的企业指南性标志。

1）非处方药的包装上必须印有食品药品监管总局规定的非处方药专用标识：图案为椭圆形背景下3个英文字母“OTC”，甲类非处方药为红底白字的图案，乙类非处方药为绿底白字的图案。单色印刷时，非处方药专用标识下方必须标示“甲类”或“乙类”字样。

2）非处方药药品标签、说明书和每个销售基本单元包装印有中文药品通用名称（商品名称）的一面（侧），其右上角是非处方药专用标识的固定位置。

药师考点

1. 非处方药的标签、说明书、内外包装上印刷专有标识的要求
2. 非处方药专有标识的颜色规定、印刷要求

3）非处方药标签和说明书的文字表述应当科学、规范、准确，容易理解，便于患者自行判断、选择和使用。说明书中应当列出全部活性成分或者组方中的全部中药药味以及所用的全部辅料名称。

（4）经营管理：经营甲类非处方药的企业必须取得《药品经营许可证》《药品GSP证书》，具体规定见本书第十三章。

（5）使用管理：医疗机构根据医疗需要可以决定或推荐使用非处方药，消费者有权自主选购非处方药，并须按非处方药标签和说明书所示内容使用。

5. 非处方药广告的管理 仅宣传非处方药药品名称（包括通用名、商品名）的无须经过审查批准，宣传除药品名称以外的内容则必须申请广告批准文号。2013年1月1日启动全国广播电视报纸药品医疗器械保健食品广告监测网。

相关知识

非处方药目录中的双跨品种

《国家非处方药目录》中一些药品备注栏中标注“双跨”二字，是指一种药品可按处方药、非处方药进行管理，何谓“双跨”品种呢？

举例说明，阿司匹林口服剂型0.025g、0.05g的规格属于处方药，用于预防、治疗血栓，只能由医师决定如何使用。阿司匹林口服剂型、栓剂的0.1~0.5g规格为乙类非处方药和“双跨”品种，作为乙类非处方药使用，即解热镇痛药，可治疗普通感冒或流行性感冒引起的发热，24小时用量不超过2g，用药不得超过3日；也可用于缓解轻至中度疼痛，如头痛、牙痛、神经痛、肌肉痛、关节痛、痛经等，用量同前且用药不得超过5日；作为处方药使用的时间一般都在5日以上，可治疗风湿病，如风湿热、风湿性关节炎、类风湿关节炎等，用量每日不超过6g；该药还可通过抑制血小板聚集治疗急性心肌梗死、预防心肌梗死复发、脑卒中二级预防以降低短暂性脑缺血发作及继发性脑卒中的风险、预防手术后深静脉血栓和肺栓塞等，用量每日不超过0.3g。

由此可以理解：“双跨”品种即为同种药品（同名称、同剂型、同规格）可作为处方药和非处方药使用、管理。但是处方药和非处方药的适应证、用法和用量、疗程是不一样的。故应当按照规定对此类药品进行严格的分类管理。

笔记

本章小结

本章介绍了药品及其管理上的分类，药品监督管理，药品标准与药品质量监督检验，我国主要药品制度、国家基本药物制度，药品分类管理制度。主要内容为：

1. 药品管理法律法规中有关药品分类管理的类别有：传统药、现代药、处方药、非处方药、新药、仿制药、医疗机构制剂、国家基本药物、医疗保险用药、新农合用药、特殊管理药品。

药品的质量特性为有效性、安全性、稳定性、均一性，药品具有生命关联性、高质量性、公共福利性、高度专业性、品种多而产量有限等商品特征。

2. 药品监督管理是指国家授权的行政机关，依法对药品、药事组织、药事活动、药品信息进行管理和监督。

3. 国家药品标准是国家对药品质量规格及检验方法所作的技术规定，是药品生产、供应、使用、检验和管理部门共同遵循的法定依据。我国国家药品标准有《中国药典》、药品注册标准和食品药品监管总局公布的其他药品标准。

药品质量监督检验具有公正性、权威性、仲裁性，类别包括抽查检验、注册检验、委托检验、指定检验、复验。

4. 国家基本药物制度是指对基本药物的遴选、生产、流通、使用、定价、报销、监测评价等环节实施有效管理的制度。基本药物是指适应基本医疗卫生需求，剂型适宜、价格合理，能够保障供应，公众可公平获得的药品。基本药物制度包括基本药物的遴选、目录制定、生产经营、使用管理及质量监督、绩效评估。

5. 药品分类管理的作用：保证人们用药安全有效、提供控制药品费用的依据、提高药品监管水平、促进新药开发。我国的处方药包括9种情形的药品，必须凭医师处方销售、购买和使用。非处方药包括化学药、中成药，按临床治疗分为7类，每一类药品又可分为甲、乙类。非处方药目录由食品药品监管总局公布、调整，处方药和非处方药的生产、经营、广告必须遵守国家的相关规定。

复习思考题

1. 药品管理法律法规中有关药品分类管理的类别有哪些？
2. 简述药品、处方药、非处方药、新药、仿制药的含义。
3. 简述药品的质量特性。
4. 试述药品监督管理的含义、性质、作用。
5. 药品监督管理的行政行为包括哪些内容？
6. 简述国家药品标准的含义及《中国药典》的主要内容。
7. 解释药品质量监督检验的概念、性质、类别。
8. 何为基本药物？国家基本药物目录的遴选原则是什么？
9. 试述基本药物生产、经营、使用的监督管理。
10. 简述处方药和非处方药分类管理的意义和作用。
11. 简述非处方药的生产、经营和使用管理规定。

笔记

课程实践

【实践名称】药品市场调研。

【实践目的】通过对药品经营企业处方药与非处方药销售的了解，使学生对药品分类管理的实施现状有总体的认识，加深对药品监管相关法规的理解。

【实践内容】要求学生按照《处方药与非处方药分类管理办法（试行）》的具体要求，对药品经营过程中的关键控制点加以调研并进行分析。

【实践安排】1. 分组调研，并作好与本次调研相关的法律法规的复习工作。

2. 对学生进行社会调研安全教育。

3. 在药品经营企业的积极配合下，按时完成调研工作。

4. 对调研总体情况进行总结，并撰写报告，内容应包括：

（1）具体调研时间、地点、调研对象基本情况；

（2）药品分类管理实施现状的情况分析；

（3）存在的问题；

（4）解决办法和建议。

【实践测试】老师根据报告整体质量进行成绩评定。

（周延安）

笔记

第三章　药事组织

学习要求

通过本章学习，使学生了解药事组织体系及其职能，能够区分不同组织及其职责，并能在实际工作中根据不同药事组织的职责加以选择。

1. 掌握　我国药品监督管理组织体系，国家食品药品监督管理总局的职责，国家食品药品监督管理总局直属技术机构的职责。

2. 熟悉　省级食品药品监督管理局的相关职责，国家食品药品监督管理总局药品注册司、安全监管司、稽查局的主要职责，我国药品管理工作相关部门的职责，美国食品药品监督管理局的职责。

3. 了解　药事组织的含义、类型，中国药学会的宗旨及其业务范围，药学教育、科研机构的概况，药品生产经营组织、行业管理组织概况。

问题导入　药品生产企业办理业务，找“谁”去？

药品生产企业一般设置有新药研发部、质量管理部（质量检验、质量控制）、市场信息部、人力资源部、营销部、生产部、财务部。企业要开展以下相关业务，应分别去药品监督管理局的哪些机构办理？

（1）该公司研制出一种治疗心血管疾病的新药，准备申报临床试验，请问该项工作应由企业哪个部门负责？该企业应当去哪个管理机构办理申报手续？

（2）该药厂部分药品广告的宣传文号即将到期，需要办理相关手续，请问该项工作应由企业哪个部门负责？该企业应当去哪个管理机构办理手续？

（3）药监部门即将展开新一轮的《药品生产许可证》的换发及 GMP 再认证工作，请问该项工作应由企业哪个部门负责？该企业应当去哪个管理机构办理手续？

（4）公司接上级通知，将对本年度取得执业药师资格的人员进行注册登记，请问该项工作应由企业哪个部门负责？该企业应当去哪个管理机构办理申报手续？

第一节　药事组织概述

一、药事组织的含义

药事组织是一个复杂的综合性概念，人们往往把药事组织机构、体系、体制都称为药事组织。一般来说，“药事组织”包含了广义和狭义的含义。狭义的药事组织是指为了实现药学社会任务所提出的目标，经由人为的分工形成的各种形式的组织机构的总称。广义的药事组织是指以实现药学社会任务为共同目标的人们的集合体；是药学人员相互影响的社会心理系统；是运用药学知识和技术的技术系统；是人们以特定形式的结构关系而共同工作的系统。这个系统运动的产出是合格药品、药学服务、药学知识和药学人才，这些产物为医疗卫生系统所利用。因此，药事组织系统是卫生大系统中的子系统，且药事组织系统中因具体目标不同（如研制、生产、经营、使用、教育、管理等）又可分为若干相互联系和协作的子系统。又因药事组织系统中生产经

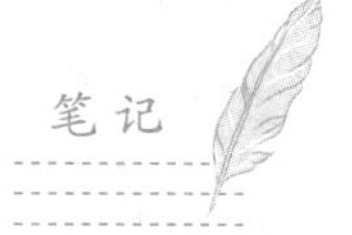

营子系统的活动与社会经济系统紧密相关,药事组织系统具有经济系统的属性。药事组织系统也可以称为药事组织体系。

二、药事组织的类型

药学的社会任务可分解为:研制新药;生产供应药品;合理用药;药品管理;培养药学专业人员、管理人员和企业家;组织药学力量等6大方面,这是药事组织分类的基本骨架。因为药事组织不是孤立存在于社会,它和卫生组织、经济组织、国家的行政组织等有密切关系,并受历史文化制度的影响。在现实社会里,药事组织的基本类型有以下几种。

1. **药品生产、经营组织** 药品生产、经营组织的典型结构,在我国是药品生产企业、药品经营企业,在欧美称为制药公司、社会药房,在日本称为制药株式会社、经营株式会社和社会药局。名称各异,但其主要功能作用都是生产药品和经销药品。

一般来说,企业是指从事生产、流通和服务活动,给社会提供商品(或劳动),为盈利而自主经营的具有法人资格的经济组织。药品生产经营组织是经济组织,但由于药品生产企业和药品经营企业所生产经营的是特殊商品——药品,而药品的社会功能是防治疾病,保障人们的身体健康,因此,药品生产、经营组织应将社会效益放在首位,这和其他经济组织将经济效益放在首位不相同。当然这决不意味着药品生产、经营企业可以忽视其基本功能——经济的合理性,即投入与产出的合理性,以尽可能少的投入,得到尽可能多的产出。

药品生产、经营企业(或制药公司)又可进行分类,从企业的性质、规模、组织形式、生产形态以及药品类型等各种角度进一步划分其子系统。

2. **医疗机构药房组织** 这类组织的主要功能是通过给患者采购药品、调配处方、配制制剂、提供用药咨询等活动,以保证合理用药。这类组织的基本特征是直接给患者供应药品和提供药学服务,重点是用药的质量及合理性而不是为盈利进行自主经营。它是医疗机构不可分割的组成部分,是事业性组织。国外社会学家认为医院属于整合组织,是在社会的层次上提供效能而不是产生效能的组织。但医院药房和内科、外科等医疗科室不完全相同,药品这一特殊商品是它提供服务中的重要组成部分,包含着一定程度的生产、经营。

医疗机构药房组织在药事组织中占有重要地位和比重,在我国是药师人数最多的组织,是和医疗系统直接交叉的组织。

事业性的药房组织一般按医疗组织的分类来分类。药房自身的组织机构比较复杂,将在第十四章中详细讨论。

3. **药学教育组织** 药学教育组织的主要功能是教育,是为维持和发展药学事业培养药师、药学家、药学工程师、药学企业家和药事管理干部。

药学教育组织属于模式维持组织,是以价值为中心的。药学教育组织是较典型的模式维持组织,它的目标是双重的,即出药学人才,出药学研究成果。对社会来说,大学的功能是"揭示",而不是"实施",其重要性将在长期中反映出来,而不是短期内体现,它为"较高"的利益作贡献(包括自我牺牲)。

药学教育组织一般比较稳定。它们的子系统基本上是按学科专业划分的。

4. **药品管理行政组织** 药品管理行政组织是指政府机构中管理药品和药学企事业组织的行政机构。其功能是代表国家对药品和药学企事业组织进行监督控制,以保证国家意志的贯彻执行。

政府的药品监督管理机构的主要功能作用,是以法律授予的权力,对药品运行全过程的质量进行严格监督,保证向社会提供的药品是合格的,并依法处理违反药品管理法律、法规和规章的行为。

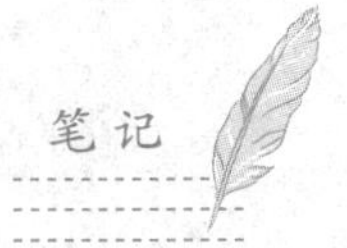

各国药政机构的功能相同,但体系及其运行不尽相同。

5. **药事社团组织** 在药事兴起和形成过程中，药学行业协作组织发挥了统一行为规范、监督管理、对外联系、协调等作用。20世纪以来，政府加强了对药品和药事的法律控制以后，药事社团组织（药学会）成为药学企事业组织与政府机构联系的纽带，发挥了协助政府管理药事的作用。因此它的功能是行业、职业的管理。

相关知识

药事管理体制

药事管理体制，是指一定社会制度下药事系统的组织方式、管理制度和管理方法；是关于药事工作的国家行政机关、企业和事业单位机构设置或开办、隶属关系和管理权限划分的制度；也是药事组织运行机制和工作制度。药事管理体制的特点既体现在它的社会性方面，又体现在时代性方面，它既受到整个国家经济体制和生产关系的制约，又因不同时期的社会政治经济制度不同而不同。药事管理体制是个比较复杂的综合性社会系统，其内涵可包括：药品监督管理体制、生产与经营管理体制、药品使用管理体制、药学教育和科技管理体制。

第二节 药品监督管理组织

20世纪以来，各国药品管理法律中均明确规定了主管药品监督管理的部门。本节讨论的是我国现行药品监督管理组织，包括组织机构设置、体制、主要职权等。

一、药品监督管理组织体系

1998年以前，我国主管药品监督管理工作的是卫生行政部门，县以上地方各级卫生行政部门的药政机构主管所辖行政区域的药品监督管理工作。为了加强国务院对药品监督管理工作的领导，1998年根据《国务院关于机构设置的通知》，组建了直属国务院领导的国家药品监督管理局，主管全国药品监督管理工作。2003年3月，十届全国人大一次会议通过了《国务院机构改革方案》。根据该改革方案，国务院在国家药品监督管理局的基础上组建国家食品药品监督管理局（State Food and Drug Administration，SFDA）。该局为国务院直属机构，继续行使国家药品监督管理的职能，负责食品、保健品、化妆品安全管理的综合监督和组织协调，依法组织开展对重大事故的查处。2008年3月，十一届全国人大一次会议批准了国务院机构改革方案，根据《国务院关于部委管理的国家局设置的通知》（国发〔2008〕12号），设立国家食品药品监督管理局（副部级），为卫生部管理的国家局。2013年3月，为进一步提高食品药品监督管理水平，根据十二届全国人大一次会议批准的《国务院机构改革和职能转变方案》和《国务院关于机构设置的通知》（国发〔2013〕14号），设立正部级国家食品药品监督管理总局（China Food and Drug Administration，CFDA），为国务院直属机构。国家食品药品监督管理总局整合了食品安全办的职责、食品药品监管局的职责、质检总局的生产环节食品安全监督管理职责、工商总局的流通环节食品安全监督管理职责。实现了对生产、流通、消费环节的食品安全和药品的安全性、有效性实施统一监督管理。

（一）法律上有关药品监督管理组织的规定

《药品管理法》明确规定国务院药品监督管理部门主管全国药品监督管理工作。省、自治区、直辖市人民政府药品监督管理部门负责所辖行政区域内的药品监督管理工作。药品监督管理部门设置或确定的药品检验机构，承担药品监督检验。国务院药品监督管理部门组织药典委

笔记

员会，负责国家药品标准的制定和修订。以上机构称为"法律上"的机构。

（二）机构设置和体制改革

1. 药品监督管理行政机构

（1）国家药品监督管理部门：国家食品药品监督管理总局。主管全国药品监督管理工作。该部门负责药品管理的主要业务机构有药品注册司、安全监管司、稽查局。

（2）省、自治区、直辖市药品监督管理部门：2013年4月10日，国务院印发《关于地方改革完善食品药品监督管理体制的指导意见》（国发〔2013〕18号），确保食品药品监管工作上下联动、协同推进，平稳运行、整体提升。地方食品药品监管体制改革，以保障人民群众食品药品安全为目标，以转变政府职能为核心，以整合监管职能和机构为重点，按照精简、统一、效能原则，减少监管环节、明确部门责任、优化资源配置，对生产、流通、消费环节的食品安全和药品的安全性、有效性实施统一监督管理，充实加强基层监管力量，进一步提高食品药品监督管理水平。

（3）市、县食品药品监督管理机构：市、县食品药品监督管理机构作为同级政府的工作机构，保证其相对独立地依法履行职责，保证其对消费环节食品安全和药品研究、生产、流通、使用全过程的有效监管。

2. 药品监督管理的技术机构

（1）药品检验机构：药品检验机构为同级药品监督管理机构的直属事业单位，承担依法实施药品审批和药品质量监督检查所需的药品检验工作。国家食品药品监督管理总局设置中国食品药品检定研究院，省级药品监督管理部门设置药品检验所，市药品检验机构根据工作需要设置。可授予部分药品检验机构行使进口药品检验职能，加挂口岸药品检验所牌子。此外，省级以上药品监督管理部门还可以根据需要，确定符合药品检验条件的检验机构，承担药品检验工作。

（2）国家药品监督管理局直属技术机构：设有中国食品药品检定研究院、国家药典委员会、国家中药品种保护审评委员会、药品审评中心、药品评价中心、食品药品审核查验中心等。

我国药品监督管理体系见图3-1。

二、国家和省级药品监督管理部门职责

（一）国家食品药品监督管理总局的职责

根据《国家食品药品监督管理总局主要职责内设机构和人员编制的规定》（国办发〔2013〕24号）的规定，为加强食品药品监督管理，提高食品药品安全质量水平，将国务院食品安全委员会办公室的职责、国家食品药品监督管理局的职责、国家质量监督检验检疫总局的生产环节食品安全监督管理职责、国家工商行政管理总局的流通环节食品安全监督管理职责整合，组建国家食品药品监督管理总局（China Food and Drug Administration，CFDA）。主要职责是，对生产、流通、消费环节的食品安全和药品的安全性、有效性实施统一监督管理等。将工商行政管理、质量技术监督部门相应的食品安全监督管理队伍和检验检测机构划转食品药品监督管理部门。

1. 国家食品药品监督管理总局的职能转变

（1）取消的职责：①将药品生产行政许可与药品生产质量管理规范认证两项行政许可逐步整合为一项行政许可。②将药品经营行政许可与药品经营质量管理规范认证两项行政许可逐步整合为一项行政许可。③将化妆品生产行政许可与化妆品卫生行政许可两项行政许可整合为一项行政许可。④取消执业药师的继续教育管理职责，工作由中国执业药师协会承担。⑤根据《国务院机构改革和职能转变方案》需要取消的其他职责。

（2）下放的职责：①将药品、医疗器械质量管理规范认证职责下放省级食品药品监督管理部门。②将药品再注册以及不改变药品内在质量的补充申请行政许可职责下放省级食品药品监督管理部门。③将国产第三类医疗器械不改变产品内在质量的变更申请行政许可职责下放

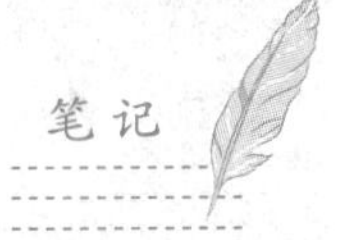

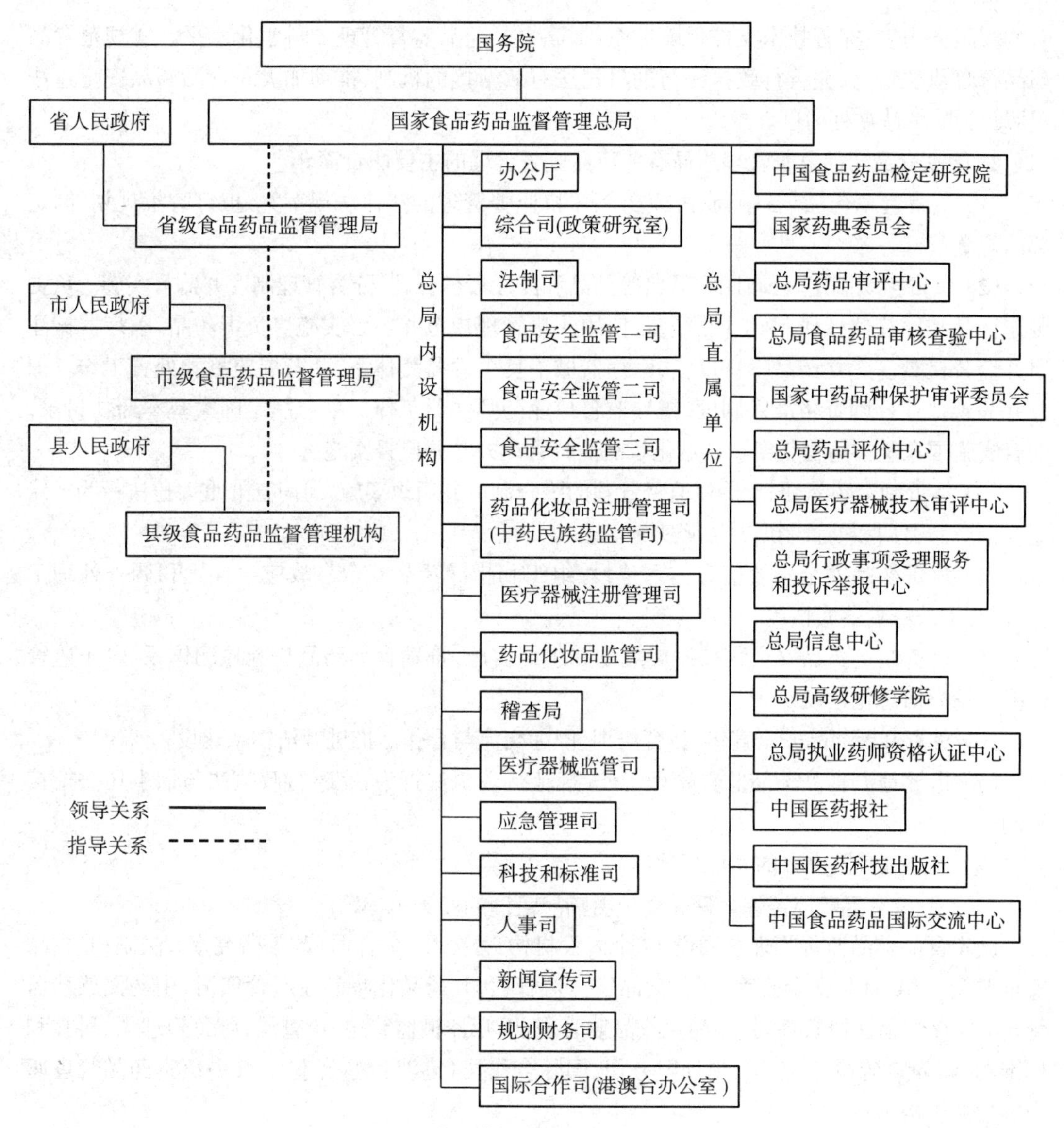

图 3-1 我国药品监督管理体系示意图

省级食品药品监督管理部门。④将药品委托生产行政许可职责下放省级食品药品监督管理部门。⑤将进口非特殊用途化妆品行政许可职责下放省级食品药品监督管理部门。⑥根据《国务院机构改革和职能转变方案》需要下放的其他职责。

(3) 整合的职责:①将原卫生部组织制定药品法典的职责,划入国家食品药品监督管理总局。②将原卫生部确定食品安全检验机构资质认定条件和制定检验规范的职责,划入国家食品药品监督管理总局。③将国家质量监督检验检疫总局化妆品生产行政许可、强制检验的职责,划入国家食品药品监督管理总局。④将国家质量监督检验检疫总局医疗器械强制性认证的职责,划入国家食品药品监督管理总局并纳入医疗器械注册管理。⑤整合国家质量监督检验检疫总局、原国家食品药品监督管理局所属食品安全检验检测机构,推进管办分离,实现资源共享,建立法人治理结构,形成统一的食品安全检验检测技术支撑体系。

(4) 加强的职责:①转变管理理念,创新管理方式,充分发挥市场机制、社会监督和行业自律作用,建立让生产经营者成为食品药品安全第一责任人的有效机制。②加强食品安全制度建设和综合协调,完善药品标准体系、质量管理规范,优化药品注册和有关行政许可管理流程,健全食品药品风险预警机制和对地方的监督检查机制,构建防范区域性、系统性食品药品安全风险的机制。③推进食品药品检验检测机构整合,公平对待社会力量提供检验检测服务,加大政

笔记

府购买服务力度,完善技术支撑保障体系,提高食品药品监督管理的科学化水平。④规范食品药品行政执法行为,完善行政执法与刑事司法有效衔接的机制,推动加大对食品药品安全违法犯罪行为的依法惩处力度。

2. 国家食品药品监督管理总局有关药品监督管理的主要职责简介

(1) 负责起草药品(含中药、民族药,下同)监督管理的法律法规草案,拟订政策规划,制定部门规章。

(2) 负责组织制定、公布国家药典等药品和医疗器械标准、分类管理制度并监督实施。负责制定药品和医疗器械研制、生产、经营、使用质量管理规范并监督实施。负责药品、医疗器械注册并监督检查。建立药品不良反应、医疗器械不良事件监测体系,并开展监测和处置工作。拟订并完善执业药师资格准入制度,指导监督执业药师注册工作。参与制定国家基本药物目录,配合实施国家基本药物制度。制定化妆品监督管理办法并监督实施。

(3) 负责制定药品、医疗器械监督管理的稽查制度并组织实施,组织查处重大违法行为。建立问题产品召回和处置制度并监督实施。

(4) 负责药品安全事故应急体系建设,组织和指导药品安全事故应急处置和调查处理工作,监督事故查处落实情况。

(5) 负责制定药品安全科技发展规划并组织实施,推动食品药品检验检测体系、电子监管追溯体系和信息化建设。

(6) 负责开展药品安全宣传、教育培训、国际交流与合作。推进诚信体系建设。

(7) 指导地方食品药品监督管理工作,规范行政执法行为,完善行政执法与刑事司法衔接机制。

(8) 承办国务院交办的其他事项。

(二) 国家食品药品监督管理总局负责药品管理的业务机构职责

国家食品药品监督管理总局设17个内设机构:办公厅、综合司(政策研究室)、法制司、食品安全监管一司、食品安全监管二司、食品安全监管三司、药品化妆品注册管理司(中药民族药监管司)、医疗器械注册管理司、药品化妆品监管司、医疗器械监管司、稽查局、应急管理司、科技和标准司、新闻宣传司、人事司、规划财务司、国际合作司(港澳台办公室)。其中负责药品管理职责的业务机构为:

1. 药品化妆品注册管理司(中药民族药监管司)的工作职责:①组织拟订药品化妆品注册管理制度并监督实施。②组织拟订药品化妆品相关标准并监督实施。③严格依照法律法规规定的条件和程序办理药品注册和部分化妆品行政许可、医疗机构配制制剂跨省区调剂审批并承担相应责任,优化注册和行政许可管理流程。④组织拟订药品化妆品注册相关技术指导原则。⑤承担疫苗监管质量管理体系评估、药品行政保护相关工作。⑥组织实施中药品种保护制度。⑦承担处方药与非处方药的转换和注册,监督实施药物非临床研究质量管理规范和药物临床试验质量管理规范,组织拟订中药饮片炮制规范。⑧指导督促药品化妆品注册工作中受理、审评、检验、检查、备案等工作。⑨督促下级行政机关严格依法实施药品再注册以及不改变药品内在质量的补充申请、医疗机构配制制剂、部分化妆品许可等相关行政许可工作、履行监督管理责任,及时发现、纠正违法和不当行为。

2. 药品化妆品监管司的工作职责:①组织拟订药品生产、经营、使用管理制度并监督实施,组织拟订中药材生产和药品生产、经营、使用质量管理规范并监督实施。拟订药品互联网销售监督管理制度并监督实施。②组织开展对药品生产、经营企业的监督检查,组织开展药品不良反应监测和再评价、监督抽验及安全风险评估,对发现的问题及时采取处理措施。③拟订境外药品生产企业检查等管理制度并监督实施。④参与拟订国家基本药物目录。监督实施药品分类管理。⑤承担麻醉药品、精神药品、医疗用毒性药品、放射性药品及药品类易制毒化学品等监

笔记

督管理工作。⑥拟订问题药品召回和处置制度，指导地方相关工作。⑦拟订药品监督管理工作规范及技术支撑能力建设要求，督促下级行政机关严格依法实施行政许可、履行监督管理责任，及时发现、纠正违法和不当行为。⑧承担总局深化医药卫生体制改革相关工作。⑨承担国家禁毒委员会成员单位相关工作，承办履行国际药物管制公约相关事项，承担有关药品出口监督管理事项。

3. 稽查局的工作职责：①组织拟订药品稽查工作制度并监督实施。②协调指导药品安全投诉举报工作。③指导监督地方稽查工作，规范行政执法行为。④建立和完善药品安全“黑名单”制度。⑤建立健全药品监督管理行政执法与刑事司法衔接制度。⑥组织查处重大药品安全违法案件，组织开展相关的执法检验。⑦拟订药品广告审查制度并监督实施。⑧承担打击生产销售假药部际协调联席会议办公室日常工作。⑨承担打击侵犯知识产权和假冒伪劣商品相关工作。

4. 法制司的工作职责：①拟订药品监督管理立法规划和计划，组织起草药品监督管理法律法规及部门规章草案。②负责总局药品监督管理规范性文件的合法性审核工作。③指导药品监督管理法制建设，组织开展药品监督管理执法监督工作。④拟订药品监督管理法制宣传教育规划并组织实施。⑤组织开展药品监督管理法律制度理论研究。⑥负责有关药品监督管理行政复议、行政应诉和听证工作。

5. 应急管理司的工作职责：①组织拟订药品安全应急体系建设规划，推动应急体系建设和能力建设。②组织拟订药品安全应急管理工作制度并监督实施。③组织编制药品安全事故应急预案，开展应急培训和演练。④组织开展药品安全信息搜集和舆情监测，指导协调核查、应对工作。⑤建立药品重大信息直报制度并监督实施。⑥核查领导批示、媒体披露和公众举报的药品安全事故，及时报告或协调回应。⑦组织开展重大药品安全事故应急处置和调查处理工作，指导协调地方开展相关突发事件处置工作。⑧负责建立药品应急管理专家组，开展药品安全舆情和重大事故案例研究，分析相关风险趋势及突发事件发生态势，提出对策建议。⑨协调建立重大药品不良反应相互通报机制和联合处置机制。

6. 科技和标准司的工作职责：①组织拟订药品监督管理科研规划和计划，推动科技创新体系建设，承担相关科技条件建设工作。②组织实施药品监督管理重大科技项目，组织引进国外相关先进技术，指导科研、管理与生产经营单位技术协作，促进科技成果转化。③推动药品检验检测体系建设，拟订药品检验检测机构资质认定条件和检验规范并监督实施。④推动药品电子监管追溯体系和信息化建设。⑤建立完善有关药品标准管理的相关制度和工作机制。⑥组织拟订药用辅料、直接接触药品的包装材料和容器产品目录、药用要求、标准的管理规范。

7. 人事司的工作职责：拟订并完善执业药师资格准入制度，监督和指导执业药师注册工作。

（三）地方药品监督管理部门

2013年4月，国务院发布《关于地方改革完善食品药品监督管理体制的指导意见》（国发〔2013〕18号），要求加快推进地方食品药品监督管理体制改革，整合监管职能和机构，省、市、县级政府原则上参照国务院整合食品药品监督管理职能和机构的模式，结合本地实际，将原食品安全办、原食品药品监管部门、工商行政管理部门、质量技术监督部门的食品安全监管和药品管理职能进行整合，组建食品药品监督管理机构，对食品药品实行集中统一监管，同时承担本级政府食品安全委员会的具体工作。县级食品药品监督管理机构可在乡镇或区域设置食品药品监督管理派出机构，推进食品药品监管工作关口前移、重心下移，加快形成食品药品监管横向到边、纵向到底的工作体系。

省级药品监督管理部门有关药品管理的主要职责：

1. 贯彻实施国家和省级药品（含中药、民族药，下同）监督管理法律、法规、规章，起草相关地方性法规、规章草案，拟定相关规划、政策并监督实施。

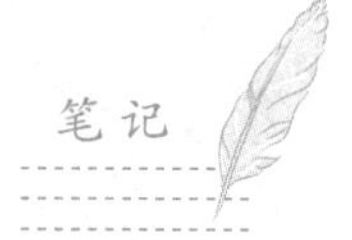

2. 负责对药品的行政监督和技术监督。贯彻执行国家药典等药品、分类管理制度及药品研制、生产、经营、使用质量管理规范。负责药品注册管理。建立药品不良反应、医疗器械不良事件监测体系，并开展监测和处置工作。贯彻执行国家执业药师资格准入制度，指导监督执业药师注册工作。推行国家基本药物目录，配合实施国家基本药物制度。

3. 组织实施药品监督管理的稽查制度，组织开展相关产品质量抽验并发布质量公告；监督实施问题产品召回和处置制度；审查药品广告内容，组织查处重大违法行为；规范行政执法行为。

4. 负责药品安全事故应急体系建设，组织和指导药品安全事故应急处置和调查处理工作，监督事故查处落实情况。

5. 负责制定全省药品安全科技发展政策措施并组织实施，推动药品检验检测体系、电子监管追溯体系和信息化建设。

6. 负责开展药品安全宣传、教育培训、对外交流与合作；推进诚信体系建设。

7. 指导市、县药品监督管理工作，规范行政执法行为，完善行政执法与刑事司法衔接机制。

8. 承办省政府交办的其他事项。

省级药品监督管理局设置药品管理的职能处室为药品化妆品注册管理处（中药民族药监管处）、药品化妆品生产监管处、药品化妆品市场监管处、政策法规处、人事处以及稽查局等。

药师考点

国家和地方药品监督管理部门管理药品的相关职责

三、药品监督管理的相关部门

根据现行法律、法规和国务院办公厅印发相关部委的主要职责内设机构和人员编制规定（简称“三定方案”），药品监督管理工作涉及多个政府职能部门，除药品监督管理部门外，其他行政管理部门在各自的职责范围内也负责与药品有关的监督管理工作，这些行政管理部门包括卫生计生行政部门、中医药管理部门、发展和改革宏观调控部门、人力资源和社会保障部门、工商行政管理部门、工业和信息化管理部门、商务管理部门、海关等。表3-1列出了上述药品监督管理的相关部门及其职责。

表3-1 药品监督管理相关部门及其职责

部门名称	主要职责
卫生计生行政部门	建立国家基本药物制度，制定国家药物政策，组织制定国家基本药物目录 拟订国家基本药物采购、配送、使用的管理制度 负责医疗机构麻醉药品和精神药品的管理 负责医疗机构中与实施药品不良反应报告制度相关的管理工作 会同有关部门提出国家基本药物目录内药品生产的鼓励扶持政策建议，提出国家基本药物价格政策的建议，参与制定药品法典
中医药管理部门	拟定中医药和民族医药事业发展的战略、规划、政策和相关标准 负责指导中药及民族药的发掘、整理、总结和提高 负责中药资源普查，促进中药资源的保护、开发和合理利用
发展和改革宏观调控部门	负责监测和管理药品宏观经济，监督管理药品价格 依法制定和调整药品政府定价目录 拟定和调整纳入政府定价目录的药品价格

笔记

续表

部门名称	主要职责
人力资源和社会保障部门	负责统筹拟订医疗与生育保险政策、规划和标准以及基金管理办法 组织拟订定点医疗机构、药店的医疗保险服务和生育保险服务管理、结算办法及支付范围等工作
工商行政管理部门	负责药品生产、经营企业的工商登记、注册及监督管理 查处无照生产、经营药品的行为 监督药品广告并处罚发布虚假违法药品广告的行为 监督管理药品市场交易行为和网络商品交易行为
工业和信息化管理部门	负责拟定和实施生物制药产业的规划、政策和标准 承担医药行业管理工作 承担中药材生产扶持项目管理和国家药品储备管理工作 配合药监部门加强对互联网药品广告的整治
商务管理部门	负责药品流通行业管理 负责研究制定药品流通行业发展规划、行业标准和有关政策 推动药品流通行业结构调整 指导药品流通企业改革,推动现代药品流通方式的发展
海关	药品进出口口岸的设置 药品进口与出口的监管、统计与分析

药师考点

卫生计生部门、中医药管理部门、发展和改革宏观调控部门、人力资源和社会保障部门、工商行政管理部门、工业和信息化管理部门、商务管理部门与药品管理相关的职责

第三节 药品技术监督管理机构

一、药品检验机构

药品技术监督管理机构是药品监督管理的组成部分,为药品行政监管提供技术支撑与保障。在我国,药品技术监督管理机构主要包括:中国食品药品检定研究院、国家药典委员会、国家中药品种保护审评委员会办公室(国家食品药品监督管理总局保健食品审评中心)、药品审评中心、药品认证管理中心、药品评价中心、医疗器械审评中心、执业药师资格认证中心等。

(一)中国食品药品检定研究院

中国食品药品检定研究院(National Institutes for Food and Drug Control,NIFDC)是国家食品药品监督管理总局的直属事业单位,是国家检验药品生物制品质量的法定机构和最高技术仲裁机构,是世界卫生组织指定的生物制品标准化和评价合作中心及国家指定的"中国医学细菌保藏管理中心""中国药品生物制品标准化研究中心""国家实验动物质量检测中心""国家啮齿类实验动物种子中心"和"国家新药安全评价中心"。

1. 机构设置 中国食品药品检定研究院根据其职能可分为:药品检验检测体系、生物制品检验检测体系、医疗器械检验检测体系、标准物质管理体系、标准化研究管理体系、药品安全评价管理体系、实验动物管理和技术支撑体系、药品市场监督体系、中药民族药检验管理体系、食品化妆品检验管理体系。

笔记

2. **职责范围**

（1）承担药品、医疗器械的注册审批检验及其技术复核工作，承担保健食品、化妆品审批所需的检验检测工作，负责进口药品注册检验及其质量标准复核工作。

（2）承担药品、医疗器械、保健食品、化妆品和餐饮服务食品安全相关的监督检验、委托检验、抽查检验以及安全性评价检验检测工作，负责药品进口口岸检验工作。

（3）承担或组织药品、医疗器械检验检测的复验及技术检定工作。

（4）承担生物制品批签发相关工作。

（5）承担药品、医疗器械和餐饮服务食品安全相关标准、技术规范及要求、检测方法制修订的技术复核与验证工作，承担保健食品、化妆品技术规范、技术要求及检测方法的制修订工作。

（6）承担药用辅料、直接接触药品的包装材料及容器的注册检验、监督检验、委托检验、复验及技术检定工作，以及承担相关国家标准制修订的技术复核与验证工作。

（7）负责药品、医疗器械国家标准物质的研究、制备、标定、分发和管理工作。

（8）负责生产用菌毒种、细胞株的检定工作，承担医用标准菌毒种、细胞株的收集、鉴定、保存、分发和管理工作。

（9）承担实验动物质量检测和实验动物保种、育种和供种工作。

（10）承担有关药品、医疗器械和保健食品广告以及互联网药品信息服务的技术监督工作。

（11）承担全国食品药品监管系统检验检测机构的业务指导、规划和统计等相关工作，组织开展药品研究、生产、经营相关单位以及医疗机构中的药品检验检测机构及人员的业务指导工作。

（12）组织开展药品、医疗器械、保健食品、化妆品和餐饮服务食品安全相关标准研究以及安全监测和质量控制新方法、新技术研究。

（13）承担国家食品药品监督管理总局科技管理日常工作，承担保健食品、化妆品和餐饮服务食品安全相关专家委员会的日常工作。

（14）承担严重药品不良反应或事件以及医疗器械不良事件原因的实验研究。

（15）组织开展药品、医疗器械、保健食品、化妆品和餐饮服务食品安全相关检验检测工作的国际交流与合作。

（16）承办国家食品药品监督管理总局交办的其他事项。

相关知识

中国食品药品检定研究院有关药品、生物制品检验的机构及其职责

（1）中药民族药检定所

承担中药民族药注册检验、监督检验、委托检验、口岸检验以及相关检验检测的复验和技术检定工作；负责中药民族药新药和进口药品的注册检验、质量标准复核以及国家标准制修订的技术复核与验证工作；承担中药民族药标准物质研究和标定工作；开展与中药民族药检验方法、质量标准等相关的新方法、新技术研究；负责中药民族药标本的收集、鉴定、整理及中药标本馆管理工作；承办院交办的其他事项。

（2）化学药品检定所

承担化学药品注册检验、监督检验、委托检验、口岸检验以及相关检验检测的复验和技术检定等工作；负责化学药品新药和进口化学药品的注册检验、质量标准复核以及国家标准制修订的技术复核与验证工作；承担化学药品标准物质研究和标定工作；开展与化学药品检验方法、质量标准等相关的新方法、新技术研究；组织开展细菌耐药性监测工

笔记

作；承担"国家麻醉品检定实验室"工作；承办院交办的其他事项。

（3）生物制品检定所

承担生物制品注册检验、监督检验、委托检验、口岸检验以及相关检验检测的复验和技术检定等工作；负责生物制品新药和进口生物制品的注册检验、质量标准复核以及国家标准制修订的技术复核与验证工作；承担生物制品批签发具体技术工作；承担生物制品标准物质研究和标定工作；承担生产用菌毒种、细胞株的检定以及医用标准菌毒种、细胞株的收集、鉴定、保存、分发和管理工作；开展与生物制品检验方法、质量标准等相关新方法、新技术研究；承担"国家病毒性肝炎研究中心""中国医学细菌菌种保藏管理中心"工作；承办院交办的其他事项。

（二）省、自治区、直辖市药品检验所

1. 机构设置　省、自治区、直辖市药品检验所的业务技术科室一般设有：化学药品室、中药室、抗生素室、药理室、生化室、药品标准室、药品监督室、仪器分析室和实验动物饲养房等。

2. 职责范围

（1）负责本辖区的药品生产、经营、使用单位的药品检验和技术仲裁。

（2）草拟本辖区药品抽验计划，承担抽验计划分工的抽验任务，提供本辖区药品质量公报所需的技术数据和质量分析报告。

（3）承担部分国家药品标准的起草、修订任务及新药技术初审、药品新产品及医院新制剂审批的有关技术复核工作。

（4）承担药品质量的认证工作。

（5）承担部分国家标准品、对照品的原料初选和中国药品生物制品检定所委托的协作标定工作。

（6）开展药品检验，药品质量等有关方面的科研工作，参与全国性有关药品检验的科研协作。

（7）指导本辖区药品检验所及药品生产、经营、使用单位质量检验机构的业务技术工作，协助解决技术疑难问题，培训有关的技术和管理人员。

（8）综合上报和反馈药品质量情报信息。

（9）执行省级药品监督管理部门交办的有关药品监督任务。

二、国家药典委员会

中华人民共和国药典委员会（The Pharmacopoeia Commission of the People's Republic of China），简称国家药典委员会（China Pharmacopoeia Committee），为国家食品药品监督管理总局直属事业单位。第一届中国药典编纂委员会，成立于1950年，负责制定中国药典，是我国最早成立的标准化机构，是负责组织制定和修订国家药品标准的技术委员会，是国家药品标准化管理的法定机构。1998年，国家政府部门机构改革，国务院将原卫生部的药政药检职能调整移交给国家药品监督管理局，原隶属于卫生部的药典委员会从1998年9月划归国家药品监督管理局，更名为国家药典委员会。

国家药典委员会实行秘书长负责制。秘书长、副秘书长由国家食品药品监督管理总局任命。药典委员会下设业务综合处、中药标准处、化学药标准处、生物制品标准处、质量管理处、医学评价处、办公室、人事处等部门。

国家药典委员会的主要职责为：

1. 组织编制与修订《中华人民共和国药典》（以下简称《中国药典》）及其增补本。

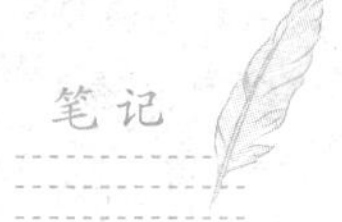

2. 组织制定与修订国家药品标准以及药用辅料、直接接触药品的包装材料和容器的技术要求与质量标准。

3. 参与《中国药典》和国家药品标准执行情况的评估。

4. 负责《中国药典》和国家药品标准的宣传培训与技术咨询。

5. 参与拟订药品、药用辅料、直接接触药品包装材料和容器标准的管理制度，建立和完善药品标准管理体系及相关工作机制。

6. 组织开展药品标准化战略、药品标准管理政策和技术法规研究，承担药品医学临床信息的分析评估工作。

7. 开展药品标准相关国际交流与合作，参与国际药品标准适用性认证合作活动和国际药品标准制修订工作。

8. 负责药品标准信息化建设。

9. 负责组织《中国药典》配套丛书以及《中国药品标准》等刊物的编辑、出版和发行。

10. 根据《药典委员会章程》，负责药典委员会有关工作会议的组织协调及服务保障工作。

11. 承办国家食品药品监督管理总局交办的其他事项。

三、国家食品药品监督管理总局药品审评中心

1. 国家食品药品监督管理总局药品审评中心是国家食品药品监督管理总局药品注册技术审评机构，负责对药品注册申请进行技术审评。

2. 参与起草药品注册管理相关法律法规、部门规章和规范性文件；参与制定我国药品技术审评规范并组织实施。

3. 受国家食品药品监督管理总局委托，组织协调省级药品审评部门对部分注册申请事项进行技术审评，并进行质量监督和技术指导；为基层药品监管机构提供技术信息支撑；为公众用药安全有效提供技术信息服务。

4. 承办国家食品药品监督管理总局交办的其他事项。

四、国家食品药品监督管理总局食品药品审核查验中心

1. 组织制定药品、医疗器械、化妆品审核查验工作的技术规范和管理制度。参与制定药品、医疗器械、化妆品相关质量管理规范及指导原则等技术文件。

2. 组织开展药品注册现场核查相关工作。开展药物研究、药品生产质量管理规范相关的合规性核查和有因核查。开展医疗器械相关质量管理规范的合规性核查、临床试验项目现场核查以及有因核查。组织开展药品、医疗器械、化妆品质量管理规范相关的飞行检查。

3. 承担相关国家核查员的聘任、考核、培训等日常管理工作，指导地方核查员队伍建设。

4. 指导地方药品、医疗器械、化妆品审核查验相关工作，开展审核查验机构能力评价相关工作。

5. 负责汇总分析全国药品审核查验相关信息，开展相关风险评估工作。开展药品、医疗器械、化妆品审核查验相关的理论、技术和发展趋势研究。组织开展相关审核查验工作的学术交流和技术咨询。

6. 组织开展药品、医疗器械、化妆品相关境外核查工作。承担审核查验相关的国际交流与合作工作。

7. 承办总局交办的其他事项。

五、国家中药品种保护审评委员会
（国家食品药品监督管理总局保健食品审评中心）

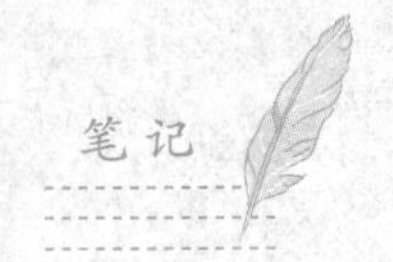

1. 负责国家中药品种保护审评委员会的日常工作。

2. 负责组织国家中药保护品种的技术审查和审评工作。

3. 配合国家食品药品监督管理总局制定或修订中药品种保护的技术审评标准、要求、工作程序以及监督管理局中药保护品种。

4. 负责组织保健食品的技术审查和审评工作。

5. 配合国家食品药品监督管理总局制定或修订保健食品技术审评标准、要求及工作程序。

6. 协助国家食品药品监督管理总局制定保健食品检验机构工作规范并进行检查。

7. 负责化妆品的技术审查和审评工作。

8. 配合国家食品药品监督管理总局制定或修订化妆品审评标准、要求及工作程序。

9. 受委托指导地方食品生产经营许可业务工作。

10. 承办国家食品药品监督管理总局交办的其他事项。

六、国家食品药品监督管理总局药品评价中心（国家药品不良反应监测中心）

根据《中央编办关于国家食品药品监督管理总局所属事业单位机构编制的批复》（中央编办复字〔2013〕93号），设立国家食品药品监督管理总局药品评价中心（国家药品不良反应监测中心）。该中心主要职责有：

1. 组织制定药品不良反应、医疗器械不良事件监测与再评价以及药物滥用、化妆品不良反应监测的技术标准和规范。

2. 组织开展药品不良反应、医疗器械不良事件、药物滥用、化妆品不良反应监测工作。

3. 开展药品、医疗器械的安全性再评价工作。

4. 指导地方相关监测与再评价工作。组织开展相关监测与再评价的方法研究、培训、宣传和国际交流合作。

5. 参与拟订、调整国家基本药物目录。

6. 参与拟订、调整非处方药目录。

7. 承办总局交办的其他事项。

相关知识

国家食品药品监督管理总局行政事项受理服务和投诉举报中心

经中编办批准，设立国家食品药品监督管理总局行政事项受理服务和投诉举报中心，为总局直属事业单位（正局级）。总局行政事项受理服务和投诉举报中心的主要职责：一是负责国家食品药品监督管理总局依法承担的行政许可项目的受理、转办和审批结果送达工作；二是受理食品（含食品添加剂、保健食品，下同）生产、流通、消费环节违法行为的投诉举报；三是受理药品、化妆品、医疗器械研制、生产、流通、使用方面违法行为的投诉举报；四是负责国家食品药品监督管理总局行政许可项目受理及审批网络系统的运行管理，并承担行政许可审批进度查询；五是参与食品、药品、化妆品、医疗器械行政许可项目受理审批及投诉举报相关法规和规范性文件的起草与制修订工作；六是转办食品、药品、化妆品、医疗器械投诉举报案件；七是开展食品、药品、化妆品、医疗器械投诉举报信息的汇总、分析、上报工作，负责重大投诉举报案件办理工作的组织协调、跟踪督办，并监督处理结果的反馈；八是指导协调地方食品药品行政许可项目受理及投诉举报工作；九是开展与食品药品行政许可项目受理及投诉举报工作有关的国际交流与合作。

笔记

七、国家食品药品监督管理总局执业药师资格认证中心

该中心主要职责有：

1. 开展执业药师资格准入制度及执业药师队伍发展战略研究，参与拟订完善执业药师资格准入标准并组织实施。

2. 承担执业药师资格考试相关工作。组织开展执业药师资格考试命审题工作，编写考试大纲和应试指南。负责执业药师资格考试命审题专家库、考试题库的建设和管理。

3. 组织制定执业药师认证注册工作标准和规范并监督实施。承担执业药师认证注册管理工作。

4. 组织制定执业药师认证注册与继续教育衔接标准。指导拟订执业药师执业标准和业务规范，协助开展执业药师相关执业监督工作。

5. 承担全国执业药师管理信息系统的建设、管理和维护工作，收集报告相关信息。

6. 指导地方执业药师资格认证相关工作。

7. 开展执业药师资格认证国际交流与合作。

8. 承办总局交办的其他事项。

药师考点

国家药品监督管理技术支撑机构的职责：包括中国食品药品检定研究院、国家药典委员会、药品审评中心、食品药品审核查验中心、药品评价中心、国家中药品种保护审评委员会、行政事项受理服务和投诉举报中心、执业药师资格考试认证中心与执业药师执业相关的职责

第四节 药品生产、经营、使用及其他组织

药品生产经营组织是一种经济组织，主要功能是生产、经营药品，包括药品生产企业、药品经营批发企业、药品经营零售企业等。医疗机构药房组织的主要功能是，通过采购药品、调配处方、配制制剂、提供用药咨询等活动，以保证合理用药。药事管理的其他组织包括培养药学人才的教育组织、从事药品研究的科研组织和开展药学科学技术学术交流，促进医药事业健康发展的药学社团组织。

一、药品生产企业与药品经营企业

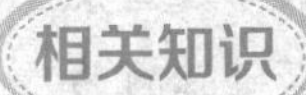

企业与法人的概念

企业是在商品经济高度发达的条件下产生和发展起来的一种经济组织形式，它是专门从事生产、流通和提供服务活动的、具有法人地位的经济组织。企业作为独立的经济组织，一般应同时具备以下特征：

1. 独立经营　企业是一个独立的经济实体，应具备自主经营的权力，依法自主经营。企业有权自主选择经营方式，有权安排生产经营活动，有权根据国家政策决定商品价格，有权进行自我改造、自我发展。

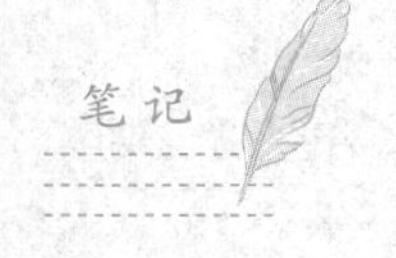

2. 拥有一定数量的生产资料和劳动力，并有支配和使用的自主权。

3. 独立核算、自负盈亏。

4. 具有法人资格地位。

所谓法人，是指依法成立并能独立行使法定权力和承担法律义务的社会组织。一般来说经济组织要取得法人资格，必须具备4个条件：经过一定的法定程序（在工商行政管理部门注册、登记、经审定后发给营业执照）；有独立的财产；有自己的名称、组织机构和场所；能独立承担民事责任。

（一）药品生产企业

药品生产企业是指生产药品的专营企业或者兼营企业，是应用现代科学技术，获准从事药品生产活动，实行自主经营，独立核算，自负盈亏，具有法人资格的基本经济组织。习惯称为药厂。

药品生产企业按经济所有制类型的不同，可分为全民所有制、集体所有制、民营企业、股份公司、中外合资、中外合作、外资企业等；按企业规模可分为大型企业、中型企业和小型企业；按所生产的产品大致可分为化学药生产企业（包括原料和制剂）、中药制剂生产企业、生化制药企业、中药饮片生产企业和生物制品生产企业等。

截至2014年底，全国共有原料药和制剂生产企业5000家。

（二）药品经营企业

药品经营企业，指经营药品的专营企业和兼营企业。药品经营企业分为药品经营批发企业和药品经营零售企业，前者习惯称为医药公司或中药材公司，后者习惯称为零售药房（药店）。按照所经营品种分为经营西药的医药公司和经营中药材、中成药的中药材公司，西药房和中药房。零售药店又分为连锁药房和独立药房，以及定点零售药店。

截至2014年底，全国共有《药品经营许可证》持证企业452 460家，其中法人批发企业11 632家、非法人批发企业1642家；零售连锁企业4266家，零售连锁企业门店171 431家；零售单体药店263 489家。

二、医疗机构药学部门

医疗机构药学部门具体负责药品管理、药学专业技术服务和药事管理工作，开展以患者为中心，以合理用药为核心的临床药学工作，组织药师参与临床药物治疗，提供药学专业技术服务。医疗机构应当根据本机构功能、任务、规模设置相应的药学部门，三级医院设置药学部，并可根据实际情况设置二级科室；二级医院设置药剂科；其他医疗机构设置药房。医疗机构的药学部门与临床科室不同，药学部门关注的重点是药品质量、用药合理性和药品供应保障。医疗机构药学部门通过采购药品，调剂处方、评价处方和处方中的药物，配制制剂，提供用药咨询，回答患者、医师、护士有关处方中药品的各方面问题，保证合理用药。目前，药学部门还有频繁的经济活动，因而具有一定程度的综合性。

三、药学教育组织

我国现代药学教育经历了百年的发展历程，已形成由高等药学教育、中等药学教育、药学继续教育构成的多层次、多类型、多种办学形式的药学教育体系。根据2014年统计，我国设置涉药学专业（药学类专业、中药学类专业、制药工程专业、生物制药专业等）的高校共计710所（其中本科院校379所，医学高等专科学校46所，独立设置的高等[含高专]职业技术学院285所）。中国举办药学教育的高校数已超过美国，居世界第一。

笔记

根据教育部2012年9月公布的《普通高等学校本科专业目录（2012年）》，我国药学类专业有7个，中药学类专业6个，其他药学相关类专业2个，共有15个本科专业。药学类专业包括：药学、药物制剂、临床药学、药事管理、药物分析、药物化学及海洋药学等专业；中药学类专业包括中药学、中药资源与开发、藏药学、蒙药学、中药制药及中草药栽培与鉴定等专业；化工与制药类：制药工程；生物工程类：生物制药。据2014年统计，全国共有825个药学类本科专业点，招收药学本科生60 297人。

设置有药学类专业的高校，是依据《教育法》《高等教育法》的规定设立的，大部分为政府投资兴办的事业法人单位。

四、药学科研组织

药学科研组织的主要功能是研究开发新药、改进现有药品以及围绕药品和药学的发展进行基础研究，提高创新能力，发展药学事业。

我国的药学科研组织有独立的药物研究院所以及附设在高等药学院校、大型制药企业、大型医院中的药物研究所、室两种类型。全国有独立的药物研究院所共130个，其行政管理隶属关系为中国科学院、中国医学科学院、中医研究院、军事医学科学院等国家和地方科学院系统以及中央和地方政府卫生行政主管部门、医药生产经营主管部门。除大型制药企业设立的药物科研机构外，其他均为国家投资兴办的事业单位。著名的药物研究单位有中国科学院上海药物研究所、中国医学科学院药物研究所、中国中医研究院中药研究所、军事医学科学院药物毒理研究所、上海医药工业研究院、天津药物研究院等。

自国家开展科技体制改革以来，药物研究的事业性经费逐渐减少，自主权不断扩大，药物科研机构正在进行从事业单位转化为企业的改革，为了适应社会主义市场经济体制的需要，药物研究机构加强了医药产品和技术创新的研究，建立了多渠道、多元化的科技投资机制，使研究成果尽快转化为生产力，推动医药经济的发展。

五、药学社会团体

（一）中国药学会（Chinese Pharmaceutical Association，CPA）

中国药学会成立于1907年，是我国成立最早的学术团体之一，是中国科学技术协会的团体会员，是由全国药学工作者自愿组成并依法登记成立、具有法人资格的全国性、学术性、非营利性社会组织，是党和政府联系药学工作者的桥梁和纽带，是国家推动药学科学技术和我国医药事业健康发展及为公共健康服务的重要力量。

截止2015年10月，该会有注册会员12万人，高级会员4000人，团体会员60家，10个工作委员会，25个专业委员会，主办25种学术期刊，2个经济实体，为国际药学联合会、亚洲药物化学联合会成员。中国药学会业务主管单位为中国科学技术协会，支撑单位为国家食品药品监督管理总局，登记管理机关是民政部。

中国药学会主要任务是开展药学科学技术学术交流；编辑出版、发行药学学术期刊；发展同世界各国及地区药学团体、药学工作者友好交往与合作；举荐药学科技人才；表彰、奖励在科学技术活动中取得优异成绩的药学工作者；开展对会员和药学工作者继续教育培训；普及推广药学以及科学技术知识；反映药学工作者意见和要求，维护药学科技工作者合法权益；接受政府委托，承办与药学发展及药品监管有关活动，组织药学科技工作者参与国家有关项目科学论证和科技与经济咨询；开展医药科研成果中介服务，组织医药展览、推荐及宣传活动等。

中国药学会根据药学发展的需要设立专业委员会，选举产生正、副主任委员，现有25个专业委员会，即中药和天然药物、药剂、抗生素、药物分析、药物化学、生化与生物技术药物、制药工程、医院药学、老年药学、海洋药物、药事管理、药学史、军事药学、药物流行病学、应用药理、药物经济学、药物安全评价研究、药物临床评价研究、医药知识产权研究、生物制品与质量研究、中药

笔记

资源、药物检测质量管理、抗肿瘤药物、毒性病理和纳米药物专业委员会。

学会根据工作需要设立工作委员会协助理事会工作。现有组织工作、学术工作、科技开发与医药信息工作、国际交流工作、编辑出版工作、继续教育工作、科普工作、青年工作、产学研与创新工作和财务与基金工作10个委员会。

中国药学会办事机构为秘书处，内设办公室（会员服务部）、学术部（科技评价部）、编辑出版部、科普部（继续教育部）、国际交流部、财务部等6个部门。

（二）药学协会

我国的药学协会主要有中国医药企业管理协会、中国化学制药工业协会、中国非处方药物协会、中国医药商业协会、中国中药协会、中国医药教育协会和中国执业药师协会。上述药学协会概况见表3-2。

表3-2 我国主要药学协会一览表

协会名称	成立时间	协会核心宗旨	协会网址
中国医药企业管理协会（China Pharmaceutical Enterprises Association，CPEA）	1985年	宣传贯彻党的各项方针政策，面向医药企业、为医药企业和医药企业家（经营管理者）服务	http://www.cpema.org/
中国化学制药工业协会（China Pharmaceutical Industry Association，CPIA）	1988年	服务企业，服务政府；服务行业，服务社会，加强行业自律，推动行业诚信体系建设；促进制药工业又好又快发展	http://www.cpia.org.cn/
中国非处方药物协会（China Nonprescription Medicines Association，CNMA）	1988年	倡导负责任的自我药疗，增进公众健康，致力于促进和推动非处方药物发挥更大的作用	http://www.cnma.org.cn/
中国医药商业协会（China Association of Pharmaceutical Commerce，CAPC）	1989年	为政府、行业和企业服务，促进医药经济健康、稳定、可持续发展	http://www.capc.org.cn/
中国中药协会（China Association of Traditional Chinese Medicine，CATCM）	2000年	沟通政府、服务企业，全面履行①代表、②自律、③管理、④协调、⑤服务等职能，弘扬中药文化，促进中药行业持续健康发展	http://www.catcm.org.cn/
中国医药教育协会（China Medicine Education Association，CMEA）	1992年	全面贯彻国家医药教育、药品监管、医药卫生工作方针和政策、法规，坚持以人为本的科学发展观，组织会员单位不断创新，共同发展医药教育事业，提高医药从业人员的素质，为实现医药现代化服务	http://www.cmea.org.cn/
中国执业药师协会（China Licensed Pharmacist Association，CLPA）	2003年	遵守宪法、法律、法规和国家政策，遵守社会道德风尚；自律、维权、协调、服务	http://www.clponline.cn/

第五节 国外药事管理体制及机构

各国的药事管理体制，由于国体政体各异而有所不同。20世纪中叶以后，药品的国际贸易日益频繁，各国药事管理体制受经济全球化影响不断变革。其发展变化趋势的主要共同之处有：

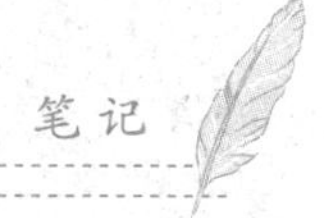

①强化中央政府对药品质量的监督管理,确保人们用药安全有效;②中央政府加强对药品价格的控制,降低卫生经费支出;加强对药品生产、流通和药学教育科技的宏观管理;③药品生产、经营机构进行合并,扩大规模,增强市场竞争力。

药事管理体制中药品质量监督管理体制是核心,对药品生产、流通和药学教育、科技管理体制的影响很大。国外药品质量监督管理体制和卫生事业管理体制密切相关,药品质量监督管理机构均设置在卫生行政部门。本节将介绍美国和日本的药品监督管理体制及机构,以及世界卫生组织。

一、美国药品监督管理体制及机构

美国为联邦制、分权制国家,其药品监督管理工作的组织方式、管理制度和管理方法,以及中央政府和地方政府对药品监督管理的职责权力的划分等,与大多数国家不相同。

(一)联邦政府(即中央政府)的药品监督管理机构

联邦政府卫生与人类服务部(Department of Health and Human Services,HHS)下设的食品药品管理局(Food and Drug Administration,FDA),负责全国食品、人用药品、兽用药品、医疗器械用品、化妆品等的监督管理。

FDA组织机构见图3-2。

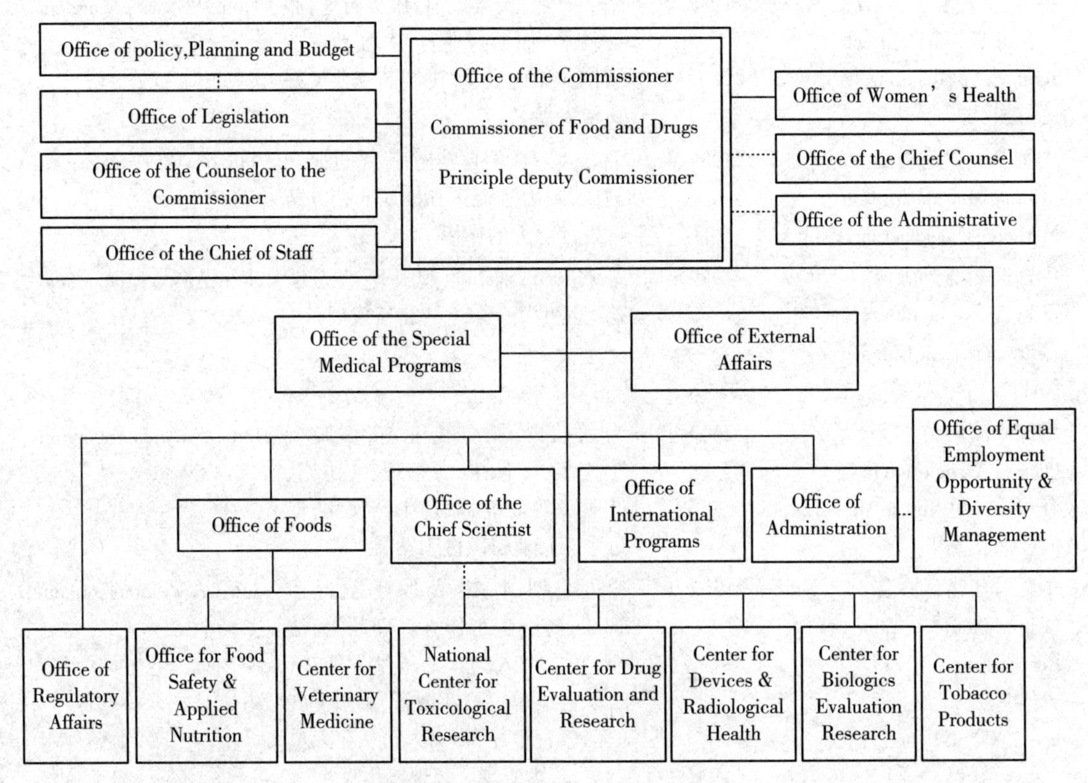

图3-2 FDA Organization Chart

(二)州政府的药品监督管理机构

各州根据州卫生管理法规及各州的《药房法》确定州卫生局药品监督管理机构及职责,选举产生州《药房法》的执法机构"药房委员会"(Board of Pharmacy)。州卫生局既是州政府的职能机构,又是业务单位,不是纯粹的行政机关。各州药房委员会与州卫生局之间的关系,由州法律决定,不完全相同。州药房委员会、州卫生局药品监督管理机构与联邦政府的HHS、FDA之间无上下级关系,而是协作关系。

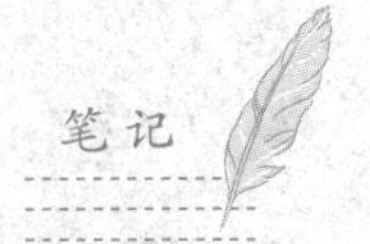

州药房委员会及州卫生局药品监督管理机构主要职责是:依法管理药房;受理药房开业执

照、药师执照、实习药师注册申请,进行调查,给合格者颁发执照或注册证书;对违反州药房法及相关法规的行为进行调查、起诉;为吊销药师执照等相关证照主持听证会;协助该州各执法机构,强制执行药品、控制物质和药房业务的各项法律法规;对所有药房依法进行监督检查,可依法没收、查处假劣药、违标药,以及违反控制物质法律的药品。

(三)美国药典会

美国药典会为独立机构,负责制订药品标准。根据《食品、药品、化妆品法》规定,FDA有权对药品质量标准、检验方法载入药典的条文等进行评价、审核,必要时通知药典会修订。

由美国药典会编纂的国家药品标准有《美国药典》(USP)《国家药方集》(N.F)《美国药典》增补版(一般每年两次);另外,还出版有《配制药剂信息》《用药指导》《美国药物索引》及期刊《药学讨论》等。

相关知识

What FDA Does?

FDA is responsible for protecting the public health by assuring the safety, efficacy and security of human and veterinary drugs, biological products, medical devices, our nation's food supply, cosmetics, and products that emit radiation.

FDA is also responsible for advancing the public health by helping to speed innovations that make medicines more effective, safer, and more affordable and by helping the public get the accurate, science-based information they need to use medicines and foods to maintain and improve their health.FDA also has responsibility for regulating the manufacturing, marketing and distribution of tobacco products to protect the public health and to reduce tobacco use by minors.

Finally, FDA plays a significant role in the Nation's counterterrorism capability.FDA fulfills this responsibility by ensuring the security of the food supply and by fostering development of medical products to respond to deliberate and naturally emerging public health threats.

二、日本药品监督管理体系及机构

日本政府实行以天皇为象征的议院内阁制,国家权力实际集中于内阁。地方政府分为:都、道、府、县级(类似我国的省级),以及市、町、村级(类似我国县级)。地方政府具有两重性,既是地方行政机构,又是中央政府的委派机构。中央和地方的关系总的来说是"三分自治,七分集权",基本上是中央集权制。根据日本《药事法》,药品和药事监督管理层次分为,中央级、都道府县级和市町村级三级。权力集中于中央政府厚生劳动省(Ministry of Health, Labour and Welfare)医药食品局(Pharmaceutical and Medical Safety Bureau),地方政府为贯彻执行权。地方的各都道府县设有卫生主管部局(相当于我国省卫生厅),卫生主管部局机关设有药务主管课。都道府县的卫生主管部局在其辖区内设有多个保健所,这是行政兼事业性机构,保健所设有药事监视员。

厚生劳动省医药食品局设有:总务课、审查管理课、安全对策课、监视指导·麻药对策课、血液对策课等八个课(相当于我国政府机构中的处)。具体组织机构见图3-3。

审查管理课为药品的主要管理部门。主要负责药品、类药品、化妆品、医疗器械生产的监督及技术检查;药品、类药品、化妆品、医疗器械的生产及进口许可证的批准、发放;药品及医疗器

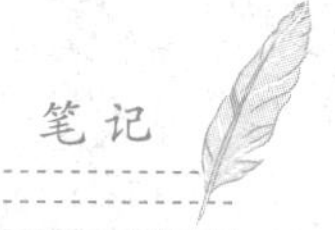

械的再审查及再评价工作的管理；管理并指导日本药局方、国立医药品食品卫生研究所、医药品机构的工作；制定、修订、实施、执行相关法规、指导原则及技术标准；管理、控制有害物质。

作为厚生劳动省独立法人之一的医药品医疗机器综合机构（Pharmaceuticals and Medical Devices Agency，PMDA）是药品的技术审评部门，为审查管理课的最终决策提供服务，PMDA 日常业务包括：承认审查业务、安全对策业务、健康被害救济业务。具体来说，则涉及医药品及医疗机器的审查、GMP/QMS 适合性调查、许可·认定关联调查、上市后安全性情报的收集与分析以及救济给付等多个方面。

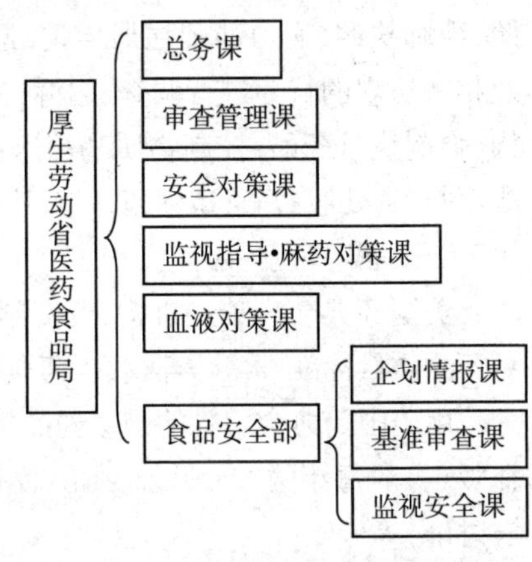

图 3-3 日本厚生劳动省医药食品局组织机构图

相关知识

PMDA

Pharmaceuticals and Medical Devices Agency（PMDA，http://www.pmda.go.jp/）is Japanese regulatory agency，working together with Ministry of Health，Labour and Welfare.

PMDA's Obligation

PMDA's obligation is to protect the public health by assuring safety，efficacy and quality of pharmaceuticals and medical devices.It conducts scientific reviews of marketing authorization application of pharmaceuticals and medical devices，monitoring of their post-marketing safety.It is also responsible for providing relief compensation for sufferers from adverse drug reaction and infections by pharmaceuticals or biological products.

PMDA's Philosophy

1. It pursues the development of medical science while performing our duty with greater transparency based on our mission to protect public health and the lives of our citizens.

2. It will be the bridge between the patients and their wishes for faster access to safer and more effective drugs and medical devices.

3. It makes science-based judgments on quality，safety，and efficacy of medical products by training personnel to have the latest technical knowledge and wisdom in their field of expertise.

4. It plays an active role within the international community by promoting international harmonization.

5. It conducts services in a way that is trusted by the public based on our experiences from the past.

三、世界卫生组织

世界卫生组织（World Health Organization，WHO，http://www.who.int/en/）是联合国专门机构，1948 年 6 月成立，总部设在瑞士日内瓦，下设三个主要机构：世界卫生组织大会、执行委员会及秘书处。目前，世界卫生组织已经拥有 193 个会员国。

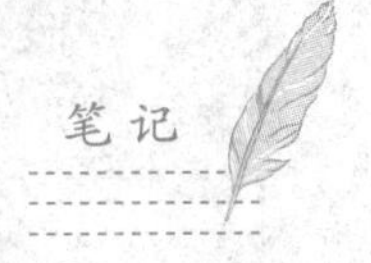

相关知识

The Role of WHO in Public Health

1. To provide leadership on matters critical to health and engage in partnerships where joint action is needed;

2. To shape the research agenda and stimulate the generation, translation and dissemination of valuable knowledge;

3. To set norms and standards and promote and monitor their implementation;

4. To articulate ethical and evidence-based policy options;

5. To provide technical support, catalyze change, and build sustainable institutional capacity; and monitor the health situation and assess health trends.

WHO的专业机构有:①顾问和临时顾问;②专家咨询团和专家委员会,共47个,其中有关药品、生物制品、血液制品的有6个,它们是:生物制品标准化、药物成瘾和酒精中毒、药物评价、人血制品和有关产品、国际药典和药物制剂、传统医学专家委员会;③全球和地区医学研究顾问委员会;④WHO合作中心。我国有42个卫生机构已被指定为WHO合作中心,其中涉及药品的质量控制合作中心(中国食品药品检定研究院),WHO传统药物合作中心(中国医学科学院药用植物资源开发研究所),WHO传统医学合作中心(中医研究院中药研究所)。

WHO总部秘书处设有总干事办公室,有总干事和5名助理总干事,每位助理总干事分管若干处。有关药品方面由“诊断、治疗和康复技术处”管理。诊断、防止疾病药物方面的主要工作有:

(1)制定药物政策和药物管理规划:要求各国采取行动,选择、供应和合理使用基本药物约200种。

(2)药品质量控制:编辑和出版国际药典(1979年出第三版);主持药品的统一国际命名以避免药品商品名称的混乱;出版季刊《药物情报》,通报有关药品功效和安全的情报。

(3)生物制品:制定国际标准和控制质量,通过其合作中心向会员国提供抗生素、抗原、抗体、血液制剂、内分泌制剂的标准品,支持改进现有疫苗和研制新的疫苗。

(4)药品质量管理:制定并经1977年世界卫生大会通过《药品生产和质量管理规范》(简称WHO的GMP)《国际贸易药品质量认证体制》(简称WHO的认证体制,1975年制定)两个制度,大会建议并邀请各会员国实施和参加。

本章小结

本章介绍了我国药事组织的类型及其职责,美国、日本和世界卫生组织药品管理组织机构,重点介绍了我国药品监督管理行政机构和技术机构的组织体系及其职责,主要内容为:

1. 药事组织是指为了实现药学的社会任务,经由人为的分工形成的各种形式的药事组织机构的总称。药事组织的基本类型有:药品生产、经营组织;医疗机构药房组织;药学教育组织、科研组织;药品管理行政组织;药事社团组织。

2. 药品监督管理行政机构包括国家药品监督管理部门;省、自治区、直辖市药品监督管理部门;市、县食品药品监督管理机构。药品监督管理的技术机构包括药品检验机构、药典委员会、中药品种保护审评委员会、药品审评中心、药品评价中心、食品药品审核查

笔记
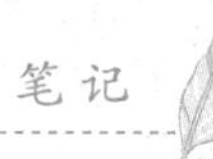

验中心等。

3. 国家食品药品监督管理总局负责药品管理的工作包括对药品的研制、生产、流通、使用进行行政监督和技术监督。负责药品管理的业务机构有:药品注册司;药品安全监管司;稽查局;政策法规司。省级药品监督管理部门负责辖区内药品监督管理,综合监督食品、保健品、化妆品安全管理。

4. 我国药品管理工作的相关部门包括卫生计生行政部门;中医药管理部门;发展和改革宏观调控部门;人力资源和社会保障部门;工商行政管理部门;工业和信息化管理部门;商务管理部门和海关等。

5. 药学教育组织是为维持和发展药学事业培养药师、药学家、药学工程师、药学企业家和药事管理干部。药学科研组织的主要功能是研究开发新药、改进现有药品以及围绕药品和药学的发展进行基础研究,提高创新能力,发展药学事业。

6. 药事社团组织是党和政府联系药学科学技术工作者的桥梁和纽带,是国家推动药学科学技术和民族医药事业健康发展,为公共健康服务的重要力量,发挥了协助政府管理药事的作用。

7. 美国、日本及世界卫生组织药品管理机构的主要工作职责。

复习思考题

1. 简述我国药事组织的分类及其功能作用。
2. 简述国家食品药品监督管理总局药品管理的主要职责。
3. 简述药品管理工作相关部门的职责。
4. 中国食品药品检定研究院的机构设置及其职责有哪些?
5. 国家药典委员会的主要职责有哪些?
6. 简述中国药学会的性质、宗旨。
7. 简述美国、日本药事管理机构及其职责。

课程实践

【实践名称】参观药品监督管理部门或药品检验机构。

【实践目的】通过对省(市)级食品药品监督管理局或药品检验所的实地参观,熟悉其内部的组织机构及其职责,使学生加深理解课堂教学的内容。

【实践内容】参观省(市)级食品药品监督管理局或药品检验所,结合工作人员的介绍及自身的观察与体会,绘制出所参观药事组织的组织机构图并列表概括其相应的职责。

【实践安排】1. 复习药事组织中药品监督管理部门及药品检验机构的相关内容。
2. 对学生进行安全教育。
3. 在参观单位工作人员的带领下,有秩序、有目的地进行参观学习,认真倾听工作人员的讲解。
4. 参观结束后,每位同学独立绘制出所参观药事组织的内部组织机构图,并用表格概括3个相关部门的职责。

【实践测试】老师根据学生所绘制的组织机构图及其表格的质量予以评价并总结。

(杨世民)

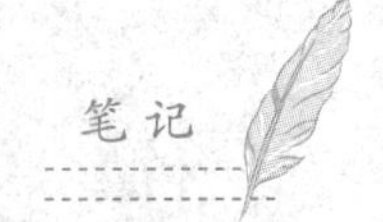

第四章　药学技术人员管理

学习要求

通过本章学习，使学生了解药师、执业药师的概念、功能、职责、分布以及药学技术人员应遵守的职业道德规范，为今后在工作学习中自觉遵守法律法规和药学职业道德规范、成为一名合格的药学工作者奠定基础。

1. 掌握　执业药师的定义；执业药师考试、注册、继续教育管理规定；执业药师的职责；药师职业道德原则。

2. 熟悉　药师的功能；中国执业药师职业道德准则；药学道德规范的特点；药品生产企业、经营企业、医疗机构药学道德要求；医疗机构药学技术人员行为规范。

3. 了解　药师的含义和发展；药师法规的主要内容；药学技术人员的概念及配备依据。

问题导入　药师分布概况

在欧、美、日等国家，药师主要集中在社会药房和医院药房。美国 90% 以上药师分布于独立或连锁社区药房和医院药房，约 3% 的药师分布于工业部门。英国约 70% 的药师在医院药房和社会药房，30% 左右在药品生产企业以及教学、科研、政府部门工作。澳大利亚在岗注册药师中，社会药房药师约 80%；医院及临床机构药师约 14%；制药企业的药师约为 2%。德国药剂师约 84% 分布于社会药房；医院药剂师仅占 3.37%；制药企业、行政部门、专业组织机构及科研机构药剂师占 11.18%。

据我国卫生和计划生育事业发展统计公报，2013 年我国医疗机构的卫生技术人员共计 721.1 万人，其中药师（士）39.6 万人；2015 年 12 月底，全国拥有执业药师资格的人数达 65 万人。截至 2015 年 11 月 30 日，全国注册执业药师 250 180 人，注册于药品生产企业、药品批发企业、社会药店、医疗机构的执业药师分别为 2937 人、33 462 人、211 033 人、2748 人。

请阅读以上材料，思考并讨论：

（1）卫生技术人员包括哪些？药师与执业药师有何区别？

（2）我国药师的工作分布与发达国家有何区别？

第一节　药学技术人员概述

一、概　　述

（一）药学技术人员

药学技术人员是指取得药学类专业学历，依法经过国家有关部门考试考核合格，取得专业技术职务证书或执业药师资格，遵循药事法规和职业道德规范，从事与药品的生产、经营、使用、科研、检验和管理有关实践活动的技术人员。包括药师、执业药师、临床药师等。

（二）药学技术人员配备依据

1. 法律规定　《中华人民共和国药品管理法》（2015 年修订）规定：开办药品生产企业，必须具有依法经过资格认定的药学技术人员、工程技术人员及相应的技术工人；开办药品经营企业

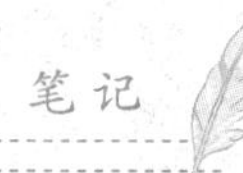

必须具有依法经过资格认定的药学技术人员；医疗机构必须配备依法经过资格认定的药学技术人员。非药学技术人员不得直接从事药剂技术工作。

2. **法规规定** 《中华人民共和国药品管理法实施条例》(2002年)规定：经营处方药、甲类非处方药的药品零售企业，应当配备执业药师或者其他依法经资格认定的药学技术人员；医疗机构审核和调配处方的药剂人员必须是依法经资格认定的药学技术人员。

3. **有关规章、规范性文件的规定**

(1)《处方管理办法》(2006年)规定：取得药学专业技术职务任职资格的人员方可从事处方调剂工作。药师在执业的医疗机构取得处方调剂资格。药师签名或者专用签章式样应当在本机构留样备查。具有药师以上专业技术职务任职资格的人员负责处方审核、评估、核对、发药以及安全用药指导；药士从事处方调配工作。

(2)《药品生产质量管理规范》(2010年修订)规定：生产管理负责人应当至少具有药学或相关专业本科学历(或中级专业技术职称或执业药师资格)，具有至少三年从事药品生产和质量管理的实践经验，其中至少有一年的药品生产管理经验，接受过与所生产产品相关的专业知识培训。质量管理负责人应当至少具有药学或相关专业本科学历(或中级专业技术职称或执业药师资格)，具有至少五年从事药品生产和质量管理的实践经验，其中至少有一年的药品质量管理经验，接受过与所生产产品相关的专业知识培训。质量受权人应当至少具有药学或相关专业本科学历(或中级专业技术职称或执业药师资格)，具有至少五年从事药品生产和质量管理的实践经验，从事过药品生产过程控制和质量检验工作。

(3)《药品经营质量管理规范》(2015年修订)规定：药品批发企业的负责人应当具有大学专科以上学历或者中级以上专业技术职称，熟悉有关药品管理的法律法规；企业质量负责人应当具有大学本科以上学历、执业药师资格和3年以上药品经营质量管理工作经历；企业质量管理部门负责人应当具有执业药师资格和3年以上药品经营质量管理工作经历。药品零售中的企业法定代表人或者企业负责人应当具备执业药师资格；企业应当按照有关规定配备执业药师，负责处方审核，指导合理用药；质量管理、验收、采购人员应当具有药学或者医学、生物、化学等相关专业学历或者具有药学专业技术职称。从事中药饮片质量管理、验收、采购人员应当具有中药学中专以上学历或者具有中药学专业初级以上专业技术职称。

(4)《医疗机构药事管理规定》(2011年)规定：医疗机构药学专业技术人员不得少于本机构卫生专业技术人员的8%。建立静脉用药调配中心(室)的，医疗机构应当根据实际需要另行增加药学专业技术人员数量。二级以上医院药学部门负责人应当具有高等学校药学专业或者临床药学专业本科以上学历，及本专业高级技术职务任职资格；除诊所、卫生所、医务室、卫生保健所、卫生站以外的其他医疗机构药学部门负责人应当具有高等学校药学专业专科以上或者中等学校药学专业学历，及药师以上专业技术职务任职资格。三级医院临床药师不少于5名，二级医院临床药师不少于3名。临床药师应当具有高等学校临床药学专业或者药学专业本科毕业以上学历，并应当经过规范化培训。医疗机构应当加强对药学专业技术人员的培养、考核和管理，制订培训计划，组织药学专业技术人员参加毕业后规范化培训和继续医学教育，将完成培训及取得继续医学教育学分情况，作为药学专业技术人员考核、晋升专业技术职务任职资格和专业岗位聘任的条件之一。

二、药师的定义和类别

(一) 药师的定义

药师在字典中和在法律中的定义有所不同。我国《辞海》中药师的定义是指“受过高等药学教育或在医疗预防机构、药事机构和制药企业从事药品调剂、制备、检定和生产等工作并经卫生部门审查合格的高级药学人员”。我国《执业药师资格制度暂行规定》中明确指出：“执业药师是

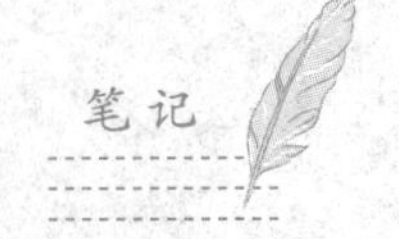

指经全国统一考试合格，取得《执业药师资格证书》，并经注册登记，在药品生产、经营、使用单位执业的药学技术人员。”美国韦氏字典对药师的定义是“从事药房工作的个人”。美国《标准州药房法》中药师的定义是“州药房理事会正式发给执照并准予从事药房工作的个人”。英国的《药品法》规定：“药师是指领有执照，可从事调剂或独立开业的人。”日本的《药剂师法》没有对药师或药剂师作出定义，但规定：“欲成为药剂师者，必须得到卫生劳动大臣颁发的许可（执照）；许可自厚生省大臣在药剂师名册上登记（即注册）之时起生效；药剂师主要从事调剂、提供医药品或其他药学服务的工作。”

上述不同定义表明，广义的药师（pharmacist）泛指受过高等药学专业教育，从事药学专业技术工作的个人；而执业药师（licensed pharmacist）是指依法经资格认定，准予在药事单位（主要是药房）执业的药师。各国药师法、药房法或有关法规、规章，对执业药师资格认定的条件、程序等均作出规定，其内容大同小异。

（二）药师的类别

1. 根据所学专业可分为：西药师、中药师、临床药师。

2. 根据职称职务可分为：药师、主管药师、副主任药师、主任药师。

3. 根据工作单位可分为：药房药师（包括医院药房药师和社会药房药师）、药品生产企业药师、药品经营企业药师、药物科研单位药师、药检所药师、药品监督管理部门药师。

4. 根据是否拥有药房所有权分为：开业药师（practitioner pharmacist）、被聘任药师（employed pharmacist）。

5. 根据是否依法注册可分为：执业药师、药师。

三、药师的功能

药师的功能包括药学专业性功能，药学基本技术功能，行政、监督和管理的功能以及企业家功能。

（一）药学专业性功能

由于药学工作部门专业性不同，药师所具有的专业功能就不同。各类型药房中工作的药师的主要专业功能是药品使用控制。药品使用控制是知识、了解、评价、过程、技术、控制和伦理的总和，是确保分发和使用药品安全和有效的手段，是长期以来社会对药师功能的期望。药师必须通过4~5年药学专业教育，临床药师还应通过临床药学专业实践或经临床药学专业培养。药师的认识能力通过数年的专业学习可以获得，判断能力则需通过实习实践来掌握。药师如何把所学专业知识运用于药房服务的实践，体现了其药学专业性功能。

1. **调配处方**　配方发药是药房药师日常工作中最常见的一项工作。一般来说配方发药可分为6个步骤，其中有的工作必须由药师负责或操作。

（1）收方。

（2）检查处方：必须由药师检查。

（3）调配处方：已配备好的药品不一定由药师负责；需临时配制又有技术要求的药品则须由药师负责。

（4）贴标签：标签内容由药师负责，具体工作则不需药师做。

（5）复查处方：应由药师负责。

（6）发药：应由药师负责给患者交代用药注意事项，并答复患者询问，特别是避免患者不正确地使用药品，这是药师重要的专业功能作用之一。

2. **提供专业的意见**　提供专业范围内的信息和意见是药师最重要的功能。当患者、医生、其他卫生工作者、政府或药厂等询问有关药学专业知识和技术方面的问题时，药师应有能力提供内容、水平合乎要求的信息。

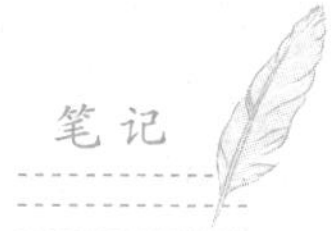

尤其是医院药房药师，不仅个人应充分发挥这方面的作用，而且应建立药品信息中心，为临床提供有关药品信息和用药建议。如药品相互作用的信息、药物成瘾性和毒副作用的信息、上市药品信息等。

在社会药房工作的药师，通常遇到无医生处方而自行治疗的患者，这对药师提供药品及其使用的信息有更高的要求。

3. **选择贮存的药品** 药师应根据专业知识和评价能力来选择购进合乎临床要求的药品。而药厂和药品生产中药师的主要专业功能是制造、生产计划和库存控制等功能。

（二）药学基本技术功能

由于药房工作机械化程度不同，人员配备不同，药师所承担的技术操作工作也有所不同。但从药师的功能作用来说，一般的非专业技术的操作和劳动，如：药品分装、贴标签和上架，清洁，搬运药品，配制药品前的准备工作等，应配备其他人员来做，药师只需进行监督检查。负责药品研发和生产一线的药师基本技术功能包括调配、制造、合成、分离、提取、鉴别等。

（三）行政、监督和管理的功能

担任药房主任或部门负责人的药师，承担药房或本部门的管理工作。即使没有担任行政职务的药师，在日常的工作中也或多或少地承担了一定程度的管理工作。

药学是一门综合性科学，因此药品监督管理部门的执法必须由懂技术或了解科学背景的药师来执行。药师作为行政主体对行政相对方进行监督管理时所发挥的就是行政监督的功能，在相关章节都有详述。在一些国家中，这些药师通常具有法学专业的第二学位。

相关知识

药房药师的实践活动

据美国药学协会（American Pharmaceutical Association，APHA）和美国药学院协会（AACP）一份有关药房药师实践活动的调查报道，属药房行政管理和经营管理的活动有27项；属调剂、制剂的活动有19项；属直接与保健有关的活动有18项；属教育专业的活动有14项。调查还统计了各类型工作中药师工作时间的分布情况。统计结果显示，管理性工作占总工作时间的33%左右；直接与患者保健有关的工作占12%，20世纪90年代呈上升趋势；药房传统性工作占47%；其他工作占8%。

（四）企业家功能

负责药品生产、经营企业管理的药师，尚有企业家功能。企业家应具有承担投资风险的能力，这主要是在经济独立核算、自负盈亏的企业性药房中，担任主任或经理的药师应具有的功能作用。与此同时，担任企业家的药师，必须十分注意日常工作中出现的细小矛盾并把药学的社会任务放在首位。

相关知识

药师的职责

药师的基本职责是保证所提供药品和药学服务的质量。不同性质的岗位，其岗位职责范围不同。

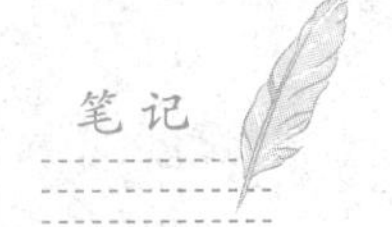

（1）药物研发领域药师的职责：①根据新药管理要求研究药品的物理化学性质，处

方、生产工艺和剂型；②在科学调查研究的基础上，在质量或成本方面改进现有处方和生产过程；③评价新原料在药物制剂中潜在的价值；④临床试验新药的制备、包装和质量控制；⑤评价新辅料如赋形剂、溶剂、防腐剂等在剂型中潜在的价值；⑥临床试验新药的制备、包装和质量控制；⑦新药的稳定性研究，并提出贮藏的条件要求；⑧在常规生产中初次使用的新设备的优缺点方面的科学研究；⑨对提出的包装材料和容器的稳定性的调查研究；⑩新药质量标准的研究。

(2) 药品生产领域药师的职责：①确保所生产药品的质量，承担药品检验和质量控制工作：制定药品生产工艺规程，岗位操作法，标准操作规程等生产管理文件并严格实施，与化学专业人员一起改进检验方法，对药品质量稳定性进行考察，保证生产出合格的药品并出具检验报告；②制订药品生产计划，保证药品供应；③进行库存控制，确定物料贮存期，药品有效期；④从事新产品的研制，质量标准制定及申报工作；⑤销售部门药师的负责保证产品的销售；⑥负责药品不良反应的监测和报告等。

(3) 药品流通领域药师的职责：①负责依据药事管理法，构建药品流通渠道；②制定并监督实践企业管理制度，推行 GSP 管理；③负责进货企业的资格审定，参与编制购货计划；④负责首营企业和首营品种的审核与验收；⑤负责指导药品的合理养护和保管；⑥负责药品质量档案的建立；⑦负责提供用药咨询，指导药品的购买和使用；⑧负责处方的审核，监督调配处方；⑨负责药品分类管理的实施；⑩负责员工的药品知识、药事法规宣传教育、培训等。

(4) 医疗机构药房药师的职责：①负责药品采购、处方调配、静脉用药集中调配和医院制剂配制；②负责药学专业知识和信息的传递，提供用药咨询和指导，合理用药知识的宣传；③负责药品养护保管、药品质量检查，特殊药品的管理；④开展药品质量监测，药品严重不良反应和药品损害的收集、整理、报告等；⑤药品使用的统计和经济分析；⑥负责临床用药相关信息的收集。

(5) 临床药师的主要功能：①参与临床药物治疗工作，审核用药医嘱或处方，与临床医师共同设计药物治疗方案，进行治疗药物的监测，并依据其临床诊断和药动学、药效学的特点设计个性化给药方案并实施与监护；②参与日常性查房和会诊、参加危重患者的救治与病案讨论，协助临床医师做好药物鉴别遴选工作；③协助临床医师进行药物临床观察，尤其对新药上市后的安全性和有效性进行监测，并进行相关资料的收集、整理、分析、评估和反馈；④结合临床药物治疗实践，进行用药调查，开展合理用药、药物评价和药物利用的研究；⑤开展合理用药指导、宣传用药知识，为医务人员和患者提供及时、准确、完整的用药信息及咨询服务。

第二节 药师法规

在药学职业化过程中形成了药师管理的法律法规。药师法律法规是国家立法机构按照立法程序制定、颁布的，是调整与药师职业活动相关的行为和社会关系的法律规范。药师的法律法规包括全国性药师法、地方性药师法（或药房法）以及政府有关部门发布的药师条例、规定等，本书统称为药师法（Pharmacist Law）。

一、药师法的历史发展

用法律方法管理与人们生命健康密切相关的医药职业已有悠久历史。在公元初，古罗马帝国便颁布了医生许可证的法规，该规范虽然很简单，但它是由国家权力机构颁布的，明确规定了什么人、经什么手续审核批准，才能取得政府发给的医生许可证，才能从事医生的职业。该规范

笔记

是现代《医师法》《药师法》的雏形。

(一) 早期的药师法律法规

药师的法律规范是医药分业和药学职业化过程中产生的。1240年,意大利腓特立二世医药分业的法规,要求药学职业要完全从医学职业中分离出来,实行药师许可证制度,仅有少数符合条件的人得到政府许可作药师。13世纪后,欧洲一些国家制定了《药师法》,或在有关法律中对药师的批准、行为规范等作出规定。

13世纪,法国的Parisian法规,明确了药师必须通过考试才能开业。1407年的《热那亚药师法典(修订)》(The Pharmacists Code of Genoa, as revised 1407),是目前所知道的一份完整的《药师法典》。该法典规定了哪些人经过什么部门批准才能获得药师执照;必须有药师执照才能继承、经营、掌管药房。只有执业药师才能零售自己配制的、贴有自己标签的糖浆剂、酏剂、丸药等药物制剂,才能出售、传递、允许使用毒药。执业药师不得沿街叫卖以上制剂;不得使用别的药师的标签和商标;不得收受任何推销礼品。为了防止暴利的诱惑、犯罪,规定药师不得和医生合伙或协议做生意,所有药师每年都要在行业主席前宣誓遵守这项规定。《热那亚药师法典》既有现代药师法的内容,同时还包括了《药师职业道德规范》的内容。

中世纪晚期,欧洲国家在药学职业化进程中强化药师的功能作用,明确药师与医师功能作用上的差异,从法律上规定成为药师的条件和行为规范,对药师专业水平的要求是18世纪后逐渐形成的。1725年,普鲁士最先提出药师考试的学科标准,相继在德国、法国建立了高等药学学校,培养合格药师。以后在《药师法》中规定了药师应具有的学历条件。

(二) 近代药师法的发展

近代的药师法有两种名称,一是《药师法》(Pharmacists Law);另一是《药房法》(Pharmacy Act)。

英国于1852年通过议会立法颁布了《药房法》,授权英国大不列颠药学会负责药师考试和发给许可证。英国的药房法经多次修订,对药师资格条件、考试注册、职责等规定日益明确。

1865年后,美国许多州都颁布了《药房法》,目前《药房法》仍是州法。20世纪70年代,美国全国药房委员会(National Association of Boards of Pharmacy, NABP)制定发表了《标准州药房法》(Model State Pharmacy Act, MSPA),以后各州基本上都根据此法制定州药房法。《标准州药房法》共6部分:第一部分,法的名称、目的和定义;第二部分,药房委员会(board of pharmacy);第三部分,发许可证;第四部分,惩罚;第五部分,药事单位注册;第六部分,其他。

日本在19世纪明治22年制定的"药品经营及药品取拿规则"中,提出了药剂师有关规定。但单行的《药剂师法》是1960年颁布的,1961年相继发布了《药剂师法施行令》和《药剂师法施行规则》。以后经多次修订,现行药师法规有日本国会1999年12月修订、颁布的《药剂师法》,日本内阁2000年6月修订发布的《药剂师法施行令》,以及日本厚生省2000年10月修订发布的《药剂师法施行规则》。《药剂师法》共五章:第一章,总则;第二章,许可;第三章,考试;第四章,业务;第五章,罚则。

(三) 我国有关药学技术人员管理的法规

20世纪20年代,我国有了对药师执业管理的单行法规,国民党政府于1929年发布《药师暂行条例》,于1943年颁布《药师法》。1951年,中华人民共和国卫生部发布了《药师暂行条例》及《医士、药剂士、助产士、护士、牙科技士暂行条例》。之后,我国对卫生技术人员实行技术职称评定制度,卫生部发布了《卫生技术人员职称及晋升条例》《医院工作制度与工作人员职责》等规章,对药学人员的资格、职称、职责等作了具体规定。1984年,《中华人民共和国药品管理法》颁布,其中规定药品经营企业、医疗机构必须具有依法经过资格认定的药学技术人员。随后开始了药师法立法的酝酿活动。1994年,国家人事部和医药管理局发布《执业药师资格制度暂行规定》,于1995年开始实施执业药师资格考试和注册制度。1999年,人事部和国家药品监督管理

笔记

局发布了修订的《执业药师资格制度暂行规定》及《执业药师资格考试实施办法》。2000年，国家药品监督管理局颁布了《执业药师注册管理暂行办法》，2008年，国家药品监督管理局颁布了《关于执业药师注册管理暂行办法的补充意见》。

二、国外药师法的内容

20世纪以来，随着药品国际贸易的发展，各国药师法的内容越来越相似。现代药师法的主要内容包括：获得许可，取得执照才能执业；药师资格条件；考试；业务；罚则等方面的内容。有关行为规范方面的要求，大多体现在药师职业道德规范中。

（一）许可

许可（license）是指经有关主管部门批准并发给执照准予个人从事药房实践（practice of pharmacy）的过程。各国药师法/药房法都规定药师必须取得法定部门许可，发给执照才能在药房执业，否则就是非法执业，是违法行为，应按法律规定给予相应惩罚。

1. 批准许可颁发药师执业执照的部门

（1）卫生行政部门：许多国家的药师法/药房法规定，由卫生行政部门负责实施执行该法，负责批准药师许可，颁布药师执业执照。例如日本《药剂师法》第二条“药剂师必须取得厚生大臣的许可”。我国香港、台湾地区的药师法均规定由卫生主管机关颁发药师证书和执业执照。

（2）药师行业协会/药学会：英国在1852年的《药房法》中便授权药学会负责药师许可和发给执业执照，一直沿袭至今。德国等一些欧洲国家与英国相似。

（3）专门的委员会：美国负责实施州药房法的机构是“州药房委员会”，该委员会是经州长任命、州议会通过产生的。药房委员会由6~8人或更多一些人组成，其中有1~2名官员代表、5~6名执业药师代表（社会药房、医疗机构药房）。该委员会属于卫生系统。

2. 取得许可的条件

（1）必须通过药师考试并合格者。

（2）年龄符合要求者（各国不完全相同）。

（3）身体健康符合要求者（日本药剂师法规定瞎、聋哑者属不够资格。美国规定酗酒、吸毒者、身体或脑力障碍不适合或不可能履行药房工作职责的人不得申请）。

（4）良好的道德和职业情操。

（5）从未触犯过特殊管理药品的法规和药品管理法。

（二）药师考试

1. 应试资格

（1）学历条件：①就读于教育主管部门正式批准或承认的大学，学习药学专业，并修完药学专业全部课程，合格毕业者（美国规定获学士学位或Pharm.D学位）；②日本规定考生必须符合以下条件之一：完成正规大学课程并毕业者；在国外药科院校毕业或已取得国外药师资格，经厚生省承认其同等学力和技能者。

（2）实习要求：美国要求必须具有见习药师经历，并经州药房委员会的药房工作考试合格。

2. 组织实施考试的部门

（1）卫生行政部门：日本规定由厚生省实施。

（2）药学会或药师协会。

（3）国家的考试机构。

3. 应试者必须按规定交纳费用

4. 考试合格者发给药师资格证书

（三）注册

药师考试合格，并具备许可要求条件的，由本人向批准许可部门交齐所要求的资料、证件，

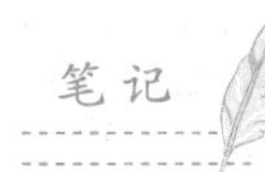

申请登记，由许可部门发给药师执业执照。这一过程称为注册（registration）。

（四）业务

1. **药房实践** 美国标准州药房法第104条"药房实践"（practice of pharmacy），是对执业药师的最基本要求。药房实践的内容包括：解释和评价处方、医嘱；药品和用品的混合、调配、贴标签（除制药厂已贴签外，以及非处方药批发商和商业性包装的处方药、用品已贴签外）；参加选择药物和药物利用评价；安全、适合地贮藏药品和用品，并保存记录；根据需要和管理要求，有责任对药物治疗的价值、内容、危害和用药提出建议；在管理、控制、指导药房工作的过程中执行药房法。药房实践的内容不是固定不变的，应根据医药卫生事业发展变化以及各地实情有所调整。

2. **对药师业务要求** 日本药剂师法对药师业务提出了以下要求：从事调配工作的药剂师无正当理由不得拒绝调配处方；必须在规定的场所，根据医师处方调配；药剂师不得自行更改处方，有疑问时应询问开方医师，未澄清疑问不得调配；必须在调配好的药品包装或容器上注明患者姓名、用法、用量，才能将药品发给患者；调配完后应按规定在处方笺上记述并署名、盖章；处方保留3年。

（五）罚则

各国药师法（药房法）规定了罚则，主要内容有：哪些情况将受到处分；哪些情况将受行政处罚；程序；哪些情况将受刑事制裁。以日本药剂师法为例，罚则的规定如下：

1. 未取得药剂师资格许可者，出于销售目的调配处方的，处3年以下徒刑或10万日元罚款，也可同时实施。

2. 药剂师未在规定场所调配处方，或未根据医师处方，自行调配药品发给患者，或擅自更改处方进行调配者，或发药时未在容器或包装上注明患者姓名、用法、用量者，处1年以下徒刑或5万日元罚款，也可同时实施。

3. 准予学历不合要求者、或故意或由于重大过失考前泄露试题，以及不正当评分者处3万日元罚款。对处方中有疑问未澄清便调配者、或未按规定作处方笺记述者、或未按规定作药剂调配记录者处3万日元罚款。

4. 药剂师未按2年必须呈报规定的呈报者，处以1万日元罚款。

三、我国执业药师资格相关制度

1999年，国家人事部、国家药品监督管理局重新修订了《执业药师资格制度暂行规定》《执业药师资格考试实施办法》《执业药师注册管理暂行办法》。其主要内容介绍如下：

1. **执业药师（licensed pharmacist）的定义** 执业药师是指经全国统一考试合格，取得《执业药师资格证书》并经注册登记，在药品生产、经营、使用单位中执业的药学技术人员。

2. **执业药师资格制度的性质** 执业药师资格制度纳入全国专业技术人员执业资格制度范围，其性质是对药学技术人员实行的职业准入控制。所谓执业资格是指政府对某些责任较大、社会通用性强、关系公共利益的专业（工种）施行准入控制，是依法独立开业或从事某一特定专业（工种）学识、技术和能力的必备标准。执业药师资格制度不同于执业药师法，但将为制定我国的执业药师法奠定基础。

3. **执业药师考试** 执业药师资格考试属于职业资格准入考试，实行全国统一大纲、统一命题、统一组织的考试制度。每年举行一次。

参加考试必须具备的条件：①中华人民共和国公民和获准在我国境内就业的其他国籍的人员；②学历和从事药学、中药工作的时间应符合以下要求：取得药学、中药或相关专业博士学位者；硕士需从事药学或中药专业工作满1年者；学士需从事专业工作满3年者；大专毕业需从事专业工作满5年者；中专毕业需从事专业工作满7年者。

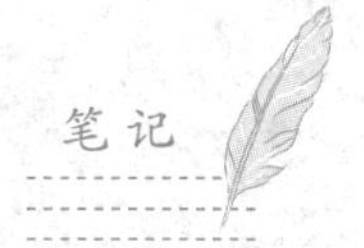

考试科目：药学（或中药学）专业知识（一）、药学（或中药学）专业知识（二）、药事管理与法

规、综合知识与技能4个科目。

执业药师资格考试合格者发给《执业药师资格证书》，该证书在全国范围内有效。2005—2015年我国执业药师考试情况见表4-1。

表4-1 2005—2015年执业药师考试情况

年份(年)	报考人数(人)	参考人数(人)	合格人数(人)	合格率(%)
2005	113 922	91 370	16 610	18.18
2006	105 838	84 407	14 174	16.79
2007	108 881	86 576	9472	10.94
2008	107 862	84 333	9479	11.24
2009	125 205	92 547	11 461	12.38
2010	132 755	100 569	11 183	11.12
2011	145 970	109 717	14 403	13.13
2012	188 074	146 874	25 969	17.68
2013	402 359	329 886	51 865	15.72
2014	840 189	702 459	137 118	19.52
2015	1 121 400	937 700	235 000	25.16

4. **执业药师注册** 执业药师实行注册制度。国务院药品监督管理部门为全国执业药师注册管理机构，省级药品监督管理部门为本辖区执业药师注册机构。

执业药师按照执业类别、执业范围、执业地区注册。执业类别分为药学类、中药类；执业范围分为药品生产、药品经营、药品使用；执业地区为省、自治区、直辖市。执业药师只能在一个执业药师注册机构注册，在一个执业单位按注册的执业类别、执业范围执业。

(1) 申请注册的条件：申请人必须同时具备以下4项条件：①取得《执业药师资格证书》；②遵纪守法，遵守职业道德；③身体健康，能坚持在执业药师岗位工作；④经执业单位同意。

(2) 有下列情况之一者不予注册：①不具有完全民事行为能力者；②因受刑事处罚，自处罚执行完毕之日到申请之日不满2年的；③受过取消执业药师资格处分不满2年的；④国家规定不宜从事执业药师业务的其他情形。

(3) 注册程序：首次申请人填写《执业药师首次注册申请表》，并按规定提交有关材料；注册机构在收到申请30日内，对符合条件者根据专业类别进行注册；在《执业药师资格证书》中的注册情况栏内加盖注册专用印章；发给国家食品药品监督管理部门统一印制的《执业药师注册证》。

(4) 再次注册：执业药师注册有效期为3年，有效期满前3个月，持证者须到原注册机构申请办理再次注册。再次注册必须提交执业药师继续教育学分证明。

(5) 变更注册：执业药师在同一执业地区变更执业单位或范围的，以及变更执业地区的，均须依法变更注册。

(6) 注销注册：有下列情况之一的，予以注销注册：①死亡或被宣告失踪的；②受刑事处罚的；③被吊销《执业药师资格证书》的；④受开除行政处分的；⑤因健康或其他原因不能从事执业药师业务的。

药师考点

1. 执业药师资格制度

(1) 执业药师制度的内涵

笔记

（2）执业药师管理部门

2. 执业药师资格考试与注册管理

（1）执业药师资格考试

（2）执业药师注册管理

5. 执业药师的职责、权利和义务

（1）执业药师的基本准则：执业药师必须遵守职业道德，忠于职守，以对药品质量负责、保证人民用药安全有效为基本准则。

（2）执业药师必须严格执行《药品管理法》及相关法规、政策，对违法行为或决定，有责任提出劝告制止、拒绝执行或向上级报告。

（3）执业药师在执业范围内负责对药品质量的监督和管理，参与制定、实施药品全面质量管理及对本单位违反规定的处理。

（4）执业药师负责处方的审核及监督调配，提供用药咨询与信息，指导合理用药，开展药物治疗的监测及药品疗效的评价等临床药学工作。

6. 执业药师的继续教育　为了使执业药师始终能以较高的专业水平为人们的健康服务，《执业药师资格制度暂行规定》明确将执业药师继续教育纳入法制化管理范畴，规定执业药师必须接受继续教育。执业药师继续教育，是以提高业务水平和素质为目的的各种教育和训练活动。继续教育内容要适应各类别、各执业范围执业药师的需要，具有科学性、先进性、实用性和针对性，应以现代药学科学发展中的新理论、新知识、新方法为重点。执业药师继续教育实行学分制、项目制和登记制度。继续教育项目分为必修、选修和自修等3类，包括：培训、研修、学术会议、学术讲座、专题研讨会、专题调研或考察、撰写论文和专著等。执业药师继续教育由各省级药品监督管理部门组织实施，由批准的执业药师培训机构承担。执业药师接受继续教育经考核合格后，由培训机构出具学分证明，以此作为再次注册的依据。

相关知识

执业药师继续教育内容

根据国家食品药品监督管理总局“三定方案”规定的要求，中国药师协会承担执业药师继续教育管理职责。为加强执业药师管理，规范执业药师继续教育工作，中国药师协会制定了《执业药师继续教育管理试行办法》。2015年7月30日，该会以国药协发〔2015〕8号文件印发了《执业药师继续教育管理试行办法》。

试行办法第十条规定：执业药师继续教育内容应以药学服务为核心，以提升执业能力为目标，包括以下方面的内容：①药事管理相关法律法规、部门规章和规范性文件；②职业道德准则、职业素养和执业规范；③药物合理使用的技术规范；④常见病症的诊疗指南；⑤药物治疗管理与公众健康管理；⑥与执业相关的多学科知识与进展；⑦国内外药学领域的新理论、新知识、新技术和新方法；⑧药学服务信息技术应用知识等。

药师考点

1. 执业药师主要职责

2. 执业药师继续教育

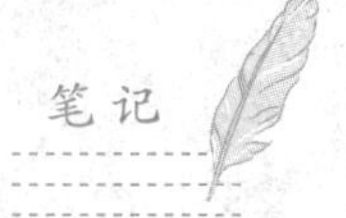

（1）继续教育的内容和形式要求

（2）继续教育学分管理

7. **法律责任**

（1）凡以骗取、转让、借用、伪造《执业药师资格证书》《执业药师注册证》等不正当手段进行注册的人员，由执业药师注册机构收缴注册证并注销注册；构成犯罪的，依法追究其刑事责任。

（2）执业药师注册机构工作人员，在注册工作中玩忽职守、滥用职权、徇私舞弊，由所在单位给予行政处分；构成犯罪的，依法追究刑事责任。

相关知识

临床药师简介

《医疗机构药事管理规定》对临床药师的定义：临床药师是以系统药学专业知识为基础，并具有一定医学和相关专业基础知识与技能，直接参与临床用药，促进药物合理应用和保护患者用药安全的药学专业技术人员。医疗机构应当根据本机构性质、任务、规模配备适当数量的临床药师，三级医院临床药师不少于5名，二级医院临床药师不少于3名。临床药师应当具有高等学校临床药学专业或者药学专业本科毕业以上学历，并应当经过规范化培训。临床药师应当全职参与临床药物治疗工作；对患者进行用药教育，指导患者安全用药。

第三节　药学职业道德

一、药学职业道德的概念和原则

道德是通过各种形式的教育和社会舆论的力量，使人们具有善和恶、荣誉与耻辱、正义与非正义等概念，并逐渐形成一定的习惯和传统，以指导或控制自己的行为。道德主要依靠社会舆论、传统习惯、内心信念和教育的力量，来引导和规范人们的行为。而法律是国家强制力保证其实施的行为规范体系，对人们行为的制约具有强制性。法律侧重于惩治，而道德侧重于防范尚未发生的违法行为。道德与法律在内容上相互渗透、包含。一般来说，法律所禁止的行为也就是道德谴责的不道德行为，可以说“法是道德最小的限度”。

道德的范围十分广泛，可概括由社会公德、婚姻家庭道德和职业道德三大领域构成，形成不同的道德规范要求的层次结构。

（一）药学职业道德

1. **职业道德**　职业道德（professional ethics）是人们在职业活动、履行其职责和处理各种职业关系的过程中，其思想和行为应遵循的特定的职业行为规范。职业道德主要由职业理想、职业态度、职业责任、职业技能、职业纪律、职业良心、职业荣誉、职业作风构成。

2. **药学职业道德**　古代医药业合一，医学职业道德中包含了药德，药学职业化过程中逐渐形成了药学职业道德。现代药学和医学虽然是不同的专业和职业，但它们都属于卫生保健职业（the health care profession），有共同的使命和目标——保障人们的健康和生命，维护人类的生存繁衍。因此药德与医德的基本精神是一致的，在具体原则和规范方面则各有侧重。

（二）药学职业道德原则

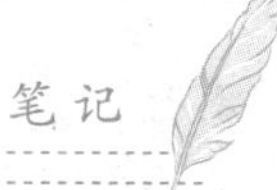

1. **职业道德原则**　职业道德原则（principle of professional ethics）是指反映某一发展阶段及

特定社会背景之中职业道德的基本精神，是调节各种职业道德关系都必须遵循的根本准则和最高要求。最早的职业道德原则以萌芽形态存在于职业习俗和个人主观意识中。后来形成同行社会认可的、比较具体的职业观念和一系列行为准则，再后来逐渐形成基本精神和一系列职业道德/伦理基本原则。

2. **药学职业道德原则**　现代中国的药学职业道德原则，是社会主义卫生事业性质和现代药学服务目的的集中体现；是社会主义社会药学道德关系及其要求的高度概括；是药学领域中复杂利益关系所决定的药学行为的多种道德价值的价值导向，与每一位药学人员自己的价值取向相统一；是继承祖国传统医药学道德和借鉴世界医药学道德，推陈出新的成果。

"药学职业道德原则可以概括表述为：保证药品质量，保障人体用药安全，维护人们用药的合法权益，实行社会主义、人道主义，全心全意为人民身心健康服务。"

药学职业道德的具体原则表现为：

(1) 质量第一的原则：药品质量的真伪优劣，直接关系到人们的身心健康和生命，关系到人类的生存、繁衍，关系到社会安定和进步。为此药学人员在执业中，必须处理好质量和数量、质量和经济利益、质量和品种、质量和速度等的关系，保证生产、经营、使用的药品是符合国家药品质量标准的，坚决不生产、经营、使用假药和劣药。

(2) 不伤害原则：药物治疗中伤害带有一定的必然性，因为药物的不良反应具有普遍性。此原则在于培养药师对患者高度负责及保护患者健康和生命的理念。在实践中，药师应与医师、护师及患者密切配合，合理用药，保障人体用药安全，尽量避免不必要的药疗伤害。

(3) 公正原则：公正原则应体现在人际交往公正和资源分配公正两方面。坚持公正的原则主要落实在合理协调日益复杂的医患、药患关系，合理解决日趋尖锐的健康权益分配的基本矛盾。

(4) 尊重原则：药患双方交往时应真诚尊重对方的人格。根据我国现行法律法规和价值观念，每一公民都享有以下人格权利，即人的生命权、健康权、身体权、姓名权、肖像权、名誉权、荣誉权、隐私权、遗体权；具有人格象征意义的特定纪念物品的财产权等。在实践中须强调药师尊重患者及其家属平等的人格权与尊严，强调对患者一视同仁、平等相待，维护患者用药的合法权益。

二、药学职业道德规范和行为准则

(一) 药学职业道德规范及其特点、作用

1. **药学职业道德规范的含义**　道德规范是社会根据其道德原则提出的，要求人们在处理个人和他人、个人和社会关系时必须普遍遵循的具体的行为准则。它对人们的行为产生倡导作用和约束作用。在道德行为完成之前，它是指导行为选择的指南，在行为完成之后则是善恶评价的准绳。药学职业道德规范简称药学道德规范(pharmaceutical morality code)，主要是调节医药人员与患者(及其家属)之间、与同事之间、与社会之间的关系的行为准则；是社会对药师、药学人员道德行为期望的基本概括，也是评价药德水平的标准。药学道德规范是药德的职能得以实现的具有决定性意义的环节。任何社会都十分重视药德规范的制定、宣传和推行。

2. **药学道德规范的形式**　药学道德规范以"哪些应该做、哪些不该做"的表述，将医药伦理理论和原则转换成药学人员在药学职业活动中应遵循的具体标准。药学道德规范一般以药学人员的义务为主要内容，采用简明扼要，易于记忆、理解的"戒律""宣言""誓言""誓词""准则""守则"等多种形式。制定和发布的机构有药学行业协会、药学会、国家医药卫生行政主管部门。

3. **药学道德规范的特点**

(1) 现实性与理想性的统一：药学道德规范必须回答现实的药学道德问题，要符合药业道德实际状况。而在制定药学道德规范时，人们总是在其中寄托价值追求和人格目标，期望超越现实，具有一定的超前性、理想性。因此，药学道德规范是现实性与理想性的统一。

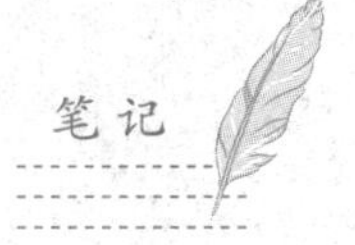

(2) 一般性与特殊性的统一：药学道德规范既要符合社会道德的一般要求，又要突出药学

职业特点；既要符合药学职业活动的共性要求，又要满足各药事部门的具体要求。这就是药学道德规范一般性与特殊性的统一。

（3）实践性与理论性的统一：药学道德规范的可行性，体现在实践与理论的统一性。规范内容集中体现其实践性，形式集中体现其理论性。对药学人员来说，不仅需要知道药学道德规范，更需要去实践。实践性与理论性缺一不可。

（4）普遍性和先进性的统一：作为行为准则的药学道德规范，应对所有药学人员都有明确要求和约束力，但并不是"一刀切"，应体现道德要求的层次性。根据现实状况，分别提出底线的伦理要求和高标准的价值导向要求。

4. 药学道德规范的作用

（1）进行药学道德评价的直接尺度：药学道德规范是评价药学道德行为的基本准则，用以直接衡量每一位药学人员，在药学职业活动中的应该与不应该、善与恶、正义与非正义、荣誉与耻辱。对符合药学道德规范的行为，人们给予赞赏、表扬、支持，对违背道德规范的行为将予以谴责、批评。

（2）进行药德修养的主要内容：提高药学人员的道德修养是建立现代化药业道德秩序的关键。在职业活动中，药学人员以药学道德规范为指导，从知到行、从他律到自律，严格要求自己，从而提高和完善自身药学道德人格。

（3）实施依法生产、经营、管理药品的保证：由于药品的特殊性，国家对药品的研制、生产、经营、使用实行严格的法律控制。药事法规所禁止的行为，也都是药学道德谴责的不道德行为。药学道德规范的内容较药事法规更广泛，要求更高。政府有关部门和药事单位以药学道德规范教育和提高药学人员素质为出发点，是实施依法治药的重要环节。

（二）药学道德规范

1. 药学道德规范概况　药学职业实践活动内容多样，包括药物研究开发、药品生产经营、医疗机构和社会药房实践、药学教育、药品监督管理等。各类实践的专业性、技术性虽也有不同之处，但在社会性、人际关系方面则有明显区别，行为规范要求也有所不同。因此，药学职业道德规范有广义的共同行为规范要求，也有各类药学实践具体的行为规范要求。目前许多国家成文的药学职业道德规范主要是药学会发布的药房药师道德规范或准则。表4-2是我国制定发布的医德药德规范，表4-3是国外的药学道德规范。

表4-2　我国现行医德药德规范

时间	制定发布机构	规范名称
1988年	卫生部	中华人民共和国医务人员医德规范及实施办法
2004年（2008年修订）	中国药学会	中国药学会职业道德公约
2005年	中国药师周大会	药师宗旨，承诺、誓言、职业道德
2006年（2009年修订）	中国执业药师协会	中国执业药师职业道德准则

表4-3　国际组织、国外药学会有关药学道德规范

时间	制定发布机构	规范名称
1988年	第41届世界卫生大会通过	推销药品的道德准则
1997年	国际药学联合会（FIP）	药师职业道德准则
1993年	美国药学会（APhA）	药师职业道德准则
1983年	美国药学院协会（AACP）	药师誓言
1936年	加拿大药学会（CPhA）	道德准则

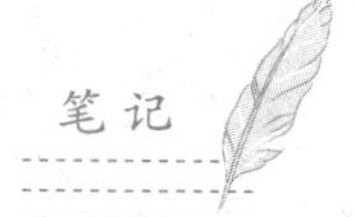

续表

时间	制定发布机构	规范名称
2000年	英国皇家药学会	药师的伦理和职业行为标准(英国药房法指南)
1973年	日本药剂师会	日本药师宣言
1997年	日本药学会	药剂师道德规范
1997年	澳大利亚药学会	药师道德准则

2. **药师道德规范的主要内容** 概括各国药师道德规范,主要由药师与患者关系、药师与同事及其他医务人员关系、药师与社会的关系构成。

(1) 药师与患者及其家属的关系

1) 药师必须把患者的健康和安全放在首位。

2) 药师要维护用药者的合法权益:药师绝不能调配、推销、分发不符合法定药品标准、质量差、疗效差的药品和保健品给患者。药师不应该在专业服务性质、费用和价值方面欺骗患者。药师应尽力向患者提供专业的、真实的、全面的信息。

3) 药师要对患者的利益负责:在患者利益和商业利益之间要做到充分考虑患者利益,要确保患者享有接受安全、有效药物治疗的权利。

4) 药师要为患者保密,必须严守病历中的个人秘密:除非法律要求,不得将患者的病情和治疗泄露给第三者。

5) 药师要公平对待所有患者:尊重人们的生命和尊严,对患者一视同仁,依据各个患者的情况保证合理的药物治疗。

6) 药师应努力完善和拓展自己的专业知识,并应有效地运用这些知识,确保所提供的药学服务中,专业判断力达到最佳水平。

(2) 药师与共事的药师、医师、护士之间的关系

1) 药师应与共事的药师及医务人员合作:药师应尊重他人的价值和能力,在防治疾病中与有关人员和机构通力合作。药师在其同事者寻求指点或帮助时,应主动热情地给予帮助,以及提供完善的药学服务。药师应与同事保持良好的业务关系,关注他们的观点和成就。

2) 药师应加强自信心,在同行中为大家所信赖:药师不应以错误的方式与患者或他人讨论处方的治疗作用,以免有损开方者威信。假如剂量有误或有相互作用时,应在不惊动患者的情况下通知开方者。

3) 药师绝不能同意或与其他医务人员或他人利用自己职业进行私下的钱财交易和其他剥削性行为。除非是公众提出请求,药师不应主动推荐医生或医疗服务项目。

(3) 药师与社会的关系

1) 药师应维护其职业的高尚和荣誉:药师应贯彻药品管理法律法规,遵守药师职业道德规范。药师绝不能从事任何可能败坏职业荣誉的活动,同时应毫无畏惧、不偏袒地揭露本行业中非法的、不道德的行为。

2) 药师在任何时候都只能为自己的服务索取公正、合理的报酬。药师绝不能同意,在可能妨碍或损害自己正常专业判断力和技能的条件下工作。

3) 药师应加入以发展药学事业为目标的组织,并应为这些组织贡献才能和财力。

4) 药师有服务个人、社区和社会的义务,并处理好满足患者个人服务需求与满足社会服务需求之间的关系。

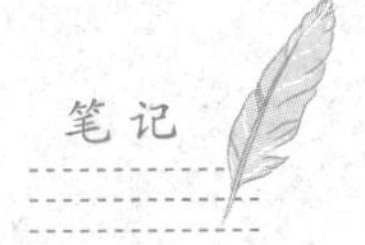

5) 药师应采取建立良好职业信誉的方法吸引顾客,禁止采用其他手段吸引顾客。药师不应允许他人将其名字、资格、地址或照片用于面向公众的任何药品广告或表述。

3. **我国的药师道德规范**

(1)《中国执业药师职业道德准则》:2006 年 10 月 18 日,中国执业药师协会在中国执业药师论坛(CLPF)第六届年会上发布了《中国执业药师道德准则》,并付诸施行。2009 年 6 月 5 日,中国执业药师协会对《中国执业药师道德准则》进行了修订。内容如下:

1) 救死扶伤,不辱使命:执业药师应当将患者及公众的身体健康和生命安全放在首位,以我们的专业知识、技能和良知,尽心尽职为患者及公众提供药品和药学服务。

2) 尊重患者,平等相待:执业药师应当尊重患者或者消费者的价值观、知情权、隐私权,对待患者或者消费者应不分年龄、性别、民族、信仰、职业、地位、贫富,一律平等相待。

3) 依法执业,质量第一:执业药师应当遵守药品管理法律、法规,恪守职业道德,依法独立执业,确保药品质量和药学服务质量,科学指导用药,保证公众用药安全、有效、经济、合理。

4) 进德修业,珍视声誉:执业药师应当不断学习新知识、新技术,加强道德修养,提高专业水平和执业能力;知荣明耻、正直清廉,自觉抵制不道德行为和违法行为,努力维护职业声誉。

5) 尊重同仁,密切协作:执业药师应当与同仁和医护人员相互理解、相互信任、以诚相待、密切配合,建立和谐的工作关系,共同为药学事业的发展和人类的健康奉献力量。

药师考点

我国执业药师职业道德准则的具体内容

(2) 药师的宗旨、承诺、誓言、职业道德:中国药师周大会确立了药师的宗旨(tenet)、承诺(commitment)、誓言(oath of pharmacists)、职业道德。

2005 年,中国药师周大会旨在凝聚全国药师爱心,体现药师崇高的社会与职业责任,实施"药师在您身边"的诺言。在药师周期间,与会药师庄严宣誓,提出了自己的行为准则,并不断修改、完善,得到了广大药师的认可。确立的药师宗旨、承诺、誓言、职业道德如下:

药师的宗旨:关爱人民健康,药师在您身边。

药师的誓言:实事求是,忠实于科学;
全心全意,服务于社会;
忠于职守,献身于药学;
尽职尽责,承诺于人民。

药师的职业道德:以人为本,一视同仁;
尊重患者,保护权益;
廉洁自律,诚实守信;
崇尚科学,开拓创新。

(3)《中国药学会会员职业道德公约》:中国药学会要求全体会员热爱祖国、拥护中国共产党的领导、坚持走中国特色的社会主义道路,坚持科学发展观,努力促进和发展药学事业,为构建社会主义和谐社会、建立创新型国家而努力奋斗。为此,2004 年中国药学会制定了会员职业道德公约,2008 年又对其进行了修订。该公约的内容如下:①保证药品质量,开展药学服务,全力维护公众用药安全有效;②自觉遵纪守法,履行岗位职责、维护合法权益;③坚持理论联系实际的优良学风,发扬民主,繁荣学术;④拓展知识范围,业务精益求精,提高专业素质;⑤坚持真理,崇尚科学,反对伪科学;⑥遵守学术道德,反对弄虚作假,反对剽窃他人成果;⑦尊重劳动,尊重知识,尊重科学,尊重人才;⑧倡导求实、创新、奉献、协作精神,做合格的药学科技工作者。

4. **国际药学联合会《药学道德准则》** 国际药学联合会(International Pharmaceutical Federation,FIP)于 1997 年发布职业标准陈述和药师道德准则(codes of ethics for pharmacists)。

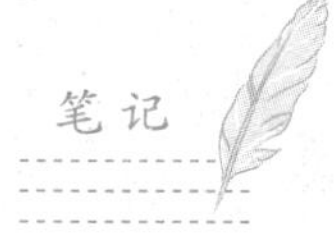

药师的责任是帮助人们维护良好的健康状况，避免患病。在药物恰当的情况下，促进合理用药，帮助患者获得药物的最佳治疗效果。而且，药师的作用还在不断地延伸。

为了使各国药师协会通过制定自己的职业道德准则，指导药师与患者、与其他卫生职业的人员、与社会的关系。国际药学联合会推荐：

（1）在每个国家，药师协会应该制定药师道德准则，规定职业义务，进一步制定措施保证药师遵守准则中的条款。

（2）在制定的药师道德准则中，药师的义务应包括：①合理、公平地分配现有的卫生资源；②保证服务对象的安全、健康和最大利益，并以诚相待；③与其他卫生工作人员合作，确保向患者和社会提供可能的最佳卫生保健质量；④鼓励并尊重患者参与决定所用药品的权利；⑤承认和尊重文化差异、患者信仰和价值，因为其可能影响到患者对治疗的态度；⑥尊重和保护在提供专业服务中获得信息的保密性，保证患者的个人资料不外泄，除非有患者的知情同意或在例外的情况下；⑦行为要符合职业标准和科学原则；⑧诚实、正直地与其他卫生工作人员协作，包括同行，不做出任何可能损坏职业名誉或破坏公众对本职业信任的事情；⑨通过继续教育，保证知识和技术的更新；⑩在提供专业服务和药品时，遵守法律规定、认可的实践条例和标准，仅从知名的来源购买药品，确保药品供应链的完整；确保经委托的协助人员具备有效、充分地承担该工作的能力；保证向患者、其他公众和卫生工作人员提供正确、客观的信息，并要保证信息清楚、易懂；以礼貌、尊重的态度对待寻求服务的人；在与个人道德信仰发生冲突或药房停业时，保证继续提供专业服务。在发生劳动纠纷时，也要尽力保证人们能继续获得药学相关服务。

三、药品生产、经营、医院药学的道德要求

（一）药品生产的道德要求

药品生产的道德要求是指从事药品生产的管理人员、工程技术人员和广大工人在生产和工作中的行为准则和道德规范，是调整药品生产过程中各种利益矛盾的原则、规范的总和。

1. **保证生产** 药品生产企业要满足社会的需求，急患者之所急、想患者之所想，保证药品生产供应，及时提供社会需要的药品。

2. **质量第一** 药品质量不仅是企业文化的载体，更是企业生存发展的基石。为保证药品质量，药品生产的全过程必须自觉遵循和执行GMP的指导原则，这既是法律责任，也是职业道德的根本要求。

3. **保护环境** 即要保护药品生产者的健康，又要注意药品生产过程中的“三废”（废气、废水、固体废弃物）极易对环境造成污染，环境保护已经成为药品生产企业不可推卸的社会责任和道德责任。

4. **规范包装** 包装在药品的生产活动中具有重要地位和作用，药品包装是维持药品质量和药品正确使用的保障。药品包装所附的药品说明书应实事求是，并将相应的警示语或忠告语印制在药品包装或药品使用说明书上。通过包装设计夸大药品疗效或扩大适应证、隐瞒药品不良反应、过度包装或采用劣质包装等行为都是不道德的，也是违法的。

（二）药品经营的道德要求

药品经营的道德是调整药品购进、储存、保管、销售诸方面关系的道德规范。加强药品经营道德建设，对于保证药品质量、改善服务态度、提高服务质量、保护消费者生命安全、促进合理用药具有十分重要的意义。

1. **诚实守信，确保药品质量** 在销售药品时，不夸大药物的治疗作用，不虚高定价，不做虚假广告，实事求是地介绍药品的毒副作用与不良反应，以保证用药的安全、有效。

笔记

2. **依法销售，诚信推广** 药品销售应符合国家的政策、法律和职业道德规范的要求。所有药品的宣传内容必须真实合法、准确可信。在药品的购进、储运、销售等环节按照GSP的要求实

行质量管理。防止药品在流通过程中发生差错、污染、混淆和变质，杜绝假劣药品通过流通渠道流入消费者手中。

3. **指导用药，做好药学服务**　在社会药房的药品销售过程中，做好药学服务工作。坚持执业药师在岗，严格自觉按照药品分类管理的规定，耐心向用药者进行用药指导；在有条件的地方，还可以为购药者建立药历。收集并记录药品不良反应，建立不良反应报告制度和台账，并按规定上报，做到时时把消费者的利益放在首位。

相关知识

戒　欺

胡庆余堂是一家名闻全国的百年老字号，由著名的徽州"红顶商人"胡雪岩于清代同治十三年（1874年）创设于杭州。中药店除了经营饮片配方以外，还有各种丸散膏丹。原药材一旦炮制成丸散，单凭肉眼无法鉴别真伪，全凭制造者的良心。因此药店挂了"修合虽无人见，存心自有天知"的招牌，以此向顾客表示经营者的诚信。胡雪岩认为光向顾客表示诚信还不够，必须时刻告诫自己要说到做到。于是他特地精制一块匾牌，亲笔书写"戒欺"两字，以此约束自己。这块匾牌专门为"自律"而做，只要让自己看到就可以，不必在顾客面前炫耀张扬。因此他把这块匾牌朝里挂着，每次一抬头就可看到，时时刻刻用它来告诫自己，切不可欺骗人家。这块已有百余年历史的招牌，如今珍藏在杭州胡庆余堂中药博物馆内供人参观。

（三）医院药学工作的道德要求

1. **合法采购，规范管理**　医院药品采购按照国家有关规定，实行主渠道定点选购和多渠道采购原则；计划采购原则；合理定量采购原则；质量为主、价格为辅的原则。

2. **精心调剂，耐心指导**　在调配处方的过程中，相关道德规范包括：审方仔细认真，调配准确无误；调剂人员与审核人认真核对签字；发药时，要耐心向患者讲清服用方法与注意事项，语言通俗易懂，语气亲切。

3. **精益求精，确保质量**　医院制剂必须坚持为临床服务的方向，坚持自用的原则；医院制剂也要执行GMP的有关规定。

4. **维护患者利益，提高生命质量**　药品不良反应是危害人们身体健康的重要因素。医院药师要具有高度的社会道德责任感，从维护人类生命健康的角度，主动地报告药品不良反应。在临床药学服务的过程中，始终以患者为本，维护患者的利益，真诚、主动、热情、全心全意地为患者服务。

（四）医疗机构药学技术人员行为规范

为进一步规范医疗机构从业人员行为，2012年6月26日，卫生部、国家食品药品监督管理局和国家中医药管理局组织制定了《医疗机构从业人员行为规范》。

1. 医疗机构从业人员基本行为规范

药学技术人员作为医疗机构从业人员应遵守其基本行为规范：

（1）以人为本，践行宗旨。坚持救死扶伤、防病治病的宗旨，发扬大医精诚理念和人道主义精神，以患者为中心，全心全意为人民健康服务。

（2）遵纪守法，依法执业。自觉遵守国家法律法规，遵守医疗卫生行业规章和纪律，严格执行所在医疗机构各项制度规定。

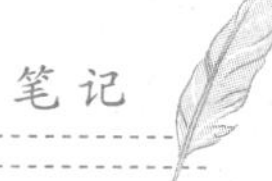

（3）尊重患者，关爱生命。遵守医学伦理道德，尊重患者的知情同意权和隐私权，为患者保

守医疗秘密和健康隐私，维护患者合法权益；尊重患者被救治的权利，不因种族、宗教、地域、贫富、地位、残疾、疾病等歧视患者。

(4) 优质服务，医患和谐。言语文明，举止端庄，认真践行医疗服务承诺，加强与患者的交流与沟通，积极带头控烟，自觉维护行业形象。

(5) 廉洁自律，恪守医德。弘扬高尚医德，严格自律，不索取和非法收受患者财物，不利用执业之便谋取不正当利益；不收受医疗器械、药品、试剂等生产、经营企业或人员以各种名义、形式给予的回扣、提成，不参加其安排、组织或支付费用的营业性娱乐活动；不骗取、套取基本医疗保障资金或为他人骗取、套取提供便利；不违规参与医疗广告宣传和药品医疗器械促销，不倒卖号源。

(6) 严谨求实，精益求精。热爱学习，钻研业务，努力提高专业素养，诚实守信，抵制学术不端行为。

(7) 爱岗敬业，团结协作。忠诚职业，尽职尽责，正确处理同行同事间关系，互相尊重，互相配合，和谐共事。

(8) 乐于奉献，热心公益。积极参加上级安排的指令性医疗任务和社会公益性的扶贫、义诊、助残、支农、援外等活动，主动开展公众健康教育。

2. 药学技术人员行为规范

(1) 严格执行药品管理法律法规，科学指导合理用药，保障用药安全、有效。

(2) 认真履行处方调剂职责，坚持查对制度，按照操作规程调剂处方药品，不对处方所列药品擅自更改或代用。

(3) 严格履行处方合法性和用药适宜性审核职责。对用药不适宜的处方，及时告知处方医师确认或者重新开具；对严重不合理用药或者用药错误的，拒绝调剂。

(4) 协同医师做好药物使用遴选和患者用药适应证、使用禁忌、不良反应、注意事项和使用方法的解释说明，详尽解答用药疑问。

(5) 严格执行药品采购、验收、保管、供应等各项制度规定，不私自销售、使用非正常途径采购的药品，不违规为商业目的统方。

(6) 加强药品不良反应监测，自觉执行药品不良反应报告制度。

本章小结

本章介绍了药学技术人员的概念和配备依据，药师的定义和类别，药师的功能，药师法规，我国《执业药师资格制度暂行规定》和药学职业道德。主要内容为：

1. 药学技术人员是指取得药学类专业学历，依法经过国家有关部门考试考核合格，取得专业技术职务证书或执业药师资格，遵循药事法规和职业道德规范，从事与药品的生产、经营、使用、科研、检验和管理有关实践活动的技术人员。包括药师、执业药师、临床药师等。

2. 我国药师是指受过高等药学教育或在医疗预防机构、药事机构和制药企业从事药品调剂、制备、检定和生产等工作，并经卫生部门审查合格的高级药学人员。

3. 药师的功能包括药学专业性功能、药学基本技术功能、行政、监督和管理的功能和企业家功能。

4. 现代药师法的主要内容包括：获得许可，取得执照才能执业；药师资格条件；考试；业务；罚则等方面的内容。

5. 执业药师是指经全国统一考试合格，取得《执业药师资格证书》，并经注册登记，在

笔记

药品生产、经营、使用单位执业的药学技术人员。执业药师资格考试属于职业资格准入考试，实行全国统一大纲、统一命题、统一组织的考试制度。

6. 执业药师的基本准则：执业药师必须遵守职业道德，忠于职守，以对药品质量负责、保证人民用药安全有效为基本准则。

7. 临床药师是以系统药学专业知识为基础，并具有一定医学和相关专业基础知识与技能，直接参与临床用药，促进药物合理应用和保护患者用药安全的药学专业技术人员。

8. 药学职业道德规范主要是调节医药人员与患者（及其家属）之间、与同事之间、与社会之间的关系的行为准则；是社会对药师、药学人员道德行为期望的基本概括，也是评价药德水平的标准。

9. 药学职业道德的具体原则为：质量第一的原则，不伤害原则，公正原则，尊重原则。

10. 药学道德规范的特点：现实性与理想性的统一，一般性与特殊性的统一，实践性与理论性的统一，普遍性和先进性的统一。

11. 药学道德规范的作用：进行药学道德评价的直接尺度，进行药德修养的主要内容，实施依法生产、经营、管理药品的保证。

12. 药师道德规范的主要内容：药师与患者关系、药师与同事及其他医务人员关系、药师与社会的关系。

13.《中国执业药师职业道德准则》的内容包括：①救死扶伤，不辱使命；②尊重患者，平等相待；③依法执业，质量第一；④进德修业，珍视声誉；⑤尊重同仁，密切协作。

14. 药品生产的道德要求：保证生产，质量第一，保护环境，规范包装。

15. 药品经营的道德要求：诚实守信，确保药品质量；依法销售，诚信推广；指导用药，做好药学服务。

16. 医院药学工作的道德要求：合法采购，规范管理；精心调剂，耐心指导；精益求精，确保质量；维护患者利益，提高生命质量。

17.《医疗机构从业人员行为规范》中明确了医疗机构从业人员基本行为规范和药学技术人员行为规范。

复习思考题

1. 简述药学技术人员的含义及配备依据。
2. 药师的主要功能有哪些？
3. 现代药师法的主要内容有哪些方面？
4. 根据我国《执业药师资格制度暂行规定》，说明执业药师资格制度的性质，参加执业药师资格考试应具备的条件。
5. 药学职业道德的具体原则是什么？
6. 简述药学职业道德的特点与作用。
7. 药学职业道德规范的主要内容有哪些？
8. 简述中国执业药师职业道德准则的主要内容。
9. 简述药品生产、经营、医院药学工作中的道德要求。
10. 药学技术人员行为规范主要内容有哪些？

（吴云红　王志敏）

笔记

第五章 药品管理立法

学习要求

通过本章的学习，使学生熟悉药品管理的法律、法规，知道什么是合法、什么是违法，在此基础上自觉遵守药品管理的法规，并能运用法律、法规分析和解决药学实践中的问题。

1. 掌握 《药品管理法》的立法宗旨；药品生产、经营企业及医疗机构的药剂管理规定；药品管理的规定；假、劣药品的认定与禁止性规定。

2. 熟悉 药品包装管理的规定；药品价格和广告管理的规定；新药研制管理、进口药品管理的相关规定；违反《药品管理法》及其实施条例应承担的法律责任；《药品管理法》及其实施条例用语的含义。

3. 了解 《药品管理法》的适用范围；药品监督方面的规定。

问题导入 某药品生产企业制售“欣弗”案

2006年7月27日，原国家食品药品监督管理局接到青海省食品药品监督管理局报告，西宁市部分患者在使用某药厂生产的“欣弗”后，出现了胸闷、心悸、心慌、寒战、肾区疼痛、腹痛、腹泻等症状。随后，广西、浙江、黑龙江、山东等地食品药品监督管理部门也分别报告在本地发现相同品种出现相似的临床症状的病例。

经查，该药厂2006年6月至7月生产的“欣弗”未按标准的工艺参数灭菌，擅自降低灭菌温度、缩短灭菌时间。按照批准的工艺，该药品应当经过105℃、30分钟的灭菌过程，但该公司却擅自将灭菌温度降低到100~104℃不等，将灭菌时间缩短到1~4分钟不等，明显违反规定。此外，增强灭菌柜装载量，影响了灭菌效果。经中国药品生物制品检定所对相关样品进行检验，结果表明，无菌检查和热原检查不符合规定。

不良事件发生后，药品监督管理部门果断地采取了控制措施，开展了全国范围“拉网式”检查，尽全力查控和收回所涉药品。经查，该药厂自2006年6月份以来共生产“欣弗”产品3 701 120瓶、售出3 186 192瓶，流向全国26个省份。除未售出的484 700瓶已被封存外，截止到8月14日13点，企业已收回1 247 574瓶，收回途中173 007瓶，异地查封403 170瓶。

欣弗事件给公众健康和生命安全带来了严重威胁，致使11人死亡，并造成了恶劣的社会影响。

请阅读以上材料，思考并讨论：

（1）上述案例属于何种性质的案件？

（2）依照有关药事法规对上述案例进行处理。

第一节 药品管理立法概述

一、药品管理立法与药事管理法的概念

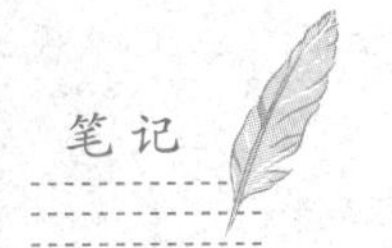

（一）药品管理立法概念

药品管理立法（legislation of drug administration），是指由特定的国家机关，依据法定的权限和

程序，制定、认可、修订、补充和废除药品管理法律规范的活动。

药品管理立法是一种活动，同时，也在一定程度上含有“过程”和“结果”。药品管理立法过程不仅指立法的法定程序，也意味着药品管理立法是动态的，是有其历史发展过程的。药品管理立法的直接目的是产生和变动法这种特定的社会规范，故药品管理立法也可指药品法律法规的总和。

1. **药品管理立法要依据法定的权限**　划分立法的权限是国家立法的要点。各国根据其国家性质和国家政权组织形式与结构形式，确定由哪些国家机关行使制定、修改或废止法律、法规的权力。立法权限划分的制度称为立法体制。

根据《中华人民共和国宪法》及《中华人民共和国立法法》的规定，中国立法权限的划分如下：①全国人大及其常委会行使国家立法权，有权制定法律；②国务院享有行政法规的制定权；③省、直辖市人民代表大会及其常委会可以制定地方性法规，民族自治地方的人民代表大会有权制定自治条例和单行条例；④特别行政区有权保留原来的法律或制定本行政区的新的法律；⑤国务院各部委及具有行政管理职能的直属机构，在本部门权限范围内制定部门规章。省、自治区、直辖市和设区的市、自治州的人民政府可以制定地方政府规章。

2. **药品管理立法要依据法定的程序**　立法依据一定程序进行，才能保证立法具有严肃性、权威性和稳定性。我国现行立法程序（制定法律的程序）大致可划分为4个阶段，即法律草案的提出；法律草案的审议；法律草案的通过；法律的公布。宪法规定由国家主席公布法律。

3. **药品管理立法的原则**　药品管理立法必须遵循的具体原则是：实事求是，从实际出发；规律性与意志性相结合；原则性与灵活性相结合；统一性与协调性相结合；现实性与前瞻性相结合；保持法的稳定性、连续性与适时立、改、废相结合；总结本国经验与借鉴外国立法相结合。

（二）药事管理法的概念

药事管理法是指由国家制定或认可，并由国家强制力保证实施，具有普遍效力和严格程序的行为规范体系，是调整与药事活动相关的行为和社会关系的法律规范的总和。

药事管理法是诸多法律规范中的一种类型，它与其他法律规范一样，是由一定物质生活条件所决定的，具有规范性、国家意志性、国家强制性、普遍性、程序性。从根本上说，药事管理法决定于一定的经济关系。

药事管理法是广义的概念，一方面是为了区别于具体的法律名称（例如我国的药品管理法、日本的药事法）；另一方面，药事管理法是指药事管理法律体系（the legal system of pharmacy administration），包括有关药事管理的法律、行政法规、规章、规范性文件等的总称。

（三）药事管理法的渊源

通过立法所产生的法律文件，往往构成成文法国家的主要法律渊源或法的表现形式。在中国，正式的法律渊源或法律形式有：宪法性法律；法律；行政法规；地方性法规；规章；民族自治法规；特别行政区的法律；中国政府承认或加入的国际条约。药事管理法的渊源，是指药事管理法律规范的具体表现形式。中国药品监督管理的法规体系见图5-1。

相关知识

我国药事法的渊源

1. 宪法　宪法是我国的根本法，是全国人大通过最严格的程序制定的，具有最高法律效力的规范性法律文件。它是我国所有法律包括药事管理法的重要渊源。

2. 药事管理法律　法律系指全国人大及其常委会制定的规范性法律文件，由国家主席签署主席令公布。全国人大常委会制定的单独的药事管理法律有《中华人民共和国药

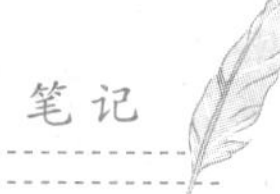

品管理法》;与药事管理有关的法律有《中华人民共和国刑法》《中华人民共和国广告法》《中华人民共和国价格法》《中华人民共和国消费者权益保护法》《中华人民共和国反不正当竞争法》《中华人民共和国专利法》等。

3. 药事管理行政法规　行政法规是指作为国家最高行政机关的国务院根据宪法和法律所制定的规范性法律文件,由总理签署国务院令公布。国务院制定、发布的药事管理行政法规有:《药品管理法实施条例》《麻醉药品和精神药品管理条例》《医疗用毒性药品管理办法》《放射性药品管理办法》《中药品种保护条例》等。

4. 药事管理地方性法规　省、自治区、直辖市人大及其常委会根据本行政区域的具体情况和实际需要制定的药事管理法规。其效力低于宪法、法律。例如:吉林省人大常委会审议通过的《吉林省药品监督管理条例》、山东省人大常委会通过的《山东省药品使用条例》等。

5. 药事管理规章　国务院各部、委员会、中国人民银行、审计署和具有行政管理职能的直属机构,可以根据法律和国务院的行政法规、决定、命令,在本部门的权限范围内制定规章。现行的规章有《药品注册管理办法》《药品生产质量管理规范》《药品经营质量管理规范》《药品流通监督管理办法》《处方管理办法》等。

6. 中国政府承认或加入的国际条约　国际条约一般属于国际法范畴,但经中国政府缔结的双边、多边协议、条约和公约等,在我国也具有约束力,也构成当代中国法源之一。例如:1985 年我国加入《1961 年麻醉品单一公约》和《1971 年精神药物公约》,这两个国际条约对我国也具有约束力。

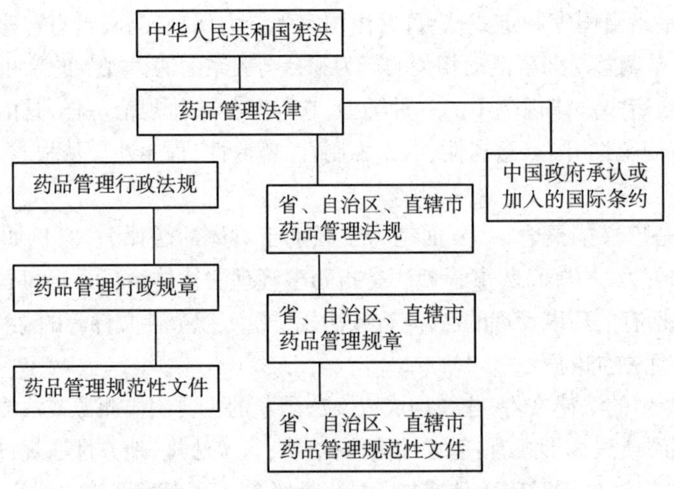

图 5-1　中国药品监督管理的法规体系

(四) 药事法规的效力

1. 法律效力的概念　法律效力是指法律的适用范围,即法律在什么领域、什么时期和对谁有效的问题,也就是法律规范在空间上、时间上和对人的效力问题。

(1) 空间效力:空间效力是指法律在什么地方发生效力。由国家制定的法律和经中央机关制定的规范性文件,在全国范围内生效。地方性法规只在本地区内有效。

(2) 时间效力:时间效力是指法律从何时生效和何时终止效力,以及新法律颁布生效之前所发生的事件或行为是否适用该项法规的问题。时间效力一般有三个原则:不溯及既往原则;后法废止前法的原则;法律条文到达时间的原则。

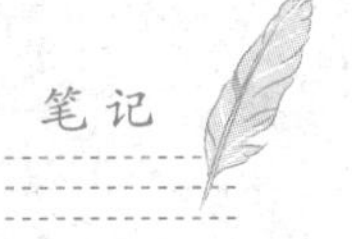

(3) 对人的效力:对人的效力是指法律适用于什么样的人。对人的效力又分为属地主义、

属人主义和保护主义。属地主义:即不论人的国籍如何,在哪国领域内就适用哪国法律。属人主义:即不论人在国内或国外,是哪国公民就适用哪国法律。保护主义:任何人只要损害了本国的利益,不论损害者的国籍与所在地如何,都要受到该国法律的制裁。

我国的法律效力以属地主义为主,以属人主义和保护主义为辅。在中国境内外的中国公民,在中国领域内的外国人和无国籍人,一律适用我国的法律。

药事法规适用的地域范围是"在中华人民共和国境内"。香港、澳门特别行政区按照其基本法规规定办理。

药事法规适用的对象范围是与药品有关的各个环节和主体,包括药品的研制者,药品的生产者、经营者和使用者(这里使用仅指医疗单位对患者使用药品的活动,不包括患者),以及具有药品监督管理的责任者。"者"包括单位或个人,单位包括中国企业、中外合资企业、中外合作企业、外资企业。个人包括中国人、外国人。

2. **药事法律效力的层次** 法律效力的层次是指规范性法律文件之间的效力等级关系,可概括为:

(1)上位法的效力优于下位法

1)宪法具有最高的法律效力,一切法律、行政法规、地方性法规、自治条例和单行条例、规章都不得同宪法相抵触。

2)药事法律:药事法律的效力高于药事行政法规、地方性法规、规章。

3)药事行政法规:效力高于药事管理地方性法规、规章。

4)药事地方性法规:效力高于本级和下级地方政府规章。

5)药事自治条例和单行条例:依法对法律、行政法规、地方性法规作变通规定的,在本自治地方适用自治条例和单行条例的规定。

6)药事部门规章和地方政府规章:部门规章之间,部门规章与地方政府规章之间具有同等效力,在各自的权限范围内施行,部门规章之间、部门规章与地方政府规章之间对同一事项的规定不一致时,由国务院裁决。

(2)特别规定优于一般规定,新的规定优于旧的规定 《中华人民共和国立法法》规定,同一机关制定的法律、行政法规、地方性法规、自治条例和单行条例、规章,特别规定与一般规定不一致的,适用特别规定,新的规定与旧的规定不一致的,适用新的规定。

(五)法律责任

1. **违法** 违法是指违反法律和其他法规的规定,给社会造成某种危害的有过错的行为。广义的违法包括违法和犯罪。

构成违法有四个要素:①必须是人的某种行为,而不是思想问题;②必须是侵犯了法律所保护的社会关系的行为,对社会造成了危害;③行为人必须是具有责任能力或行为能力的自然人或法人;④必须是行为者出于故意或过失。

违法依其性质和危害程度可分为:①刑事违法:即违反刑事法规,构成犯罪;②民事违法:即违犯民事法规,给国家机关、社会组织或公民个人造成某种利益损失的行为;③行政违法:即违反行政管理法规的行为,包括公民、企事业单位违反国家行政管理法规的行为以及国家机关公职人员运用行政法规时的渎职行为。

2. **法律责任** 法律责任是指人们对自己违法行为所应承担的带有强制性的否定性法律后果。法律责任的构成有两部分:①法律责任的前提是人们的违法行为,法律责任是基于一定的违法行为而产生的;②法律责任的内容是否定性的法律后果,包括法律制裁、法律负担、强制性法律义务、法律不予承认或撤销等。法律责任的实质是国家对违反法定义务、超越法定权利界限或者滥用权力的违法行为所作的法律上的否定性评价和谴责,是国家施加于违法者或责任者的一种强制性负担,是补救受到侵害的合法权益的一种法律手段。法律责任有明确的、具体的

笔记

法律规定，并以国家强制力作为保证，必须由司法机关或法律授权的国家机关来执行。

法律责任分为3类：

（1）刑事责任：是指行为人因其犯罪行为必须承担的一种刑事惩罚性的责任。我国刑法规定的刑罚的种类包括：主刑包括管制、拘役、有期徒刑、无期徒刑和死刑等5种；附加刑包括罚金、剥夺政治权利、没收财产、驱逐出境等4种。

（2）民事责任：是由于违反民法、违约或者由于民法规定所应承担的一类法律责任。

（3）行政责任：是指因违反行政法而承担的法律责任，包括行政处分和行政处罚。行政处分系指国家机关或企事业单位对其所属工作人员或职工违反规章制度时进行的处分。形式有警告、记过、记大过、降级、撤职、开除留用、开除等。行政处罚系指国家特定行政机关对单位或个人违反国家法规进行的处罚。如药品监督管理部门对违反《药品管理法》的单位和个人给予的处罚。行政处罚的形式有：警告、罚款、拘留、没收等。

（六）药事管理法的法律关系

法律关系是指在法律规范调整社会关系中形成的人们之间的权利与义务关系。药事管理法律关系是指国家机关、企事业单位、社会团体、公民个人在药事活动、药学服务和药品监督管理过程中，依据药事管理法律规范所形成的权利与义务关系。

1. **药事管理法律关系主体** 法律关系主体是法律关系的参加者，在法律关系中一定权利的享有者和一定义务的承担者。药事管理法律关系主体包括以下几类：

（1）国家机关：作为法律关系主体的国家机关主要分为两种情况，一是政府的药品监督管理主管部门和有关部门，依法与其管辖范围内的相对方，结成药事行政法律关系。二是政府的药品监督管理主管部门内部的，领导与被领导、管理与被管理的关系。

（2）机构和组织：包括法人和非法人的药品生产、经营企业、医疗机构、药房等企事业单位，大致分为三种情况：一是以药品监督管理相对人的身份，同药品监督管理机构结成药事行政法律关系；二是以提供药品和药学服务的身份，同需求药品和药学服务的机关、机构和组织、公民个人结成医药卫生服务关系；三是与内部职工结成管理关系。

（3）公民个人（自然人）：可分为特定主体和一般主体，特定主体主要指药学技术人员，他们因申请执业注册认可，与药品监督管理部门结成药事行政法律关系；因承担药学服务，同所在单位结成内部的药事管理关系，并同患者结成医患关系。一般主体指所有的公民，他们因需求药品和药学服务而与提供药品和服务的企事业单位结成医药卫生服务关系。

2. **药事管理法律关系客体** 笼统地讲，法律关系客体是指法律关系主体之间的权利和义务所指向的对象。药事管理关系客体包括以下几类：

（1）药品：这是药事管理法律关系主体之间权利义务所指向的主要客观实体。

（2）人身权益：人身权益是人的物质形态，也是人的精神利益的体现。在一定范围内成为法律关系的客体。药事管理法的主要目的是保障人体用药安全，维护人民身体健康。因用药造成伤害人体健康的结果，提供药品的主体，将受到药品监督管理主体依法实施的处罚。

（3）智力产品：例如新药、新产品的技术资料，药物利用评价，药品标准等都属于这一范畴。

（4）行为结果：分为物化结果和非物化结果。例如已生产上市的药品为药品生产的物化结果；因药品、药事引起的法律诉讼，其判案结果便是非物化结果。

3. **药事管理法律关系的内容** 药事管理法律关系的内容，是主体之间的法律权利和义务，是法律规范的行为模式在实际社会生活中的具体落实，是法律规范在社会关系中实现的一种状态。例如《药品管理法》规定生产、经营药品，必须经省级药品监督管理局批准，发给许可证。并规定了申请、审批程序以及违反者应承担的法律责任。

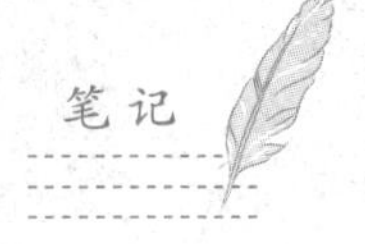

4. **药事管理法的法律事实** 法律事实是指法律规范所规定的、能够引起法律关系产生、变更和消灭的客观情况或现象，大体可分为法律事件和法律行为两类。例如，制售假药行为可能产生

行政法律关系，也可能产生刑事法律关系，还可能引起某些民事法律关系（损害赔偿等）的产生。

二、药品管理立法的基本特征

药品管理立法的基本特征，是从法律体系中法律部门的角度来讨论的。一般说来，药品管理立法具有以下特征：

（一）立法目的是维护人民健康

药品质量问题直接影响用药人的健康和生命。因此，药品管理立法的目的是加强药品监督管理，保证药品质量，维护人民的健康，保障用药人的合法权益，保障人的健康权。

（二）以药品质量标准为核心的行为规范

药品管理立法的目的是规范人们在研究、制造、经营、使用药品时的行为，这些行为必须确保药品的安全性、有效性。衡量行为的结果，最原始的药品管理法规是以服用者是否减轻、消除或者加重病情或死亡为标准，逐渐代以药品质量标准为依据。现代药品管理立法虽然颁布了许多法律、法规，但国家颁布的药品标准和保证药品质量的工作标准仍然是行为规范的核心问题。这和其他法律部门有很大区别。

（三）药品管理立法的系统性

现代社会药品管理立法活动日益频繁，药事法规不断增加，条文也更加详尽、精确，并紧密衔接。包括药品质量、过程质量、工作质量、药品质量控制和质量保证的管理质量，国内药品质量、进出口药品质量，从事药事工作人员的质量等，无一不受法律规范的控制管理。可以说药品和药事工作是受系统的法律约束的，这和泛指经济、劳动、婚姻等领域的行为规范是不相同的。

（四）药品管理法内容国际化的倾向

由于药品管理法的客体主要是药品和控制药品（麻醉药品、精神药品），即物质。而衡量这些物质性质的标准是不会因国家的国体、政体不同而发生变化的。加之药品的国际贸易和技术交流日益频繁，客观环境要求统一标准。因此，各国药品管理法的内容越来越相似，国际性药品管理、控制药品管理的公约、协议、规范、制度和参加缔约的国家也不断增加。这是现代药品管理立法的一个特征。

三、药品管理立法的历史发展

政府对药品实施行政的和法律的监督已有悠久的历史。有关医药的法律条文，在公元前三千年古埃及的纸草文中和公元前18世纪的《汉谟拉比法典》中就已有记载。我国是世界上的文明古国，也是世界医药文化发源地之一。据史书记载，在公元前西周时期（公元前1100—前771年）便已设立掌管医药政令的政府机构；秦汉时期商品交换已相当发达，有了简单的质量标准和检验制度；公元7世纪，唐政府组织编写的《新修本草》在全国推行，作为全国药品标准，并建立了对进口药材抽验的制度，及对药品的合格“封检”标记制度等。我国古代和许多国家历代政府都制定了惩罚贩卖假药、陈药及误用、滥用药物使人致死行为的法律规定。古代国家的药品监督法规多是零散地附于其他法律中，“医”和“药”合在一起，也不稳定，随改朝换代变化较大。

后来欧洲一些国家开始制定单独的药事法律。如13世纪意大利，西西里皇帝腓特立二世制定的药事管理法令；14世纪意大利热那亚市的药师法；15世纪佛罗伦萨市认可《佛罗伦萨药典》作为该市药品标准；16世纪英国的法规授权伦敦医生任命4名检查员对药商、药品进行检查；19世纪英国颁布药房法；1868年美国许多州立法颁布药房法。这些法律规范与古代国家的医药政令比较，有很大进步，但都是局部地区城市的，内容亦很局限。这和当时手工业制造药品的情况分不开，国家通过对制药的工艺和作坊（即药师和药房）进行监督来控制和保证药品质量，因此颁布了《药师法》《药房法》。

笔记

之后世界各国大力加强药品监督管理立法。20世纪，化学治疗药物快速增加，制药工业兴起和发展,药业成为发展最快的行业之一。同时也出现了震惊世界的药害事件。为此,许多国家加强了药品管理立法。其中影响较大的是英国、美国的药品管理立法。

(1)英国:药品管理立法较早,影响大的药事管理法有:1851年《砷法》,1868年《药房法》,1908年《毒物和药房法》,1920年《危险药物法》,1941年《药房和药品法》,1968年制定、颁布的综合性法律《药品法》,1971年《滥用药品法》等。

(2)美国:20世纪美国的药品管理立法和药事管理法律对世界影响较大。1906年颁布综合性法律《食品和药品法》(Food and Drugs Act)、1914年《麻醉药品法》、1938年《联邦食品、药品和化妆品法》。1951年《Durham-Humphrey修正案》是最早规定处方药和非处方药分类管理的法律。1962年《Kefauver-Harris修正案》强调新药的安全性、有效性和审批管理。此外还有1963年《药品生产质量管理规范》(GMP)、1970年《药品滥用预防和管理法》、1979年《非临床安全性试验研究质量管理规范》(GLP)、1979年修订的《药品、食品和化妆品法》、1983年《罕见病药品法》、1984年《药价竞争和专利期限恢复法》、1988年《处方药物营销法》、1990年《合成类固醇管理法》、1992年《通用名药品执法法案》、1997年《食品和药品管理现代化法》、2007年《食品和药品管理修正法案》、2012年《食品和药品管理安全和创新法案》等。

四、我国的药品管理立法

我国现代药品管理立法,始于1911年辛亥革命之后。1984年,我国制定颁布了第一部药品管理的法律。现行药品管理法是2001年2月28日修订颁布的。我国药品管理立法大体经历了四个阶段。

(一)1911—1948年开始制定药政法规

1911年,孙中山先生领导的辛亥革命推翻了清王朝,结束了封建主义的君主制度。1912年成立的"中华民国"南京临时政府采用新制,在内务部下设卫生司,为全国卫生行政主管部门,下属第四科主办药政工作。1928年,国民党政府改卫生司设立卫生部。1911—1949年间,先后发布的主要药品管理法规有:《药师暂行条例》(1929年1月)、《管理药商规则》(1929年8月)、《麻醉药品管理条例》(1929年11月)、《购用麻醉药品暂行办法》(1935年8月)、《管理成药规则》(1930年4月)、《细菌学免疫学制品管理规则》(1937年5月)、《药师法》(1943年9月)等。

(二)1949—1983年新中国大力加强药政法规建设

新中国成立以来,药政法规建设工作大致可分为以下几个阶段:

1. 1949—1957年 主要配合戒烟禁毒工作和清理旧社会遗留下来的伪劣药品充斥市场的问题,卫生部制定了《关于严禁鸦片烟毒的通令》《关于管理麻醉药品暂行条例的公布令》《关于麻醉药品临时登记处理办法的通令》《关于抗疲劳素药品管理的通知》《关于资本主义国家进口西药检验管理问题的指示》。

2. 1958—1965年 我国制药工业迅速发展,在总结经验的基础上,会同有关部委制定了一系列加强生产管理的规章,如《关于综合医院药剂科工作制度和各级人员职责》《食用合成染料管理暂行办法》《关于药政管理的若干规定》《管理毒药限制性剧药暂行规定》《关于药品宣传工作的几点意见》《管理中药的暂行管理办法》。

3. 1966—1983年 10年动乱期间,药政管理被当作"管卡压"的典型,药政工作遭到了很大的破坏,人们终于认识到以法治乱、以法治国的重要性。1978年7月,国务院批转了卫生部关于颁发《药政管理条例(试行)》的报告,该条例共计11章44条,它是这一时期的纲领性文件,另外,卫生部会同有关部门颁布了一系列规章,如:《麻醉药品管理条例》《新药管理办法》《医疗用毒药、限制性剧药管理办法》等。

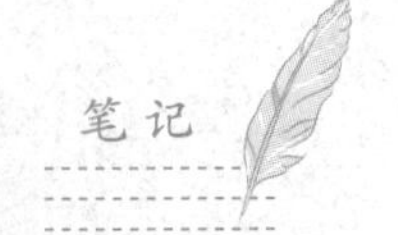

1949—1983年间,我国编纂、修订、颁布了《中华人民共和国药典》(简称《中国药典》)1953年版、1963年版、1977年版。

药品管理的行政法规、规章,对保证药品质量、安全、有效,维护人民身体健康,发挥了重大作用,促进了医药卫生事业的发展。但是,由于大多数药政法规仅规定了权利和义务,而没有明确规定法律责任,没有明确执法主体,其法律效力有限。

(三) 1984—2002 年国家制定颁布实施《中华人民共和国药品管理法》

《中华人民共和国药品管理法》由中华人民共和国第六届全国人民代表大会常务委员会第七次会议于 1984 年 9 月 20 日通过,自 1985 年 7 月 1 日起施行。

《药品管理法》是我国第一部全面的、综合性药品法律。《药品管理法》的制定、颁布具有划时代的意义,标志着我国药品监督管理工作进入法制化新阶段,使药品监督管理工作有法可依、依法办事。它的颁布实施有利于发挥人民群众对药品质量监督的作用,使药品经济活动在法律的保护和制约下,健康、高速地发展。

1985—2000 年我国药品监督管理法规体系建设取得很大成绩。《药品管理法》颁布实施以来,根据《宪法》和《药品管理法》,国务院制定发布和批准发布了相关行政法规 7 部,卫生部制定发布规章及规范性文件 410 部(件)。1998 年国务院机构改革的过程中,对药政、药检管理体制进行改革,新组建了国家药品监督管理局,直属国务院领导。该局自 1998—2001 年期间,为贯彻实施好《药品管理法》,制定、修订发布的局令、规章和规范性文件约有 395 部(件)。在此期间,修订、颁布了《中国药典》1985 年版、1990 年版、1995 版及 2000 年版。省级人大常委会也制定了一系列有关药品管理的地方性法规。2000 年 6 月,国务院决定实行省以下药品监督垂直管理体制。至 2001 年,全国地市局以上药品监督管理行政机构有 352 家、县局(分局)2060 家,人员近 3 万人;地市以上药品检验所共 350 多家,人员 15 000 余人。

为了适应我国对外开放的不断深入和经济全球化的发展需要,1998 年 10 月,我国启动了修改《药品管理法》的工作。修订《药品管理法》的主要原因有:① 1984 年《药品管理法》规定的执法主体发生变化,全国药品监督管理的主管部门,由国务院卫生行政部门改为国务院药品监督管理部门。②实践中行之有效的药品监督管理制度应在法律中作出规定;实践中已改变的制度、规定需修改有关法律条文。③ 1984 年《药品管理法》对违法行为规定的处罚过轻;对药品流通领域出现的问题,缺乏相应的处罚规定;对执法主体的违法行为,缺乏处罚规定。④为适应我国加入 WTO 的需要,修改《药品管理法》中有关药品标准、药品商标、药品定价、药品进口的条款,以及实施条例中关于新药的规定,应与 WTO 规则的要求相适应。

2000 年 8 月下旬,国务院将《药品管理法修订草案》提请九届人大常委会第十七次会议审议。依照《立法法》规定的程序对《药品管理法修订草案》进行了三审,于 2001 年 2 月 28 日通过并公布,自 2001 年 12 月 1 日开始实施。

2002 年 8 月 4 日,国务院第 360 号令公布了《中华人民共和国药品管理法实施条例》,于 2002 年 9 月 15 日起施行。

(四) 2003—2015 年药品管理法规建设不断完善

2003 年 4 月,国家食品药品监督管理局成立后,进一步修订、制定了有关药品管理的行政规章,卫生部也非常重视药事法规的建设。2004 年 8 月 10 日,以卫医发〔2004〕269 号文件发布了《处方管理办法》(试行),自 2004 年 9 月 1 日起施行。在《处方管理办法》试行过程中,卫生行政部门及时吸收了有益的意见和建议,对其进行了修订,修改后的《处方管理办法》于 2007 年 2 月 14 日以卫生部第 53 号令发布,自 2007 年 5 月 1 日起施行。为贯彻落实《中共中央 国务院关于深化医药卫生体制改革的意见》,加快国家基本药物制度的建设,根据《国务院关于印发医药卫生体制改革近期重点实施方案(2009—2011 年)的通知》,2009 年 8 月 18 日,卫生部、国家发展改革委、工业和信息化部、监察部、财政部、人力资源和社会保障部、商务部、食品药品监督管理局、中医药局制定了《关于建立国家基本药物制度的实施意见》《国家基本药物目录管理办法(暂行)》。2010 年 3 月 18 日,卫生部发布了《药品类易制毒化学品管理办法》(卫生部令第 72 号),

笔记

于2010年5月1日起施行。2011年2月12日，卫生部发布了《药品生产质量管理规范（2010年修订）》（卫生部令第79号），于2011年3月1日起施行。2013年1月22日，卫生部发布了《药品经营质量管理规范（2012年修订）》（卫生部令第90号）。现行的药品管理的行政规章名称和施行日期参见表5-1。

表5-1 现行的药品管理的行政规章

规章名称	序号	施行日期
处方管理办法	卫生部令第53号	2007年5月1日
药品类易制毒化学品管理办法	卫生部令第72号	2010年5月1日
药品生产质量管理规范	卫生部令第79号	2011年3月1日
药品不良反应报告和监测管理办法	卫生部令第81号	2011年7月1日
抗菌药物临床应用管理办法	卫生部令第84号	2012年8月1日
药品经营质量管理规范	CFDA令第13号	2015年6月25日
药物非临床研究质量管理规范	SFDA局令第2号	2003年9月1日
药物临床试验质量管理规范	SFDA局令第3号	2003年9月1日
药品进口管理办法	SFDA局令第4号	2004年1月1日
药品经营许可证管理办法	SFDA局令第6号	2004年4月1日
互联网药品信息服务管理办法	SFDA局令第9号	2004年7月8日
生物制品批签发管理办法	SFDA局令第11号	2004年7月13日
直接接触药品的包装材料和容器管理办法	SFDA局令第13号	2004年7月20日
药品生产监督管理办法	SFDA局令第14号	2004年8月5日
医疗机构制剂配制监督管理办法	SFDA局令第18号	2005年6月1日
医疗机构制剂注册管理办法（试行）	SFDA局令第20号	2005年8月1日
国家食品药品监督管理局药品特别审批程序	SFDA局令第21号	2005年11月18日
进口药材管理办法（试行）	SFDA局令第22号	2006年2月1日
药品说明书和标签管理规定	SFDA局令第24号	2006年6月1日
药品流通监督管理办法	SFDA局令第26号	2007年5月1日
药品广告审查办法	SFDA局令第27号	2007年5月1日
药品注册管理办法	SFDA局令第28号	2007年10月1日
药品召回管理办法	SFDA局令第29号	2007年12月10日
国家食品药品监督管理总局行政复议办法	CFDA局令第2号	2014年1月1日
食品药品行政处罚程序规定	CFDA局令第3号	2014年6月1日
蛋白同化制剂和肽类激素进出口管理办法	CFDA局令第9号	2014年12月1日
药品医疗器械飞行检查办法	CFDA局令第14号	2015年9月1日

2013年12月28日，第十二届全国人民代表大会常务委员会第六次会议对《中华人民共和国药品管理法》第十三条进行了修改，将药品委托生产的审批权下放到省级药品监督管理部门。2015年4月24日，第十二届全国人民代表大会常务委员会第十四次会议通过关于修改《中华人民共和国药品管理法》（2001版）的决定。2015年4月《中华人民共和国药品管理法》的修订主要是减少《药品生产许可证》和《药品经营许可证》在工商行政管理部门注册、变更和注销环节，取消不必要的审批手续，减少了对企业的限制；消绝大部分药品政府定价，药品实际交易价格主要由市场竞争形成。

笔记

相关知识

中华人民共和国主席令

第二十七号

《全国人民代表大会常务委员会关于修改〈中华人民共和国药品管理法〉的决定》已由中华人民共和国第十二届全国人民代表大会常务委员会第十四次会议于2015年4月24日通过，现予公布，自公布之日起施行。

中华人民共和国主席　习近平

2015年4月24日

全国人民代表大会常务委员会关于修改《中华人民共和国药品管理法》的决定

（2015年4月24日第十二届全国人民代表大会常务委员会第十四次会议通过）

第十二届全国人民代表大会常务委员会第十四次会议决定对《中华人民共和国药品管理法》作如下修改：

一、删去第七条第一款中的"凭《药品生产许可证》到工商行政管理部门办理登记注册"。

二、删去第十四条第一款中的"凭《药品经营许可证》到工商行政管理部门办理登记注册"。

三、删去第五十五条。

四、将第八十九条改为第八十八条，并删去其中的"第五十七条"。

五、删去第一百条。

本决定自公布之日起施行。

第二节　《药品管理法》和《药品管理法实施条例》介绍

《中华人民共和国药品管理法》简称《药品管理法》，《中华人民共和国药品管理法实施条例》简称《实施条例》。《实施条例》是《药品管理法》的配套法规，按照《药品管理法》的体例，并与其章节相对应。《药品管理法》及其《实施条例》均为10章。《药品管理法》共104条，《实施条例》共86条。

《药品管理法》与《实施条例》章目录（CONTENTS）

第一章	总则	Chapter Ⅰ General Provisions
第二章	药品生产企业管理	Chapter Ⅱ Control over Drug Manufacturers
第三章	药品经营企业管理	Chapter Ⅲ Control over Drug Distributors
第四章	医疗机构的药剂管理	Chapter Ⅳ Control over Pharmaceuticals in Medical Institutions
第五章	药品管理	Chapter Ⅴ Control over Drugs
第六章	药品包装的管理	Chapter Ⅵ Control over Drug Packaging
第七章	药品价格和广告的管理	Chapter Ⅶ Control over Drug Pricing and Advertising
第八章	药品监督	Chapter Ⅷ Inspection of Drugs
第九章	法律责任	Chapter Ⅸ Legal Liabilities
第十章	附则	Chapter Ⅹ Supplementary Provisions

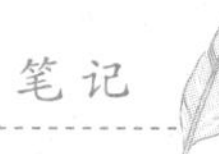

《药品管理法》与《实施条例》是一个整体。《实施条例》遵循《药品管理法》的立法宗旨和原

则,依据法的相关规定进一步细化,增加了可操作性规定。特别对药品监督管理机关的审批程序、期限提出明确要求,对有关规定具体化。并根据我国"入世"承诺,增加了新规定。

本节介绍《药品管理法》和《实施条例》,内容以《药品管理法》为主。有关药品注册管理、特殊管理的药品、中药管理、药品包装管理等内容说明,将在本书相关章节中介绍。

一、总 则

总则是一部法律的总的原则、基本制度,是整部法律的纲领性规定。《药品管理法》第一章是总则,共6条,其内容包括药品管理立法的目的、本法的调整对象和适用范围、国家发展药品的方针、药品监督管理体制和职权划分、药品监督检验机构的职责。

(一) 立法目的

《药品管理法》第一条是对立法宗旨的规定。药品管理法立法所要达到的目的有以下3方面:

1. **加强药品监督管理** 这一目的贯穿于整部药品管理法。《药品管理法》规定了生产、经营药品和配制医疗机构制剂的许可证制度;国家药品标准;GMP、GSP认证制度;药品注册制度、药品监督和明确法律责任等一系列制度和手段来加强监督管理,以保证药品质量。

2. **保证药品质量,保障人体用药安全,维护人民身体健康** 本款的规定直接体现了《宪法》总纲第二十一条规定的精神,是药品管理法的核心问题,也是国家制定药品管理法的根本目的。影响药品质量的因素是多方面的,只有对药品从研制到使用的全过程、各环节进行监督管理,才能保证药品质量,保障人体用药安全,维护人民身体健康。

3. **维护人民用药的合法权益** 本款是制定本法的一个重要目的,也是众人所关注药品管理法修改的一个重要方面。要维护人民用药的合法权益,首先要保障人体用药的安全有效,明确药品生产企业、经营企业、医疗机构在保证药品质量和合理用药方面各自的法定义务和责任。另一方面要科学化地进行药品分类,既要方便人民群众购药、用药,又要防止药物滥用。要依法规范药品价格、广告等管理,及时淘汰可致严重不良反应的药品,特别要依法严惩生产、销售假药、劣药的不法行为,有效维护人民用药的合法权益。

(二) 药品管理法适用范围的规定

《药品管理法》第二条规定:在中华人民共和国境内从事药品的研制、生产、经营、使用和监督管理的单位或者个人,必须遵守本法。《药品管理法》适用范围包括:

1. **地域范围** 《药品管理法》适用的地域范围是"在中华人民共和国境内"。香港、澳门特别行政区按照其基本法规规定办理。

2. **对象范围** 《药品管理法》适用的对象范围是与药品有关的各个环节和主体,包括药品的研制者、生产者、经营者和使用者(这里"使用"仅指医疗单位对患者使用药品的活动,不包括患者),以及具有药品监督管理的责任者。"者"包括单位或个人,单位包括中国企业、中外合资企业、中外合作企业、外资企业,个人包括中国人、外国人。

(三) 我国发展药品的方针

1. **发展现代药和我国传统药** 《药品管理法》第三条第一款规定国家发展现代药和传统药,是根据《宪法》总纲第二十一条制定的。第二款保护野生药材资源,是根据《宪法》总纲第九条制定的。将发展现代药和传统药写入药品管理法,是当代药品管理立法中的创举。实践证明,我国一贯坚持中西医并举、中西药同发展的方针,为保护人民健康起到巨大作用。保护野生药材资源将在本书第八章中介绍。

2. **鼓励创造新药,保护新药研究开发者合法权益** 研究开发新药是发展药品的主要途径,是提高我国药品市场竞争力的关键,是防治疾病、保护人民健康的客观要求。我国《药品管理法》第四条明确了鼓励研究和创制新药的原则,规定了保护公民、法人和其他组织研究、开发新药的合法权益。为落实新药知识产权的保护,《实施条例》对新药的定义为:"新药,是指未曾在中国

笔记

境内上市销售的药品。"

(四) 药品监督管理体制

《药品管理法》第五条规定:国务院药品监督管理部门主管全国药品监督管理工作。国务院有关部门在各自的职责范围内负责与药品有关的监督管理工作。国务院有关部门是指:国家卫计委、国家中医药管理局、国家工商行政管理总局、人力资源和社会保障部、国家发展与改革委员会、工业和信息化部、商务部等。

省、自治区、直辖市人民政府药品监督管理部门负责本行政区域内的药品监督管理工作。省、自治区、直辖市人民政府有关部门在各自的职责范围内负责与药品有关的监督管理工作。有关具体内容见本书第三章第二节。

(五) 药品检验机构的设置及其职责

《药品管理法》第六条规定了药品检验机构的设置和法定职责。药品检验机构是我国药品监督管理体系的重要组成部分,是在药品监督管理部门的领导下执行国家对药品质量监督、检验工作的法定性专业技术机构。《药品管理法》明确我国药品检验机构分为两类,一类是药品监督管理部门设置的,为直属机构;另一类是由药品监督管理部门确定的,是独立于行政部门之外的中介机构。由药品监督管理部门确定的药品检验机构,是为了适应某些情况下监督检验工作的实际需要。无论设置的或者确定的药品检验机构,都应具备国家要求的条件,能胜任药品检验的职责。

药品检验机构的法定任务是,承担依法实施药品审批和药品质量监督检查所需的药品检验工作。

二、药品生产企业管理

第二章"药品生产企业管理",《药品管理法》共 7 条(7~13 条)、《实施条例》共 8 条(3~10 条)。

(一) 开办药品生产企业的审批规定和程序

《药品管理法》第七条对开办药品生产企业的审批规定和程序作出规定:开办药品生产企业,申办人须向省级药品监督管理部门提出申请,经省级药品监督管理部门审查批准,发给《药品生产许可证》;并通过省级食品药品监督管理局申请 GMP 认证。具体步骤见图 5-2。

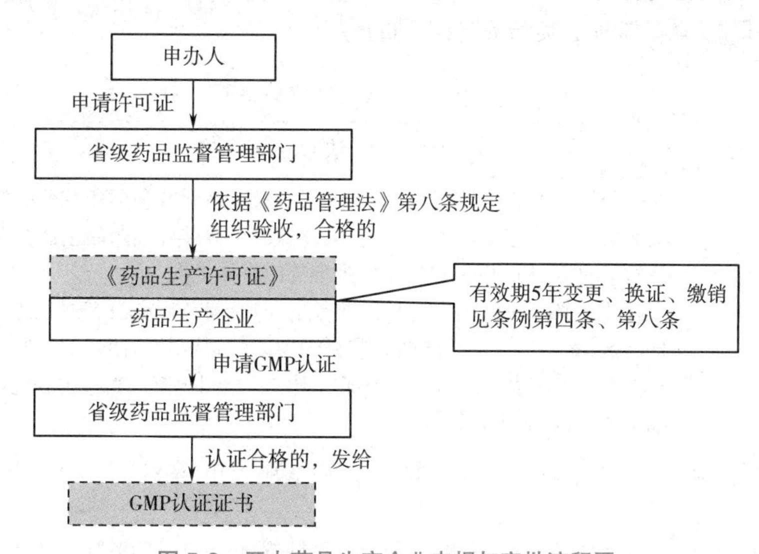

图 5-2 开办药品生产企业申报与审批流程图

(二) 开办药品生产企业必须具备的条件

《药品管理法》第八条规定了开办药品生产企业应该具备的 4 项条件:①人员条件,具有依法经过资格认定的药学技术人员、工程技术人员及相应的技术工人;②厂房、设施和卫生环境条件,要求药品生产企业具有与其药品生产相适应的厂房、设施和卫生环境;③质量控制条件,要

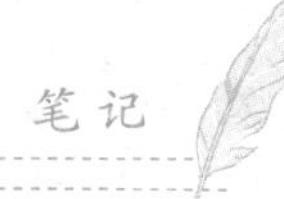

设立质量管理和质量检验机构,配备专门人员和必要的仪器设备;④规章制度条件,要建立健全保证药品质量的规章制度。

省级药品监督管理部门审核批准开办药品生产企业,除严格按照以上4条执行外,还应当符合国家制定的药品行业发展规划和产业政策,防止重复建设。

(三)实施《药品生产质量管理规范》(GMP)和GMP认证

《药品管理法》第九条规定药品生产企业必须按照GMP组织生产,药品监督管理部门按照规定对药品生产企业是否符合GMP的要求进行认证。《实施条例》第五条、第六条对GMP认证的主体及认证工作的权限划分,新开办药品生产企业、药品生产企业新建生产车间或者新增生产剂型的认证等内容作了规定。

1. GMP认证的主体及认证工作的权限划分 GMP认证的主体是省级以上药品监督管理部门。省级药品监督管理部门应当按照《药品生产质量管理规范》和国务院药品监督管理部门规定的实施办法和实施步骤,组织对药品生产企业的认证工作;符合《药品生产质量管理规范》的,发给认证证书。国务院药品监督管理部门负责注射剂、放射性药品和国务院药品监督管理部门规定的生物制品的药品生产企业的认证工作,省级药品监督管理部门负责除上述药品外,其他药品的认证工作。

2. GMP认证的申请和期限 新开办药品生产企业、药品生产企业新建药品生产车间或者新增生产剂型的,应当自取得药品生产证明文件或者经批准正式生产之日起30日内申请GMP认证;受理申请的药品监督管理部门应当自收到企业申请之日起6个月内,组织对申请企业进行认证;认证合格的,发给认证证书。

3. 设立认证检查员库 《实施条例》第七条规定:国家药品监督管理部门应当设立GMP认证检查员库,认证检查员必须符合规定的条件。进行GMP认证时,必须按照规定,从认证检查员库中随机抽取认证检查员组成认证检查组进行认证检查。

(四)药品生产应当遵守的规定

《药品管理法》及《实施条例》对药品生产遵循的依据和生产记录、药品生产检验、委托生产药品等作了规定,对生产药品的原料、辅料提出了要求。具体内容见表5-2。表中"法"指《药品管理法》,"条例"指《药品管理法实施条例》(下同)。

表5-2 药品生产应当遵守的规定

法律、法规要点	法律、法规条文
药品生产遵循的依据和生产记录规定	除中药饮片的炮制外,药品必须按照国家药品标准和国务院药品监督管理部门批准的生产工艺进行生产,生产记录必须完整准确。药品生产企业改变影响药品质量的生产工艺的,必须报原批准部门审核批准。 中药饮片必须按照国家药品标准炮制;国家药品标准没有规定的,必须按照省、自治区、直辖市人民政府药品监督管理部门制定的炮制规范炮制。省、自治区、直辖市人民政府药品监督管理部门制定的炮制规范应当报国务院药品监督管理部门备案(法第十条)
对生产所需原料、辅料的规定	生产药品所需的原料、辅料,必须符合药用要求(法第十一条)
对生产药品使用原料药品的规定	药品生产企业生产药品所使用的原料药,必须具有国务院药品监督管理部门核发的药品批准文号或者进口药品注册证书、医药产品注册证书;但是,未实施批准文号管理的中药材、中药饮片除外(条例第九条)
药品生产检验的规定	药品生产企业必须对其生产的药品进行质量检验;不符合国家药品标准或者不按照省、自治区、直辖市人民政府药品监督管理部门制定的中药饮片炮制规范炮制的,不得出厂(法第十二条)

笔记

续表

法律、法规要点	法律、法规条文
委托生产药品的规定	经省、自治区、直辖市人民政府药品监督管理部门批准，药品生产企业可以接受委托生产药品（法第十三条）
接受委托生产药品的规定	依据《药品管理法》第十三条规定，接受委托生产药品的，受托方必须是持有与其受托生产的药品相适应的《药品生产质量管理规范》认证证书的药品生产企业。
不得委托生产的药品	疫苗、血液制品和国务院药品监督管理部门规定的其他药品，不得委托生产（条例第十条）

三、药品经营企业管理

第三章“药品经营企业管理”，《药品管理法》共8条（14~21条）、《实施条例》共有9条（11~19条）。

（一）开办药品经营企业的审批规定和程序

1. 审批主体 《药品管理法》第十四条规定了药品批发和零售经营企业的审批主体。药品批发经营企业审批主体是省级药品监督管理部门，药品零售经营企业审批主体是市、县级药品监督机构。

2. 开办药品经营企业的申报审批程序 《实施条例》第十一条规定了开办药品经营企业的申报审批程序。

（1）申请《药品经营许可证》：拟开办药品批发企业的向省级药品监督管理部门提出申请，拟开办药品零售企业的向设区的市级药品监督管理机构提出申请。符合条件的，由省级药品监督管理部门发给药品批发经营许可证；市级药品监督管理机构发给药品零售经营许可证。

（2）GSP认证：新开办的药品批发、零售经营企业，自取得许可证后30日内，申请GSP认证。认证合格的，发给认证证书。

（3）《药品经营许可证》的变更：《实施条例》第十六条规定：药品经营企业变更《药品经营许可证》许可事项的，应当在许可事项发生变更30日前，向原发证机关申请变更登记；未经批准，不得变更许可事项。原发证机关应当自收到企业申请之日起15个工作日内作出决定。申请人凭变更后的《药品经营许可证》到工商行政管理部门依法办理变更登记手续。

（4）《药品经营许可证》的有效期及换证规定：《实施条例》第十七条规定《药品经营许可证》有效期为5年。有效期届满，需要继续经营药品的，持证企业应当在许可证有效期届满前6个月，按照国家药品监督管理部门的规定申请换发《药品经营许可证》。药品经营企业终止经营药品或者关闭的，《药品经营许可证》由原发证机关缴销。

药品经营企业申报和审批的具体步骤见图5-3。

（二）开办药品经营企业必须具备的条件

《药品管理法》第十五条规定了开办药品经营企业应该具备的4项条件：①人员条件，具有依法经过资格认定的药学技术人员；②营业场所、设备、仓储设施、卫生环境条件，其条件要与经营企业所经营的药品相适应；③质量控制条件，要求企业具有与所经营药品相适应的质量管理机构或者人员；④规章制度条件，要建立健全保证药品质量的规章制度。此外，要求各级药品监督管理部门在审批药品经营企业时，应当遵循合理布局和方便群众购药的原则。

（三）实施《药品经营质量管理规范》（GSP）和GSP认证

《药品管理法》规定，药品经营企业必须按照GSP经营药品，药品监督管理部门按照规定对是否符合GSP的要求进行认证，《实施条例》对GSP认证的主体及认证工作的权限划分、设立认证检查员库等内容作了规定。具体规定见表5-3。

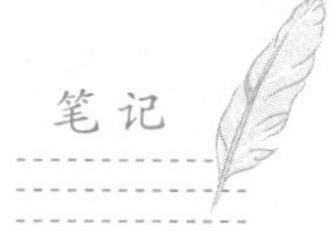

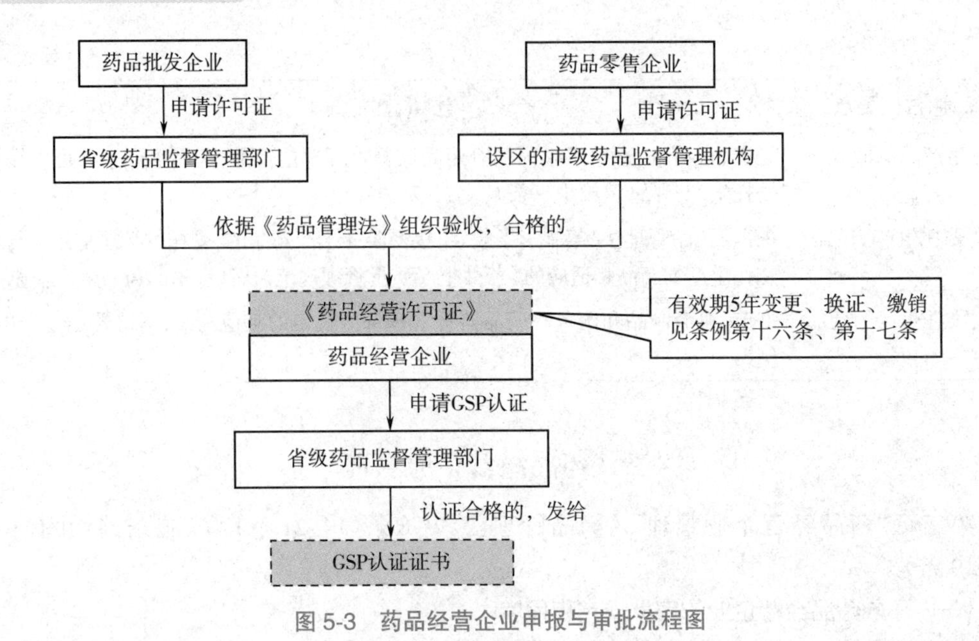

图 5-3 药品经营企业申报与审批流程图

表 5-3 药品经营企业实施 GSP 制度

法律、法规要点	法律、法规条文
实施 GSP 及 GSP 认证	药品经营企业必须按照国务院药品监督管理部门依据本法制定的《药品经营质量管理规范》经营药品。药品监督管理部门按照规定对药品经营企业是否符合《药品经营质量管理规范》的要求进行认证；对认证合格的，发给认证证书。《药品经营质量管理规范》的具体实施办法、实施步骤由国务院药品监督管理部门规定（法第十六条）
GSP 认证的主体及认证工作的权限划分	省、自治区、直辖市人民政府药品监督管理部门负责组织药品经营企业的认证工作。药品经营企业应当按照国务院药品监督管理部门规定的实施办法和实施步骤，通过省、自治区、直辖市人民政府药品监督管理部门组织的《药品经营质量管理规范》的认证，取得认证证书。《药品经营质量管理规范》认证证书的格式由国务院药品监督管理部门统一规定（条例第十三条）
设立认证检查员库	省、自治区、直辖市人民政府药品监督管理部门应当设立《药品经营质量管理规范》认证检查员库。《药品经营质量管理规范》认证检查员必须符合国务院药品监督管理部门规定的条件。进行《药品经营质量管理规范》认证，必须按照国务院药品监督管理部门的规定，从《药品经营质量管理规范》认证检查员库中随机抽取认证检查员组成认证检查组进行认证检查（条例第十四条）

（四）药品经营企业经营行为的规定

《药品管理法》第十七条至第二十条对药品经营企业经营行为作了规定，主要内容有：

1. **必须建立并执行进货验收制度** 药品经营企业购进药品，必须建立并执行进货检查验收制度，验明药品合格证明和其他标识；不符合规定要求的，不得购进。

2. **必须有真实完整的购销记录** 药品经营企业购销药品，必须有真实完整的购销记录。购销记录必须注明药品的通用名称、剂型、规格、批号、有效期、生产厂商、购（销）货单位、购（销）货数量、购销价格、购（销）货日期及国务院药品监督管理部门规定的其他内容。

3. **销售药品必须准确无误** 药品经营企业销售药品必须准确无误，并正确说明用法、用量和注意事项；调配处方必须经过核对，对处方所列药品不得擅自更改或者代用；对有配伍禁忌或者超剂量的处方，应当拒绝调配；必要时，经处方医师更正或者重新签字，方可调配。

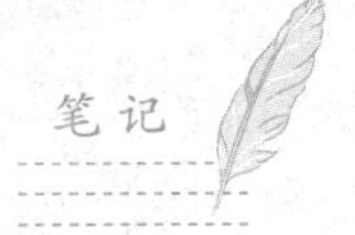

药品经营企业销售中药材，必须标明产地。

4. 必须制定与执行药品保管制度　药品经营企业必须制定和执行药品保管制度，采取必要的冷藏、防冻、防潮、防虫、防鼠等措施，保证药品质量。药品入库和出库必须执行检查制度。

《实施条例》第十五条对经营处方药和非处方药作了规定：经营处方药、甲类非处方药的药品零售企业，应当配备执业药师或者其他依法经资格认定的药学技术人员。经营乙类非处方药的药品零售企业，应当配备经设区的市级药品监督管理机构或者省级药品监督管理部门直接设置的县级药品监督管理机构组织考核合格的业务人员。

《实施条例》第十九条对通过互联网进行药品交易的行为作了规定：通过互联网进行药品交易的药品生产企业、药品经营企业、医疗机构及其交易的药品，必须符合《药品管理法》及《实施条例》的规定。互联网药品交易服务的管理办法，由国务院药品监督管理部门会同国务院有关部门制定。

（五）城乡集贸市场出售中药材等的规定

《药品管理法》第二十一条规定：城乡集市贸易市场可以出售中药材，国务院另有规定的除外。城乡集市贸易市场不得出售中药材以外的药品，但持有《药品经营许可证》的药品零售企业在规定的范围内可以在城乡集市贸易市场设点出售中药材以外的药品。具体办法由国务院规定。

《实施条例》第十八条规定：交通不便的边远地区城乡集市贸易市场没有药品零售企业的，当地药品零售企业经所在地县（市）药品监督管理机构批准并到工商行政管理部门办理登记注册后，可以在该城乡集市贸易市场内设点并在批准经营的药品范围内销售非处方药品。

四、医疗机构的药剂管理

第四章“医疗机构的药剂管理”，《药品管理法》共7条（22~28条）、《实施条例》共8条（20~27条）。

根据国务院1994年发布的《医疗机构管理条例》，“医疗机构是指经注册登记取得医疗机构执业许可证证书的机构”。

药剂管理是指医疗机构根据医疗、教学、科研工作的需要，对药品依法进行采购和保管，对药品和制剂进行科学调剂和配制，为预防、治疗、科研工作提供所需要的药品和制剂，确保人民用药安全、有效及教学、科研工作的顺利进行。

（一）医疗机构配备药学技术人员的规定

《药品管理法》及其《实施条例》规定了医疗机构必须配备依法经过资格认定的药学技术人员。非药学技术人员不得直接从事药剂技术工作。医疗机构审核和调配处方的药剂人员必须是依法经资格认定的药学技术人员。

我国现行药学技术人员资格认定的法定文件有：① 1978年卫生部颁发的《卫生技术人员职称及晋级暂行条例》。目前全国各类医疗机构都按照此规章评定技术职称，分为主任药师、副主任药师、主管药师、药师、药剂士。据2013年我国卫生和计划生育事业发展统计公报，2013年我国医疗卫生机构共有药师（士）39.6万人。② 1999年人事部和国家药品监督管理局颁发的《执业药师资格制度暂行规定》，明确国家实行执业药师资格制度，纳入全国专业技术人员执业资格制度统一范围。执业药师是指经全国统一考试合格，取得《执业药师资格证书》并经注册登记，在药品生产、经营、使用单位中执业的药学技术人员。截止到2015年12月底，全国累计有65万人取得执业药师资格。

目前上述两个规章均有法律效力。我国《执业药师法》制定颁布后，将按《执业药师法》办理。

（二）医疗机构配制制剂的规定

医疗机构配制制剂，从本质上分析属药品生产范畴。我国《药品管理法》规定医院制剂实行许可证制度，必须依法取得制剂许可证才能配制制剂。《药品管理法》对医疗机构配制制剂必须

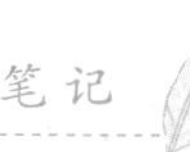

具备的条件、《医疗机构制剂许可证》的申报和审批、医疗机构配制制剂的使用作出了明确的规定。《实施条例》对配制制剂须取得制剂批准文号、制剂调剂使用等作出了规定。

《医疗机构制剂许可证》的申报和审批，不同于药品生产许可证和药品经营许可证。具体程序见图 5-4。

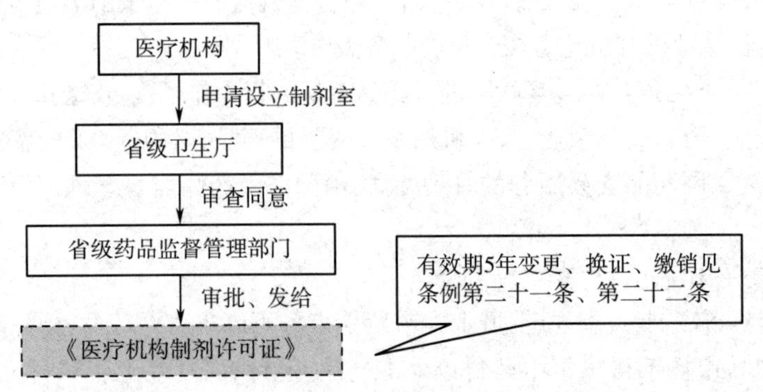

图 5-4 医疗机构制剂许可证申报、审批流程图

医疗机构制剂管理的具体内容见表 5-4。

表 5-4 医疗机构制剂管理的规定

法律、法规要点	法律、法规条文
配制制剂必须具备的条件	医疗机构配制制剂，必须具有能够保证制剂质量的设施、管理制度、检验仪器和卫生条件（法第二十四条）
配制制剂的范围、批准机构、使用方式、范围	医疗机构配制的制剂，应当是本单位临床需要而市场上没有供应的品种，并须经所在地省、自治区、直辖市人民政府药品监督管理部门批准后方可配制。配制的制剂必须按照规定进行质量检验；合格的，凭医师处方在本医疗机构内使用。特殊情况下，经国务院或者省、自治区、直辖市人民政府药品监督管理部门批准，医疗机构配制的制剂可以在指定的医疗机构之间调剂使用（法第二十五条）
配制制剂须取得制剂批准文号	医疗机构配制制剂，必须按照国务院药品监督管理部门的规定报送有关资料和样品，经所在地省、自治区、直辖市人民政府药品监督管理部门批准，并发给制剂批准文号后，方可配制（条例第二十三条）
制剂的禁止性规定	医疗机构配制的制剂，不得在市场销售（法第二十五条） 医疗机构配制的制剂不得在市场上销售或者变相销售，不得发布医疗机构制剂广告（条例第二十四条第一款）
制剂调剂使用规定	发生灾情、疫情、突发事件或者临床急需而市场没有供应时，经国务院或者省、自治区、直辖市人民政府药品监督管理部门批准，在规定期限内，医疗机构配制的制剂可以在指定的医疗机构之间调剂使用 国务院药品监督管理部门规定的特殊制剂的调剂使用以及省、自治区、直辖市之间医疗机构制剂的调剂使用，必须经国务院药品监督管理部门批准（条例第二十四条第二款、第三款）

（三）医疗机构购进、保管药品的规定

1. 购进药品的规定 《药品管理法》第二十六条规定：医疗机构购进药品，必须建立并执行进货检查验收制度，验明药品合格证明和其他标识；不符合规定要求的，不得购进和使用。

《实施条例》第二十六条规定：医疗机构购进药品，必须有真实、完整的药品购进记录。药品购进记录必须注明药品的通用名称、剂型、规格、批号、有效期、生产厂商、供货单位、购货数量、购进价格、购货日期以及国务院药品监督管理部门规定的其他内容。

笔记

2. **药品保管的规定** 《药品管理法》第二十八条规定:医疗机构必须制定和执行药品保管制度,采取必要的冷藏、防冻、防潮、防虫、防鼠等措施,保证药品质量。

(四) 医疗机构调配处方的规定

《药品管理法》第二十七条规定:医疗机构的药剂人员调配处方,必须经过核对,对处方所列药品不得擅自更改或者代用。对有配伍禁忌或者超剂量的处方,应当拒绝调配药;必要时,经处方医师更正或者重新签字,方可调配。

(五) 医疗机构配备药品的限制

《实施条例》对医疗机构,计划生育技术服务机构,个人设置的门诊部、诊所等配备药品的范围和品种作了规定。

医疗机构向患者提供的药品应当与诊疗范围相适应,并凭执业医师或者执业助理医师的处方调配。

计划生育技术服务机构采购和向患者提供的药品,其范围应当与经批准的服务范围相一致,并凭执业医师或者执业助理医师的处方调配。

个人设置的门诊部、诊所等医疗机构不得配备常用药品和急救药品以外的其他药品。常用药品和急救药品的范围和品种,由所在地省、自治区、直辖市人民政府卫生行政部门会同同级人民政府药品监督管理部门规定。

相关知识

Drug Administration Law of the People's Republic of China

Chapter Ⅳ Control over Pharmaceuticals in Medical Institutions

Article 22 A medical institution shall be staffed with legally qualified pharmaceutical professionals.No one who is not a pharmaceutical professional may directly engage in technical work in pharmacy.

Article 23 To dispense pharmaceutical preparations, a medical institution shall be subject to examination and permission by the administrative department for health of the people's government of the province, autonomous region or municipality directly under the Central Government, and upon approval by the drug regulatory department of the said people's government, a Pharmaceutical Preparation Certificate for Medical Institution shall be issued to it by the said drug regulatory department.No one may dispense pharmaceutical preparations without the certificate.

The valid term shall be indicated in the certificate.For renewal of the certificate upon expiration, reexamination is required.

Article 24 To dispense pharmaceutical preparations, the medical institution shall possess the facilities, management system, testing instruments and hygienic conditions for ensuring their quality.

Article 25 The pharmaceutical preparations to be dispensed by the medical institutions shall be ones that are to meet the clinic need of the institution but are not available on the market and shall be subject to approval in advance by the local drug regulatory department of the people's government of the province, autonomous region or municipality directly under the Central Government.The quality of the dispensed pharmaceutical preparations shall be subject to test according to regulations; those passing the testing may be used within the institution

笔记

on the basis of the physician's prescription.In special cases, the pharmaceutical preparations dispensed by a medical institution may be used by other designated medical institutions, upon approval by the drug regulatory department under the State Council or by the drug regulatory department of the people's government of a province, autonomous region or municipality directly under the Central Government.

No pharmaceutical preparations dispensed by medical institutions may be marketed.

Article 26 For purchasing drugs, medical institutions shall establish and apply an examination and acceptance system, and check the certificate of drug quality, labels and other marks; no drugs that do not meet the specified requirements may be purchased or used.

Article 27 Prescriptions dispensed by pharmacists of medical institutions shall be checked, and on drugs listed in the prescriptions may be changed or substituted without authorization.The pharmacists shall refuse to dispense incompatible or over-dose prescriptions; when necessary, they may do the dispensing only after corrections or re-signing is made by the prescribing physician.

Article 28 A medical institution shall establish and apply a system for drug storage, and take necessary measures to ensure drug quality, such as cold storage, protection against freeze and humidity and avoidance of insects and rodents.

五、药 品 管 理

第五章“药品管理”,《药品管理法》共23条(29~51条)、《实施条例》共16条(28~43条)。本章对药品管理提出了具体的、基本的要求,其内容涉及药品的研制、生产、临床使用的全过程。对新药研制管理、进口药品管理及中药饮片管理等方面进行了规范,对生产、销售假、劣药品作出了禁止性规定,新增加了国家实行中药品种保护制度、药品储备制度以及处方药与非处方药分类管理制度的规定。本章的内容,是对药品实施监督管理的最基本的规定,是保证药品质量、维护人民身体健康的关键部分。

(一) 新药与已有国家标准药品的注册管理

1. **新药的定义** 新药,是指未曾在中国境内上市销售的药品。

2. **新药临床试验的审批管理** 《药品管理法》第二十九条规定:研制新药,必须按照国务院药品监督管理部门的规定如实报送研制方法、质量指标、药理及毒理试验结果等有关资料和样品,经国务院药品监督管理部门批准后,方可进行临床试验。药物临床试验机构资格的认定办法,由国务院药品监督管理部门、国务院卫生行政部门共同制定。

完成临床试验并通过审批的新药,由国务院药品监督管理部门批准,发给新药证书。

3. **执行GLP、GCP** 《药品管理法》第三十条规定:药物的非临床安全性评价研究机构和临床试验机构必须分别执行《药物非临床研究质量管理规范》《药物临床试验质量管理规范》。

4. **生产新药或者已有国家标准的药品的规定** 《药品管理法》第三十一条规定:生产新药或者已有国家标准的药品的,须经国务院药品监督管理部门批准,并发给药品批准文号;但是,生产没有实施批准文号管理的中药材和中药饮片除外。实施批准文号管理的中药材、中药饮片品种目录由国务院药品监督管理部门会同国务院中医药管理部门制定。

药品生产企业在取得药品批准文号后,方可生产该药品。

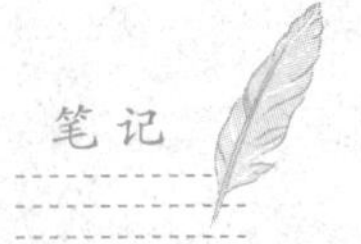

《实施条例》第三十一条规定:生产已有国家标准的药品,应当按照国务院药品监督管理部门的规定,向省、自治区、直辖市人民政府药品监督管理部门或者国务院药品监督管理部门提出

申请，报送有关技术资料并提供相关证明文件。省、自治区、直辖市人民政府药品监督管理部门应当自受理申请之日起30个工作日内进行审查，提出意见后报送国务院药品监督管理部门审核，并同时将审查意见通知申报方。国务院药品监督管理部门经审核符合规定的，发给药品批准文号。

5. 新药监测期的规定 《实施条例》第三十一条规定：国务院药品监督管理部门根据保护公众健康的要求，可以对药品生产企业生产的新药品种设立不超过5年的监测期；在监测期内，不得批准其他企业生产和进口。

6. 未披露的试验数据和其他数据实施保护的规定 《实施条例》第三十五条规定：国家对获得生产或者销售含有新型化学成分药品许可的生产者或者销售者提交的自行取得且未披露的试验数据和其他数据实施保护，任何人不得对该未披露的试验数据和其他数据进行不正当的商业利用。两种情形除外：①公共利益需要；②已采取措施确保该类数据不会被不正当地进行商业利用。

自药品生产者或者销售者获得生产、销售新型化学成分药品的许可证明文件之日起6年内，对其他申请人未经已获得许可的申请人同意，使用前款数据申请生产、销售新型化学成分药品许可的，药品监督管理部门不予许可；但是，其他申请人提交自行取得数据的除外。

（二）药品标准的管理

《药品管理法》规定了药品标准的制定与颁布部门，国家药品标准的管理规定，药品标准品、对照品的管理，药品通用名称及商品名称的管理等。

药品必须符合国家药品标准。中药饮片依照《药品管理法》第十条第二款的规定执行，即：中药饮片必须按照国家药品标准炮制；国家药品标准没有规定的，必须按照省、自治区、直辖市人民政府药品监督管理部门制定的炮制规范炮制。

国务院药品监督管理部门颁布的《中华人民共和国药典》和药品标准为国家药品标准。国务院药品监督部门组织药典委员会，负责国家药品标准的制定和修订。国务院药品监督管理部门的药品检验机构负责标定国家药品标准品、对照品。

列入国家药品标准的药品名称为药品通用名称。已经作为药品通用名称的，该名称不得作为药品商标使用。

（三）药品进口、出口管理

《药品管理法》和《实施条例》对申请进口药品的条件，进口药品的审批，药品进口的口岸、报关、检验的管理，药品出口管理等内容作了规定。

药品进口，须经国务院药品监督管理部门组织审查，经审查确认符合质量标准、安全有效的，方可批准进口，并发给进口药品注册证书。

申请进口的药品，应当是在生产国家或者地区获得上市许可的药品；未在生产国家或者地区获得上市许可的，经国务院药品监督管理部门确认该药品品种安全、有效而且临床需要的，可以依照《药品管理法》及其《实施条例》的规定批准进口。

进口药品，应当按照国务院药品监督管理部门的规定申请注册。国外企业生产的药品取得《进口药品注册证》，中国香港、澳门和台湾地区企业生产的药品取得《医药产品注册证》后，方可进口。

禁止进口疗效不确切、不良反应大或者其他原因危害人体健康的药品。对国内供应不足的药品，国务院有权限制或者禁止出口。

（四）指定药品检验机构进行检验

《药品管理法》第四十一条规定，国务院药品监督管理部门对下列药品在销售前或者进口时，指定药品检验机构进行检验；检验不合格的，不得销售或者进口：

1. 国务院药品监督管理部门规定的生物制品；

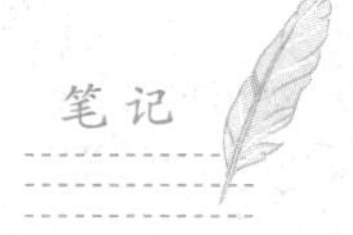

2. 首次在中国销售的药品；

3. 国务院规定的其他药品。

上述所列药品的检验费项目和收费标准由国务院财政部门会同国务院价格主管部门核定并公告。检验费收缴办法由国务院财政部门会同国务院药品监督管理部门制定。

《实施条例》第三十九条规定疫苗类制品、血液制品、用于血源筛查的体外诊断试剂以及国务院药品监督管理部门规定的其他生物制品在销售前或者进口时，应当按照国务院药品监督管理部门的规定进行检验或者审核批准；检验不合格或者未获批准的，不得销售或者进口。

（五）药品的再评价

《药品管理法》第三十三条、第四十二条对新药审评、已经批准生产的药品再评价以及药品再评价结果的处理作了规定。

国家药品监督管理部门组织药学、医学和其他技术人员，对新药进行审评，对已经批准生产的药品进行再评价。

国家药品监督管理部门对已经批准生产或者进口的药品，应当组织调查；对疗效不确切、不良反应大或者其他原因危害人体健康的药品，应当撤销批准文号或者进口药品注册证书。已被撤销批准文号或者进口药品注册证书的药品，不得生产或者进口、销售和使用；已经生产或者进口的，由当地药品监督管理部门监督销毁或者处理。

（六）特殊管理的药品

《药品管理法》第三十五条规定：国家对麻醉药品、精神药品、医疗用毒性药品和放射性药品实行特殊管理。第四十五条规定：进口、出口麻醉药品和国家规定范围内的精神药品，必须持有国务院药品监督管理部门发给的《进口准许证》《出口准许证》。

（七）国家对药品实行的管理制度

《药品管理法》第三十六条规定：国家实行中药品种保护制度，具体办法由国务院制定。第三十七条规定：国家对药品实行处方药与非处方药分类管理制度，具体办法由国务院制定。第四十三条规定：国家实行药品储备制度。国内发生重大灾情、疫情及其他突发事件时，国务院规定的部门可以紧急调用企业药品。

相关知识

药品储备制度

为保证灾情、疫情及突发事故发生后对药品和医疗器械的紧急需要，维护人民身体健康，早在20世纪70年代初，我国就建立了中央一级的药品储备制度。1997年1月15日，《中共中央 国务院关于卫生改革与发展的决定》中指出，要建立并完善中央与地方两级医药储备制度。1997年7月3日，国务院下发了《国务院关于改革和加强医药储备管理工作的通知》，要求建立中央与地方两级医药储备制度，并落实了储备资金12亿元。中央医药储备主要负责储备重大灾情、疫情及重大突发事故和战略所需的特种、专项药品及医疗器械，地方医药储备主要负责储备地区性或一般灾情、疫情及突发事故和地方常见病、多发病防治所需的药品和医疗器械。

（八）禁止生产、销售假药、劣药的规定

《药品管理法》第四十八条规定了假药及按假药论处的情形，第四十九条规定了劣药及按劣药论处的情形。假药、劣药内涵见表5-5。

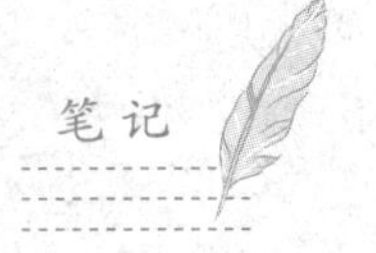

表 5-5　假药、劣药内涵比较

假药	劣药
有下列情形之一的为假药： 1. 药品所含成分与国家药品标准规定的成分不符的； 2. 以非药品冒充药品或者以其他种药品冒充此种药品的	药品成分的含量不符合国家药品标准的
有下列情形之一的药品，按假药论处： 1. 国务院药品监督管理部门规定禁止使用的； 2. 依照本法必须批准而未批准生产、进口或依照本法必须检验而未经检验即销售的； 3. 变质的； 4. 被污染的； 5. 使用依照本法必须取得批准文号而未取得批准文号的原料生产的； 6. 所标明的适应证或者功能主治超出规定范围的	有下列情形之一的药品，按劣药论处： 1. 未标明有效期或更改有效期的； 2. 不注明或更改生产批号的； 3. 超过有效期的； 4. 直接接触药品的包装材料和容器未经批准的； 5. 擅自添加着色剂、防腐剂、香料、矫味剂及辅料的； 6. 其他不符合药品标准规定的

相关知识

Drug Administration Law of the People's Republic of China
Chapter V　Control over Drugs

Article 48　Production (including dispensing, the same below) and distribution of counterfeit drugs are prohibited.

A drug is a counterfeit drug in any of the following cases:

(1) the ingredients in the drug are different from those specified by the national drug standards; or

(2) a non-drug substance is simulated as a drug or one drug is simulated as another.

A drug shall be treated as a counterfeit drug in any of the following cases:

(1) its use is prohibited by the regulations of the drug regulatory department under the State Council;

(2) it is produced or imported without approval, or marketed without being tested, as required by this Law;

(3) it is deteriorated;

(4) it is contaminated;

(5) it is produced by using drug substances without approval number as required by this Law; or

(6) the indications or functions indicated are beyond the specified scope.

Article 49　Production and distribution of substandard drugs are prohibited.

A drug with content not up to the national drug standards is a substandard drug.

A drug shall be treated as a substandard drug in any of the following cases:

(1) the date of expiry is not indicated or is altered;

(2) the batch number is not indicated or is altered;

(3) it is beyond the date of expiry;

(4) no approval is obtained for the immediate packaging material or container;

笔记

(5) colorants, preservatives, spices, flavorings or other excipients are added without authorization; or

(6) other cases where the drug standard are not conformed.

药师考点

假药、劣药的认定

(九) 其他药品管理规定

《药品管理法》对购进药品、从业人员健康检查作出了规定。

第三十四条规定:药品生产企业、药品经营企业、医疗机构必须从具有药品生产、经营资格的企业购进药品;但是,购进没有实施批准文号管理的中药材除外。

第五十一条规定:药品生产企业、药品经营企业和医疗机构直接接触药品的工作人员,必须每年进行健康检查。患有传染病或者其他可能污染药品的疾病的,不得从事直接接触药品的工作。

六、药品包装的管理

第六章"药品包装的管理",《药品管理法》共3条(52~54条)、《实施条例》共4条(44~47条)。

(一) 直接接触药品的包装材料和容器的规定

《药品管理法》第五十二条规定:直接接触药品的包装材料和容器,必须符合药用要求,符合保障人体健康、安全的标准,并由药品监督管理部门在审批药品时一并审批。药品生产企业不得使用未经批准的直接接触药品的包装材料和容器。对不合格的直接接触药品的包装材料和容器,由药品监督管理部门责令停止使用。

《实施条例》第四十四条规定:药品生产企业使用的直接接触药品的包装材料和容器,必须符合药用要求和保障人体健康、安全的标准,并经国务院药品监督管理部门批准注册。直接接触药品的包装材料和容器的管理办法、产品目录和药用要求与标准,由国务院药品监督管理部门组织制定并公布。

(二) 药品包装管理的规定

1. **规定了包装应遵循的原则** 《药品管理法》第五十三条规定:药品包装必须适合药品质量的要求,方便储存、运输和医疗使用。

发运中药材必须有包装。在每件包装上,必须注明品名、产地、日期、调出单位,并附有质量合格的标志。

2. **中药饮片包装的规定** 《实施条例》第四十五条规定:生产中药饮片,应当选用与药品性质相适应的包装材料和容器;包装不符合规定的中药饮片,不得销售。中药饮片包装必须印有或者贴有标签。

3. **医疗机构制剂包装材料和容器的规定** 《实施条例》第四十七条规定:医疗机构配制制剂所使用的直接接触药品的包装材料和容器、制剂的标签和说明书应当符合《药品管理法》第六章和《实施条例》的有关规定,并经省、自治区、直辖市人民政府药品监督管理部门批准。

(三) 药品包装标签及说明书的规定

药品包装必须按照规定印有或者贴有标签并附有说明书,《药品管理法》和《实施条例》对此作了明确规定:

笔记

1. **标签和说明书应当包含的内容和事项** 标签或者说明书上必须注明药品的通用名称、成分、规格、生产企业、批准文号、产品批号、生产日期、有效期、适应证或者功能主治、用法、用量、禁忌、不良反应和注意事项。

2. 专用标签的使用规定　麻醉药品、精神药品、医疗用毒性药品、放射性药品、外用药品和非处方药的标签，必须印有规定的标志。

3. 中药饮片标签的规定　中药饮片的标签必须注明品名、规格、产地、生产企业、产品批号、生产日期，实施批准文号管理的中药饮片还必须注明药品批准文号。

七、药品价格和广告的管理

第七章"药品价格和广告的管理"，《药品管理法》共8条（55~62条）、《实施条例》共8条（48~55条）。

（一）药品价格管理

1. 实行市场调节价药品的原则性规定　市场调节价是指由经营者自主制定，通过市场竞争形成的价格。《药品管理法》第五十五条规定：依法实行市场调节价的药品，药品的生产企业、经营企业和医疗机构应当按照公平、合理和诚实信用、质价相符的原则制定价格，为用药者提供价格合理的药品。

药品的生产企业、经营企业和医疗机构应当遵守国务院价格主管部门关于药价管理的规定，制定和标明药品零售价格，禁止暴利和损害用药者利益的价格欺诈行为。

2. 提供药品价格信息的规定　《药品管理法》第五十六条、第五十七条规定：药品的生产企业、经营企业、医疗机构应当依法向政府价格主管部门提供其药品的实际购销价格和购销数量等资料。医疗机构应当向患者提供所用药品的价格清单；医疗保险定点医疗机构还应当按照规定的办法如实公布其常用药品的价格，加强合理用药的管理。具体办法由国务院卫生行政部门规定。

3. 禁止在药品购销中给予、收受回扣　《药品管理法》第五十八条规定：禁止药品的生产企业、经营企业和医疗机构在药品购销中账外暗中给予、收受回扣或者其他利益。禁止药品的生产企业、经营企业或者其代理人以任何名义给予使用其药品的医疗机构的负责人、药品采购人员、医师等有关人员以财物或者其他利益。禁止医疗机构的负责人、药品采购人员、医师等有关人员以任何名义收受药品的生产企业、经营企业或者其代理人给予的财物或者其他利益。

相关知识

《关于印发推进药品价格改革意见的通知》

经国务院同意，国家发改委会同国家卫生计生委、人力资源社会保障部等部门于2015年5月4日联合发出《关于印发推进药品价格改革意见的通知》，决定从2015年6月1日起取消绝大部分药品政府定价，完善药品采购机制，发挥医保控费作用，药品实际交易价格主要由市场竞争形成。

《通知》规定，除麻醉药品和第一类精神药品仍暂时由国家发展改革委实行最高出厂价格和最高零售价格管理外，对其他药品政府定价均予以取消，不再实行最高零售限价管理，按照分类管理原则，通过不同的方式由市场形成价格。其中：①医保基金支付的药品，通过制定医保支付标准探索引导药品价格合理形成的机制；②专利药品、独家生产药品，通过建立公开透明、多方参与的谈判机制形成价格；③医保目录外的血液制品、国家统一采购的预防免疫药品、国家免费艾滋病抗病毒治疗药品和避孕药具，通过招标采购或谈判形成价格。其他原来实行市场调节价的药品，继续由生产经营者依据生产经营成本和市场供求情况，自主制定价格。

笔记

(二) 药品广告管理

《药品管理法》及其《实施条例》对药品广告管理作了相应的规定，概括如下：

1. **药品广告审批规定与程序** 规定了发布药品广告需经过省级药品监督管理部门审批，以及具体的审批程序。

2. **药品广告的范围、内容与限制** 规定了药品广告内容的基本要求与限制，处方药广告的发布范围。

3. **药品广告的检查与处理** 规定了药品广告的检查、处理机关与程序，违法广告的处理与公告。药品广告管理的具体内容见表5-6。

表5-6 药品广告管理的规定

法律、法规要点	法律、法规条文
药品广告的审批	药品广告须经企业所在地省、自治区、直辖市人民政府药品监督管理部门批准，并发给药品广告批准文号；未取得药品广告批准文号的，不得发布。 处方药可以在国务院卫生行政部门和国务院药品监督管理部门共同指定的医学、药学专业刊物上介绍，但不得在大众传播媒介发布广告或者以其他方式进行以公众为对象的广告宣传(法第五十九条)
药品广告内容管理规定	药品广告的内容必须真实、合法，以国务院药品监督管理部门批准的说明书为准，不得含有虚假的内容。 药品广告不得含有不科学的表示功效的断言或者保证；不得利用国家机关、医药科研单位、学术机构或者专家、学者、医师、患者的名义和形象作证明。 非药品广告不得有涉及药品的宣传(法第六十条)
药品广告的检查机构与程序	省、自治区、直辖市人民政府药品监督管理部门应当对其批准的药品广告进行检查，对于违反本法和《中华人民共和国广告法》的广告，应当向广告监督管理机关通报并提出处理建议，广告监督管理机关应当依法作出处理(法第六十一条)
暂停生产、销售、使用的药品不得发布广告	经国务院或者省、自治区、直辖市人民政府的药品监督管理部门决定，责令暂停生产、销售和使用的药品，在暂停期间不得发布该品种药品广告；已经发布广告的，必须立即停止(条例第五十四条)
违法广告的处理与公告	未经省、自治区、直辖市人民政府药品监督管理部门批准的药品广告，使用伪造、冒用、失效的药品广告批准文号的广告，或者因其他广告违法活动被撤销药品广告批准文号的广告，发布广告的企业、广告经营者、广告发布者必须立即停止该药品广告的发布。 对违法发布药品广告，情节严重的，省、自治区、直辖市人民政府药品监督管理部门可以予以公告(条例第五十五条)

八、药品监督

第八章"药品监督"，《药品管理法》共9条(63~71条)、《实施条例》共7条(56~62条)。

药品监督是指药品监督管理的行政主体，依照法定职权，对行政相对方是否遵守法律、法规、行政命令、决定和措施所进行的监督检查活动。本章主要规定了药品监督管理部门对其行政相对方监督检查和质量监督检验的程序，应遵守或履行的规定和义务，以及对药品监督管理部门及药品检验机构的禁止性规定。

药品监督管理部门是药品监督检查的行政主体，主要有：国家食品药品监督管理总局，省级食品药品监督管理局，及其依法设立的市级、县级药品监督管理机构等。药品监督管理行政相对方包括申报药品注册的药品研制单位、药品生产企业和个人、药品经营企业和个人、使用药品的医疗机构和有关人员等。

笔记

药品监督检查的对象和内容是，向药品监督管理部门申报，对其审批的药品研制的事项、药品生产的事项、药品经营的事项以及医疗机构使用药品的事项进行监督检查；以及对GMP、GSP认证合格的药品生产、经营企业，进行认证后的跟踪检查。

（一）药品监督检查

1. 规定了药品监督检查的行政主体 《药品管理法》规定了药品监督管理部门是药品监督检查的行政主体，有权按照法律、行政法规的规定对报经其审批的药品研制和药品的生产、经营以及医疗机构使用药品的事项进行监督检查，有关单位和个人不得拒绝和隐瞒。《实施条例》规定药品监督管理部门（含省级人民政府药品监督管理部门依法设立的药品监督管理机构，下同）依法对药品的研制、生产、经营、使用实施监督检查。

药品监督管理部门进行监督检查时，必须出示证明文件，对监督检查中知悉的被检查人的技术秘密和业务秘密应当保密。

药品监督管理部门应当按照规定，依据《药品生产质量管理规范》《药品经营质量管理规范》，对经其认证合格的药品生产企业、药品经营企业进行认证后的跟踪检查。

2. 规定了药品监督管理的行政相对方 药品监督管理行政相对方是指申报药品注册的药品研制单位，药品生产、经营企业和个人，使用药品的医疗机构和有关人员。

（二）药品质量监督检验

《药品管理法》及其《实施条例》规定了药品质量监督检验的要求，抽样过程中双方的行为和权限，药品检验方法的补充，药品检验结果的公告，药品检验结果的复审等。

药品质量监督检验的具体内容见表5-7。

表5-7 药品质量监督检验的规定

法律、法规要点	法律、法规条文
药品质量抽查检验的要求	药品监督管理部门根据监督检查的需要，可以对药品质量进行抽查检验。抽查检验应当按照规定抽样，并不得收取任何费用。所需费用按照国务院规定列支（法第六十四条）
药品抽样过程中双方的行为和权限	药品抽样必须由两名以上药品监督检查人员实施，并按照国务院药品监督管理部门的规定进行抽样；被抽检方应当提供抽检样品，不得拒绝。 药品被抽检单位没有正当理由，拒绝抽查检验的，国务院药品监督管理部门和被抽检单位所在地省、自治区、直辖市人民政府药品监督管理部门可以宣布停止该单位拒绝抽检的药品上市销售和使用（条例第五十七条）
药品检验方法的补充	对有掺杂、掺假嫌疑的药品，在国家药品标准规定的检验方法和检验项目不能检验时，药品检验机构可以补充检验方法和检验项目进行药品检验；经国务院药品监督管理部门批准后，使用补充检验方法和检验项目所得出的检验结果，可以作为药品监督管理部门认定药品质量的依据（条例第五十八条）
药品质量公告	国务院和省、自治区、直辖市人民政府的药品监督管理部门应当定期公告药品质量抽查检验的结果；公告不当的，必须在原公告范围内予以更正（法第六十五条） 国务院和省、自治区、直辖市人民政府的药品监督管理部门应当根据药品质量抽查检验结果，定期发布药品质量公告。药品质量公告应当包括抽验药品的品名、检品来源、生产企业、生产批号、药品规格、检验机构、检验依据、检验结果、不合格项目等内容。药品质量公告不当的，发布部门应当自确认公告不当之日起5日内，在原公告范围内予以更正（条例第五十九条）
对药品检验结果申请复验的规定	当事人对药品检验机构的检验结果有异议的，可以自收到药品检验结果之日起7日内向原药品检验机构或者上一级药品监督管理部门设置或者确定的药品检验机构申请复验，也可以直接向国务院药品监督管理部门设置或者确定的药品检验机构申请复验。受理复验的药品检验机构必须在国务院药品监督管理部门规定的时间内作出复验结论（法第六十六条）

笔记

续表

法律、法规要点	法律、法规条文
对药品检验结果申请复验的规定	当事人对药品检验机构的检验结果有异议，申请复验的，应当向负责复验的药品检验机构提交书面申请、原药品检验报告书。复验的样品从原药品检验机构留样中抽取（条例第五十九条）

（三）对可能危害人体健康的药品及其有关材料采取行政强制性措施

《药品管理法》规定了采取行政强制性措施的情形和采取强制措施后的处理。药品监督管理部门对有证据证明可能危害人体健康的药品及其有关材料可以采取查封、扣押的行政强制措施，并在7日内作出行政处理决定；药品需要检验的，必须自检验报告书发出之日起15日内作出行政处理决定。

《实施条例》规定了药品监督管理部门依法对有证据证明可能危害人体健康的药品及其有关证据材料采取查封、扣押的行政强制措施的，应当自采取行政强制措施之日起7日内作出是否立案的决定；需要检验的，应当自检验报告书发出之日起15日内作出是否立案的决定；不符合立案条件的，应当解除行政强制措施；需要暂停销售和使用的，应当由国务院或者省、自治区、直辖市人民政府的药品监督管理部门作出决定。

（四）对药品监督管理部门和药品检验机构的禁止性规定

包括禁止地方保护主义和不公平竞争，药品监督管理部门和检验机构不得参与药品生产、经营活动等。地方人民政府和药品监督管理部门不得以要求实施药品检验、审批等手段限制或者排斥非本地区药品生产企业依照本法规定生产的药品进入本地区。

《药品管理法》规定了药品监督管理部门及其设置的药品检验机构和确定的专业从事药品检验的机构不得参与药品生产经营活动，不得以其名义推荐或者监制、监销药品。药品监督管理部门及其设置的药品检验机构和确定的专业从事药品检验的机构的工作人员不得参与药品生产经营活动。

（五）实行不良反应报告制度

规定了国家实行药品不良反应报告制度、药品监督管理部门和相对方在药品不良反应报告中的义务、发生药品不良反应的处理等。

《药品管理法》规定了国家实行药品不良反应报告制度。药品生产企业、药品经营企业和医疗机构必须经常考察本单位所生产、经营、使用的药品质量、疗效和反应。发现可能与用药有关的严重不良反应，必须及时向当地省、自治区、直辖市人民政府药品监督管理部门和卫生行政部门报告。

对已确认发生严重不良反应的药品，国务院或者省、自治区、直辖市人民政府药品监督管理部门可以采取停止生产、销售、使用的紧急控制措施，并应当在5日内组织鉴定，自鉴定结论作出之日起15日内依法作出行政处理决定。

（六）药品行政收费的规定

《实施条例》规定：药品抽查检验，不得收取任何费用。

当事人对药品检验结果有异议，申请复验的，应当按照国务院有关部门或者省、自治区、直辖市人民政府有关部门的规定，向复验机构预先支付药品检验费用。复验结论与原检验结论不一致的，复验检验费用由原药品检验机构承担。

依据《药品管理法》和《实施条例》的规定核发证书、进行药品注册、药品认证和实施药品审批检验及其强制性检验，可以收取费用。具体收费标准由国务院财政部门、国务院价格主管部门制定。

笔记

九、法律责任

第九章“法律责任”,《药品管理法》共28条(72~99条)、《实施条例》共20条(63~82条),是药品管理法法律责任的规定。主要包括:违反《许可证》及药品批准证明文件管理应当承担的法律责任;生产、销售假药、劣药及为假、劣药提供运输、保管、仓储等便利条件应当承担的法律责任;违反《药品管理法》其他有关规定应当承担的法律责任;药品监督管理部门及设置、确定的药品检验所(机构及个人)违反《药品管理法》规定应当承担的法律责任。

(一)违反有关许可证、药品批准证明文件的规定的违法行为应当承担的法律责任

《药品管理法》中规定的许可证、药品批准证明文件有《药品生产许可证》《药品经营许可证》《医疗机构制剂许可证》《新药证书》《进口药品注册证》,麻醉药品和精神药品的《进口准许证》《出口准许证》,药品批准文号、《药品生产质量管理规范认证证书》《药品经营质量管理规范认证证书》。所有的法定许可证、药品批准证明文件均须按法定程序申报、审批,均应由法定部门发给。

《药品管理法》和《实施条例》中有关违反药品许可证、药品批准证明文件规定的法律责任条款共8条,见表5-8。表中法律责任的类型包括:行政责任(行政处罚、行政处分)、刑事责任以及民事责任。因行政处罚是最主要的责任类型,表中不再注明。

表5-8 违反许可证、批准证明文件的规定的行政处罚

违法行为及(相对方)	法律责任	法律、法规条款
未取得许可证生产、经营药品或配制制剂的(药品生产、经营企业,医疗机构)	依法予以取缔 1. 没收药品、没收违法所得 2. 罚款:药品货值金额的2~5倍 刑事责任:构成犯罪的,依照刑法追究刑事责任	★《药品管理法》第七十二条
从无许可证的企业购进药品的(药品生产、经营企业,医疗机构) 医疗机构擅自使用其他医疗机构配制的制剂的	责令改正 1. 没收购进药品及违法所得 2. 罚款:购进药品货值金额的2~5倍 3. 情节严重的吊销许可证,或者医疗机构执业许可证	《药品管理法》第七十九条 《实施条例》第六十六条
伪造、变造、买卖、出租、出借许可证或者药品批准证明文件	1. 没收违法所得 2. 罚款:违法所得的1~3倍;无违法所得的,处2万~10万元罚金 3. 情节严重的吊销许可证,或者撤销药品批准证明文件 刑事责任:构成犯罪的,依照刑法追究刑事责任	《药品管理法》第八十一条
以欺骗手段取得许可证或者药品批准证明文件者	1. 吊销许可证或者撤销药品批准证明文件 2. 罚款1万~3万元 5年内不受理申请	《药品管理法》第八十二条
未经批准在城乡集贸市场设点销售药品或超经营范围销售的	依照《药品管理法》第七十二条规定处罚	《实施条例》第六十五条
个人设置的门诊部、诊所供药超出范围和品种的	依照《药品管理法》第七十二条规定处罚	《实施条例》第六十七条
变更药品生产经营许可事项,应当办理变更登记手续而未办理的	警告,责令限期补办变更登记手续;逾期不补办的,宣布许可证无效;仍从事生产经营活动的,依照《药品管理法》第七十二条规定处罚	《实施条例》第七十四条

注:“★”表示该条款很重要,以后各表标示相同

笔记

药师考点

1. 无证生产、经营药品的法律责任
2. 从无证生产、经营企业购入药品的法律责任
3. 伪造、变造、买卖、出租、出借许可证或者药品批准证明文件的法律责任

案例讨论

伪造批准文号制售假药案

1. 案情简介 2010年4月，国家食品药品监督管理局稽查局接到云南省食品药品监督管理局报告，该局在监督检查中发现辖区内市场上销售的“虫草肾阳丸”(批准文号：国药准字Z22024102，标示生产企业为吉林省华侨联合企业制药厂，标示产品批号为20090630)涉嫌为假药。后经标示生产企业所在地吉林省松原市食品药品监督管理局核实，无药品所标示的药品生产企业。

本案例属于什么性质？不法分子应当承担哪些法律责任？

2. 分析处理 本案例属于伪造药品批准文号制售假药的行为，不法分子违反了《药品管理法》的规定。食品药品监督管理人员一经发现标示为吉林省华侨联合企业制药厂生产的“虫草肾阳丸”，依法按假药查处。具体处理如下：

1）依据《药品管理法》第八十二条规定，对伪造药品批准证明文件的，没收违法所得。

2）并处违法所得1倍以上3倍以下的罚款；没有违法所得的，处2万元以上10万元以下的罚款。

3）涉嫌刑事犯罪的，按照“最高人民法院、最高人民检察院关于办理生产、销售假药、劣药刑事案件具体应用法律若干问题的解释”移送公安机关追究其刑事责任。

（二）生产、销售假药、劣药应承担的法律责任

《药品管理法》及其《实施条例》规定了生产、销售（配制）假药，生产、销售（配制）劣药的法律责任：

《药品管理法》和《实施条例》规定了为假药、劣药提供运输、保管、仓储等便利条件，擅自委托或接受委托生产药品，医疗机构使用假药、劣药，生产中药饮片或配制医院制剂不符合省级药品监督管理部门批准标准的违法行为的法律责任，以及从重处罚的情形，见表5-9。

表5-9 对生产销售假、劣药者的行政处罚

违法行为及（相对方）	法律责任	法律法规条款
生产、销售假药的（企业、医疗机构）	1. 没收假药和违法所得 2. 并处罚款：药品货值金额的2~5倍 3. 撤销药品批准证明文件 4. 并责令停产、停业整顿 5. 情节严重的吊销许可证 刑事责任：构成犯罪的，依照刑法追究刑事责任	★《药品管理法》第七十三条
生产、销售劣药的（企业、医疗机构）	1. 没收劣药和违法所得 2. 并处罚款：药品货值金额1~3倍 3. 情节严重，责令停产、停业整顿或撤销药品	★《药品管理法》第七十四条

笔记

续表

违法行为及(相对方)	法律责任	法律法规条款
	批准证明文件,吊销许可证 刑事责任:构成犯罪的,依照刑法追究刑事责任	
生产、销售假药及生产、销售劣药情节严重的(企业、医疗机构)	1. 直接负责的主管人员和其他直接责任人10年内不得从事药品生产、经营活动 2. 对生产者专门用于假、劣药的原辅料、包材、设备予以没收	《药品管理法》第七十五条
为假药、劣药提供运输、保管、仓储等便利条件的	1. 没收违法收入 2. 并处罚款:违法收入50%以上3倍以下 刑事责任:构成犯罪的,依照刑法追究刑事责任	《药品管理法》第七十六条
擅自委托或接受委托生产药品的	依照《药品管理法》第七十三条处罚	《实施条例》第六十四条
医疗机构使用假药、劣药的	依照《药品管理法》第七十三条、第七十四条处罚	《实施条例》第六十八条
生产中药饮片或配制医院制剂不符合省级药监局批准标准的	依照《药品管理法》第七十四条处罚	《实施条例》第七十一条
1. 以麻醉药品、精神药品、医疗用毒性药品、放射性药品冒充其他药品,或者以其他药品冒充上述药品的 2. 生产、销售以孕产妇、婴幼儿及儿童为主要使用对象的假药、劣药的 3. 生产、销售的生物制品、血液制品属于假药、劣药的 4. 生产、销售、使用假药、劣药,造成人员伤害后果的 5. 生产、销售、使用假药、劣药,经处理后重犯的 6. 拒绝、逃避监督检查,或者伪造、销毁、隐匿有关证据材料的,或者擅自动用查封、扣押物品的	在《药品管理法》和本条例规定的处罚幅度内从重处罚	《实施条例》第七十九条
有充分依据证明其不知道所销售或者使用的药品是假药、劣药的	没收其销售或者使用的假药、劣药和违法所得 免除其他行政处罚	《实施条例》第八十一条

相关知识

《中华人民共和国刑法》对生产、销售假、劣药应承担的刑事责任的具体规定

第一百四十条 "生产者、销售者在产品中掺杂、掺假,以假充真,以次充好或者以不合格产品冒充合格产品,销售金额5万元以上不满20万元的,处2年以下有期徒刑或者拘役,并处或者单处销售金额50%以上2倍以下罚金;销售金额20万元以上不满50万元的,处2年以上7年以下有期徒刑,并处销售金额50%以上2倍以下罚金;销售金额50万元以上不满200万元的,处7年以上有期徒刑,并处销售金额50%以上2倍以下罚金;销售金额200万元以上的,处15年有期徒刑或者无期徒刑,并处销售金额50%以上2倍

笔记

以下罚金或者没收财产。"

第一百四十一条 "生产、销售假药的,处3年以下有期徒刑或者拘役,并处罚金;对人体健康造成严重危害或者有其他严重情节的,处3年以上10年以下有期徒刑,并处罚金;致人死亡或者有其他特别严重情节的,处10年以上有期徒刑、无期徒刑或者死刑,并处罚金或者没收财产。

本条所称假药,是指依照《中华人民共和国药品管理法》的规定属于假药和按假药处理的药品、非药品。"

第一百四十二条 "生产、销售劣药,对人体健康造成严重危害的,处3年以上10年以下有期徒刑,并处销售金额50%以上2倍以下罚金;后果特别严重的,处10年以上有期徒刑或者无期徒刑,并处销售金额50%以上2倍以下罚金或者没收财产。

本条所称劣药,是指依照《中华人民共和国药品管理法》的规定属于劣药的药品。"

药师考点

1. 生产、销售假药、劣药的行政责任
2. 生产、销售假药、劣药的刑事责任

(三)违反《药品管理法》其他有关规定应承担的法律责任

《药品管理法》及其《实施条例》还规定了违反其他有关规定应承担的法律责任,见表5-10。

表5-10 对违反《药品管理法》其他有关规定的行政处罚表

违法行为及(相对方)	法律责任	法律、法规条款
1. 未按照规定实施GMP、GSP、GLP、GCP的(药品生产、经营企业、临床试验机构、非临床安全性研究机构) 2. 擅自进行临床试验的(医疗机构)	给予警告,责令限期改正,逾期不改正的 1. 责令停产、停业整顿 2. 罚款:0.5万以上2万元以下 3. 情节严重的吊销许可证 4. 取消药物临床试验资格	《药品管理法》第七十八条 《实施条例》第六十三条、第六十九条
没有向允许药品进口的口岸所在地药品监督管理局登记备案的(药品进口者)	警告,责令限期改正 逾期不改正的,撤销进口药品注册证	《药品管理法》第八十条
在市场销售医疗机构配制制剂的(医疗机构)	1. 没收制剂、没收违法所得 2. 罚款:制剂货值金额1倍以上3倍以下	《药品管理法》第八十三条
1. 购销记录不真实或者不完整 2. 没有依法销售药品、调配处方、销售中药材的(药品经营企业)	1. 责令改正,警告 2. 情节严重的吊销药品经营许可证	《药品管理法》第八十四条
药品标识违反规定的(药品生产、经营企业、医疗机构)	除依法按照假药劣药论处外,责令改正,警告,情节严重的撤销该药品的批准证明文件	《药品管理法》第八十五条 《实施条例》第七十三条
向使用其药品的医疗机构的人员行贿的(药品生产、经营企业及个人)	1. 没收违法所得 2. 罚款1万元以上20万元以下 3. 情节严重的吊销许可证及营业执照 刑事责任:构成犯罪的,依照刑法追究刑事责任	《药品管理法》第八十九条

笔记

续表

违法行为及(相对方)	法律责任	法律、法规条款
药品购销活动中受贿的(医疗机构负责人、药品采购人员、医师)	1. 没收违法所得 2. 违法行为情况严重的吊销医师执业证书 行政处分:由卫生行政部门或本单位给予处分 刑事责任:构成犯罪的,依照刑法追究刑事责任	《药品管理法》第九十条
药品广告审批及广告内容有违法行为的(药品生产、经营企业)	按《广告法》规定处罚并撤销广告批准文号 1年内不受理该品种广告的审批申请 刑事责任:构成犯罪的,依照刑法追究刑事责任	《药品管理法》第九十一条 《实施条例》第七十六条
给药品使用者造成损害的(药品生产、经营企业,医疗机构)	民事责任:承担赔偿责任	《药品管理法》第九十二条
申报临床试验时,报送虚假资料和样品的(药品申请者)	警告,情节严重的3年内不受理该申报者该品种临床试验申请	《实施条例》第七十条
违反药品价格管理规定	依照《价格法》处罚	《实施条例》第七十五条
未按规定向发布广告地的省级药监部门备案的	责令改正,逾期不改正的,停止该药品在发布地进行广告活动	《实施条例》第七十七条

药师考点

1. 未按照规定实施《药品生产质量管理规范》的法律责任
未按照规定实施《药品经营质量管理规范》的法律责任
2. 药品购销活动中暗中给予、收受回扣或者其他利益的法律责任
3. 药品购销活动中收受财物或者其他利益的法律责任
4. 违反药品标识管理规定的法律责任
5. 医疗机构向市场销售制剂的法律责任

相关知识

《民法通则》中规定的民事责任

第一百零六条第二款 “公民、法人由于过错侵害国家的、集体的财产,侵害他人财产、人身的,应当承担民事责任。”

第一百二十二条 “因产品质量不合格造成他人财产、人身损害的,产品制造者、销售者应当依法承担民事责任。运输者、仓储者对此负有责任的,产品制造者、销售者有权要求赔偿损失。”

(四)行政主体违反药品管理法应承担的法律责任

药品管理法的行政主体是药品监督管理部门及其公务员,行政主体的行政违法行为应承担相应的行政责任,包括行政处分及通报批评,停止违法行为、纠正不当的行政行为、撤销违法的行政行为等。构成犯罪的,依法追究刑事责任。药品检验机构是国家行政机关设置或者确定的事业性法定技术机构,药品检验机构违法,应依法承担行政处罚、行政处分等方式的行政责任。

笔记

构成犯罪的，依法追究刑事责任。具体法律责任见表 5-11。

表 5-11 药品监督管理部门、药品检验机构违法的行政责任

违法行为	法律责任	法律、法规条款
药品检验机构出具虚假检验报告	1. 警告 2. 没收违法所得 3. 罚款：单位 3 万 ~5 万元，个人 3 万元以下 4. 降级、撤职、开除的行政处分 5. 情节严重的撤销检验资格 刑事责任：构成犯罪的，依照刑法追究刑事责任 民事责任：造成损失的，承担赔偿责任	《药品管理法》第八十六条
药品监督管理部门违法发给 GMP、GSP 认证证书，许可证，进口药品注册证，新药证书，药品批准文号等	1. 责令收回违法发给的证书、撤销批准证明文件 2. 行政处分 刑事责任：构成犯罪的，依照刑法追究刑事责任	《药品管理法》第九十三条
药品监督管理部门、药品检验机构或其人员参与药品生产、经营活动	1. 责令改正 2. 没收违法所得 3. 行政处分	《药品管理法》第九十四条
在药品监督检验中违法收取检验费用	1. 责令退还 2. 行政处分 3. 对情节严重的药检机构撤销其检验资格	《药品管理法》第九十五条
与企业生产、销售假、劣药有关的失职、渎职行为	行政处分 刑事责任：构成犯罪的，依照刑法追究刑事责任	《药品管理法》第九十六条
对下级药品监督部门违法的行政行为	责令限期改正 逾期不改正的，有权予以改变或撤销其违法行政行为	《药品管理法》第九十七条
滥用职权、徇私舞弊、玩忽职守的药品监督管理人员	行政处分 刑事责任：构成犯罪的，依照刑法追究刑事责任	《药品管理法》第九十八条
不依法履行药品广告审查职责，造成虚假广告等	行政处分 刑事责任：构成犯罪的，依照刑法追究刑事责任	《药品管理法》第九十一条
泄露未披露的试验数据，造成损失的药品监督管理部门及重大过失的工作人员	行政处分 依法承担赔偿责任	《实施条例》第七十二条

（五）执行行政处罚和行政处分的有关规定

1. 处罚机构及分工

（1）职责分工：《药品管理法》第八十七条规定："本法第七十二条至第八十六条规定的行政处罚，由县级以上药品监督管理部门按照国务院药品监督管理部门规定的职责分工决定。"

（2）有关证、照、批准证明文件的处罚机构：《药品管理法》第八十七条规定："吊销《药品生产许可证》《药品经营许可证》《医疗机构制剂许可证》、医疗机构执业许可证书或者撤销药品批准证明文件的，由原发证、批准的部门决定。"根据《药品管理法》的规定，撤销药品批准证明文件，如新药证书、药品批准文号、进口药品注册证书等，由国家食品药品监督管理总局决定；吊销《药品生产许可证》、药品批发企业的《药品经营企业许可证》《医疗机构制剂许可证》由省级药品监督管理部门决定；吊销药品零售企业的《药品经营许可证》由设区的市级以上药品监督管理部门决定。

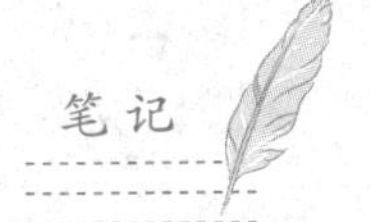

（3）药品监督管理部门派出机构的处罚权限：《实施条例》第八十条规定："药品监督管理部门设置的派出机构，有权作出《药品管理法》和本条例规定的警告、罚款、没收违法生产、销售的药品和违法所得的行政处罚。"

（4）违反广告管理规定的处罚机构与分工：根据《药品管理法》第九十一条和《实施条例》第七十六条至第七十八条的规定，篡改经批准的药品广告的内容的，由药品监督管理部门责令停止发布；撤销药品广告批准文号的处罚，由原批准的药品监督管理部门决定；异地发布广告未按照规定在发布地省级药品监督管理部门备案的，由发布地药品监督管理部门作出责令改正等行政处罚。

药品监督管理部门撤销药品广告批准文号后，应在作出行政处理决定之日起5个工作日内通知广告监督管理机关，广告监督管理机关自收到通知之日起15个工作日内，依照《中华人民共和国广告法》的规定作出行政处理决定。

未经省级药品监督管理部门批准，擅自发布药品广告的，药品监督管理部门发现后，通知广告监督管理部门依法查处。

（5）药品购销过程中行、受贿的处罚机构与分工：《药品管理法》第八十九条规定，药品的生产企业、经营企业、医疗机构在药品购销中暗中给予、收受回扣或者其他利益的，药品的生产企业、经营企业或者其代理人给予使用药品的医疗机构的负责人、药品采购人员、医师等有关人员以财物或者其他利益的，由工商行政管理部门给予相应罚款、没收违法所得的处罚；情节严重的，由工商行政管理部门吊销药品生产企业、药品经营企业的营业执照，并通知药品监督管理部门，由药品监督管理部门吊销《药品生产许可证》《药品经营许可证》。

《药品管理法》第九十条规定，医疗机构的负责人、药品采购人员、医师等有关人员收受药品生产企业、药品经营企业或其代理人给予的财物或者其他利益的，由卫生行政部门或者本单位给予处分，没收违法所得；对违法行为情节严重的执业医师，由卫生行政部门吊销其执业证书。

（6）药品监督管理部门违法的处罚机关：《药品管理法》第九十三条至第九十五条规定，药品监督管理部门违反规定，对不符合条件或不具备资格的单位给予批准或发放证书、批准证明文件的，由其上级主管机关或者监察机关责令收回违法发给的证书、撤销药品批准证明文件，对直接负责的主管人员和其他直接责任人员依法给予行政处分。

药品监督管理部门或者其设置的药品检验机构或者其确定的专业从事药品检验的机构参与药品生产经营活动的，由其上级机关或者监察机关责令改正，有违法收入的予以没收；情节严重的，对直接负责的主管人员和其他直接责任人员依法给予行政处分。

药品监督管理部门或者其设置、确定的药品检验机构在药品监督检验中违法收取检验费用的，由政府有关部门责令退还，对直接负责的主管人员和其他直接责任人员依法给予行政处分。

2. 处罚程序要求及相关规定

（1）假药、劣药处罚通知应载明的事项：必须载明药品检验机构的质量检验结果。但是，《药品管理法》第四十八条中按假药论处的第1、2、5、6项和第四十九条中按劣药论处的第3种情形除外。

（2）法律责任中的"货值金额"：以违法生产、销售药品的标价计算；没有标价的，按照同类药品的市场价格计算。

（3）没收药品的处理：依照《药品管理法》和《实施条例》的规定没收的物品，由药品监督管理部门按照规定监督处理。

十、附　　则

附则，一般是指附在法律最后部分的说明性及补充性条文。包括法律中出现的主要用语的解释，授权有关机关或者部门制定法律的配套立法或实施细则，对不适用本法进行调整的例外

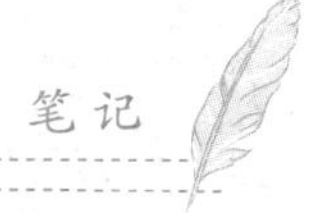

说明,法律的施行时间,旧法律的废止等规定。附则是法律的重要组成部分,它与法律的其他部分在效力上是同等的。

第十章"附则",《药品管理法》共5条(100~104条)、《实施条例》共4条(83~86条)。主要包括:用语含义;有关管理办法制定的授权性规定;施行时间规定。

(一) 用语含义

《药品管理法》第一百条对本法使用的药品、辅料、药品生产企业、药品经营企业等4个用语作了解释性的规定。《实施条例》第八十三条至第八十五条对药品合格证明和其他标识、新药、处方药、非处方药、医疗机构制剂、药品认证、药品经营方式、药品经营范围、药品批发企业、药品经营企业、药品零售企业以及《药品管理法》第四十一条中"首次在中国销售的药品",《药品管理法》第五十八条第二款"禁止药品的生产企业、经营企业或者其代理人以任何名义给予使用其药品的医疗机构的负责人、药品采购人员、医师等有关人员以财物或者其他利益"中的"财物或者其他利益"等12个用语作了解释。

1. 药品等有关术语

药品:是指用于预防、治疗、诊断人的疾病,有目的地调节人的生理功能并规定有适应证或者功能主治、用法和用量的物质,包括中药材、中药饮片、中成药、化学原料药及其制剂、抗生素、生化药品、放射性药品、血清、疫苗、血液制品和诊断药品等。

辅料:是指生产药品和调配处方时所用的赋形剂和附加剂。

药品生产企业:是指生产药品的专营企业或者兼营企业。

药品经营企业:是指经营药品的专营企业或者兼营企业。

药品合格证明和其他标识:是指药品生产批准证明文件,药品检验报告书,药品的包装、标签和说明书。

新药:是指未曾在中国境内上市销售的药品。

处方药:是指凭执业医师和执业助理医师处方方可购买、调配和使用的药品。

非处方药:是指由国务院药品监督管理部门公布的,不需要凭执业医师和执业助理医师处方,消费者可以自行判断、购买和使用的药品。

医疗机构制剂:是指医疗机构根据本单位临床需要经批准而配制、自用的固定处方制剂。

药品认证:是指药品监督管理部门对药品研制、生产、经营、使用单位实施的相应质量管理规范进行检查、评价并决定是否发给相应认证证书的过程。

药品经营方式:是指药品批发和药品零售。

药品经营范围:是指经药品监督管理部门核准经营药品的品种类别。

药品批发企业:是指将购进的药品销售给药品生产企业、药品经营企业、医疗机构的药品经营企业。

药品零售企业:是指将购进的药品直接销售给消费者的药品经营企业。

2. 有关用语解释

"首次在中国销售的药品":是指国内或者国外药品生产企业第一次在中国销售的药品,包括不同药品生产企业生产的相同品种。

"禁止药品的生产企业、经营企业或者其代理人以任何名义给予使用其药品的医疗机构的负责人、药品采购人员、医师等有关人员以财物或者其他利益"中的"财物或者其他利益":是指药品的生产企业、经营企业或者其代理人向医疗机构的负责人、药品采购人员、医师等有关人员提供的目的在于影响其药品采购或者药品处方行为的不正当利益。

(二) 对制定有关管理办法的授权性规定

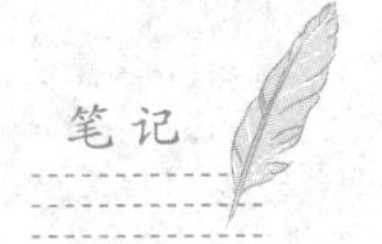

"中药材的种植、采集和饲养的管理办法,由国务院另行制定。"(法第一百零一条)

"国家对预防性生物制品的流通实行特殊管理。具体办法由国务院制定。"(法第一百零

二条）

为了加强对疫苗流通和预防接种的管理，预防、控制传染病的发生、流行，保障人体健康和公共卫生，根据《药品管理法》等法律，国务院制定了《疫苗流通和预防接种管理条例》。该条例 2005 年 3 月 24 日以国务院令第 434 号发布，自 2005 年 6 月 1 日起施行。

"中国人民解放军执行本法的具体办法，由国务院、中央军事委员会依据本法制定。"（法第一百零三条）

为了加强军队药品监督管理，根据《药品管理法》的规定，国务院和中央军事委员会制定了《中国人民解放军实施〈中华人民共和国药品管理法〉办法》。该办法 2004 年 12 月 9 日以国务院、中央军事委员会令第 425 号发布，自 2005 年 1 月 1 日起施行。

（三）法律法规施行时间

《药品管理法》自 2001 年 12 月 1 日起施行。（法第一百零四条）

《药品管理法实施条例》自 2002 年 9 月 15 日起施行。（条例第八十六条）

本章小结

本章论述了药品管理立法的含义及特征、药事管理法的渊源和法律关系，我国药品管理立法的发展，重点介绍了《中华人民共和国药品管理法》及其《实施条例》。主要内容为：

1. 药品管理立法是指由特定的国家机关，依据法定的权限和程序，制定、认可、修订、补充和废除药品管理法律规范的活动。

2. 药事管理法是指由国家制定或认可，并由国家强制力保证实施，具有普遍效力和严格程序的行为规范体系，是调整与药事活动相关的行为和社会关系的法律规范的总和。

3. 我国药事法的渊源有：①宪法；②药事管理法律；③药事管理行政法规；④药事管理地方性法规；⑤药事管理规章；⑥中国政府承认或加入的国际条约。

4. 药品管理立法的特征是：立法目的是维护人民健康；以药品质量标准为核心的行为规范；药品管理立法的系统性；药品管理法内容国际化的倾向。

5.《药品管理法》及其《实施条例》均为 10 章。包括：总则、药品生产企业管理、药品经营企业管理、医疗机构的药剂管理、药品管理、药品包装的管理、药品价格和广告的管理、药品监督、法律责任和附则。《药品管理法》共 104 条，《实施条例》共 86 条。

6. 总则是一部法律的总的原则、基本制度，是整部法律的纲领性的规定。《药品管理法》总则的主要内容包括：立法目的；药品管理法适用范围的规定；我国发展药品的方针；药品监督管理体制；药品检验机构的设置及其职责。

7. 附则是指附在法律最后部分的说明性及补充性条文。包括法律中出现的主要用语的解释，授权有关机关或者部门制定法律的配套立法或实施细则，对不适用本法进行调整的例外说明，法律的施行时间，旧法律的废止等规定。

复习思考题

1. 简述药品管理立法和药事管理法的概念。
2. 我国药事管理法律规范的具体表现形式有哪些？
3. 简述《药品管理法》的立法宗旨、适用范围。
4. 开办药品生产企业、药品经营企业必须具备什么条件？

笔记

5. 我国对医疗机构配制制剂有何规定?
6. 什么是假药、劣药?哪些情形的药品按假药、劣药论处?
7.《药品管理法》对直接接触药品的包装材料的容器是如何要求的?
8.《药品管理法》规定的行政处罚有哪几种?
9. 未取得“许可证”生产、经营药品应当承担什么法律责任?
10. 生产、销售假药、劣药应当承担什么法律责任?
11. 违反《药品管理法》其他有关规定应承担什么法律责任?
12.《药品管理法实施条例》对哪些违法行为在规定的处罚幅度内从重处罚?
13. 解释下列用语:药品,新药,处方药,药品认证,药品批发企业,药品零售企业。

课程实践

【实践名称】违法制售“甲氨蝶呤”的案例分析。

【案情简介】2007年7月6日,国家药品不良反应监测中心陆续收到广西、上海等地部分医院的药品不良反应病例报告。患者使用了标示为上海医药(集团)有限公司华联制药厂生产的注射用甲氨蝶呤后,出现下肢疼痛、麻木,继而萎缩、无法直立和正常行走等神经损害症状。2007年8月,北京、安徽、河北、河南等地医院使用上海华联制药厂药品后也陆续发生不良事件,涉及该厂甲氨蝶呤、盐酸阿糖胞苷两种注射剂。不良事件发生后,卫生部、国家食品药品监督管理局组成调查组对该厂生产的鞘内注射用甲氨蝶呤和阿糖胞苷引起的药物损害事件进行调查,发现造成这一不良事件的原因为华联制药厂在生产过程中,现场操作人员将硫酸长春新碱尾液,混于注射用甲氨蝶呤及盐酸阿糖胞苷等批号的药品中,导致多个批次的药品被污染,从而引起全国上百名白血病患者下肢伤残。

【问题讨论】1. 上述案例属于何种性质的案件?

2. 你认为上述违法行为适用《药品管理法》及其实施条例中的哪些条款与规定?

3. 你认为违法者应当承担何种法律责任?

(杨世民)

笔 记

第六章 药品注册管理

学习要求

通过本章的学习，使学生了解我国药品注册管理的法律法规体系、药品注册管理的相关概念以及各类药品注册的程序和规定，以便今后在实际工作中能够熟练运用。

1. 掌握　药品注册申请的类型；药品注册管理机构；新药、仿制药、药品再注册、药品技术转让的申报与审批程序和要求；新药特殊审批的范围和程序。

2. 熟悉　药品注册的概念；药品注册检验、药品注册标准的概念和要求；药物临床研究的分期和要求；GLP、GCP 的适用范围。

3. 了解　药品注册管理的必要性；ICH 的相关概念；药品注册时限、复审；药品批准文号的格式；违反药品注册管理规定应承担的法律责任。

问题导入　非洛地平控释片进口化学药品申请临床试验注册案

2009 年 4 月 15 日，越南药企业 vellpharm 公司向国家食品药品监督管理局提出了非洛地平控释片进口化学药品临床试验注册申请，国家食品药品监督管理局受理了该申请并对其进行了技术审核。国家食品药品监督管理局最终做出不予批准注册（进行临床研究）的决定（批件号为 2010104265）。理由为：进口制剂中所用原料药应提供国家药品管理机构出具的允许该原料药上市销售的证明性文件，以及该药品生产企业符合 GMP 的证明性文件。而本品中所用原料药来源于浙江省某制药厂，该厂本无原料药的批准文号，申报资料中也未提供该原料药的合成工艺、结构确证、质量研究和稳定性研究等研究资料及生产厂符合 GMP 的证明性文件。根据《药品注册管理办法》及相关文件规定，不批准非洛地平控释片的注册申请。vellpharm 公司不服，向一审法院提起行政诉讼，控国家食品药品监督管理局未通知其补充申报材料程序违法，《审批意见通知件》未加盖印章且时间超过法定行政许可期限。

请阅读以上材料，思考并讨论：

（1）vellpharm 公司在注册申请中存在何问题？

（2）国家食品药品监督管理局在注册审批中批准决定是否妥当？

第一节　药品注册管理的发展

一、药物研究开发与注册管理的必要性

人类社会在发展过程中，为了自身疾病诊断和治疗需要，不断研究开发新药物和新的生产技术，这一过程中药物研发、筛选和评价技术水平迅速发展，新的药物品种不断涌现。但是，不是所有具有诊断和防治疾病作用的物质都可以作为药品被人类使用，只有通过严格而全面的评价，确认其有效性、安全性的药物才能够生产上市。人类新药研发史上，不断出现的药害事件使人们付出生命和鲜血的惨痛代价，认识到通过法律等强制性手段规范药品的研究过程，对药品进行注册监管的必要性。

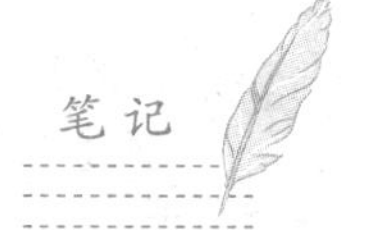

（一）药物研究开发的概念和类型

药物的研究开发（research and development，R&D）是一个漫长而复杂的过程，它包括了从药物的设计、筛选，到确定药物剂型、合成方法、药理毒理、质量标准，通过临床试验确证其安全性、有效性及用法用量，以及经过药品管理当局审查获得药品上市许可的全过程。

根据药物的不同种类，药物研发可分为化学原料药研发、生化药物研发、微生物发酵或提取物、天然药物提取物研发、新给药途径研发、新剂型研发、新复方制剂研发、新适应证研发、制药新工艺研发、新药物辅料研发等。根据药物的创新水平，当代药物研发则包括突破性新药研发、模仿性新药研发、延伸性新药研发和仿制药研发。

相关知识

药物研发的类型

1. 突破性新药研发

突破性新药是指在一定的医学理论和科学设想指导下，通过反复的设计、合成和药理、生理或生物筛选，创制出新型结构并具有生物活性的药物，即创新药（称为 me-new）。包括新化学实体（new chemical entities，NCEs）、新分子实体（new molecular entities，NMEs）或新活性实体（new active substances，NASs）；另外，从天然药物，如植物药、动物药或矿物药中提取、发酵提取有效成分和有效部位，也是当前创新药研发的热点。

2. 模仿性新药研发

模仿性新药俗称为“me-better”，它是在不侵犯他人专利权的情况下，根据新上市的突破性新药的相关信息资料，通过对其的分子结构改造或修饰，寻找作用机制相同或相似，并在治疗应用上具有某些优点的新药物实体。如在奥美拉唑基础上开发的兰索拉唑，在西咪替丁基础上研发的雷尼替丁等。

3. 延伸性新药研发

延伸性新药是指通过对上市已久的药物进行修饰或者改造，开发出专属性更强，疗效更高或安全性更好的“me-too”新药。如拆分已知化合物的光学异构体，开发已知药物的新适应证，开发控释、缓释等药物新剂型或新给药途径，设计新的复方制剂等。如奥美拉唑的左消旋体埃索美拉唑，尼莫地平专利到期后的尼莫地平缓释剂型等。

4. 仿制药物研发

在国际上，仿制药是指与商品名药在剂量、安全性和效力、质量、作用以及适应证上相同的一种仿制品。从广义上讲，仿制药往往是专利到期的已上市药物，因此又被称为非专利药。仿制药研发包括对已有国家标准的药品的仿制，即标仿；国内外已上市药物改变给药途径、改变剂型或改变酸根 / 碱基，即改仿；对专利过期药的首仿或跟仿，即抢仿；以及对国内外虽未上市但项目已具有一定成熟度的药物的创仿等。当前仿制药研发的重点是筛选适当的品种，开发新剂型和新工艺，并在生物利用度、溶出度、增加稳定性等关键技术，以及工艺放大环节中的各种改进，和降低成本和环境污染，提高质量等方面有所创新。另外，仿制药的研发应绕开专利、避免抄袭和侵权。

（二）药物研究开发的意义

药物的研究开发，尤其是新药研发，是人类与疾病持续斗争的重要武器。从远古时代“神农尝百草”发现和采集治疗疾病的天然药物，到公元 6 世纪通过炼金术炼制简单的化学药物，人类不断尝试探索新的药物治疗各种疾病。1805 年，德国药物化学家 Friedrich Sertürner 从阿片中分

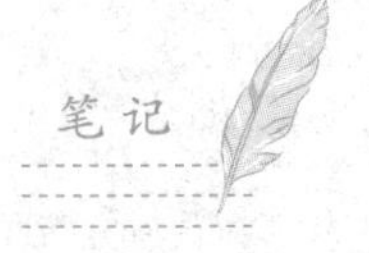

离得到纯吗啡碱；1898 年，Felix Hoffman 发现乙酰水杨酸（阿司匹林）并将其用于解热镇痛；1910年，Ehrlich合成胂凡纳明（606）治疗梅毒；1926年发现扑疟奎；1932年发现阿的平等合成抗疟药；1928 年，英国细菌学家本·弗莱明发现青霉素并于 1940 年上市应用。药物的研究开发和新药物的不断上市使人类克服一个又一个威胁人类生存的疾病，也使人类治疗疾病的方法和手段日新月异。

药物研发是促进医药科学技术发展的主要动力。21 世纪的新药开发研究出现突飞猛进的发展，随着分子水平的药物筛选模型的建立，应运而生的高通量筛选的新技术，大大加快了先导化合物的寻找和发现，组合化学与高通量筛选的结合，使组合化学的化合物库种类、数量不断扩大，筛选的先导化合物数量和种类也在不断地增多，使新药的种类和数量也在不断地增加。人类科技新理论、新方法在药物研发的应用中不断改进和完善，并有力推动了新药研发和药品质量的提高；新药研发过程中不断产生的新技术和新方法的需求，也促进了医药科技水平的发展。

新药研发是现代制药企业发展的动力源泉。开发成功的创新药，在给人类防治疾病带来新手段的同时，也给创制的企业带来巨额利润，例如 2004 年专利药阿托伐他汀上市以来，连续 6 年销售额在 100 亿美元以上，在专利保护期内销售额超千亿美元。创新药的巨额利润和世界市场占有率，使世界各大制药公司乐此不疲，持续不断地投入巨额资金研究开发新药。各国政府也普遍重视新药研发，视其为经济增长的驱动力。

（三）药物研究开发的风险

1. 生命风险 药物研发是一个将对人体作用未知的化合物质或天然物质，改造为可以用来防治和诊断疾病的药物的过程，这个过程本身就存在着巨大的风险。药物研发史上，由于人们对药物认识和评价水平的有限导致的药物危害，伴随着药物研发的整个历程。如 1937 年美国发生的磺胺酏剂事件，由于使用工业用二甘醇作为辅料，造成 107 人死亡。20 世纪 50 年代初，法国上市有机锡的胶囊剂 Stalinon，由于其中枢神经毒性，造成 217 人中毒、102 人死亡。1956 年上市的反应停（沙利度胺），由于动物试验口服给药时测不到致死量，人服用过量也不致昏迷，被认为是安全的镇静安眠药，可不经医生处方直接在药店销售。但随后 5 年时间里，因西德、英国、日本等很多国家孕妇服用反应停，造成约 1.2 万名出生缺陷的婴儿，其中，有近 4000 名患儿不到一岁就夭折了，成为 20 世纪人类重大灾难性事件之一，即“反应停”事件。

即使在药物研发水平和安全意识不断提高，药品注册管理法律体系日趋完善的今天，新药的安全风险依然存在。如 2001 年 8 月，由于降脂药物“拜斯亭”引起严重的横纹肌溶解综合征，使得其所在公司在全球隶属医药公司回收拜斯亭。2004 年，由于风湿性关节炎治疗药物罗非昔布可能会导致心脏病和脑卒中概率升高，其所在公司全球召回该药品，并承担了因该药致死患者的数亿美元的赔偿。这是由于新药上市前，虽然经过了严密的临床试验研究确证其安全性和有效性，但由于试验环境的控制性和受试者的局限性，使考察范围受限。这就要求新药研发人员和审批机构在研发、审批药品时，必须具有高度的责任心，强烈的药品质量意识和药物评价的系统技能。

2. 投资风险 新药研发是一个高风险的工程，还体现在其高投入和低成功率上。相对于其他制造业，制药业是研发投入比最高的行业，一些大型国际制药企业往往将其销售收入的 15%~25% 投入新药研发过程中。但现代全新的化学或生物药物研究开发难度日益增大。一方面目前已知的作用于人体靶点及其机制的化合物已经基本研究清楚并已有相应药物开发出来，而对于药物作用靶点并不清楚的疾病，还需要大量的基础研究才可了解其发生发展的过程及主要作用因子。另一方面，人们对自身健康、对患者的保护意识不断加强，药品注册审批的日益严格，创新药的开发步履逐渐艰难。从世界 NCEs 上市情况来看，20 世纪 60 年代平均每年 83.2 个，70 年代年平均 62.6 个，80 年代年平均为 48.5 个，90 年代年平均 40 个左右，2000~2008 年平均为 29.8 个。近年来，新药研究开发的时间和费用也越来越高，一个 NCE 药物的研发，往往需要

笔记

12~15年的时间。1975年一个处方药的研发费用约在1.38亿美元,1987年达到3.18亿美元,2003年达到8.02亿美元,到2014年已达26亿美元。而风险也日益增大,从合成的化合物筛选出来可以进入临床试验的淘汰率越来越大,平均5000多种备选化合物往往只能得到一个NCE药物;进入Ⅱ期临床时还有4/5的淘汰率;即使顺利上市,盈利的品种也仅为3/10,其中能以高价独占市场的更少。

(四) 药品注册管理的必要性

1. **保证药品安全有效,维护人民健康** 人类社会在发展过程中,为了自身疾病诊断和治疗需要,不断研究开发新药物和新的生产技术,这一过程中药物研发、筛选和评价技术水平迅速发展,新的药物品种不断涌现。但是,药物研发风险巨大,人类药物发展史上,不断出现的药害事件使人们付出生命和鲜血的惨痛代价,认识到只有通过严格系统的评价,确认真正安全、有效的药物才能够生产上市。因此,必须通过法律等强制性手段规范药品的研究过程,对药品进行注册监管。

2. **提高新药研发水平,提升医药科技竞争力** 20世纪以来,美国最先通过立法,制定和完善药品注册管理法律法规和技术标准,较早建立了GLP实验室认证制度。严格的药品注册制度提高了新药质量,为该国争夺国际药品市场提供了有力保证。20世纪60年代以后,医药经济发达国家也纷纷制定了自己的药品注册管理办法和技术标准,并取得良好效果。欧美国家采用药品注册的法规和技术标准,几乎垄断了国际药品市场,增强了它们的"品牌效益"。我国自1985年实施《新药审批办法》以来,药品质量亦有显著提高。但是在一些技术指标、质量保证体系方面差距还很明显,我国药物制剂还很难通过国际药品市场的法规和技术要求。通过与国际接轨的药品注册技术原则的指导和药品审批管理,可引导新药研发方向,提高药品生产质量,提升医药科技竞争力。

3. **规范药学科研行为,维护科研道德** 新药上市带来的巨额利益是制药企业以无比热情投入药物研发的动力,药物研发的成果,也会给研究者带来名誉和金钱的收获。在制药企业追求利益最大化和研究者追求科研成就的过程中,往往会产生商业利益、个人利益和科研道德责任的失衡。在药物研发过程中弄虚作假,伪造数据;未取得知情同意擅自进行临床试验;在审评工作中把关不严,暗箱操作甚至泄漏信息等,此类事件时有发生,不仅增加了人民身体健康和生命安全的潜在危险,也损害了企业和消费者的公平权利和合法权益,破坏了社会经济秩序。药物研发过程中科研行为的规范和科研道德的维护,不仅取决于药物研发和相关人员的科学素养、知识水平及工作态度,更依赖于药品注册管理法律法规、相应质量管理规范和技术指导原则的严密规定、严格约束和对违法行为的严厉处罚。

二、药品注册管理制度的产生与发展

(一) 药品注册管理制度的出现

20世纪上半叶,随着磺胺、青霉素先后问世,世界各国出现了研究开发化学治疗药物的热潮,同时其他各类型药物的开发也十分火热。但是各国的药品管理立法还很薄弱,单行的药事法规主要是针对假药、毒药的销售控制和处罚。1906年,美国国会通过并颁布了第一部综合性药品管理法律《联邦食品、药品、化妆品》(Food,Drug and Cosmetic Act,FDCA),又称《纯净食品药品法案》(Pure Food and Drugs Act),民间也叫做"韦利法案"。主要是针对各州间药品贸易中禁止掺假和贴假标签的规定,而基本上没有药品注册管理的规定。这段时期出现了许多"药害"事件,如20世纪20年代广泛使用含砷化合物治疗梅毒导致很多人死亡,氯仿用于分娩使许多产妇死亡,2,4-二硝基酚用于减肥出现了白内障和目盲等。1937年美国发生了磺胺酏剂事件,造成107人死亡,原因是所用辅料工业用二甘醇有毒。当时无明确的法律依据进行处理,只有依据"掺假和贴假标签"对药厂处以罚款。为此美国国会于1938年修订食品药品化妆品法,要求

笔记

上市药品必须向FDA提供新药安全性证明。但未引起其他国家注意，“药害”事件仍层出不穷。

（二）各国药品注册法制化管理的发展和完善

1961年发生的“反应停”事件震惊世界，促进各国政府对新药审批注册实行法制化管理，造成新药研究开发形势又一次世界性的大转折。1962年，美国再次对《食品药品化妆品法》进行修订（Kefauver-Harris修订案），规定任何一种药品上市前，除安全性证明外，还必须向FDA提供充分的有效性证明。其他各国政府也对新药审批注册实行了法制化管理。许多国家修订或制定了药品管理法律，有些还制定了有关新药注册的单行法律法规。有关新药注册法律、法规的内容主要有以下方面：①定义新药，明确药品注册范围；②明确新药注册集中于中央政府卫生行政部门（或有关部门）专门机构负责审批注册；③规定申请和审批程序，即申请进行临床试验的审批，申请注册新药上市的审批，以及上市后监测；④规定申请者必须提交的研究资料；⑤制定各项试验研究指南；⑥推行药物非临床研究质量管理规范和药物临床试验质量管理规范；⑦规定已在国外上市而未曾在本国上市的进口药品，按新药对待。各国新药审批注册法规内容大体一致，但在具体技术指标上有差别。

（三）药品研发质量规范和技术要求的国际化发展

1.《药物非临床研究质量管理规范》《药品非临床研究质量管理规范》对应的英文是“Good Laboratory Practice for Non-clinical Laboratory Studies”或“Non-clinical Good Laboratory Practice”，简称GLP。GLP是为申请药品注册而进行的非临床研究必须遵守的规定。

20世纪70年代初，美国FDA对制药公司、研究机构、大学中进行新药临床前毒性试验的情况进行全面深入的调查，发现存在许多缺陷，包括研究人员问题、实验的问题、管理者的问题以及研究发起人的问题等。这些问题的严重后果和新药安全性的重要性引起广泛重视，政府投资进行制定试验规范研究，随后FDA提出了GLP草案，国会举行多次听证会，1979年美国国会通过GLP，收载于联邦法规汇编。根据GLP，FDA负责对毒性试验研究实验机构进行认证，新药临床前毒性试验研究必须在经认证的GLP实验机构进行，否则不予受理审批申请。

美国颁布GLP后引起许多国家的高度重视，为了确保新药的安全性，增强本国新药在药品国际贸易中的竞争力，加强新药研究开发方面的国际合作，北欧、西欧、日本及联合国的经济合作与发展组织（OECD），先后制定了该国或该组织的GLP，如OECD的GLP于1981年9月发布，日本的GLP于1982年3月、瑞士的GLP于1983年7月、瑞典的GLP于1985年12月、挪威的GLP于1988年9月发布。GLP成为国与国之间相互认可新药的一种规范，同时也成为少数实力较强国家垄断新药研究开发的手段、体系。

2.《药物临床试验质量管理规范》《药物临床试验质量管理规范》对应的英文是Good Clinical Practice，简称GCP。GCP是进行药物临床研究必须遵循的质量规范。

20世纪60年代中期，一些发达国家开始注意到新药研发的临床试验管理中的一些问题，在1964年第18届世界医疗协会（World Medical Association）上，发表了《赫尔辛基宣言》，该宣言声明医生的首要职责是保护受试者的生命和健康。宣言引起广泛注意，部分研究开发新药多的国家，对新药临床研究管理制定了指南或规范。1968年，WHO提出“药物临床评价原则”，1975年又提出“人用药物评价的指导原则”。同时，美国FDA在发现了临床试验中欺骗行为的证据后，于20世纪70年代末颁布了临床试验管理规范（GCP）。GCP规定临床试验应取得伦理委员会的批准并获得受试者知情同意书。20世纪80年代，FDA又修订了新药审评规定，并以法律形式在美国加以实施。此后，欧共体亦在1990年制定了“医药产品的临床试验”管理规范。在随后的几年中，英国、法国、北欧、日本、加拿大、澳大利亚和韩国也先后制定并颁布了各自的GCP。

3. 人用药品注册技术规范的国际协调会议　当代医药市场趋于全球化，但各国药品注册的技术要求不同，药品要在国际市场上市，需要分别在不同国家进行重复试验和重复申报，造成时间、资金和人力上的大量浪费，也不利于患者在药品的安全性、有效性和质量方面得到科学的保

笔记

证，影响了国际技术和贸易的交流。为便于药品在不同国家之间的注册与流通，协调不同国家之间人用药品注册技术规定方面的差异，1990年，由欧共体、欧洲制药工会协会联合会、日本厚生省、日本制药工业协会、美国FDA、美国药物研究和生产联合会共同发起建立了"人用药品注册技术规范的国际协调会议"（International Conference on Harmonization of Technical Requirements for Registration of Pharmaceuticals for Human Use，ICH）。WHO、加拿大卫生保健局、欧洲自由贸易区作为观察员与会，国际制药工业协会联合会（International Federation of Pharmaceutical Manufacture Associations，IFPMA）作为制药工业的保护伞组织参加该协调会议。ICH总部设在日内瓦IFPMA总部。

相关知识

ICH的职责

ICH的职责是：①对在欧盟、美国和日本注册产品的技术要求中存在的不同点，创造注册部门与制药部门对话的场所，以便更及时将新药推向市场，使患者得到及时治疗；②监测和更新已协调一致的文件，使在最大程度上相互接受ICH成员国的研究开发数据；③随着新技术进展和新治疗方法应用，选择一些课题及时协调，以避免今后技术文件产生分歧；④推动新技术新方法替代现有文件的技术和方法，在不影响安全性的情况下，节省受试患者、动物和其他资源；⑤鼓励已协调技术文件的分发、交流和应用，以达到共同标准的贯彻。

ICH大多数指导文件已经作为共同的标准被美国、欧共体、日本以及参加国采纳和执行，还有一些指导文件在修订和完善过程中。参加国采用统一技术文件格式（CTD格式）和技术要求提交注册申报资料，从而实现了将产品注册合理化、国际化的目标，推动了制药企业和监管机构之间更有效的沟通。目前ICH指导原则已被越来越多的ICH及非ICH国家所采纳，ICH对规范新药研究开发行为，保证新药安全、有效，正发挥越来越重要的作用。

三、我国药品注册管理的发展及现状

我国药品的注册管理经历了曲折发展的道路，从分散管理到集中管理，从粗放式的行政规定管理逐步过渡到科学化法制化管理。

（一）我国药品注册管理法制化发展历程

新中国成立后，国家开始建设药政法规体系，药品审评制度作为药品管理的重要内容很受重视。1965年，卫生部、化工部发布的《药品新产品管理办法》（试行），成为我国第一个单行的新药管理规章。1978年，国务院批转的《药政管理条例》（试行）中对药品审评做了明确规定，同年卫生部和国家医药管理总局联合发布《新药管理办法》（试行），对新药的定义、分类、研究、临床、鉴定、审批、生产和管理作了全面规定。在这一时期，新药基本上由各省卫生厅（局）审批，仅有麻醉药品、放射性药品、避孕药、中药人工合成品等少数新药由卫生部审批。

1984年颁布的我国第一部《药品管理法》中，首次以法律的形式确认了药品审批制度。1985年7月，卫生部发布《新药审批办法》《新生物制品审批办法》《进口药品管理办法》。按照《药品管理法》及《新药审批办法》等的规定，进口药品、新药由卫生部审批，已有药品标准的药品由各省级卫生行政部门审批，并规定了相应的药品批准文号。卫生部和各省级卫生行政部门负责拟定和修订国家药品标准和各省、自治区、直辖市药品标准。

笔记

1998年，药品监督管理工作划归国家药品监督管理局主管，1999年国家药品监督管理局陆续修订发布《新药审批办法》等一系列药品注册及管理的法律法规，如《新生物制品审批办法》《新药保护和技术转让的规定》《进口药品管理办法》《仿制药品审批办法》《药品研究和申报注册违规处理办法》《药品非临床研究质量管理规范》《药品临床试验质量管理规范》《药品研究机构登记备案管理办法》《药品研究实验记录暂行规定》《国家药品审评专家管理办法》《药品注册工作程序》《关于国外药品在中国注册及临床试验的规定》《关于审批国外药品临床试验的规定》等，明确药品的注册审批集中由国家药品监督管理局统一管理，我国药品注册管理的法规体系日益健全并与国际接轨。国家药品监督管理局还制定了20多个类别药物临床研究指导原则，40多个中医病症临床研究指导原则等一系列技术指标，建立了一批临床药理基地，组建了药品审评委员会。

2001年12月，我国正式参加世界贸易组织，根据世贸组织协议之一《与贸易有关的知识产权协定》(TRIPS)宗旨、准则和有关具体规定，2002年10月，国家药品监督管理部门发布了《药品注册管理办法》(试行)及其附件。在新的药品注册管理规定中，新药概念定位为"未曾在中国境内上市销售的药品"，缩小了原新药管理办法中新药概念的范围；取消了与《专利法》不接轨的原行政保护；增加了按TRIPS有关条文制定的，对含有新化合物新药未披露数据的保护，和基于保护公众健康而设置的监护期等；并增加了对执法主体执法程序和时限的要求。

针对《药品注册管理办法》在实施过程中暴露出的一些薄弱环节，如药品注册与监督管理脱节，监督措施不到位；审评审批标准偏低，鼓励创新不够；监督制约不到位，审评审批权力配置不合理，程序不够严密，过程不够透明等问题，经反复调研论证和公开征求意见，2005年4月、2007年7月，国家药品监督管理部门又两次修订了《药品注册管理办法》，并相继发布《药品注册现场核查管理规定》《新药注册特殊审批管理规定》《药品技术转让注册管理规定》等一系列规定。

（二）我国目前药品注册管理法律法规体系

目前我国已形成以《药品管理法》相关规定为基础，由7部药品注册管理行政规章、60余个规范性文件、80余项药物研究技术指导原则构成的药品注册管理法律法规体系，并建立了以国家食品药品监督管理总局、国家食品药品监督管理总局药品审评中心为核心的药品注册管理体制。

1.《药品管理法》和《药品管理法实施条例》《药品管理法》第五章以法律的形式确定了我国药品上市许可的审批制度，规定了药物临床试验必须经过国家食品药品监督管理部门审批，生产以及进口药品必须经过国家食品药品监督管理部门审批并取得药品批准文号或进口药品注册证书，并规定药物的非临床安全性评价研究机构和临床试验机构必须分别执行药物非临床研究质量管理规范(GLP)、药物临床试验质量管理规范(GCP)。《药品管理法实施条例》进一步补充了药物临床试验、生产药品和进口药品的申报审批程序和药品补充申请的要求、药品再注册的规定，明确了新药监测期的概念和范围，以及对未披露数据的保护。

2. 药品注册管理行政规章　依据《药品管理法》和《药品注册管理办法》的相关规定，国家食品药品监督管理总局先后制定了一系列药品注册管理的具体行政规章，形成了以《药品注册管理办法》为核心的我国药品注册管理法规体系。详见表6-1。

表6-1　药品注册管理行政规章

规章名称	公布和施行时间	制定目的或适用范围
药物非临床研究质量管理规范	20030806公布，20030901起施行	适用于为申请药品注册而进行的非临床研究，药物非临床安全性评价研究机构必须遵循本规范
药物临床试验质量管理规范	20030806公布，20030901起施行	是临床试验全过程的标准规定，凡进行各期临床试验、人体生物利用度或生物等效性试验，均须按本规范执行

笔记

续表

规章名称	公布和施行时间	制定目的或适用范围
直接接触药品的包装材料和容器管理办法	20040720 公布施行	规定了直接接触药品的包装材料和容器(简称“药包材”)的生产、进口、使用注册管理
医疗机构制剂注册管理办法(试行)	20050622 公布,20050801 起施行	规范医疗机构制剂的申报与审批,适用于在中国境内申请医疗机构制剂的配制、调剂使用
国家食品药品监督管理局药品特别审批程序	20051118 公布施行	规定了当存在发生突发公共卫生事件的威胁时,以及突发公共卫生事件发生后,对突发公共卫生事件应急处理所需药品的特别审批程序和要求
药品说明书和标签管理规定	20060315 公布,20060601 起施行	规定了药品说明书和标签的核准和管理
药品注册管理办法	20070710 公布,20071001 起施行	为保证药品的安全、有效和质量可控,规范药品注册行为。适用于在中国境内申请药物临床试验、药品生产和药品进口,以及进行药品审批、注册检验和监督管理

3. **药品注册管理的规范性文件** 除行政规章外,国家食品药品监督管理总局还发布了一些药品注册管理配套规定,以及根据不同时期的工作重点和具体要求发布的具体药品注册管理工作的通知,其中主要的药品注册管理规定见表 6-2。

表 6-2 药品注册管理的规范性文件

文件名称	发布时间	制定目的或适用范围
药品研究实验记录暂行规定	20000103	为加强药品研究监督工作,保证药品研究质量,规范药品研究实验记录,对药品研究中实验记录提出基本要求
药品临床研究的若干规定	20000718	为加强药品临床研究的监督管理工作,使药品临床研究过程规范化,研究结果科学可靠,保证药品临床研究质量,保护受试者的合法权益
药物临床试验机构资格认定办法(试行)	20040219	加强药物临床试验的监督管理,确保药物临床试验在具有药物临床试验资格的机构中进行,实施药物临床试验机构的资格认定
药物非临床研究质量管理规范认证管理办法	20070416	为加强药物非临床研究的监督管理,规范药物非临床研究质量管理规范认证管理工作
中药注册管理补充规定	20080107	体现中医药特色,遵循中医药研究规律,继承传统,鼓励创新,扶持促进中医药和民族医药事业发展,对中药研制、注册申请、补充申请、临床试验作补充规定
药品注册现场核查管理规定	20080523	为规范药品研制秩序,保证药品注册现场核查工作质量,规定了药品研究和生产现场核查的行政主体、工作流程、文书和表格形式及核查要点
新药注册特殊审批管理规定	20090107	为鼓励研究创制新药,加强风险控制管理,对符合规定的新药注册申请实行特殊审批
药品技术转让注册管理规定	20090819	为规范药品技术转让注册行为,保证药品安全、有效和质量可控,适用于药品技术转让注册申请的申报、审评、审批和监督管理
药品、医疗器械产品注册收费标准管理办法	20150512	为加强药品、医疗器械产品注册收费管理,规范注册收费行为,保障注册申请人的合法权益,促进注册工作健康发展,适用于药品、医疗器械产品注册收费标准制定和管理

笔记

4. 药品注册管理技术要求和药物研究技术指导原则　至 2015 年 9 月，国家食品药品监督管理总局先后发布各类药物研究指导原则、技术要求、审评一般原则、处理原则等 131 项。

（三）药品注册管理制度的改革与发展

新中国成立以来，我国药品注册管理的模式经历了从分散审批到集中审批，从审评审批一体化到受理、审评、审批三分离的过程，药品注册工作在改革与发展中不断完善。但多年来由于药品注册审评机制的不健全，一度暴露出很多突出问题，如对原始资料的审查、生产现场的检查、产品质量的检验等监督措施不到位，申报单位的研究资料不规范，甚至弄虚作假，药品的安全性难以保证；药品审评审批标准偏低，导致企业创制新药的积极性不强，造成简单改剂型品种和仿制品种申报数量急剧增多，低水平重复现象严重等。

为解决药品注册管理工作存在的突出问题，2007 年 8 月至 2008 年底，国家食品药品监督管理局开展了药品研制环节的专项整治工作。通过对 3.3 万个药品开展注册现场核查，撤回了 7999 个药品注册申请；通过开展药品批准文号清查注销了 4337 个批准文号；通过开展过渡期品种集中审评处理了 2.5 万积压品种，其中不批准 1.5 万个品种，不批准率达 61%，较大程度上规范了药品注册秩序，净化了药品研发环境。2007 年 10 月 1 日修订的《药品注册管理办法》以科学监管理念为指导，通过整合药品注册管理资源，深化注册审评机制改革，严格注册审批程序，并建立了权威的专家技术资源，实现了依法科学审评审批，逐步建立起统一高效、运行顺畅的药品注册管理体系。

随着我国医药产业快速发展，药品质量和标准不断提高，但由于历史原因，药品审评审批中存在的问题也日益突出，注册申请资料质量不高，审评过程中需要多次补充完善，严重影响审评审批效率；仿制药重复建设、重复申请，市场恶性竞争，部分仿制药质量与国际先进水平存在较大差距；临床急需新药的上市审批时间过长，药品研发机构和科研人员不能申请药品注册，影响药品创新的积极性。针对这些问题，2015 年 8 月 18 日，国务院发布《关于改革药品医疗器械审评审批制度的意见》（国发〔2015〕44 号），提出提高审评审批质量、提高仿制药质量、鼓励研究和创制新药、提高审评审批透明度等一系列改革目标，以及提高药品审批标准、推进仿制药质量一致性评价等主要改革任务，并通过加快修订《药品管理法》《药品管理法实施条例》《药品注册管理办法》等措施，以保障药品审评审批制度改革的实施。

相关知识

国务院《关于改革药品医疗器械审评审批制度的意见》主要内容

2015 年 8 月 18 日，国务院发布《关于改革药品医疗器械审评审批制度的意见》（国发〔2015〕44 号），提出 5 项主要目标，涉及药品的 11 项主要任务，以及 4 项保障措施。

1. 主要目标

（1）提高审评审批质量：建立更加科学、高效的药品医疗器械审评审批体系，使批准上市药品医疗器械的有效性、安全性、质量可控性达到或接近国际先进水平。

（2）解决注册申请积压：严格控制市场供大于求药品的审批。争取 2016 年底前消化完积压存量，尽快实现注册申请和审评数量年度进出平衡，2018 年实现按规定时限审批。

（3）提高仿制药质量：加快仿制药质量一致性评价，力争 2018 年底前完成国家基本药物口服制剂与参比制剂质量一致性评价。

（4）鼓励研究和创制新药：鼓励以临床价值为导向的药物创新，优化创新药的审评审批程序，对临床急需的创新药加快审评。开展药品上市许可持有人制度试点。

（5）提高审评审批透明度：全面公开药品医疗器械注册的受理、技术审评、产品检验

笔记

和现场检查条件与相关技术要求，公开受理和审批的相关信息，引导申请人有序研发和申请。

2. 主要任务

（1）提高药品审批标准。将药品分为新药和仿制药。将新药由现行的“未曾在中国境内上市销售的药品”调整为“未在中国境内外上市销售的药品”。根据物质基础的原创性和新颖性，将新药分为创新药和改良型新药。将仿制药由现行的“仿已有国家标准的药品”调整为“仿与原研药品质量和疗效一致的药品”。根据上述原则，调整药品注册分类。仿制药审评审批要以原研药品作为参比制剂，确保新批准的仿制药质量和疗效与原研药品一致。

（2）推进仿制药质量一致性评价。对已经批准上市的仿制药，按与原研药品质量和疗效一致的原则，分期分批进行质量一致性评价。在规定期限内未通过质量一致性评价的仿制药，不予再注册；通过质量一致性评价的，允许其在说明书和标签上予以标注，并在临床应用、招标采购、医保报销等方面给予支持。在国家药典中标注药品标准起草企业的名称，激励企业通过技术进步提高上市药品的标准和质量。提高中成药质量水平，积极推进中药注射剂安全性再评价工作。

（3）加快创新药审评审批。对创新药实行特殊审评审批制度。加快审评审批防治艾滋病、恶性肿瘤、重大传染病、罕见病等疾病的创新药，列入国家科技重大专项和国家重点研发计划的药品，转移到境内生产的创新药和儿童用药，以及使用先进制剂技术、创新治疗手段、具有明显治疗优势的创新药。加快临床急需新药的审评审批，申请注册新药的企业需承诺其产品在我国上市销售的价格不高于原产国或我国周边可比市场价格。

（4）开展药品上市许可持有人制度试点。允许药品研发机构和科研人员申请注册新药，在转让给企业生产时，只进行生产企业现场工艺核查和产品检验，不再重复进行药品技术审评。试点工作在依照法定程序取得授权后开展。

（5）落实申请人主体责任。按照国际通用规则制定注册申请规范，申请人要严格按照规定条件和相关技术要求申请。将现由省级食品药品监管部门受理、食品药品监管总局审评审批的药品注册申请，调整为食品药品监管总局网上集中受理。对于不符合规定条件与相关技术要求的注册申请，由食品药品监管总局一次性告知申请人需要补充的内容。进入技术审评程序后，除新药及首仿药品注册申请外，原则上不再要求申请人补充资料，只作出批准或不予批准的决定。

（6）及时发布药品供求和注册申请信息。根据国家产业结构调整方向，结合市场供求情况，及时调整国家药品产业政策，严格控制市场供大于求、低水平重复、生产工艺落后的仿制药的生产和审批，鼓励市场短缺药品的研发和生产，提高药品的可及性。食品药品监管总局会同发展改革委、科技部、工业和信息化部、卫生计生委制定并定期公布限制类和鼓励类药品审批目录。

（7）改进药品临床试验审批。允许境外未上市新药经批准后在境内同步开展临床试验。鼓励国内临床试验机构参与国际多中心临床试验，符合要求的试验数据可在注册申请中使用。对创新药临床试验申请，重点审查临床价值和受试者保护等内容。强化申请人、临床试验机构及伦理委员会保护受试者的责任。

（8）严肃查处注册申请弄虚作假行为。加强临床试验全过程监管，确保临床试验数据真实可靠。申请人、研究机构在注册申请中，如存在报送虚假研制方法、质量标准、药理及毒理试验数据、临床试验结果等情况，对其药品医疗器械注册申请不予批准，已批准的予以撤销；对直接责任人依法从严处罚，对出具虚假试验结果的研究机构取消相关试验

笔记

资格,处罚结果向社会公布。

(9)简化药品审批程序,完善药品再注册制度。实行药品与药用包装材料、药用辅料关联审批,将药用包装材料、药用辅料单独审批改为在审批药品注册申请时一并审评审批。简化来源于古代经典名方的复方制剂的审批。简化药品生产企业之间的药品技术转让程序。将仿制药生物等效性试验由审批改为备案。对批准文号(进口药品注册证/医药产品注册证)有效期内未上市,不能履行持续考察药品质量、疗效和不良反应责任的,不予再注册,批准文号到期后予以注销。

(10)健全审评质量控制体系。参照国际通用规则制定良好审评质量管理规范。组建专业化技术审评项目团队,明确主审人和审评员权责,完善集体审评机制,强化责任和时限管理。

(11)全面公开药品医疗器械审评审批信息。向社会公布药品医疗器械审批清单及法律依据、审批要求和办理时限。向申请人公开药品医疗器械审批进度和结果。在批准产品上市许可时,同步公布审评、检查、检验等技术性审评报告,接受社会监督。

3. 保障措施

(1)加快法律法规修订。及时总结药品上市许可持有人制度试点、药品注册分类改革试点进展情况,推动加快修订《中华人民共和国药品管理法》。结合行政审批制度改革,抓紧按程序修订《中华人民共和国药品管理法实施条例》和《药品注册管理办法》等。

(2)调整收费政策。

(3)加强审评队伍建设。

(4)加强组织领导。

第二节 药品注册的有关概念

一、药品注册的概念

药品注册(registration of drug)是指国家食品药品监督管理总局根据药品注册申请人的申请,依照法定程序,对拟上市销售药品的安全性、有效性、质量可控性等进行系统评价,并决定是否同意其申请的审批过程。

药品注册是世界各国通用的药品管理模式之一,它是对药品市场准入进行的一种前置性管理,是各国控制药品在本国上市的重要审批程序。尽管各国由于社会、经济制度不同,药品注册管理模式不尽相同,但是其管理的出发点与核心是一致的,即采用规范的法定程序控制药品的市场准入,从而保障上市药品的安全性、有效性和质量可控性。

药品注册是我国药品管理领域重要的行政许可事项之一,表现形式为发放药品批准文件,包括新药证书、药品批准文号以及进口药品注册证书,或药品补充申请批件。

二、药品注册分类

药品按其来源和标准分为新药、仿制药和进口药,按种类分为中药、化学药和生物制品。药品品种范畴差别很大,对其研究的内容、技术要求和审评重点也各不相同。为了保证药品研究质量,同时又能提高新药研制的投入和产出的效率,我国采用药品注册进行分类审批管理的办法。《药品注册管理办法》附件中将药品按照中药和天然药物、化学药品、生物制品分别进行分类,对各类药品申请注册时应提交的研究资料分门别类作出规定。

笔记

三、药品注册申请

药品注册申请包括新药申请、仿制药申请、进口药品申请、补充申请和再注册申请。

(一) 新药申请

新药申请(New Drug Application,NDA)是指未曾在中国境内上市销售的药品的注册申请。已上市药品改变剂型、改变给药途径、增加新适应证的药品注册按照新药申请程序申报。为鼓励创新,2015年国务院发布的《关于改革药品医疗器械审评审批制度的意见》中将新药调整为未曾在中国境内外上市销售的药品。根据物质基础的原创性和新颖性,新药分为创新药和改良型新药。

(二) 仿制药申请

根据《药品注册管理办法》,仿制药申请(generic drug application,Application for Drugs Already with National Standards)是指生产国家食品药品监督管理总局已批准上市的已有国家标准的药品的注册申请,但是生物制品按照新药申请程序申报。

(三) 进口药品申请

进口药品申请(Import Drug Application)是指在境外生产的药品在中国境内上市销售的注册申请。

(四) 补充申请

补充申请(Supplemental Application for Drug Registration)是指新药申请、仿制药的申请或者进口药品申请经批准后,改变、增加或取消原批准事项或内容的注册申请。

(五) 再注册申请

再注册申请(Re-registration of Drugs)是指当药品批准证明文件有效期满后,申请人拟继续生产或进口该药品的注册申请。

药师考点

药品注册和药品注册申请的界定

四、药品注册申请人

药品注册申请人(以下简称申请人),是指提出药品注册申请,承担相应法律责任,并在该申请获得批准后持有药品批准证明文件的机构。我国正逐渐实现与国际接轨,开展药品上市许可持有人制度试点,允许药品研发机构和科研人员申请注册新药。

药品注册申请人包括境内申请人和境外申请人。境内申请人应当是在中国境内合法登记并能独立承担民事责任的机构,境外申请人应当是境外合法制药厂商。境内申请人申请药品注册按照新药申请、仿制药申请的程序和要求办理,境外申请人申请药品注册按照进口药品申请程序和要求办理。境外申请人办理进口药品注册,应当由其驻中国境内的办事机构或者由其委托的中国境内代理机构办理。

五、药品注册管理机构

(一) 国家食品药品监督管理总局

国家食品药品监督管理总局主管全国药品注册工作,负责对药物临床试验、药品生产和进口进行审批。国家食品药品监督管理总局依法行使许可权,审批新药、仿制药、进口药品、药品补充申请和药品技术转让,发给相应的药品证明文件。

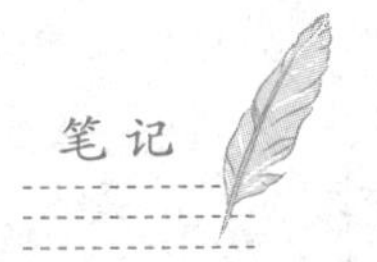

(二) 省级药品监督管理部门

省级药品监督管理部门根据国家食品药品监督管理总局的指定或委派,负责新药、仿制药注册申请以及补充申请的受理和形式审查,同时负责对药物研制和临床试验的现场核查。省级药品监督管理部门也负责药品再注册的审批或备案,以及管辖范围内的药品补充申请审批和备案。

(三) 国家食品药品监督管理总局药品审评中心

国家食品药品监督管理总局药品审评中心是药品注册的技术审评机构,负责对各类药品注册申报资料进行技术审评,提出技术审评意见,报国家食品药品监督管理总局审批确定。

(四) 药品检验机构

中国食品药品检定研究院和省级药品检验机构是药品注册检验的法定专业技术机构。负责对药品标准进行复核,对注册样品进行检验。

(五) 国家食品药品监督管理总局药品审核查验中心

国家食品药品监督管理总局药品审核查验中心主要负责对药物非临床评价研究机构的GLP认证,药物临床试验机构的GCP认证,以及组织对药品生产进行现场检查。

药师考点

药品注册管理机构

第三节 药物的临床前研究和临床研究管理

药物的临床前研究(preclinical study)和临床研究(clinical study)作为药物研发过程的主要环节,是确证药品安全、有效、质量可控的关键过程。我国药品注册管理办法及相关规范中对药物的临床前研究和临床研究作了科学、严格的规定。

一、药物的临床前研究

(一) 临床前研究内容

为申请药品注册而进行的药物临床前研究,包括药物合成工艺、提取方法、理化性质及纯度、剂型选择、处方筛选、制备工艺、检验方法、质量指标、稳定性,药理、毒理、动物药代动力学等。中药制剂还包括原药材的来源、加工及炮制等,生物制品还包括菌毒种、细胞株、生物组织等起始材料的来源、质量标准、保存条件、生物学特征、遗传稳定性及免疫学的研究等。

根据药品注册申报资料要求,临床前研究可概括为3方面:

1. **文献研究** 包括药品名称和命名依据,立题目的与依据。

2. **药学研究** 原料药工艺研究,制剂处方及工艺研究,确证化学结构或组分的试验,药品质量试验,药品标准起草及说明,样品检验,辅料,稳定性试验、包装材料和容器有关试验等。

3. **药理毒理研究** 包括一般药理试验,主要药效学试验,动物药代动力学试验,以及临床前药物安全性评价(Drug Safety Evaluation,DSE),如急性毒性试验、长期毒性试验、过敏性、溶血性和局部刺激性试验、致突变试验、生殖毒性试验、致癌毒性试验、依赖性试验等。临床前药物安全性评价是药物临床前研究的核心内容。

(二) 临床前研究的要求

1. **临床前药物安全性评价执行GLP** 我国《药品管理法》及《药品注册管理办法》中均明确规定,药物的安全性评价研究必须执行《药物非临床研究质量管理规范》(GLP)。

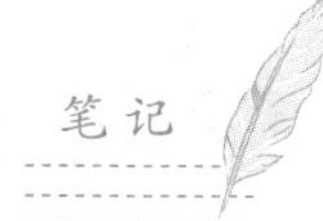

2. **从事药物研究开发的机构的要求** 应当具有与试验研究项目相适应的人员、场地、设备、

仪器和管理制度；所用试验动物、试剂和原材料应当符合国家有关规定和要求；并应当保证所有试验数据和资料的真实性。

3. **研究用原料药的规定** 单独申请注册药物制剂的，研究用原料药必须具有药品批准文号、《进口药品注册证》或者《医药产品注册证》，该原料药必须通过合法的途径获得。研究用原料药不具有药品批准文号、《进口药品注册证》或者《医药产品注册证》的，必须经国家食品药品监督管理总局批准。

4. **技术指导原则** 药物研究应当参照国家食品药品监督管理总局发布的有关技术指导原则进行。申请人采用其他评价方法和技术，应当提交证明其科学性的资料。

5. **委托研究** 申请人委托其他机构进行药物研究或者进行单项试验、检测、样品的试制等的，应当与被委托方签订合同，并在申请注册时予以说明。申请人对申报资料中的药物研究数据的真实性负责。

6. **药品生产工艺** 申请人获得药品批准文号后，应当按照国家食品药品监督管理总局批准的生产工艺生产。药品监督管理部门根据批准的生产工艺和质量标准对申请人的生产情况进行监督检查。

二、药物的临床研究

根据《药品管理法》的规定，药物临床研究必须经国家食品药品监督管理总局批准后实施，临床研究必须执行《药物临床试验质量管理规范》(GCP)。

(一) 临床试验的分期及最低病例数要求

药物临床研究包括临床试验和生物等效性试验。临床试验分为Ⅰ、Ⅱ、Ⅲ、Ⅳ期。新药在批准上市前，应当进行Ⅰ、Ⅱ、Ⅲ期临床试验。经批准后，有些情况下可仅进行Ⅱ期和Ⅲ期临床试验或者仅进行Ⅲ期临床试验。

Ⅰ期临床试验：初步的临床药理学及人体安全性评价试验。观察人体对于新药的耐受程度和药代动力学，为制定给药方案提供依据。

Ⅱ期临床试验：治疗作用初步评价阶段。其目的是初步评价药物对目标适应证患者的治疗作用和安全性，也包括为Ⅲ期临床试验研究设计和给药剂量方案的确定提供依据。此阶段的研究设计可以根据具体的研究目的，采用多种形式，包括随机盲法对照临床试验。

Ⅲ期临床试验：治疗作用确证阶段。其目的是进一步验证药物对目标适应证患者的治疗作用和安全性，评价利益与风险关系，最终为药物注册申请的审查提供充分的依据。试验一般应为具有足够样本量的随机盲法对照试验。

Ⅳ期临床试验：新药上市后由申请人进行的应用研究阶段。其目的是考察在广泛使用条件下的药物的疗效和不良反应、评价在普通或者特殊人群中使用的利益与风险关系以及改进给药剂量等。

生物等效性试验，是指用生物利用度研究的方法，以药代动力学参数为指标，比较同一种药物的相同或者不同剂型的制剂，在相同的试验条件下，其活性成分吸收程度和速度有无统计学差异的人体试验。生物利用度试验的病例数为18~24例。

药物临床试验的受试例数应当符合临床试验的目的和相关统计学的要求，并且不得少于《药品注册管理办法》附件所规定的最低临床试验病例数。根据规定，一般临床试验的最低受试者(病例)数(试验组)要求是：Ⅰ期为20至30例，Ⅱ期为100例，Ⅲ期为300例，Ⅳ期为2000例。预防用生物制品的临床试验的最低受试者(病例)数(试验组)要求是：Ⅰ期20例，Ⅱ期为300例，Ⅲ期500例。不同注册分类的药品对临床试验的要求各不相同。罕见病、特殊病种及其他情况，要求减少临床试验病例数或者免做临床试验的，必须经国家食品药品监督管理总局审查批准。

笔记

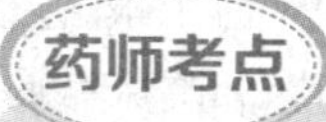

药物临床试验的分期和目的

（二）药品注册中需要进行临床研究的情况

《药品注册管理办法》中规定，申请新药注册，必须进行临床试验。申请仿制药注册一般不需要进行临床试验；但化学药品仿制药中的口服固体制剂，应当进行生物等效性试验；需要用工艺和标准控制药品质量的，应当进行临床试验；生物制品仿制药需要进行临床试验。申请进口药品注册，按照国内相应药品注册类别要求进行临床试验；申请已有国家药品标准的原料药不需进行临床试验；单独申请进口尚无中国国家药品标准的原料药，应当使用其制剂进行临床试验。

药品补充申请注册中，已上市药品增加新的适应证或者生产工艺等有重大变化的，需要进行临床试验；其中增加中药的功能主治或者化学药品、生物制品已有国内同品种使用的适应证，应按规定进行临床试验；变更用法用量或者变更适用人群范围但不改变给药途径，应当提供支持该项改变的安全性研究资料或文献资料，必要时应当进行临床试验；变更规格，如果同时改变用法用量或者适用人群，应当提供相应资料，必要时进行临床试验。

（三）药物临床试验场所

药物临床试验批准后，申请人应当从具有药物临床试验资格的机构中，选择承担药物临床试验的机构，商定临床试验的负责单位、主要研究者及临床试验参加单位。在我国，临床试验机构需要根据《药物临床试验机构资格认定办法（试行）》，依法进行资格认定。

（四）药物临床试验方案的备案

申请人在药物临床试验实施前，应当将已确定的临床试验方案和临床试验负责单位的主要研究者姓名、参加研究单位及其研究者名单、伦理委员会审核同意书、知情同意书样本等报送国家食品药品监督管理总局备案，并抄送临床试验单位所在地和受理该申请的省级药品监督管理部门。

（五）临床研究用药制备和使用管理

临床试验药物应当在符合《药品生产质量管理规范》的车间制备，制备过程应当严格执行《药品生产质量管理规范》的要求。

申请人可以按照其拟定的临床试验用样品标准自行检验临床试验用药物，也可以委托确定的药品检验机构进行检验。临床试验用药物须经检验合格后方可用于临床试验。申请人对临床试验用药物的质量负责。

疫苗类制品、血液制品、国家食品药品监督管理总局规定的其他生物制品，必须经国家食品药品监督管理总局指定的药品检验机构进行检验。临床试验用药物检验合格后方可用于临床试验。药品监督管理部门可以对临床试验用药物抽查检验。

（六）临床研究的实施

药物临床研究被批准后应当在3年内实施，逾期作废，应当重新申请。申请人完成临床试验后，应当向国家食品药品监督管理总局提交临床试验总结报告、统计分析报告等。

（七）保障受试者安全

临床研究机构和临床研究者有义务采取必要措施，保障受试者安全。密切注意药物不良反应，按照规定进行报告和处理。出现大范围、非预期的药物不良反应，或确证临床试验药物有严重质量问题，国家食品药品监督管理总局或省级药品监督管理部门可以采取紧急控制措施，责令暂停或终止临床研究，申请人和临床试验单位必须立即停止临床试验。

笔记

临床试验中，有伦理委员会未履行职责、不能有效保证受试者安全、未按照规定时限报告严重不良事件以及有证据证明临床试验用药物无效或临床试验用药物出现质量问题和临床试验中弄虚作假等情形的，国家食品药品监督管理总局可以责令申请人修改试验方案、暂停或者终止临床试验。

临床试验过程中发生严重不良事件的，研究者应当在24小时内报告有关省级药品监督管理部门和国家食品药品监督管理总局，通知申请人，并及时向伦理委员会报告。临床试验中出现大范围、非预期的不良反应或者严重不良事件，或者有证据证明临床试验用药物存在严重质量问题时，国家食品药品监督管理总局或者省级药品监督管理部门可以采取紧急控制措施，责令暂停或者终止临床试验，申请人和临床试验单位必须立即停止临床试验。

三、GLP和GCP

（一）《药物非临床研究质量管理规范》

为了提高药物非临床研究质量，确保试验资料的真实性、完整性和可靠性，保证人们用药安全，根据《药品管理法》，国家药品监督管理局于1999年制定并发布《药物非临床研究质量管理规范（试行）》，2003年制定了《药物非临床研究质量管理规范》，简称GLP，自2003年9月1日正式实施。

GLP适用于申请药品注册而进行的非临床安全性研究。非临床研究是指为评价药品安全性，在实验室条件下，用实验系统进行各种毒性试验，包括单次给药的毒性试验、反复给药的毒性试验、生殖毒性试验、致突变试验、致癌试验、各种刺激性试验、依赖性试验及与评价药品安全性有关的其他毒性试验。

GLP共9章45条，包括第一章总则，第二章组织机构和人员，第三章实验设施，第四章仪器设备和实验材料，第五章标准操作规程，第六章研究工作的实施，第七章资料档案，第八章监督检查，第九章附则。

相关知识

GLP的实施与药物非临床安全性评价研究机构的认证

2003年8月，国家食品药品监督管理局印发了《药物非临床研究质量管理规范检查办法（试行）》，规定自2003年10月1日起，按照《办法》的规定对药物非临床安全性评价研究机构实施GLP检查，并根据GLP检查工作进展，逐步要求为药品申报注册而进行的药物非临床安全性评价研究必须在符合GLP要求的机构中进行。

为进一步加强药物非临床研究的监督管理，规范GLP认证管理工作，2007年4月16日，国家食品药品监督管理局制定发布了《药物非临床研究质量管理规范认证管理办法》。根据该办法，GLP认证是指国家食品药品监督管理局对药物非临床安全性评价研究机构的组织管理体系、人员、实验设施、仪器设备、试验项目的运行与管理等进行检查，并对其是否符合GLP作出评定。国家食品药品监督管理局主管全国GLP认证管理工作，对经申报、资料审查与现场检查符合GLP要求的，发给申请机构GLP认证批件，并通过局政府网站予以公告。省级药品监督管理部门负责本行政区域内药物非临床安全性评价研究机构的日常监督管理工作。另外国家食品药品监督管理局组织对已通过GLP认证的药物非临床安全性评价研究机构实行定期检查、随机检查和有因检查。定期检查每3年进行一次。至2014年12月，我国共68家药物非临床安全性评价的研究机构通过了GLP认证。

笔记

（二）《药物临床试验质量管理规范》

1. GCP的目的、适用范围和主要内容　1999年我国国家药品监督管理局颁发《药物临床试验质量管理规范》（试行），2003年《药物临床试验质量管理规范》正式颁布并实施。

GCP是为保证药物临床试验过程规范，结果科学可靠，保护受试者的利益，并保障其安全，根据《药品管理法》，并参照国际公认原则而制定的。GCP适用于药物临床研究，凡药品进行各期临床试验，包括人体生物利用度或生物等效性试验，均需按规范执行。GCP规定了其维护受试者权益的原则，即所有以人为对象的研究必须符合《赫尔辛基宣言》和国际医学科学组织委员会颁布的《人体生物医学研究国际道德指南》的道德原则，即公正、尊重人格、力求使受试者最大限度受益和尽可能避免伤害。伦理委员会与知情同意书是保障受试者权益的主要措施。

GCP共13章70条，主要内容包括第一章总则，第二章临床前的准备与必要条件，第三章受试者的权益保障，第四章试验方案，第五章研究者的职责，第六章申办者的职责，第七章监查员的职责，第八章记录与报告，第九章统计分析与数据处理，第十章试验用药品的管理，第十一章质量保证，第十二章多中心试验，第十三章附则。

2. GCP的实施与药物临床安全性评价研究机构的认证　为加强药物临床试验的监督管理，确保药物临床试验在具有药物临床试验资格的机构中进行，2004年2月19日，国家食品药品监督管理局和卫生部共同制定了《药物临床试验机构资格认定办法（试行）》。根据办法规定，国家食品药品监督管理部门主管全国资格认定管理工作，国家卫生行政部门在其职责范围内负责资格认定管理的有关工作。省级食品药品监督管理部门和卫生行政部门负责本行政区域内资格认定的初审和形式审查及日常监督管理工作。

申请承担药物临床试验的医疗机构应具备规定条件，并根据所具备的药物临床试验的技术要求及设施条件和专业特长，申请相应的药物临床试验专业资格认定。申请机构填写并向所在地省级卫生行政部门报送申报资料。所在地省级卫生行政部门进行初审，对初审符合条件的医疗机构，将其资格认定申报资料移交同级食品药品监督管理部门。省级药品监督管理部门对申报资料进行形式审查，对审查符合要求的资格认定申报资料，报国家食品药品监督管理总局。国家食品药品监督管理总局对申报资料进行受理审查，对申报资料受理审查符合要求的，国家食品药品监督管理部门会同卫生计生部门组成检查组实施现场检查。对通过资格认定的医疗机构，国家食品药品监督管理总局予以公告并颁发证书。至2014年10月，国家食品药品管理部门已认定发放574号《药物临床试验机构资格认定证书》。

药师考点

药物非临床研究质量管理规范和药物临床试验质量管理规范的基本要求

第四节　药品的申报与审批

一、新药的申报与审批

（一）新药申请人

多个单位联合研制的新药，应当由其中的一个单位申请注册，其他单位不得重复申请；需要联合申请的，应当共同署名作为该新药的申请人。新药申请获得批准后每个品种，包括同一品种的不同规格，只能由一个单位生产。

笔记

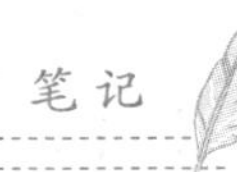

（二）新药申报与审批程序

新药注册申报与审批，分为临床研究申报审批和生产上市申报审批两个阶段。两次申报与审批均要经过形式审查和研制(临床试验)现场核查,以及药品审评中心技术审评并提出技术审评意见,最终由国家食品药品监督管理总局审批。见图 6-1。

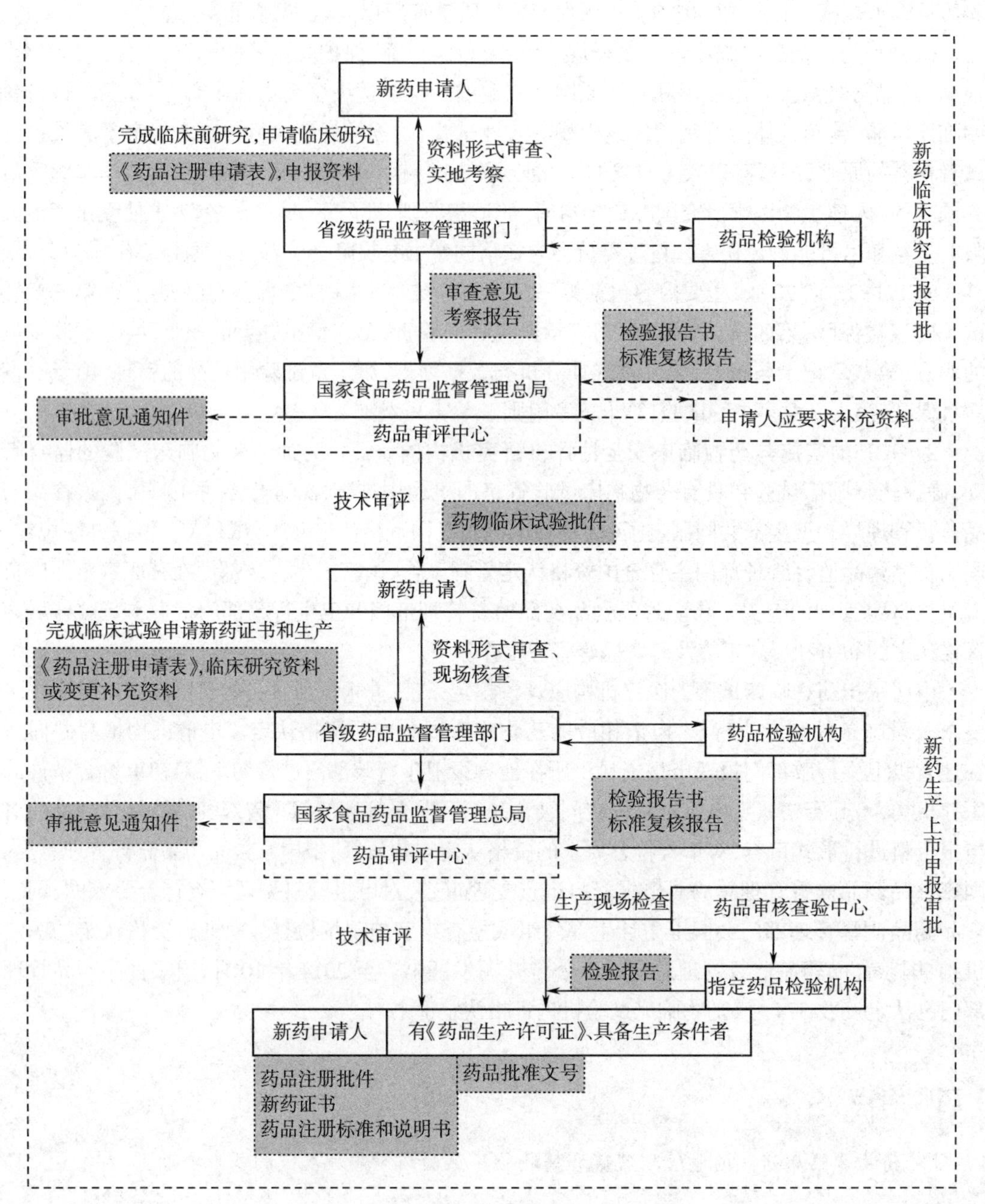

图 6-1 新药临床试验和生产申请审批程序

(三) 新药审批的要求

1. **新药审批期间的注册分类和技术要求** 在新药审批期间,新药的注册分类和技术要求不因相同活性成分的制剂在国外获准上市而发生变化,不因国内药品生产企业申报的相同活性成分的制剂在我国获准上市而发生变化。

2. **补充资料的规定** 药品注册申报资料应当一次性提交,药品注册申请受理后不得自行补充新的技术资料;进入特殊审批程序的注册申请或者涉及药品安全性的新发现,以及按要求补充资料的除外。申请人认为必须补充新的技术资料的,应当撤回其药品注册申请。申请人重新申报的,应当符合本办法有关规定且尚无同品种进入新药监测期。

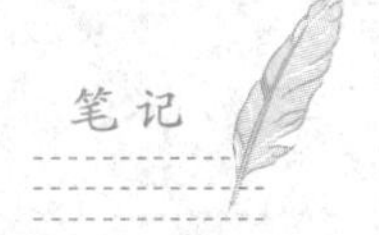

3. **样品管理** 新药申请所需的样品,应当在取得《药品生产质量管理规范》认证证书的车

间生产；新开办药品生产企业、药品生产企业新建药品生产车间或者新增生产剂型的，其样品的生产过程必须符合《药品生产质量管理规范》的要求。

（四）新药注册特殊审批

1. 新药注册特殊审批的情形　为鼓励研究创制新药，有效控制风险，国家食品药品监督管理局于2009年1月7日印发了《新药注册特殊审批管理规定》，对符合下列情形的药品注册申请可以实行特殊审批：

（1）未在国内上市销售的从植物、动物、矿物等物质中提取的有效成分及其制剂，新发现的药材及其制剂；

（2）未在国内外获准上市的化学原料药及其制剂、生物制品；

（3）治疗艾滋病、恶性肿瘤、罕见病等疾病且具有明显临床治疗优势的新药；

（4）治疗尚无有效治疗手段的疾病的新药。其中主治病证未在国家批准的中成药【功能主治】中收载的新药，可以视为尚无有效治疗手段的疾病的新药。

对符合规定的药品，申请人在药品注册过程中可以提出特殊审批的申请，由国家食品药品监督管理局药品审评中心组织专家会议讨论确定是否实行特殊审批。根据申请人的申请，国家食品药品监督管理局对经审查确定符合特殊审批情形的注册申请，在注册过程中予以优先办理，并加强与申请人的沟通交流。

2. 新药特殊审批的申请　申请人申请特殊审批，应填写《新药注册特殊审批申请表》，并提交相关资料。《新药注册特殊审批申请表》和相关资料单独立卷，与《药品注册管理办法》规定的申报资料一并报送药品注册受理部门。属于（1）、（2）项情形的，药品注册申请人可以在提交新药临床试验申请时提出特殊审批的申请。属于（3）、（4）项情形的，申请人在申报生产时方可提出特殊审批的申请。

3. 特殊审批内容

（1）审查确定：药品注册受理部门受理后，将特殊审批申请的相关资料随注册申报资料一并送交国家食品药品监督管理总局药品审评中心（以下简称药审中心）。药审中心负责对特殊审批申请组织审查确定，并将审查结果告知申请人，同时在该中心网站上予以公布。

（2）优先办理：药审中心对获准实行特殊审批的注册申请，按照相应的技术审评程序及要求开展工作。负责现场核查、检验的部门对获准实行特殊审批的注册申请予以优先办理。

（3）补充资料：获准实行特殊审批的注册申请，申请人除可以按照药审中心的要求补充资料外，还可以对下列情形补充新的技术资料：①新发现的重大安全性信息；②根据审评会议要求准备的资料；③沟通交流所需的资料。

（4）建立沟通机制：已获准实行特殊审批的注册申请，药审中心应建立与申请人沟通交流的工作机制，共同讨论相关技术问题。属于第（1）、（2）项特殊审批情形的注册申请，且同种药物尚未获准实行特殊审批的，申请人在已获得基本的临床前药学研究、安全性和有效性数据后，可以在申报临床试验前就特殊审批的申请、重要的技术问题向药审中心提出沟通交流申请。无论哪种特殊审批情形的注册申请，申请人在完成某一阶段临床试验及总结评估后，可就重大安全性问题、临床试验方案、阶段性临床试验结果的总结与评价等问题向药审中心提出沟通交流申请。已获准实行特殊审批的注册申请，若在临床试验过程中需作临床试验方案修订、适应证及规格调整等重大变更的，申请人可在完成变更对药品安全性、有效性和质量可控性影响的评估后，提出沟通交流申请。沟通交流应形成记录。记录需经双方签字确认，其对该新药的后续研究及审评工作具有参考作用。

（5）风险控制：申请特殊审批的申请人，在申报临床试验、生产时，均应制定相应的风险控制计划和实施方案。

笔记

相关知识

美国FDA新药特别审批通道

美国FDA新药有4条特别审批通道，即快速通道(Fast Track)、优先审评(Priority Review)、加速批准(Accelerated Approval)，以及突破性药物通道(Breakthrough Therapies)。

1. 快速通道(Fast Track) 由制药企业主动申请(可以在药物研发的任何阶段)，FDA在收到申请后6个月内给出答复。对进入快速通道的药物，FDA将进行早期介入，就哪些试验该做哪些试验可以不做等内容提出指导意见，以达到让该产品在研发过程中少走弯路，加快整个研发过程的效果。另外，药企还可分阶段递交申报资料，而不需要一次性递交全部材料才进行审评。

2. 加速批准(Accelerated Approval) 药物临床试验拿到clinical outcome需要很长时间，在1992年FDA引入加速批准通道，用surrogate endpoint代替clinical endpoint，先批准后验证，如果上市后验证了临床疗效，则FDA维持原先的批准。例如抗癌药的clinical endpoint是增加患者的生存率或延长存活时间，但直接拿到这样的临床结论需要很长的时间，这时可以采用surrogate endpoint替代，即研究肿瘤的萎缩程度。如果药物能缩小肿瘤，那么基本可以认定它能延长患者存活时间。

3. 优先审评(Priority Review) 优先审评不仅针对严重疾病(serious diseases)，也适用于普通疾病(less serious illnesses)，能否进入优先审评的关键在于是否有优于现有治疗手段的潜力(have the potential to provide significant advances in treatment)。优先审评需药企主动申请，FDA将在45天内给出答复。与快速通道、加速批准不同的是，优先审评只针对审评阶段，而不加速临床试验。根据Prescription Drug User Act，快速审评的周期为6个月，而标准审评(Standard Review)周期为10个月。

4. 突破性药物通道 2012年7月9日，美国《FDA安全与创新法案》(Food and Drug Administration Safety and Innovation Act)正式实施，其中，突破性药物(Breakthrough Therapies)可获得快速审批。"突破性药物"的认定需满足两个条件，即①适应证是严重或致死性疾病(serious or life-threatening disease or condition)；②有证据显示在某一重要临床终点上明显优于现有药物(substantial improvement over existing therapies)。"突破性药物"资格申请一般与IND一同提交，或者作为补充文件提交，FDA在收到申请60天内给予答复。FDA不会公开申请者名单，也不会公布授予"突破性药物"资格的名单，因为FDA不能公开IND信息。

(五)新药监测期的管理

1. 新药的监测期 国家食品药品监督管理总局根据保护公众健康的要求，可以对批准生产的新药设立监测期，对该新药的安全性继续进行监测。监测期内的新药，国家食品药品监督管理总局不批准其他企业生产和进口。

新药的监测期根据现有的安全性研究资料和境内外研究状况确定，自新药批准生产之日起计算，最长不得超过5年。《药品注册管理办法》附件中，对新药监测期期限作了规定。

2. 监测期新药的管理 药品生产企业应当经常考察处于监测期内的新药的生产工艺、质量、稳定性、疗效及不良反应等情况，并每年向所在地省级药品监督管理部门报告。药品生产企业未履行监测期责任的，省级药品监督管理部门应当责令其改正。

笔记

药品生产、经营、使用及检验、监督单位发现新药存在严重质量问题、严重或者非预期的不良反应时，应当及时向省级药品监督管理部门报告。省级药品监督管理部门收到报告后应当立即组织调查，并报告国家食品药品监督管理总局。

3. **涉及监测期新药的其他药品的申请审批**　药品生产企业对设立监测期的新药从获准生产之日起2年内未组织生产的，国家食品药品监督管理总局可以批准其他药品生产企业提出的生产该新药的申请，并继续对该新药进行监测。

新药进入监测期之日起，国家食品药品监督管理总局已经批准其他申请人进行药物临床试验的，可以按照药品注册申报与审批程序继续办理该申请，符合规定的，国家食品药品监督管理总局批准该新药的生产或者进口，并对境内药品生产企业生产的该新药一并进行监测。

新药进入监测期后，不再受理其他申请人的同品种注册申请。已经受理但尚未批准进行药物临床试验的其他申请人同品种申请予以退回；新药监测期满后，申请人可以提出仿制药申请或者进口药品申请。

进口药品注册申请首先获得批准后，已经批准境内申请人进行临床试验的，可以按照药品注册申报与审批程序继续办理其申请，符合规定的，国家食品药品监督管理总局批准其进行生产；申请人也可以撤回该项申请，重新提出仿制药申请。对已经受理但尚未批准进行药物临床试验的其他同品种申请予以退回，申请人可以提出仿制药申请。

药师考点

新药监测期

二、仿制药的申报与审批

（一）申请人条件

仿制药申请人应当是药品生产企业，其申请的药品应当与《药品生产许可证》载明的生产范围一致。

（二）仿制药的条件

仿制药应当与被仿制药具有同样的活性成分、给药途径、剂型、规格和相同的治疗作用。已有多家企业生产的品种，应当参照有关技术指导原则选择被仿制药进行对照研究。为提高仿制药质量，2015年国务院在《关于改革药品医疗器械审评审批制度的意见》中提出，仿制药审评审批要以原研药品作为参比制剂，确保新批准的仿制药质量和疗效与原研药品一致。

已确认存在安全性问题的上市药品，国家食品药品监督管理总局可以决定暂停受理和审批其仿制药申请。

（三）申报与审批程序

仿制药申报与审批程序与新药相似，若需开展临床研究，也需经过临床研究审批和生产上市审批两个阶段。每个阶段经形式审查和研制（临床试验）现场核查，药品审评中心进行技术审评并提出技术审评意见，最终由国家食品药品监督管理总局审批。见图6-2。

三、进口药品的申报与审批

（一）申请进口的药品的要求

1. 申请进口的药品，应当获得境外制药厂商所在生产国家或者地区的上市许可；未在生产国家或者地区获得上市许可，但经国家食品药品监督管理总局确认该药品安全、有效而且临床需要的，可以批准进口。

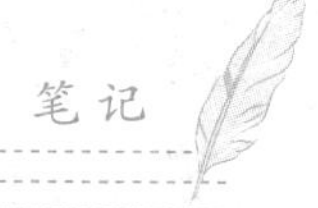

2. 申请进口的药品，其生产应当符合所在国家或者地区《药品生产质量管理规范》及中国

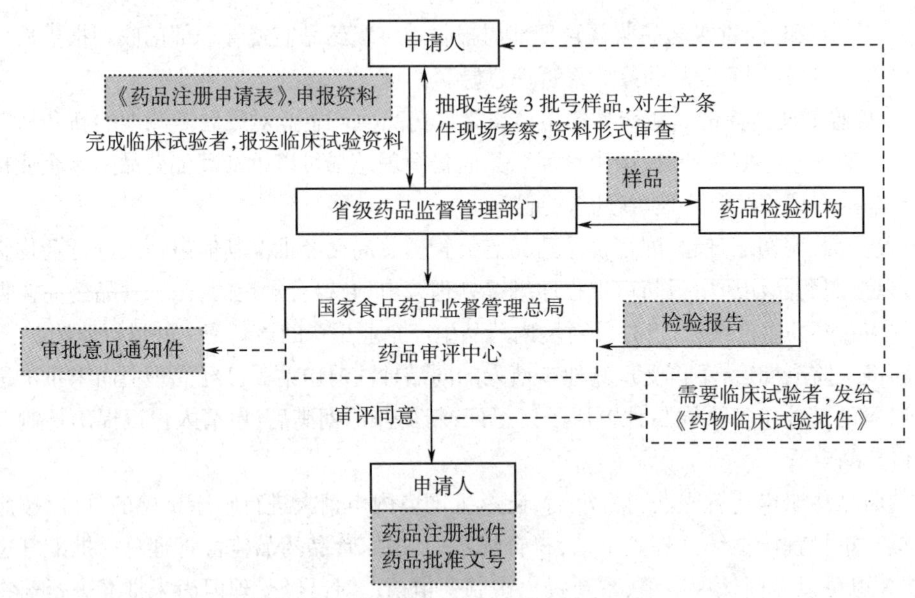

图 6-2 仿制药申报与审批流程图

《药品生产质量管理规范》的要求。

3. 申请进口药品制剂,必须提供直接接触药品的包装材料和容器合法来源的证明文件、用于生产该制剂的原料药和辅料合法来源的证明文件。原料药和辅料尚未取得国家食品药品监督管理总局批准的,应当报送有关生产工艺、质量指标和检验方法等规范的研究资料。

(二)进口药品的申报与审批程序

进口药品的申报与审批与新药审批程序相似,所不同之处,一是直接向国家食品药品监督管理总局申请;二是中国食品药品检定研究院承担样品检验和标准复核;三是批准后所发证明文件是《进口药品注册证》。中国香港、澳门和台湾地区的制药厂商申请注册的药品,参照进口药品注册申请的程序办理,符合要求的,发给《医药产品注册证》。见图 6-3。

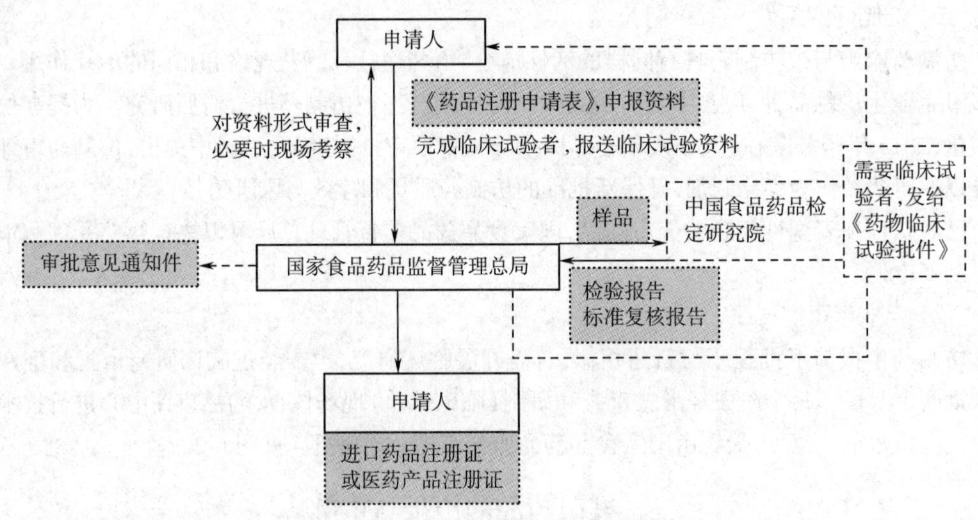

图 6-3 进口药品申报与审批程序

国家食品药品监督管理总局在批准进口药品的同时,发布经核准的进口药品注册标准和说明书。

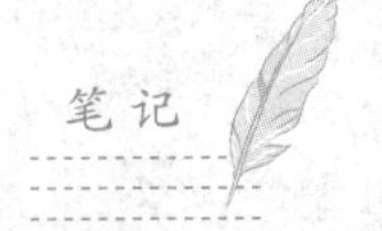
笔记

(三)进口药品分包装的申报与审批

1. **进口药品分包装定义** 进口药品分包装,是指药品已在境外完成最终制剂过程,在境内由大包装改为小包装，或者对已完成内包装的药品进行外包装，放置说明书、粘贴标签等。

2. **申请进口药品分包装的要求**　申请进口药品分包装，应当符合下列要求：①申请进行分包装的药品应已取得《进口药品注册证》或者《医药产品注册证》；②该药品应当是中国境内尚未生产的品种，或者虽有生产但是不能满足临床需要的品种；③同一制药厂商的同一品种应当由一个药品生产企业分包装，分包装的期限不得超过《进口药品注册证》或者《医药产品注册证》的有效期；④除片剂、胶囊外，分包装的其他剂型应当已在境外完成内包装；⑤接受分包装的药品生产企业，应当持有《药品生产许可证》；⑥申请进口药品分包装，应当在该药品《进口药品注册证》或者《医药产品注册证》的有效期届满前1年以前提出。

3. 进口药品分包装的申请与审批程序

(1) 境外制药厂商与境内药品生产企业签订进口药品分包装合同。接受分包装的药品生产企业向所在地省级药品监督管理部门提出申请，提交由委托方填写的《药品补充申请表》，报送有关资料和样品。

(2) 省级药品监督管理部门对申报资料进行形式审查后，符合要求的予以受理，提出审核意见后，将申报资料和审核意见报送国家食品药品监督管理总局审批，同时通知申请人。

(3) 国家食品药品监督管理总局对报送的资料进行审查，符合规定的，予以批准，发给《药品补充申请批件》和药品批准文号。

4. 对分包装药品的有关规定

(1) 进口分包装的药品应当执行进口药品注册标准。

(2) 进口分包装药品的说明书和包装标签必须与进口药品的说明书和包装标签一致，并且应当同时标注分包装药品的批准文号和分包装药品生产企业的名称。

(3) 境外大包装制剂的进口检验按照国家食品药品监督管理总局的有关规定执行。包装后产品的检验与进口检验执行同一药品标准。

(4) 提供药品的境外制药厂商应对分包装后药品的质量负责。分包装后的药品出现质量问题的，国家食品药品监督管理总局可以撤销分包装药品的批准文号，必要时可以依照《药品管理法》有关规定，撤销该药品的《进口药品注册证》或者《医药产品注册证》。

相关知识

药品特别审批程序

为有效预防、及时控制和消除突发公共卫生事件的危害，保障公众身体健康与生命安全，根据有关法律、法规规定，2005年11月18日，国家食品药品监督管理局发布了《药品特别审批程序》。为突发公共卫生事件应急所需防治药品尽快获得批准提供了制度上的保障。

一、药品特别审批程序的概念

药品特别审批程序是指，存在发生突发公共卫生事件的威胁时以及突发公共卫生事件发生后，为使突发公共卫生事件应急所需防治药品尽快获得批准，国家食品药品监督管理局按照统一指挥、早期介入、快速高效、科学审批的原则，对突发公共卫生事件应急处理所需药品进行特别审批的程序和要求。

二、药品特别审批程序的适用范围

根据规定，当存在以下情形时，国家食品药品监督管理局可以依法决定按照《药品特别审批程序》对突发公共卫生事件应急所需防治药品实行特别审批：①中华人民共和国主席宣布进入紧急状态或者国务院决定省、自治区、直辖市的范围内部分地区进入紧急

笔记

状态时;②突发公共卫生事件应急处理程序依法启动时;③国务院药品储备部门和卫生行政主管部门提出对已有国家标准药品实行特别审批的建议时;④其他需要实行特别审批的情形。

2008年3月28日,国家食品药品监督管理局对大流行流感疫苗启动特别审批程序,考虑到疫苗研发的复杂性和防治工作的紧迫性,国家食品药品监督管理局采取了早期介入,提前了解疫苗研制情况,及时就药品审批的技术要求与申请人进行沟通,并将注册检验与企业自检同步进行等措施。

四、非处方药的申报与审批

药品申请注册时,若符合非处方药的情形,可以同时提出按照非处方药管理的申请。由于非处方药不需要凭执业医师处方而消费者可自行购买和使用,因此,在药品注册管理中对其安全性和标签、说明书的审评特别重要。

(一) 非处方药申报规定

申请仿制的药品属于按非处方药管理的,申请人应当在《药品注册申请表》的“附加申请事项”中标注非处方药项。

申请仿制的药品属于同时按处方药和非处方药管理的,申请人可以选择按照处方药或者非处方药的要求提出申请。

(二) 非处方药的申报与审批

申请注册的药品属于以下情形的,申请人可以在《药品注册申请表》的“附加申请事项”中标注非处方药项,国家食品药品监督管理总局认为符合非处方药有关规定的,可以在批准药品注册时,将该药品确定为非处方药;认为不符合非处方药有关规定的,按照处方药审批和管理:

1. 经国家食品药品监督管理总局确定的非处方药改变剂型,但不改变适应证或者功能主治、给药剂量以及给药途径的药品;

2. 使用国家食品药品监督管理总局确定的非处方药活性成分组成的新的复方制剂。

(三) 其他规定

1. 非处方药的注册申请,药品说明书和包装标签应当符合非处方药的有关规定。

2. 进口药品属于非处方药的,适用进口药品的申报和审批程序,其技术要求与境内生产的非处方药的技术要求一致。

五、药品补充申请的申报与审批

变更研制新药、生产药品和进口药品已获批准证明文件及其附件中载明事项的,应当提出补充申请。

(一) 申报与受理

申请人应当填写《药品补充申请表》,向所在地省级药品监督管理部门报送有关资料和说明。省级药品监督管理部门对申报资料进行形式审查,符合要求的,出具药品注册申请受理通知书;不符合要求的,出具药品注册申请不予受理通知书,并说明理由。进口药品的补充申请,申请人应当向国家食品药品监督管理总局报送有关资料和说明,提交生产国家或者地区药品管理机构批准变更的文件。国家食品药品监督管理总局对申报资料进行形式审查,符合要求的,出具药品注册申请受理通知书;不符合要求的,出具药品注册申请不予受理通知书,并说明理由。

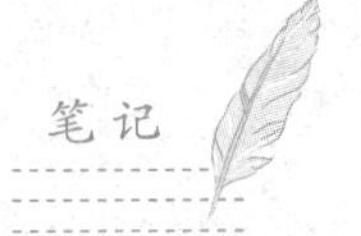

(二) 审批与备案

修改药品注册标准、变更药品处方中已有药用要求的辅料、改变影响药品质量的生产工艺等的补充申请，由省级药品监督管理部门提出审核意见后，报送国家食品药品监督管理总局审批，同时通知申请人。国家食品药品监督管理总局对药品补充申请进行审查，必要时可以要求申请人补充资料，并说明理由。符合规定的，发给《药品补充申请批件》；不符合规定的，发给《审批意见通知件》，并说明理由。

改变国内药品生产企业名称、改变国内生产药品的有效期、国内药品生产企业内部改变药品生产场地等的补充申请，由省级药品监督管理部门受理并审批，符合规定的，发给《药品补充申请批件》，并报送国家食品药品监督管理总局备案；不符合规定的，发给《审批意见通知件》，并说明理由。

按规定变更药品包装标签、根据国家食品药品监督管理总局的要求修改说明书等的补充申请，报省级药品监督管理部门备案。

进口药品的补充申请，由国家食品药品监督管理总局审批。其中改变进口药品制剂所用原料药的产地、变更进口药品外观但不改变药品标准、根据国家药品标准或国家食品药品监督管理总局的要求修改进口药说明书、补充完善进口药说明书的安全性内容、按规定变更进口药品包装标签、改变注册代理机构的补充申请，由国家食品药品监督管理总局备案。

（三）药品补充申请注册管理的其他规定

1. 申请人应当参照相关技术指导原则，评估其变更对药品安全性、有效性和质量可控性的影响，并进行相应的技术研究工作。

2. 对药品生产技术转让、变更处方和生产工艺可能影响产品质量等的补充申请，省、自治区、直辖市药品监督管理部门应当根据其《药品注册批件》附件或者核定的生产工艺，组织进行生产现场检查，药品检验所应当对抽取的3批样品进行检验。

3. 修改药品注册标准的补充申请，药品检验所在必要时应当进行标准复核。

4. 补充申请获得批准后，换发药品批准证明文件的，原药品批准证明文件由国家食品药品监督管理总局予以注销；增发药品批准证明文件的，原批准证明文件继续有效。

六、药品技术转让的申报与审批

为促进新药研发成果转化和生产技术合理流动，鼓励产业结构调整和产品结构优化，规范药品技术转让注册行为，保证药品的安全、有效和质量可控，2009年8月19日，国家食品药品监督管理局根据《药品注册管理办法》，制定了《药品技术转让注册管理规定》。

（一）药品技术转让的概念与类型

药品技术转让，是指药品技术的所有者按照《药品技术转让注册管理规定》的要求，将药品生产技术转让给受让方药品生产企业，由受让方药品生产企业申请药品注册的过程。药品技术转让分为新药技术转让和药品生产技术转让。

（二）新药技术转让注册申报的条件

1. **新药技术转让的范围**　属于下列情形之一的，可以在新药监测期届满前提出新药技术转让的注册申请：①持有《新药证书》的；②持有《新药证书》并取得药品批准文号的。

对于仅持有《新药证书》、尚未进入新药监测期的制剂或持有《新药证书》的原料药，自《新药证书》核发之日起，应当在按照《药品注册管理办法》附件六相应制剂的注册分类所设立的监测期届满前提出新药技术转让的申请。

2. **新药技术转让的规定**　新药技术转让的转让方与受让方应当签订转让合同。

对于仅持有《新药证书》，但未取得药品批准文号的新药技术转让，转让方应当为《新药证书》所有署名单位。对于持有《新药证书》并取得药品批准文号的新药技术转让，转让方除《新药证书》所有署名单位外，还应当包括持有药品批准文号的药品生产企业。

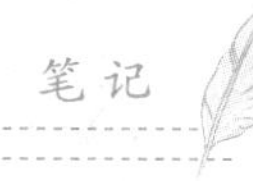

转让方应当将转让品种的生产工艺和质量标准等相关技术资料全部转让给受让方，并指导

受让方试制出质量合格的连续3个生产批号的样品。

新药技术转让申请，如有提高药品质量，并有利于控制安全性风险的变更，应当按照相关的规定和技术指导原则进行研究，研究资料连同申报资料一并提交。

新药技术转让注册申请获得批准之日起，受让方应当继续完成转让方原药品批准证明文件中载明的有关要求，如药品不良反应监测和Ⅳ期临床试验等后续工作。

（三）药品生产技术转让注册申报的条件

1. 药品生产技术转让的范围 属于下列情形之一的，可以申请药品生产技术转让：

（1）持有《新药证书》或持有《新药证书》并取得药品批准文号，其新药监测期已届满的；持有《新药证书》或持有《新药证书》并取得药品批准文号的制剂，不设监测期的；仅持有《新药证书》、尚未进入新药监测期的制剂或持有《新药证书》不设监测期的原料药，自《新药证书》核发之日起，按照《药品注册管理办法》附件六相应制剂的注册分类所设立的监测期已届满的；

（2）未取得《新药证书》的品种，转让方与受让方应当均为符合法定条件的药品生产企业，其中一方持有另一方50%以上股权或股份，或者双方均为同一药品生产企业控股50%以上的子公司的；

（3）已获得《进口药品注册证》的品种，其生产技术可以由原进口药品注册申请人转让给境内药品生产企业。

2. 转让方的条件 药品生产技术转让的转让方与受让方应当签订转让合同。

转让方应当将所涉及的药品的处方、生产工艺、质量标准等全部资料和技术转让给受让方，指导受让方完成样品试制、规模放大和生产工艺参数验证实施以及批生产等各项工作，并试制出质量合格的连续3个生产批号的样品。受让方生产的药品应当与转让方生产的药品质量一致。

3. 受让方的条件 受让方的药品处方、生产工艺、质量标准等应当与转让方一致，不应发生原料药来源、辅料种类、用量和比例，以及生产工艺和工艺参数等影响药品质量的变化。

受让方的生产规模应当与转让方的生产规模相匹配，受让方生产规模的变化超出转让方原规模十倍或小于原规模十分之一的，应当重新对生产工艺相关参数进行验证，验证资料连同申报资料一并提交。

（四）药品技术转让注册申请的申报和审批

1. 药品技术转让的要求

（1）范围一致：药品技术转让的受让方应当为药品生产企业，其受让的品种剂型应当与《药品生产许可证》中载明的生产范围一致。

（2）一次性完全转让：药品技术转让时，转让方应当将转让品种所有规格一次性转让给同一个受让方。

（3）不得转让及限制转让的情形：麻醉药品、第一类精神药品、第二类精神药品原料药和药品类易制毒化学品不得进行技术转让。第二类精神药品制剂申请技术转让的，受让方应当取得相应品种的定点生产资格。放射性药品申请技术转让的，受让方应当取得相应品种的《放射性药品生产许可证》。

2. 药品技术转让的申请 申请药品技术转让，应当填写《药品补充申请表》，按照补充申请的程序和规定以及相应规定的要求向受让方所在地省级药品监督管理部门报送有关资料和说明。

持有药品批准文号的，应当同时提交持有药品批准文号的药品生产企业提出注销所转让品种药品批准文号的申请。持有《进口药品注册证》、同时持有用于境内分包装的大包装《进口药品注册证》的，应当同时提交转让方注销大包装《进口药品注册证》的申请。已经获得境内分包装批准证明文件的，还要提交境内分包装药品生产企业提出注销所转让品种境内分包装批准证明文件的申请。

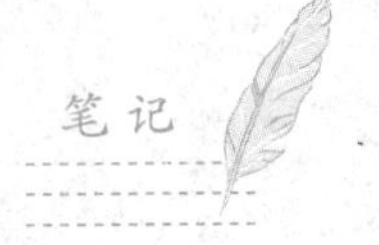

对于已经获准药品委托生产的，应当同时提交药品监督管理部门同意终止委托生产的相关

证明性文件。

3. 药品技术转让的审批 对于转让方和受让方位于不同省、自治区、直辖市的,转让方所在地省级药品监督管理部门应当提出审核意见。受让方所在地省级药品监督管理部门对药品技术转让的申报资料进行受理审查,组织对受让方药品生产企业进行生产现场检查,药品检验所对抽取的3批样品进行检验。

国家食品药品监督管理总局药品审评中心对申报药品技术转让的申报资料进行审评,作出技术审评意见,并依据样品生产现场检查报告和样品检验结果,形成综合意见。国家食品药品监督管理总局依据药品审评中心的综合意见,作出审批决定。符合规定的,发给《药品补充申请批件》及药品批准文号。不符合规定的,发给《审批意见通知件》,并说明理由。需要进行临床试验的,发给《药物临床试验批件》。

根据2015年国务院《关于改革药品医疗器械审评审批制度的意见》,药品生产企业之间的药品技术转让程序将以简化。

4. 药品批准证明文件的处理 转让前已取得药品批准文号的,应同时注销转让方原药品批准文号。转让前已取得用于境内分包装的大包装《进口药品注册证》、境内分包装批准证明文件的,应同时注销大包装《进口药品注册证》、境内分包装批准证明文件。第二类精神药品制剂的技术转让获得批准后,转让方已经获得的该品种定点生产资格应当同时予以注销。

新药技术转让注册申请获得批准的,应当在《新药证书》原件上标注已批准技术转让的相关信息后予以返还;未获批准的,《新药证书》原件予以退还。对于持有《进口药品注册证》进行技术转让获得批准的,应当在《进口药品注册证》原件上标注已批准技术转让的相关信息后予以返还。

5. 临床试验的要求 经审评需要进行临床试验的,其对照药品应当为转让方药品生产企业原有生产的、已上市销售的产品。转让方仅获得《新药证书》的,对照药品的选择应当按照《药品注册管理办法》的规定及有关技术指导原则执行。

完成临床试验后,受让方应当将临床试验资料报送国家食品药品监督管理总局药品审评中心,同时报送所在地省级药品监督管理部门。省、自治区、直辖市药品监督管理部门应当组织对临床试验进行现场核查。

6. 不予受理的情形 具有下列情形之一的,其药品技术转让注册申请不予受理,已经受理的不予批准:

(1)转让方或受让方相关合法登记失效,不能独立承担民事责任的;

(2)转让方和受让方不能提供有效批准证明文件的;

(3)在国家中药品种保护期内的;

(4)申报资料中,转让方名称等相关信息与《新药证书》或者药品批准文号持有者不一致,且不能提供相关批准证明文件的;

(5)转让方未按照药品批准证明文件等载明的有关要求,在规定时间内完成相关工作的;

(6)经国家食品药品监督管理总局确认存在安全性问题的药品;

(7)国家食品药品监督管理总局认为不予受理或者不予批准的其他情形。

七、药品再注册

国家食品药品监督管理总局核发的药品批准文号、《进口药品注册证》或者《医药产品注证》的有效期为5年。有效期届满,需要继续生产或者进口的,申请人应当在有效期届满前6个月申请再注册。

在药品批准文号、《进口药品注册证》或者《医药产品注册证》有效期内,申请人应当对药品的安全性、有效性和质量控制情况,如监测期内的相关研究结果、不良反应的监测、生产控制和产品质量的均一性等进行系统评价。

笔记

（一）药品再注册的申请和审批程序

药品再注册申请由药品批准文号的持有者向省级药品监督管理部门提出，按照规定填写《药品再注册申请表》，并提供有关申报资料。省级药品监督管理部门对申报资料进行审查，符合要求的，予以受理。省级药品监督管理部门在6个月内对药品再注册申请进行审查，符合规定的，予以再注册；不符合规定的，报国家食品药品监督管理总局。国家食品药品监督管理总局收到省级药品监督管理部门意见后，经审查不符合药品再注册规定的，发出不予再注册的通知，并说明理由。

进口药品的再注册申请由申请人向国家食品药品监督管理总局提出。国家食品药品监督管理总局受理后，在6个月内完成审查，符合规定的，予以再注册；不符合规定的，发出不予再注册的通知，并说明理由。

（二）不予再注册的情形和规定

1. 有效期届满前未提出再注册申请的；
2. 未达到国家食品药品监督管理总局批准上市时提出的有关要求的；
3. 未按照要求完成Ⅳ期临床试验的；
4. 未按照规定进行药品不良反应监测的；
5. 经国家食品药品监督管理总局再评价属于疗效不确切、不良反应大或者其他原因危害人体健康的；
6. 按照《药品管理法》的规定应当撤销药品批准证明文件的；
7. 不具备《药品管理法》规定的生产条件的；
8. 未按规定履行监测期责任的；
9. 其他不符合有关规定的情形。

八、药品批准证明文件的格式

药品经注册所取得的各种药品批准证明文件格式如下。

药品批准文号的格式为：国药准字H（Z、S、J）+4位年号+4位顺序号，其中H代表化学药品，Z代表中药，S代表生物制品，J代表进口药品分包装。如国药准字H20030128，国药准字H20051817，国药准字Z20060011。

《进口药品注册证》证号的格式为：H（Z、S）+4位年号+4位顺序号；《医药产品注册证》证号的格式为：H（Z、S）C+4位年号+4位顺序号，其中H代表化学药品，Z代表中药，S代表生物制品。对于境内分包装用大包装规格的注册证，其证号在原注册证号前加字母B。

新药证书号的格式为：国药证字H（Z、S）+4位年号+4位顺序号，其中H代表化学药品，Z代表中药，S代表生物制品。

药师考点

药品批准证明文件的格式

第五节 药品注册其他规定和法律责任

一、药品注册检验

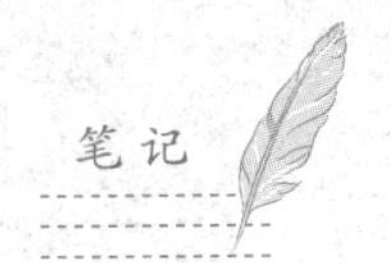

（一）概念

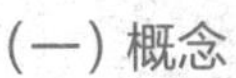

申请药品注册必须进行药品注册检验。药品注册检验，包括样品检验和药品标准复核。

样品检验，是指药品检验所按照申请人申报或者国家食品药品监督管理总局核定的药品标准对样品进行的检验。

药品标准复核，是指药品检验所对申报的药品标准中检验方法的可行性、科学性、设定的项目和指标能否控制药品质量等进行的实验室检验和审核工作。

（二）药品注册检验机构

药品注册检验由中国食品药品检定研究院或者省、自治区、直辖市药品检验所承担。进口药品的注册检验由中国食品药品检定研究院组织实施。

下列药品的注册检验由中国食品药品检定研究院或者国家食品药品监督管理总局指定的药品检验所承担：

（1）未在国内上市销售的从植物、动物、矿物等物质中提取的有效成分及其制剂，新发现的药材及其制剂；

（2）未在国内外获准上市的化学原料药及其制剂、生物制品；

（3）生物制品、放射性药品；

（4）国家食品药品监督管理总局规定的其他药品。

（三）药品注册检验的要求

1. 对药品检验所的规定 从事药品注册检验的药品检验所，应当按照药品检验所实验室质量管理规范和国家计量认证的要求，配备与药品注册检验任务相适应的人员和设备，符合药品注册检验的质量保证体系和技术要求。

药品检验所进行新药标准复核时，除进行样品检验外，还应当根据药物的研究数据、国内外同类产品的药品标准和国家有关要求，对药物的药品标准、检验项目等提出复核意见。

获准进入特殊审批程序的药品，药品检验所应当优先安排样品检验和药品标准复核。

2. 对申请人的规定 申请人应当提供药品注册检验所需要的有关资料、报送样品或者配合抽取检验用样品、提供检验用标准物质。报送或者抽取的样品量应当为检验用量的3倍；生物制品的注册检验还应当提供相应批次的制造检定记录。

要求申请人重新制订药品标准的，申请人不得委托提出原复核意见的药品检验所进行该项药品标准的研究工作；该药品检验所不得接受此项委托。

二、药品注册标准

（一）定义和要求

1. 国家药品标准 国家药品标准，是指国家食品药品监督管理总局颁布的《中华人民共和国药典》、药品注册标准和其他药品标准，其内容包括质量指标、检验方法以及生产工艺等技术要求。

2. 药品注册标准 药品注册标准，是指国家食品药品监督管理总局批准给申请人特定药品的标准，生产该药品的药品生产企业必须执行该注册标准。为促进药品质量的提高，我国《药品注册管理办法》规定，药品注册标准不得低于《中国药典》的规定。

3. 药品注册标准的设定 药品注册标准的项目及其检验方法的设定，应当符合《中国药典》的基本要求、国家食品药品监督管理总局发布的技术指导原则及国家药品标准编写原则。申请人应当选取有代表性的样品进行标准的研究工作。

（二）药品标准物质的管理

药品标准物质，是指供药品标准中物理和化学测试及生物方法试验用，具有确定特性量值，用于校准设备、评价测量方法或者给供试药品赋值的物质，包括标准品、对照品、对照药材、参考品。

中国食品药品检定研究院负责标定国家药品标准物质。中国食品药品检定研究院可以组

笔记

织有关的省、自治区、直辖市药品检验所、药品研究机构或者药品生产企业协作标定国家药品标准物质。

中国食品药品检定研究院负责对标定的标准物质从原材料选择、制备方法、标定方法、标定结果、定值准确性、量值溯源、稳定性及分装与包装条件等资料进行全面技术审核，并作出可否作为国家药品标准物质的结论。

三、药品注册时限

药品注册时限，是药品注册的受理、审查、审批等工作的最长时间。根据法律法规的规定，中止审批或者申请人补充资料等所用时间不计算在内。

药品注册时限是药品注册工作质量和效率的体现，我国《药品注册管理办法》规定，药品监督管理部门应当遵守《药品管理法》《行政许可法》及《药品管理法实施条例》规定的药品注册时限要求。药品注册检验、审评工作时间应当按照《药品注册管理办法》的规定执行。有特殊原因需要延长时间的，应当说明理由，报国家食品药品监督管理总局批准并告知申请人。

四、药品注册复审

（一）不予批准的药品注册申请

有下列情形之一的，国家食品药品监督管理总局不予批准：

（1）不同申请人提交的研究资料、数据相同或者雷同，且无正当理由的；

（2）在注册过程中发现申报资料不真实，申请人不能证明其申报资料真实的；

（3）研究项目设计和实施不能支持对其申请药品的安全性、有效性、质量可控性进行评价的；

（4）申报资料显示其申请药品安全性、有效性、质量可控性等存在较大缺陷的；

（5）未能在规定的时限内补充资料的；

（6）原料药来源不符合规定的；

（7）生产现场检查或者样品检验结果不符合规定的；

（8）法律法规规定的不应当批准的其他情形。

药品监督管理部门依法作出不予受理或者不予批准的书面决定，应当说明理由，并告知申请人享有依法提请行政复议或者提起行政诉讼的权利。

（二）复审的申请和决定

申请人对国家食品药品监督管理总局作出的不予批准决定有异议的，可以在收到不予批准的通知之日起60日内填写《药品注册复审申请表》，向国家食品药品监督管理总局提出复审申请并说明复审理由。复审的内容仅限于原申请事项及原申报资料。

国家食品药品监督管理总局接到复审申请后，应当在50日内作出复审决定，并通知申请人。维持原决定的，国家食品药品监督管理总局不再受理再次的复审申请。复审需要进行技术审查的，国家食品药品监督管理总局应当组织有关专业技术人员按照原申请时限进行。

五、法律责任

根据《药品管理法》《行政许可法》《药品注册管理办法》等规定，对药品注册中违法行为，由药品监督管理部门及相关部门依法给予行政处罚。

（一）药品监督管理部门及其工作人员违法的法律责任

1. 根据《行政许可法》第六十九条规定，有下列情形之一的，国家食品药品监督管理总局根据利害关系人的请求或者依据职权，可以撤销有关的药品批准证明文件：①行政机关工作人员滥用职权、玩忽职守作出准予行政许可决定的；②超越法定职权作出准予行政许可决定的；③违

笔记

反法定程序作出准予行政许可决定的；④对不具备申请资格或者不符合法定条件的申请人准予行政许可的；⑤依法可以撤销行政许可的其他情形。被许可人以欺骗、贿赂等不正当手段取得行政许可的，应当予以撤销。

2. 药品监督管理部门在药品注册过程中有下列情形之一的，由其上级行政机关或者监察机关责令改正，对直接负责的主管人员和其他直接责任人员依法给予行政处分；构成犯罪的，依法追究刑事责任：①对不符合法定条件的申请作出准予注册决定或者超越法定职权作出准予注册决定的；②对符合法定条件的申请作出不予注册决定或者不在法定期限内作出准予注册决定的；③违反《药品注册管理办法》第九条的规定未履行保密义务的。

3. 药品监督管理部门及其工作人员在药品注册过程中索取或者收受他人财物或者谋取其他利益，构成犯罪的，依法追究刑事责任；尚不构成犯罪的，依法给予行政处分。

4. 药品监督管理部门擅自收费或者不按照法定项目和标准收费的，由其上级行政机关或者监察机关责令退还非法收取的费用；对直接负责的主管人员和其他直接责任人员依法给予行政处分。

（二）药品注册申请人违法的法律责任

1. 在药品注册中未按照规定实施《药物非临床研究质量管理规范》或者《药物临床试验质量管理规范》的，依照《药品管理法》第七十八条的规定处罚，即给予警告，责令限期改正；逾期不改正的，责令停产、停业整顿，并处五千元以上二万元以下的罚款；情节严重的，吊销《药品生产许可证》和药物临床试验机构的资格。

2. 申请人在申报临床试验时，报送虚假药品注册申报资料和样品的，药品监督管理部门不予受理或者对该申报药品的临床试验不予批准，对申请人给予警告，1 年内不受理该申请人提出的该药物临床试验申请；已批准进行临床试验的，撤销批准该药物临床试验的批件，并处 1 万元以上 3 万元以下罚款，3 年内不受理该申请人提出的该药物临床试验申请。药品监督管理部门对报送虚假资料和样品的申请人建立不良行为记录，并予以公布。

3. 申请药品生产或者进口时，申请人报送虚假药品注册申报资料和样品的，国家食品药品监督管理总局对该申请不予受理或者不予批准，对申请人给予警告，1 年内不受理其申请；已批准生产或者进口的，撤销药品批准证明文件，5年内不受理其申请，并处1万元以上3万元以下罚款。

4. 具有下列情形之一的，由国家食品药品监督管理总局注销药品批准文号，并予以公布：①批准证明文件的有效期未满，申请人自行提出注销药品批准文号的；②按照《药品注册管理办法》第一百二十六条的规定不予再注册的；③《药品生产许可证》被依法吊销或者缴销的；④按照《药品管理法》第四十二条和《药品管理法实施条例》第四十一条的规定，对不良反应大或者其他原因危害人体健康的药品，撤销批准证明文件的；⑤依法作出撤销药品批准证明文件的行政处罚决定的；⑥其他依法应当撤销或者撤回药品批准证明文件的情形。

（三）严肃查处注册申请弄虚作假行为

为加强临床试验全过程监管，确保临床试验数据真实可靠。2015 年国务院《关于改革药品医疗器械审评审批制度的意见》中进一步明确，申请人、研究机构在注册申请中，如存在报送虚假研制方法、质量标准、药理及毒理试验数据、临床试验结果等情况，对其药品医疗器械注册申请不予批准，已批准的予以撤销；对直接责任人依法从严处罚，对出具虚假试验结果的研究机构取消相关试验资格，处罚结果向社会公布。

本章小结

本章介绍了我国药品注册管理的具体规定，药品注册管理的发展，药品注册的概念、

笔记

分类，药物的临床前研究和临床研究管理，药品的申报与审批，药品注册检验、药品注册标准和违反规定的法律责任。主要内容为：

1. 药品注册是国家食品药品监督管理总局根据药品注册申请人的申请，依照法定程序，对拟上市销售药品的安全性、有效性、质量可控性等进行系统评价，并决定是否同意其申请的审批过程。

2. 药品注册是我国药品管理领域重要的行政许可事项之一，表现形式为发放药品批准文件，包括新药证书、药品批准文号以及进口药品注册证书，或药品补充申请批件。

3. 药品注册申请包括新药、仿制药、进口药、药品补充申请、药品再注册。

4. 药品注册管理机构包括国家食品药品监督管理部门、省级药品监督管理部门、药品审评中心、药品检验机构以及药品审核查验中心。

5. 药物的安全性评价研究必须执行《药物非临床研究质量管理规范》。药物临床研究必须经国家食品药品监督管理总局批准后实施，临床研究必须执行《药物临床试验质量管理规范》。药物临床试验分为 4 期，不同类别的药品根据需要进行临床试验。

6. 新药的监测期。国家食品药品监督管理总局根据保护公众健康的要求，可以对批准生产的新药设立监测期，对该新药的安全性继续进行监测。监测期内的新药，国家食品药品监督管理总局不批准其他企业生产和进口。

7. 药品技术转让，是指药品技术的所有者按照《药品技术转让注册管理规定》的要求，将药品生产技术转让给受让方药品生产企业，由受让方药品生产企业申请药品注册的过程。药品技术转让分为新药技术转让和药品生产技术转让。

8. 药品批准文号的格式为：国药准字 H(Z、S、J)+4 位年号 +4 位顺序号；新药证书号的格式为：国药证字 H(Z、S)+4 位年号 +4 位顺序号。

9. 药品注册检验，包括样品检验和药品标准复核。国家药品标准是指国家食品药品监督管理总局颁布的《中华人民共和国药典》、药品注册标准和其他药品标准。药品注册标准是指国家食品药品监督管理总局批准给申请人特定药品的标准，生产该药品的药品生产企业必须执行该注册标准。药品注册标准不得低于《中国药典》的规定。

复习思考题

1. 说明药物研发的意义和药品注册管理的必要性。

2. 比较新药申报审批、仿制药品申报审批、进口药品申报审批、进口药品分包装申报审批的异同。

3. 简述《药品注册管理办法》以及国务院《关于改革药品医疗器械注册审批制度意见》中新药、仿制药定义的变化及其含义。

4. 比较药物临床前研究、药物临床研究的内容。

5. 简述新药特殊审批的范围和要求。

6. 简述药品技术转让的类型，各类药品技术转让申请的条件以及审批程序。

（胡　明）

笔记
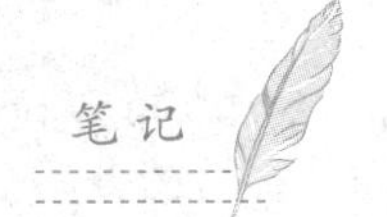

第七章 药品上市后再评价与监测管理

学习要求

通过本章的学习，使学生熟悉药品上市后再评价及监测管理的概念、制度和主要规定。

1. 掌握　药品上市后再评价、药物警戒、药品不良反应的相关基本概念；我国药品不良反应的报告范围、程序、处置、评价和控制的内容；药品召回的界定、分级和程序。

2. 熟悉　药品上市后再评价的内容及我国药品上市后再评价制度，药物警戒体系和药品不良反应因果关系的判断标准。

3. 了解　药品上市后再评价意义与药品不良反应监测管理的发展历程。

问题导入　为什么要对酮康唑口服制剂进行上市后再评价？

2011年，我国的警戒快讯第9期报道，法国卫生安全和健康产品委员会（AFSSAPS）发布信息，通知医疗专业人员及消费者，由于使用酮康唑片剂（200mg）进行抗真菌治疗的患者具有发生潜在的不可逆的和致命性的严重肝损伤的风险，决定自2011年7月11日起暂停酮康唑片剂的上市许可和销售一年。2013年，欧盟、美国和加拿大在对该品种进行重新评估的基础上，对酮康唑口服制剂分别采取了撤市及限制性使用等措施。2015年，经国家食品药品监督管理总局组织再评价，认为酮康唑口服制剂存在严重肝毒性不良反应，使用风险大于收益，决定自即日起停止酮康唑口服制剂在我国的生产、销售和使用，撤销药品批准文号。已上市销售的酮康唑口服制剂由生产企业负责召回，召回工作应于2015年7月30日前全部完成，召回产品在企业所在地食品药品监督管理部门监督下销毁。

请阅读以上材料，思考并讨论：

（1）什么是药品再评价？

（2）我国对药品不良反应评价结果可采取哪些控制处理措施？

第一节　药品上市后再评价

药品是人们预防和治疗疾病的重要物质，但它在发挥防治疾病作用的同时，也具有一定的不确定性与风险性，如不可预知或不可避免的不良反应等。20世纪60年代的“反应停”药害事件，使世界各国药品监督管理部门意识到加强药品上市后的再评价和监测管理的必要性和迫切性。建立上市后再评价与监测管理制度，以预先识别药物风险信息，降低药品风险，确保上市药品的安全性和有效性，提高药品质量，成为各国完善药品监督管理体系的重要内容。

一、药品上市后再评价的概念和意义

（一）药品上市后再评价的概念

我国《药品管理法》第三十三条规定，国务院药品监督管理部门组织药学、医学和其他技术人员，对新药进行审评，对已经批准生产的药品进行再评价。药品上市后再评价是根据医药最新科技水平，从药学、临床医学、药物流行病学、药物经济学及药物政策等方面，对已批准上市的药品的有效性、安全性、质量可控性、经济性以及使用合理性等进行系统评估的科学过程。它是

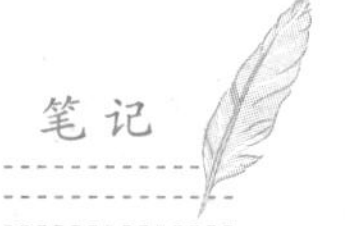

药品上市前研究的延续，是预防和控制药品安全风险、确认和提升药品质量、遴选药品相关目录、整顿和淘汰药品品种的重要依据。

（二）药品上市后再评价的意义

药品上市后的再评价是药品监督管理工作中不可或缺的重要一环，其意义主要体现在以下三方面。

1. **确保公众用药安全、有效，提高合理用药水平** 由于药品上市前临床研究的局限性，其评价结果只能作为是否达到获准上市所要求的相对安全性、有效性的依据，而不能充分反映在更广泛人群、更长时间中临床使用的实际效果。通过药品上市后的再评价，可发现药品上市前未发现的新的风险因素，如药品禁忌、合并用药、特殊人群用药安全、长期用药安全性；通过再评价获得的更为客观的药物治疗风险收益比，可有助于调整药物治疗方案，进一步明确药物的适用人群和更佳使用方法和方式，优化治疗效果；与此同时，对疗效不确切、不良反应大或者其他原因危害人体健康的药品予以淘汰，从而确保人民群众安全、有效、恰当和合理地用药，提高人民的健康水平。药品上市后的适用人群和禁忌、药物相互作用以及用药方法与剂量等，也需通过药品上市后的不断再评价加以确认和调整。

2. **完善我国药品监督管理过程，促进管理决策的科学化** 药品从实验室到患者手中，经历了药品的研发、生产、供应和使用等多个环节，任何一个环节对药品质量风险控制的缺失都会导致药品的使用安全问题，从而危害人群健康。上市后的药品再评价涉及药品生产、供应和使用环节的药品安全性和有效性信息的收集、确认、监测和评价。建立上市前和上市后的药品再评价体系，是实现我国有效药品监督管理的前提。通过药品上市后的再评价，对药品实施主动的上市后监测，用于更新药品的安全信息，了解药品更多的风险和治疗价值，为国家基本药物目录、非处方药目录和国家基本医疗保险药品目录的遴选、中药保护品种的调整、新药审批、药品质量标准的修订、风险最小化干预措施的选择、药品撤销、药品淘汰、行政措施和处罚等管理决策的科学化提供支持性证据。

3. **规范我国的药品市场秩序，促进药品开发** 药品上市后的再评价通过药品不良反应监测、药物流行病学调查和临床试验等方法，对药品在使用过程中的疗效、不良反应、相互作用以及在特殊人群的使用情况做出风险 / 收益评价。因此，药品上市后的再评价也是一个对上市药品的市场价值进行重新定位的过程。依据药品再评价结果，一方面，用来限制高风险药品的使用，或是撤销淘汰市场上疗效不确切、不良反应大或者其他原因危害人体健康的药品；另一方面，在再评价过程中，也可能发现药品新的利用信息、新的适用人群、新的治疗指征、新的使用途径或是药品标签上的使用限制减少等，为制药企业药品的市场开发策略提供新的思路。

二、药品上市后再评价的内容

药品上市后再评价的内容主要围绕药品安全性评价、药品质量评价、临床有效性评价和经济性评价四个方面展开。

（一）药品上市后安全性评价

由于药品上市前临床研究的局限性，药品不良反应无法被完全检出。上市后的药品安全性评价旨在进一步提炼、确认或否认在更广泛人群使用后出现的药品安全问题，如少见的药品不良反应或副作用，新的危害，特殊的风险因素等，为采取有效措施，预防或降低用药风险，提高公众用药安全性提供依据。

药品上市后安全性评价是目前很多国家开展药品上市后再评价的主要工作，如美国药品上市后的再评价一般在药品审批上市后 18 个月或是使用人数超过一万人后启动，主要用以确定上市后的药物是否存在研发阶段未发现的新的严重的不良反应，或出现非寻常多的已知副作用或是在广泛人群中使用后发现存在潜在的新的安全问题。欧盟药品上市后再评价也侧重于药

笔记

品上市后安全性研究（Post Authorisation Safety Study，PASS），主要是依照上市许可条款开展药物流行病学研究或临床试验，发现或者定量确定与已上市药品有关的安全风险。日本1979年实施的《药事法》明确上市后药品再评价制度属于药品上市后监测的范围，要求自1988年5月起对所有处方药的疗效和安全性开展重新评估。

（二）药品上市后质量评价

药品一旦获准上市后，除非由于严重安全性问题退市或因不再适应市场需求或企业不再生产而自然淘汰，其生命周期是漫长的。而随着现代制药技术的不断发展，人们对药品质量的要求也在不断地提高。通过对早年获准上市的老药，尤其是仿制药的质量再评价，确定其是否满足不断提高的质量标准和药品品质需求，是各国药品上市后监管的重要内容。早前20世纪70年代，美国曾对1962年以前批准生产的所有药品的功效、价格等进行调查统计和生物等效性评价，淘汰了约6000种不合格药品；1988年9月，美国FDA就启动药品质量不等效性报告（Therapeutic Inequivalence Reporting）制度，用来识别和评估没有治疗效果但有毒性的药物，并公布质量不等效性药品的品种。英国也曾于1975年重新审查评价了1968年药品法出台之前上市的3万多种药品。1997年2月，日本启动"药品品质再评价工程"的仿制药一致性评价工作，以确保仿制药与原研药具有等价质量，并对没有说明溶出度检测方法的原研药要求设置溶出度的检测条件和规格。

（三）药品上市后临床有效性评价

药品上市后在临床患者中应用的有效率（如药品缓解症状或改善基本身体状况的程度）、长期的治疗效应（如生命维持的时间和质量）、意想不到的收益、新的适应证以及临床疗效中存在的可影响药品疗效的各种因素（如治疗方案、准确的剂量、患者使用的年龄、病理生理状况、合并用药、与食物的作用等）的研究是上市后再评价的另一重要内容。上市后的临床有效性评价可充分补充上市前研究的不足，更全面地认识药物的性质，掌握真实状态下患者的应用规律。其评价的内容包括对现有临床适应证疗效的再评价、药品依从性的再评价和新的收益或新适应证疗效的再评价，并根据具体情况采取相应措施。1995年，中华医学会成立临床药物评价委员会。1995—1997年共召开了4次全国性学术研讨会，对抗生素、心血管、消化和非甾体抗炎药物进行了学术性评价。

（四）药品上市后经济性评价

药物经济学评价是目前很多国家新药品种审评以及上市后市场前景预测、价格制定的重要依据，也是药品上市后再评价的重要内容之一，是临床合理用药、医院药品采购、国家基本药物和医疗保险报销目录品种遴选、医疗保险报销政策制定的重要依据。目前很多国家已经将药物经济学评价作为医疗保险报销决策的重要依据之一，并制定了相应的药物经济学评价指南。我国近年医疗体制改革相关文件中，明确提出应用药物经济学原则或参考药物经济性评价结果指导药品价格制定，遴选医疗保险药品目录，调整国家基本药物目录。

三、药品上市后再评价制度

目前很多国家都建立了药品上市后再评价的相关制度，如美国20世70年代开始实施的药效研究实施方案（Drug Efficacy Study Implementation，DESI），1988年FDA启动的药品质量不等效性报告制度，日本1997年开始实施的"药品品质再评价工程"，欧盟2001年发布的药品上市后安全性研究指令等。

我国1984年制定、2011年修订的《药品管理法》中，都对已生产药品再评价做了规定，但系统的药品上市后再评价制度和体系尚未建立起来。2012年1月国务院印发的《国家药品安全"十二五"规划》中，明确提出健全药品上市后再评价制度；开展药品安全风险分析和评价，重点加强基本药物、中药注射剂、高风险药品的安全性评价；完善药品再评价的技术支撑体系。目前

笔记

我国已经实施或正在建立的药品再评价措施与制度包括以下几个方面。

（一）新药Ⅳ期临床试验

根据《药品注册管理办法》，新药完成Ⅲ期临床试验后，即可申请上市，新药上市后，根据药品的审批类别规定，按要求或由申请人自主开展Ⅳ期临床试验。Ⅳ期临床试验是新药上市后应用研究阶段，其目的是考察在广泛使用条件下的药物的疗效和不良反应，评价药品在普通或者特殊人群中使用的利益与风险关系，以及改进给药剂量等。Ⅳ期临床试验一般为多中心的临床试验，也可采用流行病学研究方法，最低病例数为2000例；以观察药品有效性和长期安全为主要目的，包括对不良反应、禁忌、长期疗效和使用时注意事项的考察，以及对特殊人群，如老年人、儿童、孕妇、肝肾功能不全者及临床药物相互作用的研究；也可进一步考察药物对患者的经济与生活质量的影响。

（二）中药注射剂安全性评价

为进一步提高中药注射剂安全性和质量可控性，国家药品监督管理部门于2009年1月13日印发《中药注射剂安全性再评价工作方案》，在全国范围内开展中药注射剂安全性再评价工作。通过开展中药注射剂生产工艺和处方核查、全面排查分析评价、有关评价性抽验、不良反应监测、药品再评价和再注册等工作，进一步规范中药注射剂的研制、生产、经营、使用秩序，消除中药注射剂安全隐患，确保公众用药安全。该工作针对中药注射剂存在的安全风险，如基础研究不充分、药用物质基础不明确、生产工艺比较简单、质量标准可控性较差，以及药品说明书对合理用药指导不足、使用环节存在不合理用药等，由国家药品监督管理部门组织开展再评价工作，对中药注射剂风险效益进行综合分析和再评价，研究制定改进措施。为规范和指导中药注射剂安全性再评价工作，2010年9月29日，国家食品药品监督管理局组织制定了中药注射剂安全性再评价生产工艺、质量控制、非临床研究、临床研究、风险控制能力、风险效益等6个评价技术原则（试行）和1个中药注射剂风险管理计划指导原则（试行）。

（三）仿制药质量一致性评价

为全面提高仿制药质量，完善仿制药质量评价体系，提高我国仿制质量水平，2012年国务院发布的《国家药品安全“十二五”规划》提出开展仿制药质量一致性评价的要求。2013年2月，国家食品药品监督管理局印发《仿制药质量一致性评价工作方案》，启动仿制药质量一致性评价工作。2013年7月，国家食品药品监督管理总局下达《2013年度仿制药质量一致性评价方法研究任务》，确定了首批开展仿制药一致性评价的75个品种。针对近年我国仿制药重复建设、重复申请，市场恶性竞争，部分仿制药质量与国际先进水平存在较大差距等问题，2015年8月，国务院发布《关于改革药品医疗器械审评审批制度的意见》，提出推进仿制药质量一致性评价，对已经批准上市的仿制药，按与原研药品质量和疗效一致的原则，分期分批进行质量一致性评价。

相关知识

仿制药质量一致性评价工作方案

开展仿制药质量一致性评价，全面提高仿制药质量是《国家药品安全“十二五”规划》的重要任务，是持续提高药品质量的有效手段，对提升制药行业整体水平，保障公众用药安全具有重要意义。为此，2013年2月，国家食品药品监督管理局出台《仿制药质量一致性评价工作方案》。

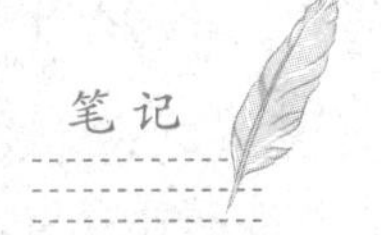

1. 仿制药质量一致性评价的含义　国家食品药品监督管理部门组织相关技术部门及专家，按照给定的评价方法和标准，对药品生产企业提出的仿制药自我评估资料进行

评价，评判其是否与参比制剂在内在物质和临床疗效上具有一致性。通过仿制药质量一致性评价，初步建立仿制药参比制剂目录，逐步完善仿制药质量评价体系，淘汰内在质量和临床疗效达不到要求的品种，促进我国仿制药整体水平提升，达到或接近国际先进水平。

2. 仿制药质量一致性评价的评价对象和计划　对2007年修订的《药品注册管理办法》实施前批准的基本药物和临床常用仿制药，分期分批进行质量一致性评价，2015年前完成。未通过质量一致性评价的不予再注册，注销其药品批准证明文件。药品生产企业必须按《药品注册管理办法》要求，将其生产的仿制药与被仿制药进行全面对比研究，作为申报再注册的依据。首先评价的对象是2007年10月1日前批准的、对在国内外上市药品进行仿制的化学药品，并制订了具体工作计划。

3. 仿制药质量一致性评价的工作程序　①国家食品药品监督管理部门成立仿制药质量一致性评价工作办公室，制订年度工作计划，确定拟评价品种名单；②工作办公室组织确定参比制剂及质量一致性评价方法和标准；③药品生产企业作为评价主体开展质量一致性评价研究；④省级药品监督管理部门进行仿制药质量一致性评价资料的受理和现场检查；⑤工作办公室审查仿制药质量一致性评价资料，公布质量一致性评价信息。

（四）处方药与非处方药转换评价

处方药与非处方药分类管理是国际上普遍实施的保证公众用药安全和促进合理用药的药品管理制度。在我国，非处方药的界定有三种方式，一是国家药品监督管理部门按照药品分类管理工作的整体部署和安排，在国家药品标准收载的药品中进行非处方药的遴选；二是根据《药品注册管理办法》规定，药品申请注册时，若符合非处方药的情形，可以同时提出按照非处方药管理的申请；三是对已上市的处方药经过评价转化为非处方药。

2004年4月，国家药品监督管理局在先后公布6批4326个非处方药制剂品种，初步对上市药品进行处方药与非处方药分类管理的基础上，发布了《关于开展处方药与非处方药转换评价工作的通知》，从2004年开始开展处方药与非处方药转换评价工作，并对非处方药目录实行动态管理。2010年6月，国家食品药品监督管理局发布《关于做好处方药转换为非处方药有关事宜的通知》，进一步明确处方药与非处方药转换评价属药品上市后评价范畴，以回顾性研究为主。

1. **处方药转换为非处方药的范围**　除不得申请转换为非处方药的10种情况外（详见第二章第四节），申请单位均可对其生产或代理的品种提出处方药转换评价为非处方药的申请。

2. **非处方药转换评价为处方药**　国家药品监督管理部门组织对已批准为非处方药品种的监测和评价工作，对存在安全隐患或不适宜按非处方药管理的品种将及时转换为处方药，按处方药管理。药品生产、经营、使用、监管单位认为其生产经营使用管理的非处方药存在安全隐患或不适宜按非处方药管理，可填写《非处方药转换为处方药意见表》，向所在地省级药品监督管理部门提出转换的申请或意见。

3. **转换评价工作的组织与程序**　根据处方药与非处方药分类管理制度的原则和要求，国家局组织遴选并公布非处方药药品目录，也可根据药品生产企业的申请和建议，组织进行处方药与非处方药的转换评价。药品生产企业可按照《关于开展处方药与非处方药转换评价工作的通知》和《处方药转换非处方药申请资料要求》，对品种相关研究资料进行全面回顾和分析，提出处方药转换为非处方药的申请或建议，相关资料直接报送国家局药品评价中心。国家局药品评价中心依据相关技术原则和要求组织开展技术评价，通过技术评价并拟予转换的品种，在药品评价中心网站进行为期1个月的公示。国家局根据药品评价中心技术评价意见，审核公布转换为

笔记

非处方药的药品名单及非处方药说明书范本。药品生产企业按照《药品注册管理办法》及相关规定,参照国家局公布的非处方药说明书范本,规范非处方药说明书和标签,并及时向所在地省级食品药品监督管理局提出补充申请,经核准后使用。

四、药品上市后再评价与监测管理

(一)药品上市后监测

药品上市后再评价是对已上市药品进行系统评估的科学过程,这一过程一方面需要根据医药最新科技水平,通过开展有针对性的专项评价项目或工作系统地进行;另一方面,需要基于上市后药品的日常质量监管和安全性监测数据,及时发现上市后药品的质量问题与安全隐患,为再评价提供参考和依据。因此,药品上市后监测是药品上市后再评价的重要依据和手段之一。目前我国开展的药品上市后监测工作,主要包括药品不良反应报告与监测,以及药品质量检验与公告制度,侧重于对药品上市后的安全和质量开展评价和监测管理。

1. 药品不良反应报告与监测 药品不良反应报告与监测是药品上市后安全性监测的主要内容,是国际药物警戒工作的主要手段,也是药品安全性评价的主要依据。我国自1988年试点实施药品不良反应报告和监测管理制度,至2014年,已建立起包括全国24万余个医疗机构、药品生产经营企业在内的药品不良反应监测网,累计提交药品不良反应报告表近790万份。详见本章第二节。

2. 药品质量抽查检验与公告 药品质量抽查检验是上市后药品质量监督管理的重要手段,是药品上市后质量评价与品种整顿的重要依据之一。《药品管理法》第六十四条和第六十五条规定,药品监督管理部门根据监督检查的需要,可以对药品质量进行抽查检验。国务院和省级药品监督管理部门应当定期公告药品质量抽查检验的结果(详见本书第二章)。药品质量公告公布不合格药品目录和不符合检验标准规定的项目,起到督促企业完善生产流程和提高药品质量的作用。从2005年到2015年9月,国家食品药品监督管理部门共发布36期药品质量公告,涉及上市药品1640多种。

相关知识

美国上市后药品监测项目

由于药物所有可能的副作用,不能由上市前几百到几千例患者临床试验预计,FDA建立了上市后药品监测和风险评估程序,以确定在药品审批过程中没有发现的不良反应事件。FDA监测药品的不良事件、不良反应和中毒。该机构使用这些信息来更新药物标签,并在极少数情况下,重新评估核准药品的上市销售权,以确保上市药品的持续安全和有效性。美国上市后药品监测项目如下:

(1)不良事件报告系统(FAERS):是一个旨在支持FDA的上市后安全性监测计划建立的针对所有批准上市药物和治疗生物药的安全信息数据库。FAERS的最终目标是通过提供最好的工具,用于存储和分析安全报告,以改善公众健康。FAERS通过检测药品的安全信号和药物安全性评价,为FDA采取的监管措施提供决策依据。FDA可以做出更新产品的标签信息,给医疗保健专业人士发送提醒信件,或者重新评估药品上市销售权的决定。

(2)FDA的MedWatch报告系统:是FDA提供给卫生专业人员和公众自发报告医疗产品严重不良反应和问题的网上在线系统。它能确保新的安全信息被迅速地传递给医疗界,从而改善患者医疗服务水平。MedWatch报告系统表单上的所有数据都将进入

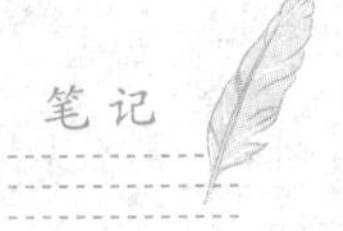

FAERS数据库。

(3) FDA的处方药促销监测:FDA处方药促销办公室(The Office of Prescription Drug Promotion)负责药品上市后的市场促销、广告和交流信息的真实性和准确性的监测。

(4) 制药企业药品不良事件的强制报告:制药企业需要通过法规提交药品的不良事件报告给FDA。MedWatch上报系统网站提供了有关药品制造商的强制报告信息。另外,制药企业也必须递交偏离GMP生产规定而出现的任何生产错误和事故报告或药物质量报告。

(5) FDA接收用药差错报告:这些报告包括人用药品(包括处方药,仿制药和非处方药)和非疫苗生物制品和设备的医疗差错信息。FDA下属的药品评价中心CDER用药差错项目的工作人员汇总用药差错报告送到USP-ISMP项目组和MedWatch上报系统,进行差错的因果关系评估,并分析数据,以提供反馈给FDA。

(6) 药品短缺报告:FDA政策规定应阻止或减轻医疗必需药品的短缺。药品短缺可能来自不同的原因,如原材料或包装成分,营销决策和执行问题。CDER负责药品短缺管理。

(7) 药品治疗不等效报告:1988年9月14日,FDA成立CDER治疗性不等效工作协调委员会(TIACC),识别和评估仿制药品的治疗失败和毒性问题,并出具评价报告。

(二) 药品监测与再评价后的处置措施

药品上市后监测与药品再评价结果是药品监督管理及相关部门进行药品监管处置的主要依据。根据《药品管理法》第四十二条及《药品管理法实施条例》第四十一条规定,国务院药品监督管理部门对已批准生产、销售的药品进行再评价,根据药品再评价结果,可以采取相应处置措施。目前我国药品监测与再评价后的主要管理处置措施,包括以下几个方面。

1. **暂停生产、销售、使用** 《药品管理法实施条例》规定,对已确认发生严重不良反应的药品,国务院或者省级药品监督管理部门可以采取停止生产、销售、使用的紧急控制措施。并应当在5日内组织鉴定,自鉴定结论作出之日起15日内依法作出行政处理决定。根据鉴定和评估结果,可决定是否解除暂停或停止药品生产、销售、使用,并进一步做出修改说明书、召回药品或撤销药品批准文号等决定。详见第五章。

2. **修改说明书** 根据《药品管理法》及相关规定,药品生产企业应根据药品上市后的安全性、有效性情况及时修改说明书,国家药品监督管理部门也可以根据药品不良反应监测、药品再评价结果等信息要求药品生产企业修改药品说明书。详见第十一章药品信息管理相关内容。

3. **药品召回** 我国自2007年12月10日起实施药品召回管理制度,对于存在安全隐患的药品,由药品生产企业根据情形实施召回。详见本章第三节。

4. **撤市和淘汰** 根据《药品管理法》的规定,对疗效不确切、不良反应大或者其他原因危害人体健康的药品,应当撤销批准文号或者进口药品注册证书。已被撤销批准文号或者进口药品注册证书的药品,不得生产或者进口、销售和使用;已经生产或者进口的,由所在地药品监督管理部门监督销毁或者处理。

根据药品上市后监测与药品再评价结果,国家食品药品监督管理总局修改了葛根素注射液、穿琥宁注射液、莲必治注射液等药品说明书,取消了关木通药用标准,取消了乙双吗啉的生产许可,召回了冻干人用狂犬病疫苗、夫西地酸钠等药品品种,对抑肽酶注射剂、西布曲明制剂、盐酸克伦特罗片、西立伐他汀钠片、含苯丙醇胺的药品、盐酸芬氟拉明原料药和制剂等品种采取了暂停销售使用的措施。

笔记

第二节 药物警戒与药品不良反应监测管理

一、药物警戒与药品不良反应

（一）药物警戒概述

1. 药物警戒的定义与范围

药物警戒（Pharmacovigilance）一词是源自法文单词，由构词成分“Pharmaco”（意为药、药学）和名词“Vigilance”（意为警戒、警惕）组合而成。1974 年，法国药物流行病学家 Begaud 首先提出药物警戒的概念，并将其解释为“监视、守卫，时刻准备应付可能来自药物的危害”。1996 年，“药物警戒中心的设置与运行专题研讨会”在日内瓦召开，药物警戒概念在全球开始推广。2002 年，世界卫生组织（WHO）将药物警戒定义为，发现、评价、认识和预防药品不良反应或其他任何与药物相关问题的科学和活动。2004 年 11 月，ICH-E2E 出台的《药物警戒计划指南》正式将上市前药品安全评估与上市后监测整合到药物警戒活动范围中，药物警戒的工作内容也从最初的药品不良反应被动监测，发展为主动地、系统地、持续地进行风险管理的一种活动和理念，即在产品生命周期的全过程中，主动地综合运用科学手段来发现、评估、沟通风险信息，实现药品风险最小化，并通过广泛的社会合作和恰当的沟通，将药品安全信息正确地传播给公众。

依据 WHO 的定义，目前药物警戒的范围包括以下 10 个方面：①药品不良反应监测；②药物误用或用药差错；③药物滥用；④假药和劣药；⑤药物和器械（材）的用法错误；⑥过期药品；⑦用药剂量不当（过量或不足）；⑧无足够依据扩展适应证；⑨不良的药物相互作用或药 - 食相互作用；⑩与药品相关的死亡率等。

2. 国际药物警戒体系

（1）欧盟的药物警戒体系：为了更好地收集关于药品及其安全性的数据，快速、强劲地评估药品安全性问题，通过有效的监管措施提供安全有效的药物使用，通过报告和参与授权患者直接报告不良反应，提高药品安全的透明度，促进更好的沟通，欧盟对药物警戒建立了一系列法律管理体系和制度。2003 年开始，欧盟委员会（EC）决定开展对药物警戒体系的评估。2010 年 12 月，欧盟药物警戒法规正式获得欧洲议会和欧洲委员会的批准。2012 年 6 月 19 日，欧盟委员会发布了药物警戒法规的实施方案[Commission Implementing Regulation（EU）No 520/2012]。2012 年 7 月 2 日，欧盟实施新的良好药物警戒管理规范（Good Pharmacovigilance Practices，GVP）。目前，欧盟是拥有最先进和最全面的药物警戒监测系统的区域之一。

欧盟的药物警戒管理规范由 16 个模块组成，每一个模块都是药物警戒活动的一个主要过程。截至 2015 年 9 月，EMA 已正式发布 12 个模块，包括药物警戒体系和质量体系，药物警戒系统主文件，药物警戒的监测，风险管理系统，不良反应的报告与管理，定期安全性更新报告，上市后安全性研究，信号管理，额外监测，安全性沟通，风险最小化的措施。

（2）WHO 的药物警戒体系：WHO 于 2010 年推荐的国家药物警戒体系主要由五个部分构成：①国家药物警戒中心。该中心有指定的工作人员（至少一名全职），稳定的基本经费，明确的任务、结构和作用，并与 WHO 国际药物监测项目合作；②国家药物不良反应的自发报告系统，并按全国性个案安全报告表格汇报（ICSR），如 ADR 报告表；③专门的国家数据库或系统，收集和管理药品不良反应报告；④国家药品不良反应或药物警戒咨询委员会，对不良反应的因果关系评估、风险评估、风险管理、事件调查、以及必要时的危机管理，包括危机沟通等方面提供技术支持；⑤清晰的沟通策略，以便开展日常沟通和危机沟通。

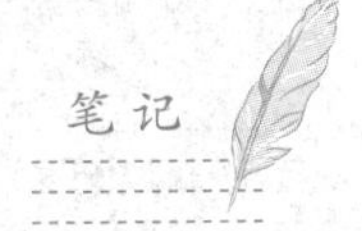

在药物警戒体系中，药物警戒活动围绕药品质量问题、药品不良反应和用药差错等风险因素展开，相关的参与人员和组织机构的职责和结构关系，见图 7-1。

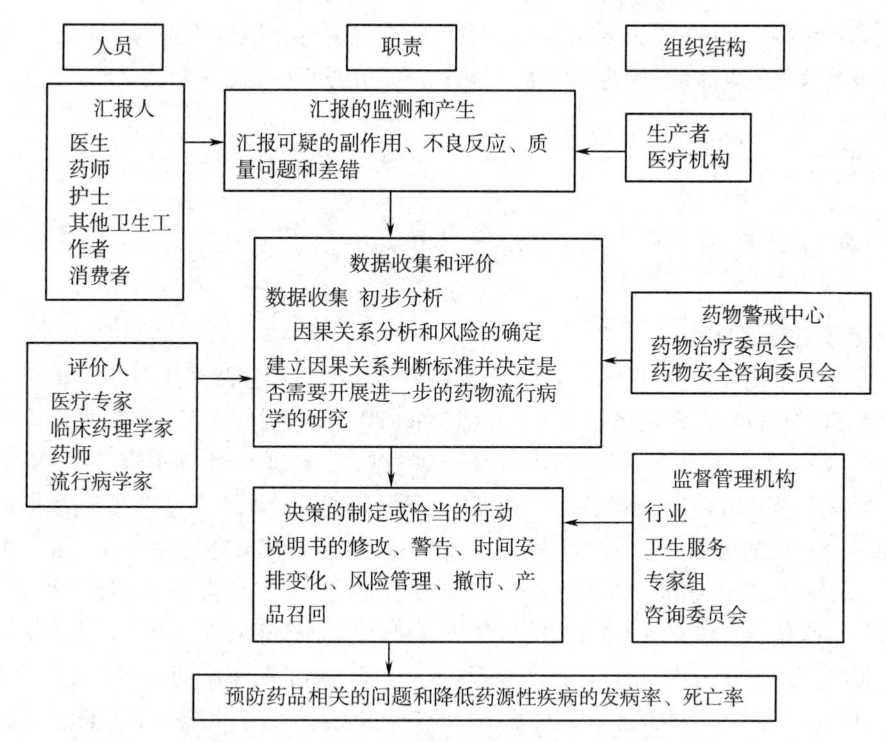

图 7-1 药物警戒的框架

(二)药品不良反应概述

1. 药品不良反应的定义

(1)世界卫生组织药品不良反应的定义:WHO 将药品不良反应(Adverse Drug Reaction,ADR)定义为一种有害的和非预期的反应,这种反应是在人类预防、诊断或治疗疾病,或为了改变生理功能而正常使用药物剂量时发生的。

(2)我国药品不良反应的定义:根据我国《药品不良反应报告和监测管理办法》,药品不良反应是指合格药品在正常用法用量下出现的与用药目的无关的有害反应。药品不良反应是药品固有特性所引起的,任何药品都有可能引起不良反应。

2. 药品不良反应相关概念

(1)新的药品不良反应:是指药品说明书中未载明的不良反应。说明书中已有描述,但不良反应发生的性质、程度、后果或者频率与说明书描述不一致或者更严重的,按照新的药品不良反应处理。

(2)严重药品不良反应:是指因使用药品引起以下损害情形之一的反应:①导致死亡;②危及生命;③致癌、致畸、致出生缺陷;④导致显著的或者永久的人体伤残或者器官功能的损伤;⑤导致住院或者住院时间延长;⑥导致其他重要医学事件,如不进行治疗可能出现上述所列情况的。

(3)药品群体不良事件:是指同一药品在使用过程中,在相对集中的时间、区域内,对一定数量人群的身体健康或者生命安全造成损害或者威胁,需要予以紧急处置的事件。

(4)药品不良反应报告和监测:是指药品不良反应的发现、报告、评价和控制的过程。

(5)药品不良反应信号:是指报告药品不良反应与药物间的因果关系,此关系是以前未知或记录不全的。信号的作用为提示一种可能性,尚不是肯定的结论。依据不良事件的严重性和信息的质量,一般需要多个报告才能产生的一个信号。

(6)用药差错(Medication Error):是指药物使用过程中出现的任何可能导致用药不当或患者受损的可预防或避免的事件。一些用药差错事件的发生可能与专业实践、药物本身、操作程序以及管理体系有关,包括处方、医嘱、药品标签、包装、药品命名、药品混合、配方、发药、给药、用药教育、监测及应用等过程。

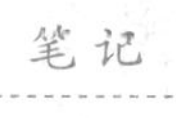

（7）药源性疾病（Drug induced disease，DID）：指药品毒性作用所致人体组织器官功能性或器质性损害及由此产生的系列症状或体征。DID 亦包括因超量用药、误用或错服药物所致疾病。

药师考点

药品不良反应、新的和严重不良反应的定义

3. 药品不良反应分类

（1）按身体系统分类：从总体上来说，药品的不良反应可能涉及人体的各个系统、器官、组织，其临床表现与常见病、多发病的表现很相似，如表现为皮肤附件损害（皮疹、瘙痒等）、消化系统损害（恶心、呕吐、肝功能异常等）、泌尿系统损害（血尿、肾功能异常等）、全身损害（过敏性休克、发热等）等。据 2014 年《国家药品不良反应监测年度报告》统计，药品不良反应 / 事件中累及系统排名前三位的为皮肤及其附件损害（占 27.8%）、胃肠系统损害（占 26.3%）和全身性损害（占 12.2%），前三位之和为 66.3%。化学药、中成药累及系统前三位排序与总体一致，但生物制品累及系统前三位与总体有所不同，依次是皮肤及其附件损害、全身性损害和呼吸系统损害。

（2）根据药理作用分类：根据药品不良反应与药理作用的关系将药品不良反应分为三类：A 型反应、B 型反应和 C 型反应。A 型药品不良反应（量变型异常）：此类药品不良反应是由于药品本身的药理作用增强所致，常与剂量或合并用药有关。多数能预测，发生率较高而死亡率较低。临床上常见的副作用与毒性反应均属此类，如抗血凝药所致出血等。B 型药品不良反应（质变型异常）：此类药品不良反应是与药品的正常药理作用完全无关的异常反应。B 型药品不良反应难预测，发生率低而死亡率高，临床上常见的变态反应属于此类，如青霉素引起的过敏性休克等。C 型药品不良反应：又称迟现型不良反应，此类药品不良反应背景发生率较高，非特异性，机制复杂，潜伏期较长，临床上常见的主要有致畸、致癌、致突变作用等。

（3）WHO 药品不良反应分类：WHO 国际药物监测合作中心以首字母记忆法将药品不良反应分为 6 类：A 类，剂量相关型（Augmented，剂量增大）；B 类，剂量无关型（Bizarre，异乎寻常）；C 类，剂量相关和时间相关型（Chronic，慢性）；D 类，时间相关型（Delayed，迟发）；E 类，停药型（End of use，终止使用）；F 类，治疗失败型（Failure）。

（4）根据药品不良反应的发生频率分类：根据国际医学科学组织委员会推荐，用下列术语和百分率表示药品不良反应发生频率：很常见（>10%）；频繁（>1%，<10%）；不常见（>0.1%，<1%）；罕见（>0.01%，<0.1%）；非常罕见（<0.01%）。

4. 药品不良反应因果关系的判断标准

药品不良反应因果关系判断，是鉴别一个药品不良事件与药品的相关性的主要依据。目前，在临床实践中，国际上被广泛认可的判断药品与不良反应之间因果关系的简单方法为 WHO 乌普萨拉监测中心药品不良反应因果关系评估系统，我国则采用药品 - 不良事件关联性评价方法。

相关知识

我国采用的药品 - 不良事件关联性评价方法

目前我国采用的不良反应 / 事件因果关系评价方法是关联性评价法。该方法是根据“药品”和“不良事件”的关系程度，运用综合分析推理方法，将药品和不良反应分为肯定、很可能、可能、可能无关、待评价、无法评价 6 个等级。其具体规定如下：

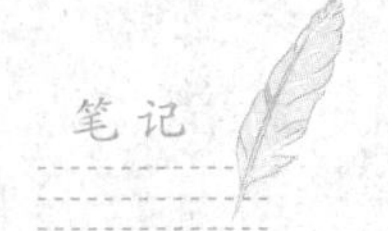

（1）肯定：用药及反应发生时间顺序合理；停药以后反应停止，或迅速减轻或好转

(根据机体免疫状态,某些ADR反应可出现在停药数天以后);再次使用,反应再现,并可能明显加重(即激发试验阳性);同时有文献资料佐证;并已排除原患疾病等其他混杂因素影响。

(2) 很可能:无重复用药史,余同"肯定",或虽然有合并用药,但基本可排除合并用药导致反应发生的可能性。

(3) 可能:用药与反应发生时间关系密切,同时有文献资料佐证;但引发ADR的药品不止一种,或原患疾病病情进展因素不能除外。

(4) 可能无关:ADR与用药时间相关性不密切,反应表现与已知该药ADR不相吻合,原患疾病发展同样可能有类似的临床表现。

(5) 待评价:报表内容填写不齐全,等待补充后再评价,或因果关系难以定论,缺乏文献资料佐证。

(6) 无法评价:报表缺项太多,因果关系难以定论,资料又无法补充。

(三) 药物警戒与药品不良反应监测的关系

药物警戒与药品不良反应监测两者均以保障公众用药安全,提高安全用药水平,增进人民群众健康为目的。药物警戒与药品不良反应监测工作的差异性,主要体现在以下4个方面。

1. 监测对象不同　药品不良反应监测的对象是药品不良反应,即合格药品在正常用法用量下出现的与用药目的无关的或意外的有害反应。而药物警戒监测的对象除了药品不良反应,还包括与药品相关的其他安全问题。即药品不良反应监测属于药物警戒的活动之一。

2. 目的不同　药品不良反应监测的目的是收集未知的药品不良反应的信号,尽早发现未能在新药临床试验中发现的药品不良反应;而药物警戒的目的是监测与减少、避免可能发生的任何药源性损害,增进与公众之间在药物警戒方面的有效沟通。

3. 监测期限不同　药物警戒贯穿于药品上市前研究、上市后安全性监测及再评价、最后的撤市和淘汰整个药品生命周期;而药品不良反应监测一般在药品上市后进行。

4. 研究方法不同　药品不良反应监测一般采用自发报告、集中监测、处方事件监测、数据库链接等方法进行监测,而药物警戒除了采用这些方法外,还使用比较性的观察性研究、定向临床调查和描述性研究等方法。

二、药品不良反应监测与管理制度的发展

(一) 国际药品不良反应监测与管理发展

20世纪50年代,新药层出不穷,随着药品品种和数量的增多,合并用药和长程疗法的现象不断增加。1961年,系列的报道揭示沙利度胺(反应停)导致一种罕见的先天缺陷短肢畸形儿("海豹儿")的发病率急剧增加,全球约有1万名"海豹儿"诞生。"反应停"不良反应事件的严重性引起世界各国的高度重视。1962年,美国出台《Kefauver-Harris Drug Amendments》(Kefauver-Harris药品修正案),该法案规定新药上市前必须向FDA提供实质性的证据证明安全性和有效性,并要求对新药研究提供更有力的监督;制药商必须在标签上说明药品副作用等。这一药害事件也促使欧洲建立了自发报告预警系统和相关立法。1963年,第16次世界卫生大会通过了一项决议(WHA16.36),目的是为了加快药品不良反应信息的传递,重申采取行动的必要性。1964年,英国药品安全委员会成立药物不良反应登记处,实行药物不良反应监察自发报告制度即黄色卡片制度(Yellow Card System)。1965年,欧盟出台与医药产品相关的法律、法规或行政行为的指令(EC Directive 65/65),该指令旨在在成员国之间建立协调一致的药品审批标准,如建立5年一度的药品上市再评审制度,各成员国主管当局有权暂停或撤销已授权上市的药品,如

笔记

果该药品被证明是在正常使用条件下对人体有害,或缺乏治疗效果,或定性和定量成分不清楚。

1968 年,WHO 建立国际药品监测计划(International Drug Monitoring Programme)。1970 年,WHO 药物监测中心(Drug Monitoring Centre)在日内瓦成立。之后,1978 年该中心迁至瑞典的乌普萨拉,更名为世界卫生组织国际药物监测合作中心(Collaborating Centre for International Drug Monitoring),又称为瑞典乌普萨拉监测中心(Uppsala Monitoring Centre,UMC)。国际药品监测计划由成员国的国家药品警戒中心、WHO 总部和乌普萨拉监测中心形成的网络构成。国际药品监测计划中,各成员国需要提交药品不良反应的个体案例安全报告数据到 WHO 乌普萨拉监测中心的全球数据库(VigiBase)。到 2014 年 10 月,VigiBase 已收到超过 1 千万份的不良反应报告。2015 年 4 月,WHO 启动新的数据库系统(VigiAccess),VigiAccess 是一个新的 Web 应用程序,将允许任何人查询数据库的信息,并鼓励报告个体的药品不良反应。截至 2015 年 2 月,已有 120 个国家加入了国际药品监测计划。

相关知识

国际上主要的药品不良反应监测方法

1. 自发呈报系统(Spontaneous Reporting System,SRS) 是指医务人员、其他专业人员或消费者在临床实践过程中将可疑的 ADR 报告给药品生产、经营企业、ADR 监测专业机构、药品监督管理部门。

2. 强制报告系统 依据国家法律的规定,要求医疗机构、制药企业等在规定时间和范围内监测、收集和报告其发现的药品不良反应信息。

3. 处方事件监测(Prescription Event Monitoring,PEM) 是对上市药品的一种重点监测制度。其目的是对新上市药品进行重点监测,以弥补自发报告制度的不足。办法是收集新上市药品的若干个处方,然后要求处方医生填写问卷回答有关患者的一系列问题,包括任何新的诊断、任何原因的就医或住院、一种并发症意外加重(或改善)、任何可疑的药物反应或任何需要记入病历的主诉。这是首先在英国推行的一种制度,称为绿卡制度。

4. 医院集中监测系统(Hospital Intensive Monitoring System) 是指在一定的时间(数月或数年)、一定的范围内对某一医院或某一地区内所发生的 ADR 及药物利用详细记录,以探讨 ADR 的发生规律。

5. 自动记录数据库(Automated Data) 是把患者分散的诊断、用药、剂量、不良反应及其他信息如收费记录等,通过与患者唯一的保健号联结,贮存于计算机内而形成。通过记录链接方法建立的大型自动记录数据库;收集潜在药源性疾病信息的数据库,如出生缺陷、恶性肿瘤、毒性中心的数据库;记载用药史的数据库,如药房储存的患者用药史数据库。

6. 药物流行病学调查(Pharmacoepidemiology Survey) 利用药物流行病学方法,如病例对照研究、队列研究法调查收集药品的不良反应数据,并统计分析确定药品和 ADR 之间的因果关系、关联强度和 ADR 发生概率。

(二)我国药品不良反应监测与管理制度的发展与现状

1. 我国药品不良反应监测与管理制度的建立与发展

1988 年,卫生部开展药品不良反应报告的试点工作,在北京、上海、广东和湖北等地 14 所医院进行药品不良反应监测报告试点工作。1989 年,组建卫生部国家药品不良反应监察中心;1998 年,国家药品监督管理局成立后,进一步加强药品不良反应监测工作,同年 3 月,我国正式加入 WHO 国际药品监测计划,成为第 68 个成员国。1999 年 11 月,国家药品监督管理局和卫生

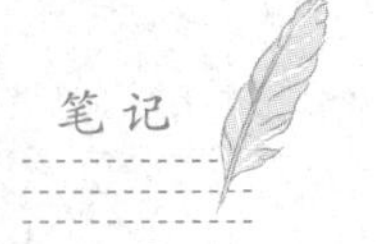

部联合颁布了《药品不良反应监测管理办法(试行)》。2001 年,《药品管理法》中明确规定,我国实施药品不良反应报告制度,明确了药品不良反应报告制度的法律依据。同年,国家药品不良反应监测远程网络中心开通,并建立了国家药品不良反应信息通报制度和各地药品不良反应病例报告情况通报制度。2003 年,原国家药品不良反应监测中心首次向社会公布药品不良反应信息。

2004 年 3 月,国家药品监督管理局和卫生部联合发布《药品不良反应报告和监测管理办法》,并建立药品不良反应监测信息网络系统。2004 年 7 月,国家食品药品监督管理局、药品评价中心、国家药品不良反应监测中心主办的《中国药物警戒》杂志创刊。2005 年 3 月,国家食品药品监督管理局开始发布《药物警戒快讯》。

为了满足医疗卫生体制改革要求,适应药品监管形势的变化和解决药品不良反应监测工作出现的新问题,2011 年 5 月卫生部再次修订并发布新的《药品不良反应报告和监测管理办法》,于 2011 年 7 月 1 日起施行。该管理办法共 8 章 67 条,包括总则、职责、报告与处置、重点监测、评价与控制、信息管理、法律责任和附则。《药品不良反应报告和监测管理办法》进一步明确了省以下监管部门和药品不良反应监测机构的职责,规范了报告程序和要求,增加了对严重药品不良反应、群体药品不良事件调查核实评价的要求,增加了“药品重点监测的要求”,并对生产企业主动开展监测工作提出更明确和更高的要求。

2013 年 3 月,国家食品药品监督管理总局药品评价中心(国家药品不良反应监测中心)网上开始发布《企业药品安全性警示信息》。2015 年 7 月,国家食品药品监督管理总局发布《药品不良反应报告和监测检查指南(试行)》,适用于食品药品监督管理部门开展对药品生产企业不良反应报告和监测工作的检查。

2. 我国药品不良反应监测与管理制度现状

目前我国已建立了覆盖全国的药品不良反应监测网络。全国已建立 34 个省级药品不良反应监测中心(包括 31 个省、自治区、直辖市监测中心,解放军、新疆生产建设兵团、计划生育药具监测中心各 1 个)和 333 个地市级药品不良反应监测中心。2012 年 12 月,我国新的药品不良反应监测信息网络系统建立。2014 年,全国已有 24 万余个医疗机构、药品生产经营企业注册为药品不良反应监测网络用户,并通过该网络报送药品不良反应报告,其中医疗机构仍是报告的主要来源。全国 94.4% 的县有药品不良反应报告,全国每百万人口平均报告数量达到 991 份。1999 年至 2014 年,全国药品不良反应监测网络累计收到《药品不良反应 / 事件报告表》近 790 万份。

三、我国药品不良反应报告主体及监测管理机构

《药品不良反应报告和监测管理办法》第四条规定,国家食品药品监督管理总局主管全国药品不良反应报告和监测工作,地方各级药品监督管理部门主管本行政区域内的药品不良反应报告和监测工作。各级卫生行政部门负责本行政区域内医疗机构与实施药品不良反应报告制度有关的管理工作。地方各级药品监督管理部门应当建立健全药品不良反应监测机构,负责本行政区域内药品不良反应报告和监测的技术工作。

(一)药品不良反应报告的主体

药品生产企业(包括进口药品的境外制药厂商)、药品经营企业、医疗机构应当按照规定报告所发现的药品不良反应。

药品生产、经营企业和医疗机构应当建立药品不良反应报告和监测管理制度。药品生产企业应当设立专门机构并配备专职人员,药品经营企业和医疗机构应当设立或者指定机构并配备专(兼)职人员,承担本单位的药品不良反应报告和监测工作。

(二)药品不良反应监测管理行政部门

1. 国家食品药品监督管理部门　负责全国药品不良反应报告和监测的管理工作,并履行以下主要职责:①与卫生行政部门共同制定药品不良反应报告和监测的管理规定和政策,并监督

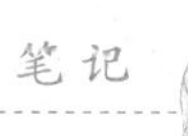

实施;②与卫生行政部门联合组织开展全国范围内影响较大并造成严重后果的药品群体不良事件的调查和处理,并发布相关信息;③对已确认发生严重药品不良反应或者药品群体不良事件的药品依法采取紧急控制措施,作出行政处理决定,并向社会公布;④通报全国药品不良反应报告和监测情况;⑤组织检查药品生产、经营企业的药品不良反应报告和监测工作的开展情况,并与卫生行政部门联合组织检查医疗机构的药品不良反应报告和监测工作的开展情况。

2. **省、自治区、直辖市药品监督管理部门** 负责本行政区域内药品不良反应报告和监测的管理工作,并履行以下主要职责:①根据本办法与同级卫生行政部门共同制定本行政区域内药品不良反应报告和监测的管理规定,并监督实施;②与同级卫生行政部门联合组织开展本行政区域内发生的影响较大的药品群体不良事件的调查和处理,并发布相关信息;③对已确认发生严重药品不良反应或者药品群体不良事件的药品依法采取紧急控制措施,作出行政处理决定,并向社会公布;④通报本行政区域内药品不良反应报告和监测情况;⑤组织检查本行政区域内药品生产、经营企业的药品不良反应报告和监测工作的开展情况,并与同级卫生行政部门联合组织检查本行政区域内医疗机构的药品不良反应报告和监测工作的开展情况;⑥组织开展本行政区域内药品不良反应报告和监测的宣传、培训工作。

3. **设区的市级、县级药品监督管理部门** 负责本行政区域内药品不良反应报告和监测的管理工作;与同级卫生行政部门联合组织开展本行政区域内发生的药品群体不良事件的调查,并采取必要控制措施;组织开展本行政区域内药品不良反应报告和监测的宣传、培训工作。

4. **县级以上卫生行政部门** 负责加强对医疗机构临床用药的监督管理,在职责范围内依法对已确认的严重药品不良反应或者药品群体不良事件采取相关的紧急控制措施。

(三)药品不良反应监测技术机构

1. **国家药品不良反应监测中心** 负责全国药品不良反应报告和监测的技术工作,并履行以下主要职责:①承担国家药品不良反应报告和监测资料的收集、评价、反馈和上报,以及全国药品不良反应监测信息网络的建设和维护;②制定药品不良反应报告和监测的技术标准和规范,对地方各级药品不良反应监测机构进行技术指导;③组织开展严重药品不良反应的调查和评价,协助有关部门开展药品群体不良事件的调查;④发布药品不良反应警示信息;⑤承担药品不良反应报告和监测的宣传、培训、研究和国际交流工作。

2. **省级药品不良反应监测机构** 负责本行政区域内的药品不良反应报告和监测的技术工作,并履行以下主要职责:①承担本行政区域内药品不良反应报告和监测资料的收集、评价、反馈和上报,以及药品不良反应监测信息网络的维护和管理;②对设区的市级、县级药品不良反应监测机构进行技术指导;③组织开展本行政区域内严重药品不良反应的调查和评价,协助有关部门开展药品群体不良事件的调查;④组织开展本行政区域内药品不良反应报告和监测的宣传、培训工作。

3. **设区的市级、县级药品不良反应监测机构** 负责本行政区域内药品不良反应报告和监测资料的收集、核实、评价、反馈和上报;开展本行政区域内严重药品不良反应的调查和评价;协助有关部门开展药品群体不良事件的调查;承担药品不良反应报告和监测的宣传、培训等工作。

药师考点

我国药品不良反应报告的主体

四、药品不良反应报告的基本要求

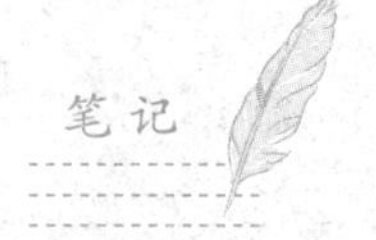

(一)药品不良反应报告的方式与要求

1. **报告方式** 药品生产、经营企业和医疗机构获知或者发现可能与用药有关的不良反应,应当通过国家药品不良反应监测信息网络报告；不具备在线报告条件的，应当通过纸质报表报所在地药品不良反应监测机构，由所在地药品不良反应监测机构代为在线报告。

2. **报告内容的要求**　药品不良反应应当真实、完整、准确。药品生产、经营企业和医疗机构应当建立并保存药品不良反应报告和监测档案。

3. **药品不良反应报告的评价**　各级药品不良反应监测机构应当对本行政区域内的药品不良反应报告和监测资料进行评价和管理。药品生产、经营企业和医疗机构应当配合药品监督管理部门、卫生行政部门和药品不良反应监测机构对药品不良反应或者群体不良事件的调查，并提供调查所需的资料。

（二）药品不良反应的信息管理

1. **信息反馈的要求**　各级药品不良反应监测机构应当对收到的药品不良反应报告和监测资料进行统计和分析，并以适当形式反馈。国家药品不良反应监测中心应当根据对药品不良反应报告和监测资料的综合分析和评价结果，及时发布药品不良反应警示信息。

2. **信息发布的要求**　省级以上药品监督管理部门应当定期发布药品不良反应报告和监测情况。影响较大并造成严重后果的药品群体不良事件或其他重要的药品不良反应信息和需要统一发布的信息，由国家食品药品监督管理部门和卫生行政部门统一发布。

3. **信息利用的要求**　在药品不良反应报告和监测过程中获取的商业秘密、个人隐私、患者和报告者信息应当予以保密。鼓励医疗机构、药品生产企业、药品经营企业之间共享药品不良反应信息。药品不良反应报告的内容和统计资料是加强药品监督管理、指导合理用药的依据。

相关知识

我国药品安全警示信息公告

根据《药品管理法》和《药品不良反应报告和监测管理办法》规定，国务院药品监督管理部门每年向公众发布我国药品安全警示信息公告，包括国家药品不良反应信息通报，药物警戒快讯和药物滥用监测信息简报。

2001 年 11 月，国家药品不良反应监测中心发布第 1 期《药品不良反应信息通报》（以下简称《通报》）；到 2015 年 10 月 22 日，我国已发布通报 68 期，主要报道每年在我国发生的严重和新的药品不良反应情况；2005 年 3 月，国家食品药品监督管理局发布《药物警戒快讯》第 1 期，截止到 2015 年 8 月 3 日，我国已发布 148 期，主要报道在国外发生的药品不良事件的监测信息和再评价处理结果，对我国的用药安全起到预警作用。

（三）药品重点监测管理

1. **药品重点监测的概念**　是指为进一步了解药品的临床使用和不良反应发生情况，研究不良反应的发生特征、严重程度、发生率等，开展的药品安全性监测活动。

2. **药品重点监测的对象**　药品生产企业应当经常考察本企业生产药品的安全性，对新药监测期内的药品和首次进口 5 年内的药品，应当开展重点监测，并按要求对监测数据进行汇总、分析、评价和报告；对本企业生产的其他药品，应当根据安全性情况主动开展重点监测。

3. **药品重点监测的管理**　省级以上药品监督管理部门根据药品临床使用和不良反应监测情况，可以要求药品生产企业对特定药品进行重点监测；必要时，也可以直接组织药品不良反应监测机构、医疗机构和科研单位开展药品重点监测。省级以上药品监督管理部门可以联合同级卫生行政部门指定医疗机构作为监测点，承担药品重点监测工作。

省级以上药品不良反应监测机构负责对药品生产企业开展的重点监测进行监督、检查，并

笔记

对监测报告进行技术评价。

药师考点

药品重点监测的概念和范围

五、药品不良反应的报告与处置

（一）个例药品不良反应

1. **报告范围** 新药监测期内的国产药品应当报告该药品的所有不良反应；其他国产药品，报告新的和严重的不良反应。进口药品自首次获准进口之日起5年内，报告该进口药品的所有不良反应；满5年的，报告新的和严重的不良反应。

2. **报告时限** 药品生产、经营企业和医疗机构发现或者获知新的、严重的药品不良反应应当在15日内报告，其中死亡病例须立即报告；其他药品不良反应应当在30日内报告。有随访信息的，应当及时报告。

3. **报告的内容** 药品生产、经营企业和医疗机构应当主动收集药品不良反应，获知或者发现药品不良反应后应当详细记录、分析和处理，填写《药品不良反应/事件报告表》并报告。

个人发现新的或者严重的药品不良反应，可以向经治医师报告，也可以向药品生产、经营企业或者当地的药品不良反应监测机构报告，必要时提供相关的病历资料。

4. **报告的一般处置** 设区的市级、县级药品不良反应监测机构应当对收到的药品不良反应报告的真实性、完整性和准确性进行审核。严重药品不良反应报告的审核和评价应当自收到报告之日起3个工作日内完成，其他报告的审核和评价应当在15个工作日内完成。

省级药品不良反应监测机构应当在收到下一级药品不良反应监测机构提交的严重药品不良反应评价意见之日起7个工作日内完成评价工作。

5. **对死亡病例的调查与处置** 药品生产企业应当对获知的死亡病例进行调查，详细了解死亡病例的基本信息、药品使用情况、不良反应发生及诊治情况等，并在15日内完成调查报告，报药品生产企业所在地的省级药品不良反应监测机构。

设区的市级、县级药品不良反应监测机构应当对死亡病例进行调查，详细了解死亡病例的基本信息、药品使用情况、不良反应发生及诊治情况等，自收到报告之日起15个工作日内完成调查报告，报同级药品监督管理部门和卫生行政部门，以及上一级药品不良反应监测机构。

对死亡病例，事件发生地和药品生产企业所在地的省级药品不良反应监测机构均应当及时根据调查报告进行分析、评价，必要时进行现场调查，并将评价结果报省级药品监督管理部门和卫生行政部门，以及国家药品不良反应监测中心。国家药品不良反应监测中心应当及时对死亡病例进行分析、评价，并将评价结果报国家药品监督管理部门与国家卫生行政部门。见图7-2。

（二）药品群体不良事件

1. **报告的方式与内容** 药品生产、经营企业和医疗机构获知或者发现药品群体不良事件后，应当立即通过电话或者传真等方式报所在地的县级药品监督管理部门、卫生行政部门和药品不良反应监测机构，必要时可以越级报告；同时填写《药品群体不良事件基本信息表》，对每一病例还应当及时填写《药品不良反应/事件报告表》，通过国家药品不良反应监测信息网络报告。

2. **对药品群体不良事件的调查要求** 设区的市级、县级药品监督管理部门获知药品群体不良事件后，应当立即与同级卫生行政部门联合组织开展现场调查，并及时将调查结果逐级报至省级药品监督管理部门和卫生行政部门。

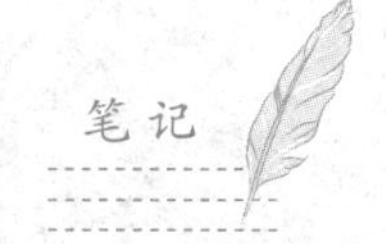

省级药品监督管理部门与同级卫生行政部门联合对设区的市级、县级的调查进行督促、指

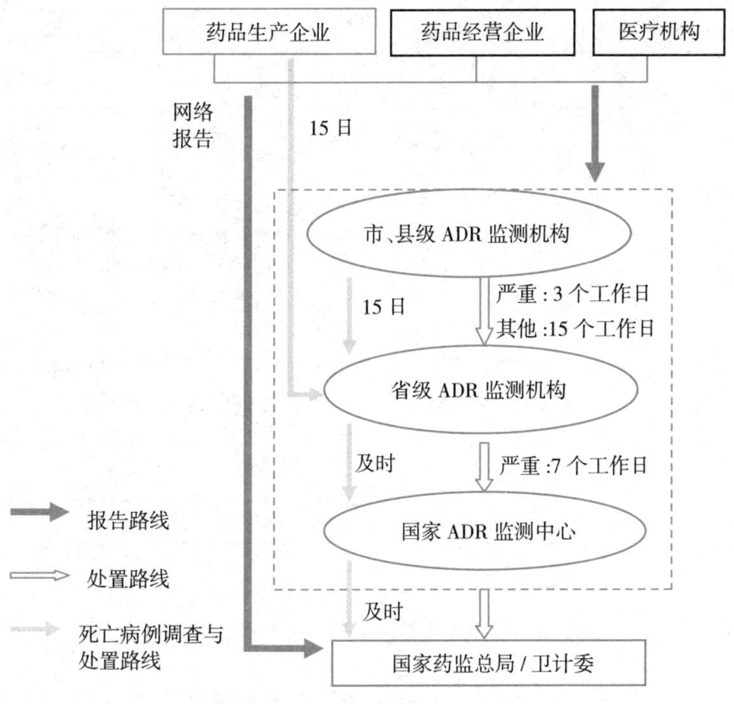

图 7-2　个例药品不良反应的报告及处置

导，对药品群体不良事件进行分析、评价，对本行政区域内发生的影响较大的药品群体不良事件，还应当组织现场调查，评价和调查结果应当及时报国家食品药品监督管理总局与卫生和计划生育委员会。

对全国范围内影响较大并造成严重后果的药品群体不良事件，国家药品监督管理部门应当与卫生计生部门联合开展相关调查工作。

药品生产企业获知药品群体不良事件后应当立即开展调查，详细了解药品群体不良事件的发生、药品使用、患者诊治以及药品生产、储存、流通、既往类似不良事件等情况，在 7 日内完成调查报告，报所在地省级药品监督管理部门和药品不良反应监测机构；药品经营企业发现药品群体不良事件应当立即告知药品生产企业，同时迅速开展自查。

3. 对药品群体不良事件的处置　药品生产企业应迅速开展自查，分析事件发生的原因，必要时应当暂停生产、销售、使用和召回相关药品，并报所在地省级药品监督管理部门。药品经营企业应迅速开展自查，必要时应当暂停药品的销售，并协助药品生产企业采取相关控制措施。

医疗机构发现药品群体不良事件后应当积极救治患者，迅速开展临床调查，分析事件发生的原因，必要时可采取暂停药品的使用等紧急措施。

药品监督管理部门可以采取暂停生产、销售、使用或者召回药品等控制措施。卫生行政部门应当采取措施积极组织救治患者。见图 7-3。

药师考点

1. 个例药品不良反应报告的范围、时限
2. 药品群体不良事件的报告和处置

（三）境外发生的严重药品不良反应

1. 报告的范围与时限　进口药品和国产药品在境外发生的严重药品不良反应（包括自发报告系统收集的、上市后临床研究发现的、文献报道的），药品生产企业应当填写《境外发生的药

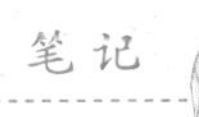

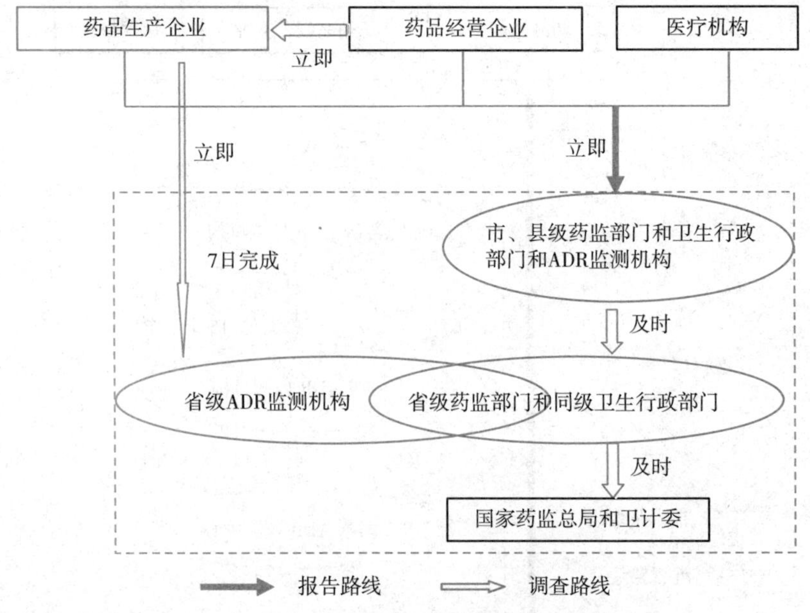

图 7-3 群体药品不良事件的报告及调查程序

品不良反应/事件报告表》,自获知之日起30日内报送国家药品不良反应监测中心。国家药品不良反应监测中心要求提供原始报表及相关信息的,药品生产企业应当在5日内提交。

进口药品和国产药品在境外因药品不良反应被暂停销售、使用或者撤市的,药品生产企业应当在获知后24小时内书面报国家药品监督管理部门国家药品不良反应监测中心。

2. 对境外发生的严重药品不良反应报告的处置 国家药品不良反应监测中心应当对收到的药品不良反应报告进行分析、评价,每半年向国家食品药品监督管理总局与卫生和计划生育委员会报告,发现提示药品可能存在安全隐患的信息应当及时报告。

(四) 定期安全性更新报告

1. 报告的范围 设立新药监测期的国产药品,应当自取得批准证明文件之日起每满1年提交一次定期安全性更新报告,直至首次再注册,之后每5年报告一次;其他国产药品,每5年报告一次。

首次进口的药品,自取得进口药品批准证明文件之日起每满1年提交一次定期安全性更新报告,直至首次再注册,之后每5年报告一次。定期安全性更新报告的汇总时间以取得药品批准证明文件的日期为起点计,上报日期应当在汇总数据截止日期后60日内。

2. 报告的内容 药品生产企业应当对本企业生产药品的不良反应报告和监测资料进行定期汇总分析,汇总国内外安全性信息,进行风险和收益评估,撰写定期安全性更新报告。定期安全性更新报告的撰写规范由国家药品不良反应监测中心负责制定。

3. 报告的提交 国产药品的定期安全性更新报告向药品生产企业所在地省级药品不良反应监测机构提交。进口药品(包括进口分包装药品)的定期安全性更新报告向国家药品不良反应监测中心提交。

4. 报告的处理 省级药品不良反应监测机构应当对收到的定期安全性更新报告进行汇总、分析和评价,于每年4月1日前将上一年度定期安全性更新报告统计情况和分析评价结果报省级药品监督管理部门和国家药品不良反应监测中心。

国家药品不良反应监测中心应当对收到的定期安全性更新报告进行汇总、分析和评价,于每年7月1日前将上一年度国产药品和进口药品的定期安全性更新报告统计情况和分析评价结果报国家食品药品监督管理总局与卫生和计划生育委员会。

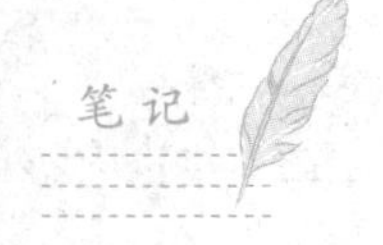

六、药品不良反应的评价与控制

(一) 报告主体的评价与控制

药品生产企业应当对收集到的药品不良反应报告和监测资料进行分析、评价,并主动开展药品安全性研究。药品生产企业对已确认发生严重不良反应的药品,应当通过各种有效途径将药品不良反应、合理用药信息及时告知医务人员、患者和公众;采取修改标签和说明书,暂停生产、销售、使用和召回等措施,减少和防止药品不良反应的重复发生。对不良反应大的药品,应当主动申请注销其批准证明文件。药品生产企业应当将药品安全性信息及采取的措施报所在地省级药品监督管理局和国家食品药品监督管理总局。

药品经营企业和医疗机构应当对收集到的药品不良反应报告和监测资料进行分析和评价,并采取有效措施减少和防止药品不良反应的重复发生。

(二) 技术与行政监督机构的评价与控制

1. **技术监测机构的评价** 省级药品不良反应监测机构应当每季度对收到的药品不良反应报告进行综合分析,提取需要关注的安全性信息,并进行评价,提出风险管理建议,及时报省级药品监督管理部门、卫生行政部门和国家药品不良反应监测中心。国家药品不良反应监测中心应当每季度对收到的严重药品不良反应报告进行综合分析,提取需要关注的安全性信息,并进行评价,提出风险管理建议,及时报国家食品药品监督管理总局与卫生和计划生育委员会。

2. **行政监督机构的控制措施** 省级药品监督管理部门根据分析评价结果,可以采取暂停生产、销售、使用和召回药品等措施,并监督检查,同时将采取的措施通报同级卫生行政部门。国家食品药品监督管理总局根据药品分析评价结果,可以要求企业开展药品安全性、有效性相关研究。必要时,应当采取责令修改药品说明书,暂停生产、销售、使用和召回药品等措施,对不良反应大的药品,应当撤销药品批准证明文件,并将有关措施及时通报卫生和计划生育委员会。

药师考点

1. 药品生产企业对药品不良反应的评价与控制
2. 药品不良反应监测机构对药品不良反应的评价与控制

相关知识

我国的药品安全突发事件应急预案

为加强药品和医疗器械安全突发事件的应急管理,指导和规范药品(含医疗器械,下同)安全突发事件的应急处置工作,有效预防、及时控制各类药品安全突发事件,最大程度地减少突发事件对公众健康和生命安全造成的危害,2011年8月,国家食品药品监督管理局发布《药品和医疗器械安全突发事件应急预案(试行)》。

1. 药品安全突发事件的定义 是指突然发生,对社会公众健康造成或可能造成严重损害,需要采取应急处置措施予以应对的药品群体不良事件、重大药品质量事件,以及其他严重影响公众健康的药品安全事件。

2. 安全事件的分级 根据事件的危害程度和影响范围等因素,药品安全突发事件分为四级:Ⅰ级(特别重大)、Ⅱ级(重大)、Ⅲ级(较大)和Ⅳ级(一般)。

3. 预案的适用范围 适用于各级食品药品监督管理部门处理药品安全突发事件的指导和参考。其中,CFDA应对Ⅰ级药品安全突发事件按照本预案执行,地方各级食品药

笔记

品监督管理部门参照本预案，结合实际制定本级药品安全突发事件应急预案。

4. 应急管理机构 由应急指挥机构、应急领导小组和应急处置专家库组成。CFDA负责组织、协调Ⅰ级药品安全突发事件的应急处置工作，对Ⅱ级、Ⅲ级、Ⅳ级药品安全突发事件的应急处置工作进行指导；地方各级食品药品监督管理部门负责组织、协调本行政区域内药品安全突发事件应急处置工作。应急处置工作领导小组，负责药品安全突发事件应急指挥和组织、协调工作；专家库，负责药品安全突发事件应急处置工作的咨询和指导，参与事件调查，向应急领导小组提出处置意见和建议，为应急决策提供参考。

5. 监测、报告、预警 各级食品药品监督管理部门要建立健全药品安全突发事件监测、预警与报告制度，积极开展风险分析和评估，做到早发现、早报告、早预警、早处置。报告的责任主体包括：发生药品安全突发事件的医疗卫生机构，药品生产、经营企业；药品不良反应监测机构；食品药品监督管理部门；药品检验检测机构。各级食品药品监督管理部门根据监测信息，对行政区域内药品安全突发事件相关危险因素进行分析，对可能危害公众健康的风险因素、风险级别、影响范围、紧急程度和可能存在的危害提出分析评估意见，及时向上一级食品药品监督管理部门报告。CFDA根据各省提交的风险评估结果，研究确定向医药专业人士和公众发布药品风险提示信息和用药指导信息，对可以预警的药品安全突发事件，根据风险分析结果进行预警。

6. 应急响应 按照统一领导、分级负责的原则，根据药品安全突发事件的级别，药品安全突发事件的应急响应分为Ⅰ级、Ⅱ级、Ⅲ级、Ⅳ级。Ⅰ级应急响应由国家局启动。Ⅱ级、Ⅲ级、Ⅳ级应急响应由省级食品药品监督管理部门根据实际自行确定。

（三）违法的法律责任

1. **药品生产企业的行政责任** 药品生产企业有下列情形之一的，由所在地药品监督管理部门给予警告，责令限期改正，可以并处五千元以上三万元以下的罚款：①未按照规定建立药品不良反应报告和监测管理制度，或者无专门机构、专职人员负责本单位药品不良反应报告和监测工作的；②未建立和保存药品不良反应监测档案的；③未按照要求开展药品不良反应或者群体不良事件报告、调查、评价和处理的；④未按照要求提交定期安全性更新报告的；⑤未按照要求开展重点监测的；⑥不配合严重药品不良反应或者群体不良事件相关调查工作的；⑦其他违反本办法规定的。药品生产企业有前款规定第④项、第⑤项情形之一的，按照《药品注册管理办法》的规定对相应药品不予再注册。

2. **药品经营企业的行政责任** 药品经营企业有下列情形之一的，由所在地药品监督管理部门给予警告，责令限期改正；逾期不改的，处三万元以下的罚款：①无专职或者兼职人员负责本单位药品不良反应监测工作的；②未按照要求开展药品不良反应或者群体不良事件报告、调查、评价和处理的；③不配合严重药品不良反应或者群体不良事件相关调查工作的。

3. **医疗机构的行政责任** 医疗机构有下列情形之一的，由所在地卫生行政部门给予警告，责令限期改正；逾期不改的，处三万元以下的罚款；情节严重并造成严重后果的，由所在地卫生行政部门对相关责任人给予行政处分：①无专职或者兼职人员负责本单位药品不良反应监测工作的；②未按照要求开展药品不良反应或者群体不良事件报告、调查、评价和处理的；③不配合严重药品不良反应和群体不良事件相关调查工作的。药品监督管理部门发现医疗机构有前款规定行为之一的，应当移交同级卫生行政部门处理。卫生行政部门对医疗机构作出行政处罚决定的，应当及时通报同级药品监督管理部门。

笔记

4. **监督管理部门的行政责任** 各级药品监督管理部门、卫生行政部门和药品不良反应监测机构及其有关工作人员在药品不良反应报告和监测管理工作中违反本办法，造成严重后果的，依照有关规定给予行政处分。

5. **民事责任**　药品生产、经营企业和医疗机构违反相关规定，给药品使用者造成损害的，依法承担赔偿责任。

相关知识

药品不良反应的受害者补偿救济制度

合格药品在正常用法用量下出现与用药目的无关的有害反应，即ADR是使用药品固有的风险，各方主体都无过错，受害主体的权益没有法律保护很难得到保障。药品不良反应补偿救济制度是指以一定的方式，对ADR对药品使用相对人造成的非典型且无法事先预见的损害后给予一定的经济补偿。德国和日本等国已实施药品不良反应救济制度，我国目前尚未建立。

1976年，德国制定了欧洲最早的一部关于药品责任的专门立法《药物伤害法》，该法规定生产有缺陷药物的生产者对此应承担严格责任。1978年1月，德国又实施了《药品法》，该法对制造商规定了严格的责任。一旦发生药品责任诉讼时，药品的经营者（制造商、销售商）不能因为已获得政府批准或许可，以及他们遵守德国药典标准的规定而影响其承担民事或刑事责任。日本于1979年颁布并实施《药品不良反应受害救济基金法》，目的是使药品不良反应的受害者迅速得到救济；1994年对该法进行修订并更名为《药品不良反应受害救济、研究开发和产品评审组织法》，对药品不良反应受害人进行救济，对其提供补贴。

德国和日本ADR补偿救济模式比较

内容	德国	日本
模式特点	责任保险与基金相配合	ADR补偿救济基金制度
补偿对象	正当使用合格药品导致身体、健康受到严重损害或死亡	正当使用合格药品导致生病且达到住院程度、残障致日常生活受限或死亡
排除情形	①使用药品所发生的有害作用，不能被当前医学知识和科技水平所解释；②不当使用药品产生的损害	①法定接种疫苗引起的损害；②有明显责任人；③为挽救患者生命而使用；④仅对健康造成很微小伤害，或超过申请救济期限；⑤不合理使用药品；⑥非救济系统中指定的药品所引起的损害
给付范围	仅限于财产上的损害，不支持精神预期损失	仅限于财产上的损害，不支持精神赔偿
主要来源	①生产者向保险公司投保责任险；②金融机构提供担保	①制药企业的一般捐款，即依据制药企业前一年销售数量计算；附加捐款，即造成具体伤害的药品生产厂商按规定额外缴纳的现金；②日本政府补助的救济事务费用

第三节　药品召回管理

对上市后存在缺陷的药品实行召回制度，是国际上为保障公众用药安全而常采取的一种药品监管措施。2007年7月，我国国务院出台《关于加强食品等安全监督管理的特别规定》，要求

笔记

生产企业发现其产品存在安全隐患的应主动召回。2007年12月10日，国家食品药品监督管理局发布并施行《药品召回管理办法》，以防止有安全隐患药品的危害进一步扩大，督促药品生产、经营和使用单位履行机构的社会责任、保护公众安全。

一、药品召回的定义与分类

（一）药品召回的定义

药品召回，是指药品生产企业（包括进口药品的境外制药厂商，下同）按照规定的程序收回已上市销售的存在安全隐患的药品。

安全隐患，是指由于研发、生产等原因可能使药品具有的危及人体健康和生命安全的不合理危险。已经确认为假劣药品的，不适用于召回程序。

（二）药品召回的分类

1. **药品召回的类型** 药品召回分为主动召回与责令召回两类。

（1）主动召回：药品生产企业应当对收集的信息进行分析，对可能存在安全隐患的药品进行调查评估，发现药品存在安全隐患的，应当决定召回。

（2）责令召回：药品监督管理部门经过调查评估，认为存在药品安全隐患时，药品生产企业应当召回药品而未主动召回的，应当责令药品生产企业召回药品。必要时，药品监督管理部门可以要求药品生产企业、经营企业和使用单位立即停止销售和使用该药品。

2. **药品召回的级别** 根据药品安全隐患的严重程度，药品召回分为：

（1）一级召回：使用该药品可能引起严重健康危害的；

（2）二级召回：使用该药品可能引起暂时的或者可逆的健康危害的；

（3）三级召回：使用该药品一般不会引起健康危害，但由于其他原因需要收回的。

药品生产企业应当根据召回分级与药品销售和使用情况，科学设计药品召回计划并组织实施。

药师考点

药品召回的定义、类型和级别

二、药品召回管理制度

（一）药品召回的管理机构

国家食品药品监督管理总局监督全国药品召回的管理工作。

国家食品药品监督管理总局和省、自治区、直辖市药品监督管理局应当建立药品召回信息公开制度，采用有效途径向社会公布存在安全隐患的药品信息和药品召回的情况。

召回药品的生产企业所在地省级药品监督管理局负责药品召回的监督管理工作，其他省级药品监督管理局应当配合、协助做好药品召回的有关工作。

（二）药品安全隐患的调查与评估

药品生产企业应当建立健全药品质量保证体系和药品不良反应监测系统，收集、记录药品的质量问题与药品不良反应信息，并按规定及时向药品监督管理部门报告。药品生产企业应当对药品可能存在的安全隐患进行调查。药品监督管理部门对药品可能存在的安全隐患开展调查时，药品生产企业应当予以协助。药品经营企业、使用单位应当配合药品生产企业或者药品监督管理部门开展有关药品安全隐患的调查，提供有关资料。药品安全隐患调查与评估的主要内容，见表7-1。

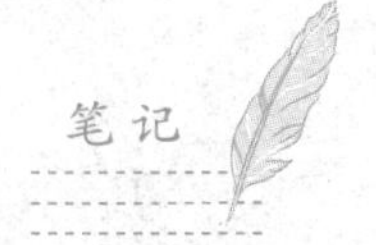

表 7-1　药品安全隐患调查与评估的主要内容

序号	调查的内容	评估的内容
1	已发生药品不良事件的种类、范围及原因	该药品引发危害的可能性，以及是否已经对人体健康造成了危害
2	药品使用是否符合药品说明书、标签规定的适应证、用法用量的要求	对主要使用人群的危害影响
3	药品质量是否符合国家标准，药品生产过程是否符合 GMP 等规定，药品生产与批准的工艺是否一致	对特殊人群，尤其是高危人群的危害影响，如老年、儿童、孕妇、肝肾功能不全者、外科患者等
4	药品储存、运输是否符合要求	危害的严重与紧急程度
5	药品主要使用人群的构成及比例	危害导致的后果
6	可能存在安全隐患的药品批次、数量及流通区域和范围	
7	其他可能影响药品安全的因素	

三、药品召回的实施

（一）药品召回的主体

药品生产企业是药品召回的主体。药品生产企业应当按照规定建立和完善药品召回制度，收集药品安全的相关信息，对可能具有安全隐患的药品进行调查、评估，召回存在安全隐患的药品。

药品经营企业、使用单位应当协助药品生产企业履行召回义务，按照召回计划的要求及时传达、反馈药品召回信息，控制和收回存在安全隐患的药品。

药品经营企业、使用单位发现其经营、使用的药品存在安全隐患的，应当立即停止销售或者使用该药品，通知药品生产企业或者供货商，并向药品监督管理部门报告。

药品生产企业、经营企业和使用单位应当建立和保存完整的购销记录，保证销售药品的可溯源性。

（二）药品召回中的主体责任

1. 主动召回中药品生产企业的责任

药品生产企业应当对收集的信息进行分析，对可能存在安全隐患的药品进行调查评估，发现药品存在安全隐患的，应当决定召回。药品生产企业在做出药品召回决定后，应当制定召回计划并组织实施。药品生产企业在启动药品召回后，应当将调查评估报告和召回计划提交给所在地省级药监部门备案。药品生产企业调查评估报告和召回计划报告内容，见表 7-2。

表 7-2　药品生产企业调查评估报告和召回计划报告内容

序号	调查评估报告内容	召回计划内容
1	召回药品的具体情况，包括名称、批次等基本信息	药品生产销售情况及拟召回的数量
2	实施召回的原因	召回措施的具体内容，包括实施的组织、范围和时限等
3	调查评估结果	召回信息的公布途径与范围
4	召回分级	召回的预期效果； 药品召回后的处理措施； 联系人的姓名及联系方式

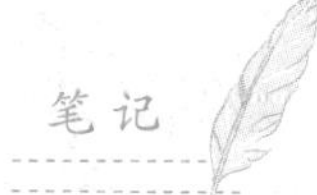

药品生产企业对召回药品的处理应当有详细的记录,并向药品生产企业所在地省级药监部门报告。药品生产企业在召回完成后,应当对召回效果进行评价。药品生产企业在作出药品主动召回决定后需采取的措施与时间要求,见表 7-3。

表 7-3 药品生产企业三级主动召回过程中应采取的措施与召回时刻表

药品生产企业主动召回采取的措施	一级召回	二级召回	三级召回
通知有关药品经营、使用单位停止销售和使用,并向所在地省级药监部门报告 省级药监部门应当将收到一级药品召回的调查评估报告和召回计划报告国家药品监督管理部门	24 小时	48 小时	72 小时
提交调查评估报告和召回计划给所在地省级药监部门备案	1 日	3 日	7 日
报告药品召回进展情况给所在地省级药监部门	每日	每 3 日	每 7 日

2. 责令召回中药品生产企业的责任

药品生产企业在收到责令召回通知书后,应当通知药品经营企业和使用单位,制定、提交召回计划,并组织实施。

3. 进口药品的境外制药厂商与境内进口单位的责任

进口药品的境外制药厂商在境外实施药品召回的,应当及时报告国家食品药品监督管理部门;在境内进行召回的,由进口单位按照《药品召回管理办法》的规定负责具体实施。

药师考点

药品生产企业三级主动召回的时间要求

相关知识

默沙东疫苗召回事件

2007 年 12 月,美国制药企业默沙东(Merck)宣布,在全球范围内紧急召回 13 个批次,约 100 万支儿童用 B 型流感噬血杆菌结合疫苗注射剂(普泽欣),召回的产品到期日为 2009—2010 年。美国 Merck 公司在对其宾夕法尼亚州的一家工厂进行检查时,发现一台生产设备可能受到了某种细菌的污染,因而“无法确保这些批次的疫苗的无菌性”。尽管目前尚未在具体的疫苗中发现污染,而且“潜在的污染可能性很低,即使存在,污染程度也很低”,但公司依然决定主动召回相关批次的全部疫苗。

国家食品药品监督管理局于 2007 年 12 月 13 日接到默沙东(中国)有限公司北京办事处关于美国 Merck 公司主动召回 B 型流感嗜血杆菌偶联疫苗的情况报告,根据《药品召回管理办法》启动了相应监督工作。CFDA 要求美国 Merck 公司严格按照我国《药品召回管理办法》规定,提交对于该疫苗安全隐患的调查评估报告和详细召回计划,切实落实相关规定要求。所有使用单位应当立即停止使用该批号疫苗,加强对注射后出现不良反应的监测,并协助进口单位做好疫苗收回工作。相关药品经营企业应当及时传达、反馈召回信息,按照召回计划积极协助控制和收回该批疫苗。

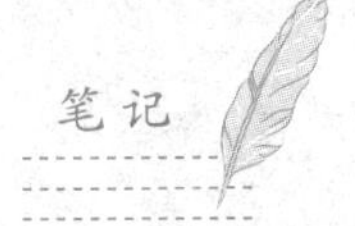

我国境内已进口一个批次的该类疫苗,批号为 J2438,共计 104 930 支,部分已销往北京、天津、山东、浙江、福建、广东、海南、四川 8 个省市,自 2007 年 10 月起销售使用。截止

到 2007 年 12 月 16 日，CFDA 尚未收到能确认该批产品存在质量问题直接证据的报告，国家药品不良反应监测中心也尚未收到涉及该批产品的不良反应病例报告。默沙东（中国）有限公司及该疫苗进口单位采取二级主动召回措施。

（三）召回主体的法律责任

1. 药品监督管理部门确认药品生产企业因违反法律、法规、规章规定造成上市药品存在安全隐患，依法应当给予行政处罚，但该企业已经采取召回措施主动消除或者减轻危害后果的，依照《行政处罚法》的规定从轻或者减轻处罚；违法行为轻微并及时纠正，没有造成危害后果的，不予处罚。药品生产企业召回药品的，不免除其依法应当承担的其他法律责任。

2. 药品生产企业违反本办法规定，发现药品存在安全隐患而不主动召回药品的，责令召回药品，并处应召回药品货值金额 3 倍的罚款；造成严重后果的，由原发证部门撤销药品批准证明文件，直至吊销《药品生产许可证》。

3. 药品经营企业、使用单位违反本办法第六条规定的，责令停止销售和使用，并处 1000 元以上 5 万元以下罚款；造成严重后果的，由原发证部门吊销《药品经营许可证》或者其他许可证。

4. 药品经营企业、使用单位拒绝配合药品生产企业或者药品监督管理部门开展有关药品安全隐患调查、拒绝协助药品生产企业召回药品的，予以警告，责令改正，可以并处 2 万元以下罚款。

相关知识

国外药品召回制度比较

内容	美国	澳大利亚	欧盟
召回定义	企业对在市场上销售的违法产品的撤回（removal）或改正（correction）	为解决在质量、疗效或安全方面有明确缺陷的医药产品问题而采取的行动	企业对违反现行法规并可能对公众健康产生潜在危害的上市药品的收回或改正
法规	《食品药品及化妆品法》《消费者安全法》《强制政策》	《医药产品法》《联邦贸易法》《医药产品统一召回程序》	欧盟部长理事会令 75/319/EEC
召回范围	（1）药品或说明书的错误使用； （2）市场销售产品的微生物污染、理化性质的显著变化、其他显著变化或变质，一个或多个批次产品不符合规定的标准规范； （3）对健康具有急迫或实质性危害（即违反了强制标准或存在危及人身安全的缺陷）的生物制品	（1）治疗用产品不符合应用标准或相关的生产标准； （2）供应的治疗用产品违背了相关法规； （3）未获生产许可的产品； （4）已被撤销许可证的产品	（1）在正常使用情况下医药产品被证明是有害的； （2）缺少治疗作用； （3）组分的定性指标与定量指标与标准不符； （4）未进行成品和（或）成分的控制以及在生产过程中的控制或者是未履行本规定 16 款认可的其他要求或义务

笔记

续表

内容	美国	澳大利亚	欧盟
形式与程序	产品缺陷报告;健康伤害评估;召回分级;制订召回计划;发布召回信息;审批召回计划;召回实施和召回现状报告;公众通告;终止召回	通知协调员;信息评估;召回评估;召回实施;与安全相关时,通知联邦部长;召回进展与报告;随访	各成员国之间交换所有Ⅰ级和Ⅱ级的药品召回信息;在正式确定Ⅰ级召回之前,各成员国应交换召回信息

本章小结

本章论述了药品上市后再评价、药物警戒、药品不良反应的相关基本概念;我国药品不良反应的报告范围、程序、处置、评价和控制的内容;药品召回的界定、分级和程序。主要内容包括:

1. 药品上市后再评价是根据医药最新科技水平,从药学、临床医学、药物流行病学、药物经济学及药物政策等方面,对已批准上市的药品的有效性、安全性、质量可控性、经济性以及使用合理性等进行系统评估的科学过程。

2. 药品上市后再评价的内容主要围绕药品安全性评价、药品质量评价、临床有效性评价和经济性评价四个方面展开。

3. 目前我国已经实施或正在建立的药品再评价措施与制度包括:新药Ⅳ期临床试验;中药注射剂安全性评价;仿制药质量一致性评价;处方药与非处方药转换评价。

4. 我国药品监测与再评价后的主要管理处置措施,包括:暂停生产、销售、使用;修改说明书;药品召回;撤市和淘汰。

5. 世界卫生组织(WHO)将药物警戒定义为,发现、评价、认识和预防药品不良反应或其他任何与药物相关问题的科学和活动。药物警戒的工作内容为主动地、系统地、持续地进行风险管理的一种活动和理念,即在产品生命周期的全过程中,主动地综合运用科学手段来发现、评估、沟通风险信息,实现药品风险最小化,并通过广泛的社会合作和恰当的沟通,将药品安全信息正确地传播给公众。

6. 药品不良反应是指合格药品在正常用法用量下出现的与用药目的无关的有害反应。药品不良反应是药品固有特性所引起的,任何药品都有可能引起不良反应。

7. 新的药品不良反应是指药品说明书中未载明的不良反应。说明书中已有描述,但不良反应发生的性质、程度、后果或者频率与说明书描述不一致或者更严重的,按照新的药品不良反应处理。

8. 严重药品不良反应是指因使用药品引起以下损害情形之一的反应:①导致死亡;②危及生命;③致癌、致畸、致出生缺陷;④导致显著的或者永久的人体伤残或者器官功能的损伤;⑤导致住院或者住院时间延长;⑥导致其他重要医学事件,如不进行治疗可能出现上述所列情况的。

9. 药品群体不良事件是指同一药品在使用过程中,在相对集中的时间、区域内,对一定数量人群的身体健康或者生命安全造成损害或者威胁,需要予以紧急处置的事件。

10. 药品不良反应报告和监测是指药品不良反应的发现、报告、评价和控制的过程。

11. 新药监测期内的国产药品应当报告该药品的所有不良反应;其他国产药品,报告新的和严重的不良反应。进口药品自首次获准进口之日起5年内,报告该进口药品的所

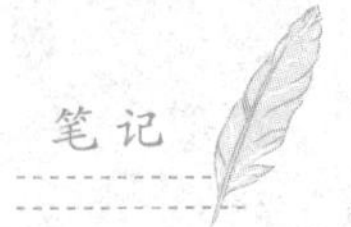

有不良反应;满5年的,报告新的和严重的不良反应。

12. 药品召回是指药品生产企业(包括进口药品的境外制药厂商,下同)按照规定的程序收回已上市销售的存在安全隐患的药品。药品召回分为主动召回与责令召回两类。

复习思考题

1. 药品上市后再评价的意义是什么?
2. 简述药物警戒与药品不良反应监测的异同点。
3. 药品不良反应的监测方法有哪些?
4. 药品生产企业应如何处置药品群体不良事件?
5. 药品监督管理部门根据药品不良反应的评价结果可采取哪些控制措施?
6. 我国药品召回的含义是什么?如何分类和分级?
7. 主动召回和责令召回中药品生产企业的责任分别是什么?

(龚时薇)

笔记

第八章 特殊管理药品的管理

学习要求

通过本章的学习，使学生了解特殊管理药品的重要性，掌握其生产、经营、使用环节的管理要点，能够在研发、生产、经营和使用等各个环节自觉遵守法规，严防滥用和流入非法渠道。

1. 掌握 麻醉药品、精神药品、医疗用毒性药品的概念及其生产、经营、使用的管理要点，以及违反相关管理规定应当承担的法律责任。

2. 熟悉 我国生产及使用的麻醉药品、精神药品的品种；麻醉药品、精神药品的实验研究、储存、运输管理规定，以及含特殊药品复方制剂的管理。

3. 了解 药品类易制毒化学品、兴奋剂、生物制品批签发的管理规定。

问题导入 CFDA 要求严厉查处违法销售含可待因复方口服溶液企业

近日，食品药品监管总局联合公安部下发《关于严厉查处药品批发企业违法销售含可待因复方口服溶液案件的通知》，要求各地食品药品监管部门同公安部门密切协作，依法严厉查办相关案件，坚决切断含可待因复方口服溶液非法销售的链条，切实保护青少年身心健康。

含可待因复方口服溶液属于必须严格凭处方购买的药品，因其含有少量麻醉药品可待因成分，非法大量使用容易成瘾，危害健康甚至危及生命。近年来由于不断从药品经营渠道暗中流失，导致在个别地方部分青少年当中含可待因复方口服溶液滥用情况发展较快，造成社会危害。对此，食品药品监管部门几年来相继采取提高管理级别、控制生产规模、限制购销渠道、规定往来票据、实施电子监管等措施严格加强管理，并不断加大监督检查力度。但仍有个别药品经营企业见利忘义，罔顾青少年健康安全和社会秩序，伪造或串通其他企业出具虚假的销售票据、记录和凭证以应付监管，暗中向不法分子成批销售，为其卖给滥用人群提供货源。

请阅读以上材料，思考并讨论：

（1）可待因属于什么性质的药品？含可待因复方口服溶液属于什么性质的药品？为什么？

（2）我们应当如何加强对含可待因复方口服溶液监管？

第一节 特殊管理的药品概述

一、特殊管理的药品及其特殊性

特殊管理药品，是指《药品管理法》第35条规定的药品，即："国家对麻醉药品、精神药品、医疗用毒性药品、放射性药品，实行特殊管理"。

麻醉药品、精神药品、医疗用毒性药品和放射性药品在医疗实践中广泛使用，在防治疾病、维护公众健康方面起到了积极作用，具有重要的医疗和科学价值，其中有些药品疗效独特，目前尚无其他药品可以代替。但是由于这些药品具有独特的毒副作用，若管理不当，滥用或流入非法渠道，将会危害服用者个人的健康，并造成严重的公共卫生和社会问题。

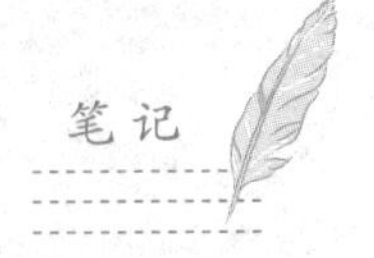

国家通过制定一系列的法律法规对麻醉药品、精神药品、医疗用毒性药品和放射性药品实行特殊管理，对特殊管理药品的实验研究、生产、经营、使用、储存、运输等各个环节实行定点许可和查证查验制度，并对各种临床使用的用量进行严格控制；禁止非法生产、买卖、运输、储存、提供、持有、使用这类药品，以保证其合法、合理使用，正确发挥其防治疾病的作用。

放射性药品属于核医学技术领域的产品，在医疗机构的核医学科或同位素室使用，利用其各种射线诊断或治疗疾病。随着医学科学技术的发展，大型诊断、治疗的技术设备的开发，逐步替代了放射性药品的部分功能，现在国内只有几家药品生产企业还在生产放射性药品。因此，本章对放射性药品不作介绍。

药师考点

特殊管理药品的种类

二、其他特殊管理的药品

除了对麻醉药品、精神药品、医疗用毒性药品和放射性药品实行特殊管理之外，还有一些药品在临床上也具有独特的疗效，但是，一旦使用不当，也会产生危害或者导致滥用，甚至流入非法渠道，给社会和国家带来不良后果，以致在国际上都会产生不利的影响。

这些药品包括药品类易制毒化学品、含特殊药品的复方制剂、兴奋剂和部分有特殊要求的生物制品，需要采取一系列严格管制的措施，按照特殊管理的药品管理方式进行管理，在监督管理方面有特殊的规定。

三、药物滥用和毒品的危害

（一）药物滥用

药物滥用（drug abuse）是指长期、过量地使用具有依赖性或潜在依赖性的药品，这种使用与公认的临床医疗需要无关，属于非医疗目的用药，导致药物成瘾以及出现精神混乱和其他异常行为。滥用的药品包括禁止临床医疗使用的违禁物质和国家规定管制的药品。药物滥用可导致药物成瘾，以及其他行为障碍，引发公共卫生和社会问题。

"药物滥用"是20世纪60年代中期国际上开始采用的专用词汇，它与药物不合理使用（drug misuse），即平时所说的"滥用抗生素"或者"滥用激素"等的"滥用"概念截然不同。

1. 从行为学角度解释，"药物滥用"的概念具有4个特点：

（1）不论是药品类型，还是用药方式和地点都是不合理的；

（2）没有医生指导而自我用药，这种自我用药超出了医疗范围和剂量标准；

（3）使用者对该药的使用不能自控，具有强迫性用药的特点；

（4）使用后往往会导致精神和身体损害，甚至社会危害。

药物滥用已经严重危害人类健康、社会安定和经济发展，成为当今全世界共同面临的重大社会问题之一，有理由认为"药物滥用"与"吸毒"在本质上没有区别。

2. 按照医学界公认的容易造成药物滥用的药品和违禁物质常常包括：

（1）麻醉药品，如阿片类、可卡因类、大麻类等。

（2）精神药品，包括中枢抑制剂，如镇静催眠药；中枢兴奋剂，如咖啡因；还有致幻剂，如麦司卡林、麦角二乙酰胺（LSD）等。

（3）挥发性有机溶剂，如汽油、打火机燃料和涂料溶剂等，有抑制和致幻作用，具有耐受性甚至精神依赖性。

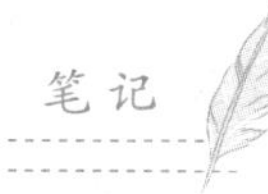

(4) 烟草,其主要成分尼古丁长期使用也可致瘾。

(5) 酒精,长期酗酒也会产生生理依赖和心理依赖性。

(二) 毒品的危害

根据国际公约的有关规定,不以医疗为目的,非法使用或滥用的麻醉药品和精神药品均属于毒品。《中华人民共和国禁毒法》(中华人民共和国主席令第79号)第2条规定:"本法所称的毒品,是指鸦片、海洛因、甲基苯丙胺(冰毒)、吗啡、大麻、可卡因以及国家规定管制的其他能够使人形成瘾癖的麻醉药品和精神药品"。

毒品的基本特征是具有依赖性、非法性和危害性。毒品的危害可以包括:

1. 吸毒对社会的危害

(1) 对家庭的危害。家庭中一旦出现吸毒者,吸毒者在自我毁灭的同时,也破坏自己的家庭。为了维持长期吸毒,需要大量的钱财,使家庭陷入经济困境,甚至家破人亡。

(2) 对社会生产力的破坏巨大。吸毒首先导致个人身体疾病,失去劳动能力;其次是造成社会财富的巨大损失和浪费;同时,毒品种植、生产活动还造成土地减少、环境恶化。

(3) 制售毒品扰乱社会治安。诱发各种违法犯罪活动,扰乱社会治安,给社会稳定带来巨大威胁。

2. 吸毒对身心的危害

(1) 身体依赖性。毒品作用于人体,使人体功能产生适应性改变,形成新的平衡状态。一旦停止吸毒,生理功能就会发生紊乱,出现一系列严重反应,称为戒断反应,使人感到非常痛苦。为了避免戒断反应,就必须定时用药,并且不断加大剂量,使吸毒者终日离不开毒品。

(2) 精神依赖性。毒品进入人体后作用于人的神经系统,使吸毒者出现一种渴求用药的强烈欲望,驱使吸毒者不顾一切地寻求和使用毒品。一旦出现精神依赖后,即使经过脱毒治疗,在急性期戒断反应基本控制后,要完全康复原有生理功能往往需要数月甚至数年的时间。更严重的是,对毒品的依赖性难以消除。

为此,毒品犯罪是世界范围内的一大社会公害,制止毒品泛滥是包括中国在内的全世界人民的共同愿望,打击毒品犯罪已成为各国司法机关所共同面临的严峻任务。

相关知识

药品依赖性及相关概念

麻醉药品和精神药品的毒副作用主要是药品的依赖性问题,这也是区别麻醉药品、精神药品与一般药品的关键。《1961年麻醉品单一公约》和《1971年精神药物公约》制定、公布以前,各国有关法规和医药书籍一般使用成瘾性与习惯性的概念来区分麻醉药品、精神药品与一般药品。1964年之后,世界卫生组织专家委员会建议使用"药物依赖性"这一概念,以便准确描述其特征。

1. 耐受性　耐受性(tolerance)是指原来能够产生一定药理现象的药物和剂量,经过多次使用后,不能再产生这种药理现象,或是有了量的区别。例如,嗜好饮酒的人能够逐渐地耐受大量的酒而不致醉倒。产生耐受现象的原因不同,有的是吸收减少,有的是解毒或排泄速度增高。

2. 成瘾性　成瘾性(addiction)和习惯性(habitation)都与药物的耐受性有关。一些人反复使用一种药物后,引起耐受性,并要求继续服用,但一旦戒除,并无严重的全身症状,一般称其为习惯性。如果吸食阿片和注射吗啡成瘾的人不继续服用,则会发生严重的脱瘾现象(withdrawal),通常被认为是成瘾,具有全身症状。

笔记

3. 药物依赖性　药物依赖性(drug dependence)的定义是“反复地(周期性地或连续地)用药所引起的状态”。药物依赖性是由于周期性地或连续地用药产生的,人体对于药品心理上的、生理上的或兼而有之的一种依赖状态,表现出一种强迫性地要连续或定期用药的行为和其他反应。目的是感受药物的精神效应,或者为了避免“断药”引起的不适,其结果会加害于个人,甚至加害于社会。反复用药会引起以下一种或数种现象:①精神依赖性(psychological dependence),为最早出现的反应,停药时感到情绪不宁;②生理依赖性(physical dependence),停药时引起身体的病态(戒断症状);③耐受性。同一个人可以对一种以上药物产生依赖性。药物依赖性是某些药品或化学物质具有的一种特殊毒性,使人处于一种特殊的精神状态,出现“欣快感”(euphoria),对所用物质产生强烈的“渴求”(craving),用药者在这种渴求感驱使下出现“觅药行为”(drug seeking behavior)和频繁的“用药行为”(drug taking behavior)。

(三)禁毒的历史与现实

1. 我国的禁毒历史　我国具有悠久的禁毒历史。不仅明朝末年有禁烟令,甚至民国时期就制定过禁烟法令。

在中国近代和现代史上,有过两次重大的禁毒行动,一次是19世纪40年代的鸦片战争,以清朝林则徐“虎门销烟”为代表;另一次是新中国成立后的禁毒运动,1949年前夕,中国的4亿多人口中吸毒者有2000万人左右,几近占全国人口的1/20。新中国成立后,政府颁布了一系列行之有效的查禁烟毒的法律法规,全力打击烟毒犯罪,使烟毒基本绝迹;到1953年,中国成为世界公认的“无毒国”。

近年来,由于国际毒潮的泛滥与侵袭,国际国内的一些不法分子趁势而入,开始仅仅是毒品过境,后来变成了毒品销售,种植罂粟的行为死灰复燃。进入20世纪90年代后,出现了毒品的秘密加工厂。毒品从边境流向内地,从农村向城市蔓延,“毒祸”卷土重来,毒品犯罪现象不断发生并日趋频繁。我国禁毒的任务依然十分严峻。

2. 我国政府禁毒规定　新中国成立以来,我国政府先后制定和发布一系列有关麻醉药品、精神药品管制和禁毒的法令法规,详见表8-1。

表8-1　中国管制麻醉药品、精神药品和禁毒主要法规

时间	名称	机构	内容
1950年2月	《关于严禁鸦片烟毒的通令》	政务院	严禁吸食、贩卖、种植、私存鸦片、吗啡、海洛因等
1950年11月	《麻醉药品临时登记处理办法》	政务院	限期对麻醉药品申报登记,逾期私藏不报者,一经查出,依法惩处
1950年11月	《管理麻醉药品暂行条例》及施行细则	卫生部	规定麻醉药品品种范围与主管部门,及对其生产、供应、使用实行定点管理
1952年	《关于抗疲劳素药品管理的通知》	卫生部	规定去氧麻黄素应列入剧药范围进行管理
1964年4月	《管理毒药、限制性剧药暂行规定》	卫生部、商业部和化工部	确定毒药、剧药品种范围,及其管理办法
1978年9月	《麻醉药品管理条例》	国务院	麻醉药品品种范围、生产、供应、使用管理、处罚
1979年2月	《麻醉药品管理条例实施细则》	卫生部	进一步明确规定麻醉药品品种、原植物种植、供应、使用、处方限量及管理

笔记

续表

时间	名称	机构	内容
1979年6月	《医疗用毒药、限制性剧药管理规定》	卫生部及国家医药管理总局	包括毒性药品及精神药品
1982年3月	《关于严惩严重破坏经济的罪犯的决定》	第五届全国人大常委会	规定对情节特别严重的贩毒行为处以无期徒刑甚至死刑
1982年7月	《关于禁绝鸦片烟毒问题的紧急指示》	国务院	指出在我国，一切私种罂粟、贩毒、吸毒都是犯罪行为，必须严加禁绝
1984年9月	《中华人民共和国药品管理法》第七章"特殊管理的药品"	全国人大常务委员会	确定对麻醉药品、精神药品、医疗用毒性药品、放射性药品实行特殊管理
1987年11月	《麻醉药品管理办法》	国务院	明确麻醉药品品种范围，对研制、生产、供应、进出口、运输、使用、包装标签等的管理规定、罚则
1988年12月	《精神药品管理办法》	国务院	明确精神药品品种范围和分类，对生产、供应、使用、包装标签等的管理规定、罚则
1988年12月	《医疗用毒性药品管理办法》	国务院	规定生产、经营、使用医疗用毒性药品的要求
1989年1月	《放射性药品管理办法》	国务院	规定生产、经营、使用放射性药品的要求
1990年12月	《关于禁毒的决定》	全国人大常委会	明确毒品是指鸦片、海洛因、吗啡、大麻、可卡因以及国务院规定管制的其他能够使人形成瘾癖的麻醉药品和精神药品
1997年3月	《中华人民共和国刑法》(修订)第六章第七节	全国人大	规定走私、贩卖、运输、制造毒品罪的刑事责任
2001年2月	《中华人民共和国药品管理法》	全国人大常委会	确定对麻醉药品、精神药品、医疗用毒性药品、放射性药品实行特殊管理
2004年1月	《反兴奋剂条例》	国务院	规定兴奋剂的管理、反兴奋剂的义务、兴奋剂的检查与监测
2005年8月	《麻醉药品和精神药品管理条例》	国务院	进一步明确品种范围，对研制、生产、供应、进出口、运输、使用、包装标签等管理的规定，罚则
2005年8月	《易制毒化学品管理条例》	国务院	规定易制毒化学品的生产、经营、购买、运输和进出口管理
2007年12月	《中华人民共和国禁毒法》	全国人大常委会	规定禁毒教育、毒品管制、戒毒和国际合作和法律责任
2010年3月	《药品类易制毒化学品管理办法》	卫生部	规定药品类易制毒化学品的生产、经营、购买、运输和进出口管理

3. **我国积极参与国际禁毒事务** 中国政府一直积极参与国际麻醉药品和精神药品管制事务。1985年6月，经全国人民代表大会常务委员会批准，中国加入经1972年议定书修正的联合国《1961年麻醉品单一公约》和《1971年精神药物公约》。1986年，通过竞选，我国成为联合国麻醉药品委员会的40个成员国之一，从这一年起，我国每年都要派出由卫生、公安、外交、海关部门官员组成的代表团出席联合国麻醉药品委员会会议。1989年9月，经全国人民代表大会常务委员会批准，中国加入《联合国禁止非法贩运麻醉药品和精神药物公约》，成为最早加入该公约的国家之一。

笔记

第二节 麻醉药品和精神药品的管理

为加强麻醉药品和精神药品的管理，保证麻醉药品和精神药品的合法、安全、合理使用，防止流入非法渠道，根据《药品管理法》和有关国际公约的规定，国务院于2005年8月3日颁布《麻醉药品和精神药品管理条例》（第442号国务院令）（以下简称《条例》）。《条例》共9章、89条，分别对麻醉药品药用原植物的种植，麻醉药品和精神药品的实验研究、生产、经营、使用、储存、运输等活动以及监督管理等制定相应的规定。

一、麻醉药品和精神药品的定义和种类

（一）麻醉药品和精神药品的定义

根据《条例》第3条规定，麻醉药品和精神药品，是指列入麻醉药品目录、精神药品目录的药品和其他物质。精神药品分为第一类精神药品和第二类精神药品。目录由国家药品监督管理部门会同公安部门、卫生行政部门制定、调整并公布。

这种用目录的方式对麻醉药品和精神药品定义的做法是管理法中常用的形式，因为麻醉药品和精神药品的各种特征十分复杂，作用特点各异，无法用简洁明了的语汇进行提炼和归纳，某些治疗作用相同的药品，有的是精神药品，有些不是精神药品，因此，只能进行清单式的管理，即不论什么药品，只要列入麻醉药品目录的，就是麻醉药品；同样，列入精神药品目录的，就是精神药品。当然，它们的共同特点就是都具有一定程度的成瘾性，都会产生药物滥用的风险。

上市销售但尚未列入目录的药品和其他物质或者第二类精神药品发生滥用，已经造成或者可能造成严重社会危害的，国家药品监督管理部门会同公安部门、卫生行政部门将及时该药品和该物质列入目录或者将该第二类精神药品调整为第一类精神药品。

相关知识

关于麻醉药品和精神药品的药理学定义

麻醉药品（narcotic drugs）是指具有依赖性潜力的药品，连续使用、滥用或不合理使用，易产生生理依赖性和精神依赖性，能成瘾癖的药品。例如阿片、吗啡、哌替啶（度冷丁）等。麻醉药品按其药理作用不同，临床上可以分为镇痛类和非镇痛类两类。镇痛类麻醉药品除了具有镇痛作用、可用于急性剧痛和晚期癌症疼痛治疗之外，在其他方面也有广泛用途，包括治疗心源性哮喘、镇咳、止泻、人工冬眠、麻醉前给药与复合麻醉以及戒毒等。非镇痛类麻醉药品现用于局部麻醉。麻醉药品与医疗上用于全身或局部麻醉的麻醉药（anesthetics）不同，后者如氟烷、硫喷妥钠、普鲁卡因等。

精神药品（psychotropic substances）是指直接作用于中枢神经系统，能使其兴奋或抑制，连续使用能产生依赖性的药品。例如，司可巴比妥、艾司唑仑等。精神药品按药理作用不同，可分为镇静催眠类、中枢兴奋类、镇痛及复方制剂类、全身麻醉药等，各类在临床上的作用也不相同。第一类精神药品比第二类作用更强，更易产生依赖性。

（二）麻醉药品和精神药品的品种

2013年，国家食品药品监督管理总局、公安部、国家卫生计生委联合公布《麻醉药品品种目录（2013年版）》和《精神药品品种目录（2013年版）》（食药监药化监〔2013〕230号），自2014年1月1日起施行。

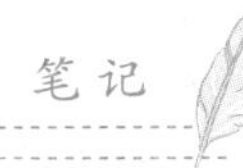
笔记

1. **麻醉药品品种** 在《麻醉药品品种目录(2013年版)》中,共列出麻醉药品121个品种,其中我国生产及使用的品种有22个,加上其复方制剂、提取物、提取物粉5个品种,一共有27个品种,具体品种是可卡因、罂粟浓缩物(包括罂粟果提取物、罂粟果提取物粉)、二氢埃托啡、地芬诺酯、芬太尼、氢可酮、氢吗啡酮、美沙酮、吗啡(包括吗啡阿托品注射液)、阿片(包括复方樟脑酊、阿桔片)、羟考酮、哌替啶、瑞芬太尼、舒芬太尼、蒂巴因、可待因、右丙氧芬、双氢可待因、乙基吗啡、福尔可定、布桂嗪、罂粟壳。

上述品种包括其可能存在的盐和单方制剂(除非另有规定);也包括其可能存在的化学异构体、酯及醚(除非另有规定)。

麻醉药品目录中的罂粟壳仅限于中药饮片和中成药的生产,以及医疗配方使用。

2. **精神药品品种** 在《精神药品品种目录(2013年版)》中,共列出精神药品149个品种,其中第一类精神药品有68个品种,第二类精神药品有81个品种。

(1) 第一类精神药品品种:我国生产及使用的第一类精神药品有7个品种,具体品种是哌醋甲酯、司可巴比妥、丁丙诺啡、γ-羟丁酸、氯胺酮、马吲哚、三唑仑。

(2) 第二类精神药品品种:我国生产及使用的第二类精神药品有29个品种,具体品种是异戊巴比妥、格鲁米特、喷他佐辛、戊巴比妥、阿普唑仑、巴比妥、氯氮草、氯硝西泮、地西泮、艾司唑仑、氟西泮、劳拉西泮、甲丙氨酯、咪达唑仑、硝西泮、奥沙西泮、匹莫林、苯巴比妥、唑吡坦、丁丙诺啡透皮贴剂、布托啡诺及其注射剂、咖啡因、安钠咖、地佐辛及其注射剂、麦角胺咖啡因片、氨酚氢可酮片、曲马多、扎来普隆、佐匹克隆。

以上都包括其可能存在的盐和单方制剂(除非另有规定);也包括其可能存在的化学异构体及酯、醚(除非另有规定)。

佐匹克隆(包括其盐、异构体和单方制剂)是新调整进入第二类精神药品目录的品种,自2014年1月1日起,按第二类精神药品管理。

药师考点

我国生产和使用的麻醉药品和精神药品品种名称

相关知识

食品药品监管总局 国家卫生计生委关于加强佐匹克隆管理的通知(食药监药化监〔2013〕236号)2013年11月20日发布。

各省、自治区、直辖市食品药品监督管理局、卫生厅局(卫生计生委),新疆生产建设兵团食品药品监督管理局、卫生局:

食品药品监管总局、公安部、国家卫生计生委联合发布2013年版麻醉药品和精神药品品种目录,自2014年1月1日起施行。2013年版目录将佐匹克隆(包括其盐、异构体和单方制剂)列入第二类精神药品管理。

详见:http://www.sda.gov.cn/directory/web/WS01/CL0844/94663.html

二、麻醉药品和精神药品的管理机构

(一) 主要的管理机构

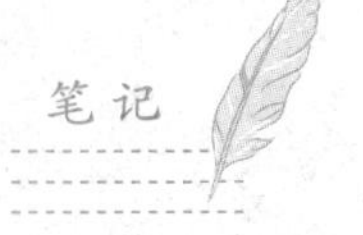

国家药品监督管理部门负责全国麻醉药品和精神药品的监督管理工作,并会同国家农业主管部门对麻醉药品药用原植物实施监督管理;国家公安部门负责对造成麻醉药品药用原植物、

麻醉药品和精神药品流入非法渠道的行为进行查处；卫生行政部门负责医疗机构特殊管理药品的合理使用管理；国家其他有关主管部门在各自的职责范围内负责与麻醉药品和精神药品有关的管理工作。

省级药品监督管理部门负责本行政区域内麻醉药品和精神药品的监督管理工作。县级以上地方公安机关负责对本行政区域内造成麻醉药品和精神药品流入非法渠道的行为进行查处。县级以上地方其他有关主管部门在各自的职责范围内负责与麻醉药品和精神药品有关的管理工作。

（二）管理机构的主要职责

1. 药品监督管理部门的职责　国家药品监督管理部门根据规定的职责权限，对麻醉药品药用原植物的种植以及麻醉药品和精神药品的实验研究、生产、经营、使用、储存、运输活动进行监督检查。

国家药品监督管理部门根据合理布局的要求，通过公平竞争的方式，负责确定麻醉药品和精神药品的定点生产企业或定点批发企业，并予公布。

省级以上药品监督管理部门根据实际情况建立监控信息网络，对定点生产企业、定点批发企业和使用单位的麻醉药品和精神药品生产、进货、销售、库存、使用的数量以及流向实行实时监控，并与同级公安机关做到信息共享。

设区的市级药品监督管理部门每 3 个月向上一级药品监督管理部门报告本地区麻醉药品和精神药品的相关情况。

对已经发生滥用、造成严重社会危害的麻醉药品和精神药品品种，国家药品监督管理部门应当采取在一定期限内中止生产、经营、使用或者限定其使用范围和用途等措施。对不再作为药品使用的麻醉药品和精神药品，国家药品监督管理部门应当撤销其药品批准文号和药品标准，并予以公布。

各级药品监督管理部门必须将在麻醉药品药用原植物的种植以及麻醉药品和精神药品的实验研究、生产、经营、使用、储存、运输等各环节管理中的审批、撤销等事项通报同级公安机关。

2. 相关管理部门的协同职责　药品监督管理部门、卫生行政部门发现生产、经营企业和使用单位的麻醉药品和精神药品管理存在安全隐患时，应当责令其立即排除或者限期排除；对有证据证明可能流入非法渠道的，应及时采取查封、扣押的行政强制措施，在 7 日内作出行政处理决定，并通报同级公安机关。

药品监督管理部门发现取得《印鉴卡》的医疗机构未依照规定购买麻醉药品和第一类精神药品时，应当及时通报同级卫生行政部门。接到通报的卫生行政部门应当立即调查处理。必要时，药品监督管理部门可以责令定点批发企业中止向该医疗机构销售麻醉药品和第一类精神药品。

县级以上卫生行政部门应当对执业医师开具麻醉药品和精神药品处方的情况进行监督检查。

药品监督管理部门、卫生行政部门和公安机关必须互相通报麻醉药品和精神药品生产、经营企业和使用单位的名单以及其他管理信息。

公安机关接到报告、举报，或者有证据证明麻醉药品和精神药品可能流入非法渠道时，应当及时开展调查，并可以对相关单位采取必要的控制措施。药品监督管理部门、卫生行政部门以及其他有关部门应当配合公安机关开展工作。

药师考点

药品监督管理部门和相关管理部门的管理职责

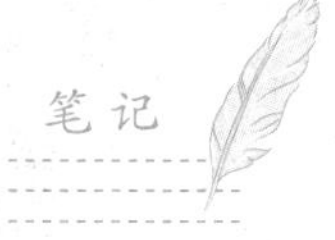

三、种植、实验研究和生产管理

国家根据麻醉药品和精神药品的医疗、国家储备和企业生产所需原料的需要确定需求总量，对麻醉药品药用原植物的种植、麻醉药品和精神药品的生产实行总量控制。

（一）麻醉药品药用原植物的种植管理

国家药品监督管理部门根据麻醉药品和精神药品的需求总量制订年度生产计划。同时，与国家农业主管部门根据麻醉药品年度生产计划，制订麻醉药品药用原植物年度种植计划。麻醉药品药用原植物种植企业必须按计划种植，并定期向国家药品监督管理部门和农业主管部门报告种植情况。

麻醉药品药用原植物种植企业由国家药品监督管理部门和农业主管部门共同确定，其他单位和个人不得种植麻醉药品药用原植物。

（二）麻醉药品和精神药品的实验研究管理

开展麻醉药品和精神药品实验研究活动应经国家药品监督管理部门批准，并必须具备下列条件：①以医疗、科学研究或者教学为目的；②有保证实验所需麻醉药品和精神药品安全的措施和管理制度；③单位及其工作人员 2 年内没有违反有关禁毒的法律、行政法规规定的行为。

开展麻醉药品和精神药品实验研究必须事先提出立项申请，报所在地省级药品监督管理部门。省级药品监督管理部门对申请人的实验研究条件进行现场检查，出具审查意见，连同申报资料报送国家药品监督管理部门。药品监督管理部门进行全面审查，如果符合条件和规定，则发给《麻醉药品和精神药品实验研究立项批件》。《麻醉药品和精神药品实验研究立项批件》不得转让。

经批准开展麻醉药品和精神药品实验研究的，应当在 3 年内完成药物临床前研究，向国家药品监督管理部门申报药品注册。麻醉药品和第一类精神药品的临床试验，不得以健康人为受试对象。

（三）麻醉药品和精神药品的生产管理

1. **定点生产制度** 国家对麻醉药品和精神药品实行定点生产制度。国家药品监督管理部门根据麻醉药品和精神药品的需求总量，按照合理布局、总量控制的原则，确定麻醉药品和精神药品定点生产企业的数量和布局，并根据年度需求总量对数量和布局进行调整。

2. **定点企业的审批** 麻醉药品和精神药品的定点生产企业应当具备的条件包括：①有药品生产许可证；②有麻醉药品和精神药品实验研究批准文件；③有符合规定的麻醉药品和精神药品生产设施、储存条件和相应的安全管理设施；④有通过网络实施企业安全生产管理和向药品监督管理部门报告生产信息的能力；⑤有保证麻醉药品和精神药品安全生产的管理制度；⑥有与麻醉药品和精神药品安全生产要求相适应的管理水平和经营规模；⑦麻醉药品和精神药品生产管理、质量管理部门的人员应当熟悉麻醉药品和精神药品管理以及有关禁毒的法律、行政法规；⑧没有生产、销售假药、劣药或者违反有关禁毒的法律、行政法规规定的行为；⑨符合国家药品监督管理部门公布的麻醉药品和精神药品定点生产企业数量和布局的要求。

从事麻醉药品、第一类精神药品生产以及第二类精神药品原料药生产的企业，经所在地省级药品监督管理部门初步审查后，由国家药品监督管理部门批准；从事第二类精神药品制剂生产的企业，由所在地省级药品监督管理部门批准。

3. **生产管理** 定点生产企业生产麻醉药品和精神药品，必须依照药品管理法的规定取得药品批准文号。未取得药品批准文号的，不得生产麻醉药品和精神药品。

国家药品监督管理部门通过组织医学、药学、社会学、伦理学和禁毒等方面的专家成立专家组，对申请首次上市的麻醉药品和精神药品的社会危害性和被滥用的可能性进行评价，并提出是否批准的建议。

笔记

定点生产企业必须严格按照麻醉药品和精神药品年度生产计划安排生产，并依照规定向所在地省级药品监督管理部门报告生产情况。定点生产企业只能将麻醉药品和精神药品销售给具有麻醉药品和精神药品经营资格的企业或者经批准的其他单位。

4. 定点生产企业的销售管理　麻醉药品药用原植物种植企业生产的麻醉药品原料（阿片）按照计划销售给国家设立的麻醉药品储存单位。国家设立的麻醉药品储存单位只能将麻醉药品原料按照计划销售给麻醉药品生产企业以及经批准购用的其他单位。

定点生产企业生产的麻醉药品和第一类精神药品原料药只能按照计划销售给制剂生产企业和经批准购用的其他单位，小包装原料药可以销售给全国性批发企业和区域性批发企业。

定点生产的麻醉药品和第一类精神药品制剂只能销售给定点全国性批发企业、区域性批发企业以及经批准购用的其他单位。定点区域性批发企业从定点生产企业购进麻醉药品和第一类精神药品制剂，须经所在地省级药品监督管理部门批准。

定点生产的第二类精神药品原料药只能销售给定点全国性批发企业、区域性批发企业、专门从事第二类精神药品批发业务的企业、第二类精神药品制剂生产企业以及经备案的其他需用第二类精神药品原料药的企业，并应当按照备案的需用计划销售。

定点生产的第二类精神药品制剂只能销售给全国性批发企业、区域性批发企业、专门从事第二类精神药品批发业务的企业、第二类精神药品零售连锁企业、医疗机构或经批准购用的其他单位。

麻醉药品和精神药品定点生产企业必须建立购买方的销售档案。麻醉药品和精神药品定点生产企业销售麻醉药品和精神药品不得使用现金交易。

5. 专有标志管理　根据《药品管理法》，麻醉药品和精神药品的包装和标签应当印有国家药品监督管理部门规定的标志，如图 8-1 所示。

比例　1 : 1
字体　黑体
蓝色　C 100　M 30
白色

麻醉药品专用标志

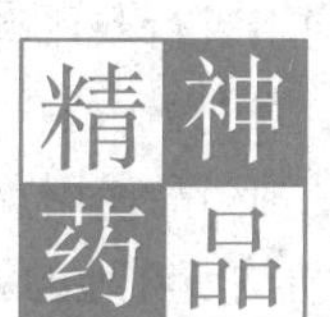

比例　1 : 1
字体　宋体
绿色　C 100　Y 100
白色

精神药品专用标志

图 8-1　麻醉药品和精神药品专用标志

四、经 营 管 理

（一）定点经营制度

国家对麻醉药品和精神药品实行定点经营制度，未经批准的任何单位和个人不得从事麻醉药品和精神药品经营活动。

国家药品监督管理部门根据麻醉药品和第一类精神药品全国需求总量，确定跨省从事麻醉药品和第一类精神药品批发业务的企业（以下简称全国性批发企业）的布局、数量；根据各省对麻醉药品和第一类精神药品的需求总量，确定在该行政区域内从事麻醉药品和第一类精神药品批发业务的企业（以下简称区域性批发企业）的布局、数量。国家药品监督管理部门根据年度需求总量的变化对全国性批发企业和区域性批发企业的布局、数量进行定期调整、公布。

药品经营企业不得经营麻醉药品原料药和第一类精神药品原料药。但是，供医疗、科学研究、教学使用的小包装的上述药品可以由国家药品监督管理部门规定的药品批发企业经营。

（二）定点企业的审批

全国性批发企业须经国家药品监督管理部门批准，在批准时应当明确其所承担供药责任的区域。区域性批发企业须经所在地省级药品监督管理部门批准，在批准时，也应当明确其所承

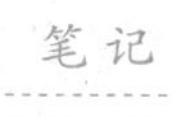

担供药责任的区域。专门从事第二类精神药品批发业务的企业，也需要经所在地省级药品监督管理部门批准。

在批准全国性批发企业与区域性批发企业时，必须综合各地区人口数量、交通、经济发展水平、医疗服务情况等因素，确定其所承担供药责任的区域。

全国性批发企业应当具备经营90%以上品种规格的麻醉药品和第一类精神药品的能力，并保证储备4个月销售量的麻醉药品和第一类精神药品；区域性批发企业应当具备经营60%以上品种规格的麻醉药品和第一类精神药品的能力，并保证储备2个月销售量的麻醉药品和第一类精神药品。

麻醉药品和精神药品定点批发企业除应具备一般药品经营企业的开办条件外，还具备下列条件：①有符合《条例》规定的麻醉药品和精神药品储存条件；②有通过网络实施企业安全管理和向药品监督管理部门报告经营信息的能力；③单位及其工作人员2年内没有违反有关禁毒的法律、行政法规规定的行为；④符合国家药品监督管理部门公布的定点批发企业布局。

麻醉药品和第一类精神药品的定点批发企业，必须具有保证供应责任区域内医疗机构所需麻醉药品和第一类精神药品的能力，并具有保证麻醉药品和第一类精神药品安全经营的管理制度。

（三）销售管理

1. 销售范围规定

（1）全国性批发企业可以向区域性批发企业，或者经批准可以向取得麻醉药品和第一类精神药品使用资格的医疗机构以及其他经过批准的单位销售麻醉药品和第一类精神药品。全国性批发企业向取得麻醉药品和第一类精神药品使用资格的医疗机构销售麻醉药品和第一类精神药品，应当经医疗机构所在地省级药品监督管理部门批准。

（2）区域性批发企业可以向本省行政区域内取得麻醉药品和第一类精神药品使用资格的医疗机构销售麻醉药品和第一类精神药品；由于特殊地理位置的原因，需要就近向其他省行政区域内取得麻醉药品和第一类精神药品使用资格的医疗机构销售的，须经企业所在地省级药品监督管理部门批准，并通报医疗机构所在地的省级药品监督管理部门。

（3）全国性批发企业和区域性批发企业可以从事第二类精神药品批发业务。第二类精神药品定点批发企业可以向医疗机构、定点批发企业和符合规定的药品零售企业销售第二类精神药品。

2. 销售规定

（1）麻醉药品和第一类精神药品不得零售。禁止使用现金进行麻醉药品和精神药品交易，个人合法购买麻醉药品和精神药品的除外。

（2）经所在地设区的市级药品监督管理部门批准，实行统一进货、统一配送、统一管理的药品零售连锁企业可以从事第二类精神药品零售业务。第二类精神药品零售企业应当凭执业医师出具的处方，按规定剂量销售第二类精神药品，并将处方保存2年备查；禁止超剂量或者无处方销售第二类精神药品；不得向未成年人销售第二类精神药品。

（3）麻醉药品目录中的罂粟壳只能用于中药饮片和中成药的生产以及医疗配方使用。

（4）全国性批发企业和区域性批发企业向医疗机构销售麻醉药品和第一类精神药品，应当将药品送至医疗机构。医疗机构不得自行提货。

（四）购进管理

1. 以生产为目的的购进 药品生产企业需要以麻醉药品和第一类精神药品为原料生产普通药品的，向所在地省级药品监督管理部门报送年度需求计划，由省级药品监督管理部门汇总报国家药品监督管理部门批准后，向定点生产企业购买。药品生产企业需要以第二类精神药品为原料生产普通药品的，应当将年度需求计划报所在地省级药品监督管理部门，并向定点批发

笔记

企业或者定点生产企业购买。

食品、食品添加剂、化妆品、油漆等非药品生产企业需要使用咖啡因作为原料的，以及科学研究、教学单位需要使用麻醉药品和精神药品开展实验、教学活动的，可经所在地省级药品监督管理部门批准，向定点批发企业或者定点生产企业购买。需要使用麻醉药品和精神药品的标准品、对照品的，也须经所在地省级药品监督管理部门批准，向国家药品监督管理部门批准的单位购买。

2. **以经营为目的的购进** 全国性批发企业应当从定点生产企业购进麻醉药品和第一类精神药品。区域性批发企业可以从全国性批发企业购进麻醉药品和第一类精神药品；为减少迂回运输，经所在地省级药品监督管理部门批准，也可以从定点生产企业购进麻醉药品和第一类精神药品。

药师考点

麻醉药品和精神药品定点经营企业的审批权限

五、使用管理

（一）《麻醉药品、第一类精神药品购用印鉴卡》管理

医疗机构需要使用麻醉药品和第一类精神药品，须经所在地设区的市级卫生行政部门批准后，取得《麻醉药品、第一类精神药品购用印鉴卡》(以下简称《印鉴卡》)。医疗机构凭《印鉴卡》向本省行政区域内的定点批发企业购买麻醉药品和第一类精神药品。

设区的市级卫生行政部门发给医疗机构《印鉴卡》的同时，将取得《印鉴卡》的医疗机构情况抄送所在地市级药品监督管理部门，报省卫生行政部门备案；并将取得《印鉴卡》的医疗机构名单向本行政区域内的定点批发企业通报。

医疗机构取得《印鉴卡》需要具备的条件包括：①有与使用麻醉药品和第一类精神药品相关的诊疗科目；②具有经过麻醉药品和第一类精神药品培训的、专职从事麻醉药品和第一类精神药品管理的药学专业技术人员；③有获得麻醉药品和第一类精神药品处方资格的执业医师；④有保证麻醉药品和第一类精神药品安全储存的设施和管理制度。

对于首次申请《印鉴卡》的医疗机构，市级卫生行政部门在作出是否批准的决定前，还应当组织现场检查，并留存现场检查记录。

《印鉴卡》有效期为3年。《印鉴卡》有效期满前3个月，医疗机构应当向市级卫生行政部门重新提出申请。

（二）医师处方资格和处方要求

医疗机构按照规定，对本单位执业医师进行有关麻醉药品和精神药品使用知识的培训、考核，考核合格的，授予麻醉药品和第一类精神药品处方资格。执业医师取得麻醉药品和第一类精神药品的处方资格后，方可在本医疗机构开具麻醉药品和第一类精神药品处方，但不得为自己开具该类药物处方。医疗机构应当将具有麻醉药品和第一类精神药品处方资格的执业医师名单及其变更情况，定期报送所在地设区的市级卫生行政部门，并抄送同级药品监督管理部门。

具有麻醉药品和第一类精神药品处方资格的执业医师，应当根据卫生行政部门制定的临床应用指导原则使用麻醉药品和精神药品。对确需使用麻醉药品或者第一类精神药品的患者，要满足其合理用药需求。当在医疗机构就诊的癌症疼痛患者和其他危重患者得不到麻醉药品或者第一类精神药品时，患者或其亲属可以向执业医师提出申请。具有麻醉药品和第一类精神药品处方资格的执业医师认为要求合理的，要及时为患者提供所需麻醉药品或者第一类精神药

笔记

品。单张处方的最大用量应当符合卫生行政部门的规定。

开具麻醉药品、精神药品必须使用专用处方。具有处方权的医师在为患者首次开具麻醉药品、第一类精神药品处方时,应当亲自诊查患者,为其建立相应的病历,留存患者身份证明复印件,要求患者或其亲属签署知情同意书。病历由医疗机构保管。

相关知识

麻醉药品、第一类精神药品使用知情同意书

《麻醉药品和精神药品管理条例》于2005年11月1日实施。为了提高疼痛及相关疾病患者的生存质量,方便患者领用麻醉药品和第一类精神药品(以下简称麻醉和精神药品),防止药品流失,在首次建立门诊病历前,请您认真阅读以下内容:

一、患者所拥有的权利:

(一)有在医师、药师指导下获得药品的权利;

(二)有从医师、药师、护师处获得麻醉和精神药品正确、安全、有效使用和保存常识的权利;

(三)有委托亲属或者监护人代领麻醉药品的权利;

(四)权利受侵害时向有关部门投诉的权利。

受理投诉卫生行政主管部门: 电话:

二、患者及其亲属或者监护人的义务:

(一)遵守相关法律、法规及有关规定;

(二)如实说明病情及是否有药物依赖或药物滥用史;

(三)患者不再使用麻醉和精神药品时,立即停止取药并将剩余的药品无偿交回建立门诊病历的医院;

(四)不向他人转让或者贩卖麻醉和精神药品。

三、重要提示:

(一)麻醉和精神药品仅供患者因疾病需要而使用,其他一切挪作他用或者非法持有的行为,都可能导致您触犯刑律或其他法律、规定,要承担相应法律责任。

(二)违反有关规定时,患者或者代办人均要承担相应法律责任。

以上内容本人已经详细阅读,同意在享有上述权利的同时,履行相应的义务。

医疗机构(章): 患者(家属)签名:

经办人签名:

年 月 日 年 月 日

调配麻醉药品和第一类精神药品处方时,处方的调配人、核对人应仔细核对,签署姓名,并予以登记;对不符合规定的,可拒绝发药。

麻醉药品注射剂仅限于医疗机构内使用,或者由医疗机构派医务人员出诊至患者家中使用。医疗机构必须要求使用麻醉药品非注射剂型和第一类精神药品的患者每4个月复诊或者随诊一次。

麻醉药品非注射剂型和第一类精神药品需要带出医疗机构外使用时,具有处方权的医师在患者或者其代办人出示下列材料后方可开具麻醉药品、第一类精神药品处方:①二级以上医院开具的诊断证明;②患者户籍簿、身份证或者其他相关身份证明;③代办人员身份证明。医疗机构可以在患者门诊病历中留存代办人员身份证明复印件。

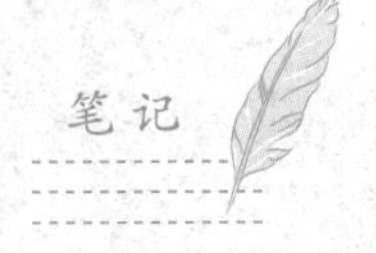

（三）配制麻醉药品、精神药品制剂的管理

持有《医疗机构制剂许可证》和《印鉴卡》的医疗机构必须经过所在地省级药品监督管理部门批准，配制临床需要而市场无供应的麻醉药品和精神药品制剂。医疗机构配制的麻醉药品和精神药品制剂只能在本医疗机构内使用，不得对外销售。

（四）处方管理

医疗机构应当对麻醉药品、精神药品处方进行专册登记，加强管理。麻醉药品处方至少保存3年，精神药品处方至少保存2年。

（五）以戒毒为目的的使用管理

医疗机构、戒毒机构以开展戒毒治疗为目的时，可以使用美沙酮或者国家确定的其他用于戒毒治疗的麻醉药品和精神药品。

药师考点

麻醉药品和精神药品使用中的各项规定

六、储存和运输管理

（一）储存管理

麻醉药品药用原植物种植企业、定点生产企业、全国性批发企业和区域性批发企业以及国家设立的麻醉药品储存单位，应当设置储存麻醉药品和第一类精神药品的专库。该专库应符合下列要求：①安装专用防盗门，实行双人双锁管理；②具有相应的防火设施；③具有监控设施和报警装置，报警装置应当与公安机关报警系统联网。

麻醉药品定点生产企业应当将麻醉药品原料药和制剂分别存放。

麻醉药品药用原植物种植企业、定点生产企业、全国性批发企业和区域性批发企业、第二类精神药品经营企业、国家设立的麻醉药品储存单位以及麻醉药品和第一类精神药品的使用单位，应当配备专人负责管理工作，并建立储存麻醉药品和第一类精神药品的专用账册。药品入库双人验收，出库双人复核，做到账物相符。专用账册的保存期限应当自药品有效期期满之日起不少于5年。

（二）运输管理

托运、承运和自行运输麻醉药品和精神药品必须采取安全保障措施，防止麻醉药品和精神药品在运输过程中被盗、被抢、丢失。

托运或者自行运输麻醉药品和第一类精神药品的单位应向所在地设区的市级药品监督管理部门申请领取运输证明。运输证明有效期为1年。运输证明应当由专人保管，不得涂改、转让、转借。托运人办理麻醉药品和第一类精神药品运输手续后，将运输证明副本交付承运人。承运人以此查验、收存运输证明副本，并检查货物包装。

需要邮寄麻醉药品和精神药品时，寄件人需要提交所在地设区的市级药品监督管理部门出具的准予邮寄证明。邮政营业机构在查验、收存准予邮寄证明后，给予收寄。省级邮政主管部门指定符合安全保障条件的邮政营业机构负责收寄麻醉药品和精神药品。邮政营业机构收寄麻醉药品和精神药品时，可以依法对收寄的麻醉药品和精神药品予以查验。

七、法 律 责 任

（一）麻醉药品药用原植物种植企业的法律责任

笔记
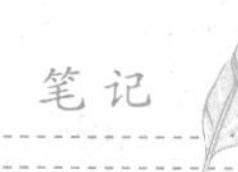

麻醉药品药用原植物种植企业违反规定，有下列情形之一的，由药品监督管理部门责令限

期改正，给予警告；逾期不改正的，处5万元以上10万元以下的罚款；情节严重的，取消其种植资格：

1. 未依照麻醉药品药用原植物年度种植计划进行种植的；
2. 未依照规定报告种植情况的；
3. 未依照规定储存麻醉药品的。

（二）定点生产企业的法律责任

定点生产企业违反规定，有下列情形之一的，由药品监督管理部门责令限期改正，给予警告，并没收违法所得和违法销售的药品；逾期不改正的，责令停产，并处5万元以上10万元以下的罚款；情节严重的，取消其定点生产资格：

1. 未按照麻醉药品和精神药品年度生产计划安排生产的；
2. 未依照规定向药品监督管理部门报告生产情况的；
3. 未依照规定储存麻醉药品和精神药品，或者未依照规定建立、保存专用账册的；
4. 未依照规定销售麻醉药品和精神药品的；
5. 未依照规定销毁麻醉药品和精神药品的。

（三）定点批发企业的法律责任

定点批发企业违反规定销售麻醉药品和精神药品，或者违反规定经营麻醉药品原料药和第一类精神药品原料药的，由药品监督管理部门责令限期改正，给予警告，并没收违法所得和违法销售的药品；逾期不改正的，责令停业，并处违法销售药品货值金额2倍以上5倍以下的罚款；情节严重的，取消其定点批发资格。定点批发企业违反规定，有下列情形之一的，由药品监督管理部门责令限期改正，给予警告；逾期不改正的，责令停业，并处2万元以上5万元以下的罚款；情节严重的，取消其定点批发资格：

1. 未依照规定购进麻醉药品和第一类精神药品的；
2. 未保证供药责任区域内的麻醉药品和第一类精神药品的供应的；
3. 未对医疗机构履行送货义务的；
4. 未依照规定报告麻醉药品和精神药品的进货、销售、库存数量以及流向的；
5. 未依照规定储存麻醉药品和精神药品，或者未依照规定建立、保存专用账册的；
6. 未依照规定销毁麻醉药品和精神药品的；
7. 区域性批发企业之间违反本条例的规定调剂麻醉药品和第一类精神药品，或者因特殊情况调剂麻醉药品和第一类精神药品后未依照规定备案的。

（四）第二类精神药品零售企业的法律责任

第二类精神药品零售企业违反规定储存、销售或者销毁第二类精神药品的，由药品监督管理部门责令限期改正，给予警告，并没收违法所得和违法销售的药品；逾期不改正的，责令停业，并处5000元以上2万元以下的罚款；情节严重的，取消其第二类精神药品零售资格。

（五）取得《印鉴卡》医疗机构的法律责任

取得《印鉴卡》的医疗机构违反本条例的规定，有下列情形之一的，由设区的市级卫生行政部门责令限期改正，给予警告；逾期不改正的，处5000元以上1万元以下的罚款；情节严重的，吊销其《印鉴卡》；对直接负责的主管人员和其他直接责任人员，依法给予降级、撤职、开除的处分：

1. 未依照规定购买、储存麻醉药品和第一类精神药品的；
2. 未依照规定保存麻醉药品和精神药品专用处方，或者未依照规定进行处方专册登记的；
3. 未依照规定报告麻醉药品和精神药品的进货、库存、使用数量的；
4. 紧急借用麻醉药品和第一类精神药品后未备案的；
5. 未依照规定销毁麻醉药品和精神药品的。

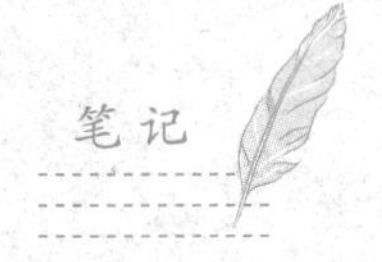

（六）处方的开具人、调配人、核对人的法律责任

见表 8-2。

表 8-2　处方的开具人、调配人、核对人违反本条例规定的处罚

违反本条例的情形	处罚规定
具有麻醉药品和第一类精神药品处方资格的执业医师违反本条例的规定开具麻醉药品和第一类精神药品处方，或者未按照临床应用指导原则的要求使用麻醉药品和第一类精神药品	由其所在医疗机构取消其麻醉药品和第一类精神药品处方资格；造成严重后果的，由原发证部门吊销其执业证书
执业医师未按照临床应用指导原则的要求使用第二类精神药品或者未使用专用处方开具第二类精神药品	造成严重后果的，由原发证部门吊销其执业证书
未取得麻醉药品和第一类精神药品处方资格的执业医师擅自开具麻醉药品和第一类精神药品处方	由县级以上卫生行政部门给予警告，暂停其执业活动；造成严重后果的，吊销其执业证书；构成犯罪的，依法追究刑事责任
处方的调配人、核对人违反规定未对麻醉药品和第一类精神药品处方进行核对的	造成严重后果的，由原发证部门吊销其执业证书

（七）采取不当手段取得实验研究、生产、经营、使用资格的法律责任

提供虚假材料、隐瞒有关情况，或者采取其他欺骗手段取得麻醉药品和精神药品的实验研究、生产、经营、使用资格的，由原审批部门撤销其已取得的资格，5 年内不得提出有关麻醉药品和精神药品的申请；情节严重的，处 1 万元以上 3 万元以下的罚款，有药品生产许可证、药品经营许可证、医疗机构执业许可证的，依法吊销其许可证明文件。

（八）运输、邮寄、实验研究环节的法律责任

见表 8-3。

表 8-3　运输、邮寄、实验研究环节违反本条例规定的处罚

违反本条例的情形	处罚规定
违反本条例的规定运输麻醉药品和精神药品	由药品监督管理部门和运输管理部门依照各自职责，责令改正，给予警告，处 2 万元以上 5 万元以下的罚款
收寄麻醉药品、精神药品的邮政营业机构未依照本条例的规定办理邮寄手续	由邮政主管部门责令改正，给予警告；造成麻醉药品、精神药品邮件丢失的，依照邮政法律、行政法规的规定处理
药品研究单位在普通药品的实验研究和研制过程中，产生本条例规定管制的麻醉药品和精神药品，未依照本条例的规定报告	由药品监督管理部门责令改正，给予警告，没收违法药品；拒不改正的，责令停止实验研究和研制活动

（九）生产、销售假劣麻醉药品和精神药品及使用现金交易的法律责任

定点生产企业、定点批发企业和第二类精神药品零售企业生产、销售假劣麻醉药品和精神药品的，由药品监督管理部门取消其定点生产资格、定点批发资格或者第二类精神药品零售资格，并依照《药品管理法》的有关规定予以处罚。

定点生产企业、定点批发企业和其他单位使用现金进行麻醉药品和精神药品交易的，由药品监督管理部门责令改正，给予警告，没收违法交易的药品，并处 5 万元以上 10 万元以下的罚款。

笔记

（十）被盗、被抢、丢失案件单位的法律责任

发生麻醉药品和精神药品被盗、被抢、丢失案件的单位，违反本条例的规定未采取必要的控制措施或者未依照本条例的规定报告的，由药品监督管理部门和卫生行政部门依照各自职责，责令改正，给予警告；情节严重的，处5000元以上1万元以下的罚款；有上级主管部门的，由其上级主管部门对直接负责的主管人员和其他直接责任人员，依法给予降级、撤职的处分。

（十一）倒卖、转让、出租、出借、涂改许可证明文件的法律责任

依法取得麻醉药品药用原植物种植或者麻醉药品和精神药品实验研究、生产、经营、使用、运输等资格的单位，倒卖、转让、出租、出借、涂改其麻醉药品和精神药品许可证明文件的，由原审批部门吊销相应许可证明文件，没收违法所得；情节严重的，处违法所得2倍以上5倍以下的罚款；没有违法所得的，处2万元以上5万元以下的罚款；构成犯罪的，依法追究刑事责任。

（十二）致使麻醉药品和精神药品流入非法渠道造成危害的法律责任

违反本条例的规定，致使麻醉药品和精神药品流入非法渠道造成危害，构成犯罪的，依法追究刑事责任；尚不构成犯罪的，由县级以上公安机关处5万元以上10万元以下的罚款；有违法所得的，没收违法所得；情节严重的，处违法所得2倍以上5倍以下的罚款；由原发证部门吊销其药品生产、经营和使用许可证明文件。

药师考点

违反麻醉药品和精神药品管理的相关处罚

第三节 医疗用毒性药品的管理

为了加强医疗用毒性药品的管理，防止中毒或死亡等严重事件的发生，1988年12月，国务院发布《医疗用毒性药品管理办法》（国务院令第23号），主要内容包括医疗用毒性药品的定义，医疗用毒性药品的生产、加工、收购、经营、配方使用等方面的管理规定，以及相应的法律责任。

2002年10月，国家药品监督管理局发布《关于切实加强医疗用毒性药品监管的通知》（国药监安〔2002〕368号），进一步明确生产、经营、储运和使用的监督管理。

2008年7月，为了加强对A型肉毒毒素的监督管理，国家食品药品监督管理局和原卫生部于发布《关于将A型肉毒毒素列入毒性药品管理的通知》（国食药监办〔2008〕405号），明确将A型肉毒毒素及其制剂作为毒性药品管理。

一、医疗用毒性药品的概念和品种

（一）医疗用毒性药品的定义

医疗用毒性药品（medicinal toxic drug）（以下简称“毒性药品”），系指毒性剧烈、治疗剂量与中毒剂量相近，使用不当会致人中毒或死亡的药品。

毒性药品因其毒性剧烈，如果管理不严，就有可能从药用渠道流失，对社会造成混乱和危害。

（二）品种和分类

医疗用毒性药品的管理品种，由国家卫生行政部门会同国家药品监督管理部门规定。品种目录应以国家有关部门确定并公布的品种目录为准，医疗用毒性药品品种分为中药和西药两大类。

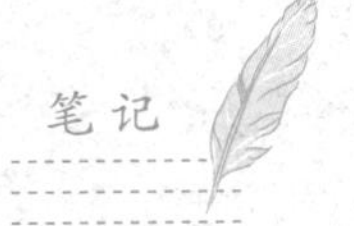

1. 毒性中药品种 毒性中药品种共27种：砒石（红砒、白砒）、砒霜、水银、生马前子、生川乌、

生草乌、生白附子、生附子、生半夏、生南星、生巴豆、斑蝥、青娘虫、红娘虫、生甘遂、生狼毒、生藤黄、生千金子、生天仙子、闹阳花、雪上一枝蒿、红粉（红升丹）、白降丹、蟾酥、洋金花、轻粉、雄黄。

需要说明的是，上述的中药品种是指原药材和中药饮片，不含制剂。

2. **毒性西药品种**　毒性西药品种共13种：去乙酰毛花苷丙、阿托品、洋地黄毒苷、氢溴酸后马托品、三氧化二砷、毛果芸香碱、升汞、水杨酸毒扁豆碱、亚砷酸钾、氢溴酸东莨菪碱、士的宁、亚砷酸注射剂、A型肉毒毒素及其制剂。

上述的西药品种除了亚砷酸注射剂、A型肉毒毒素制剂以外的药品品种均指的是原料药；另外，士的宁、阿托品、毛果芸香碱等品种还包括各自的盐类化合物。

二、毒性药品的生产管理

毒性药品的生产是由药品监督管理部门指定的药品生产企业承担，未取得毒性药品生产许可的企业，不得生产毒性药品。

毒性药品年度生产、收购、供应和配制计划，由省级药品监督管理部门根据医疗需要制定后，下达给指定的毒性药品生产、收购、供应单位，并抄报国家药品监督管理部门和国家中医药管理局。生产单位不得擅自改变生产计划自行销售。

毒性药品生产企业必须由药学专业人员负责生产、配制和质量检验，并建立严格的管理制度。严防与其他药品混杂。每次配料，必须经2人以上复核无误，并详细记录每次生产所用原料和成品数。经手人要签字备查。生产中所有工具、容器要处理干净，以防污染其他药品。标示量要准确无误，包装容器和标签必须印有医疗用毒性药品的专用标志，见图8-2。

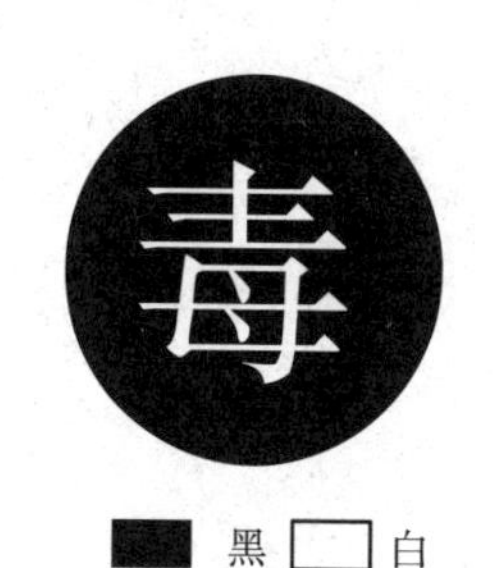

图8-2　医疗用毒性药品标志

凡加工炮制毒性中药，必须按照《中华人民共和国药典》或者省级药品监督部门制定的《炮制规范》的规定进行。药材符合药用要求，方可供应、配方和用于中成药生产。

生产毒性药品及其制剂，必须严格执行生产工艺操作规程，在本单位药品检验人员的监督下准确投料，并建立完整的生产记录，保存5年备查。在生产毒性药品过程中产生的废弃物，必须妥善处理，不得污染环境。

三、毒性药品的经营和使用管理

（一）毒性药品的收购、销售

毒性药品的收购、经营，由各级药品监督管理部门指定的药品经营单位负责；配方用药由零售药店、医疗机构负责。其他任何单位或者个人均不得从事毒性药品的收购、经营和配方业务。

收购、经营、加工、使用毒性药品的单位必须建立健全保管、验收、领发、核对等制度，严防收假、发错，严禁与其他药品混杂，在储存地点应当划定专用仓间或仓位，存放的专柜必须加锁并由专人保管。

毒性药品的包装容器上必须印有毒性标志。在运输毒性药品的过程中，应当采取有效措施，防止发生事故。

A型肉毒毒素制剂由指定的药品批发企业经营，具有毒性药品经营资质并具有生物制品经营资质的药品批发企业方可作为A型肉毒毒素制剂的经营企业。具有相应经营资质的药品批发企业，只能将A型肉毒毒素制剂销售给医疗机构，未经指定的药品经营企业不得购销A型肉毒毒素制剂。

药品零售企业不得零售A型肉毒毒素制剂。

（二）毒性药品的使用

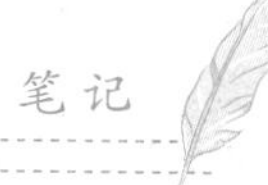

医疗机构供应和调配毒性药品，应凭医生签名的正式处方；零售药店供应和调配毒性药品，

应凭盖有医生所在的医疗机构公章的正式处方。每次处方剂量不得超过2日极量。

调配处方时，必须认真负责，计量准确，按医嘱注明要求，并由配方人员及具有药师以上技术职称的复核人员签字盖章后方可发出。对处方未注明“生用”的毒性中药，应当付炮制品。如发现处方有疑问时，须经原处方医生重新审定后再行调配。处方一次有效，取药后处方保存2年备查。

科研和教学单位所需的毒性药品，必须持本单位的证明信，经单位所在地县级以上药品监督管理机构批准后，供应部门方能发售。

群众自配民间单、秘、验方需用毒性中药，购买时要持有本单位或者城市街道办事处、乡（镇）政府的证明信，供应部门方可发售。每次购用量不得超过2日极量。

使用A型肉毒毒素制剂的医疗机构应当向经药品生产企业指定的A型肉毒毒素经销商采购A型肉毒毒素制剂；对购进的A型肉毒毒素制剂登记造册、专人管理，按规定储存，做到账物相符。

医师使用A型肉毒毒素制剂应当根据诊疗指南和规范、药品说明书中的适应证、药理作用、用法、用量、禁忌、不良反应和注意事项开具处方，每次处方剂量不得超过2日用量，处方按规定保存。

药师考点

医疗用毒性药品的品种名称和管理规定

四、法律责任

对违反《医疗用毒性药品管理办法》的规定，擅自生产、收购、经营毒性药品的单位或者个人，由县级以上药品监督管理部门没收其全部毒性药品，并处以警告或按非法所得的5~10倍罚款。情节严重、致人伤残或死亡，构成犯罪的，由司法机关依法追究其刑事责任。

第四节 其他实行特殊管理的药品

一、易制毒化学品的管理

加强易制毒化学品管理旨在规范易制毒化学品的生产、经营、购买、运输和进口、出口行为，防止易制毒化学品被用于制造毒品，维护经济和社会秩序。国务院于2005年8月公布《易制毒化学品管理条例》（国务院令第445号），自2005年11月1日起施行。原卫生部根据《易制毒化学品管理条例》，制定《药品类易制毒化学品管理办法》（原卫生部令第72号），于2010年3月18日以发布，自2010年5月1日起施行。

（一）易制毒化学品的概念和品种分类

1. 定义

（1）易制毒化学品，是指国家规定管制的可用于制造麻醉药品和精神药品的前体、原料和化学配剂等物质，流入非法渠道又可用于制造毒品。

（2）药品类易制毒化学品，是指《易制毒化学品管理条例》中所确定的麦角酸、麻黄素等物质。

（3）小包装麻黄素，是指国家药品监督管理部门指定生产的供教学、科研和医疗机构配制制剂使用的特定包装的麻黄素原料药。

笔记

易制毒化学品本身并不是毒品，但具有双重性，易制毒化学品既是一般医药、化工的工业原料，又是非法制造毒品必不可少的化学品，包括用以制造毒品的原料前体、试剂、溶剂及稀释剂、添加剂等。国家对这些物品的生产、运输、销售等制定相应的管理办法，实行严格管制。未经国家有关部门批准许可，携带、运输这些物品进出国（边）境就有可能被毒品犯罪分子用于生产毒品，从而对社会造成危害。

2. **品种分类**　根据《易制毒化学品管理条例》，易制毒化学品分为三类。第一类是可以用于制毒的主要原料，第二类、第三类是可以用于制毒的化学配剂。药品类易制毒化学品属于第一类易制毒化学品。

根据药品类易制毒化学品品种目录，药品类易制毒化学品分为两类，即：麦角酸和麻黄素等物质。药品类易制毒化学品品种目录如下：

（1）麦角酸；

（2）麦角胺；

（3）麦角新碱；

（4）麻黄素、伪麻黄素、消旋麻黄素、去甲麻黄素、甲基麻黄素、麻黄浸膏、麻黄浸膏粉等麻黄素类物质（麻黄素也称为麻黄碱）。

需要说明两点：一是上述所列物质包括可能存在的盐类；二是药品类易制毒化学品包括原料药及其单方制剂。

易制毒化学品分类和品种由国务院批准调整，涉及药品类易制毒化学品的，由国家药品监督管理部门负责及时调整并予公布。

（二）药品类易制毒化学品的管理主体

国家药品监督管理部门主管全国药品类易制毒化学品生产、经营、购买等方面的监督管理工作。

县级以上地方药品监督管理部门负责本行政区域内的药品类易制毒化学品生产、经营、购买等方面的监督管理工作。

（三）药品类易制毒化学品管理的规定

国家对药品类易制毒化学品实施一定的特殊管理。对药品类易制毒化学品实行定点生产、定点经营，并实行购买许可制度。它对于药品类易制毒化学品的源头控制，规范生产经营秩序，保证合法使用和防止流入非法渠道起到重要的作用。

1. **生产、经营许可**　生产、经营药品类易制毒化学品的企业，应当按照规格向相应的药品监督管理部门提出生产或经营的申请，经审查合格的，方能获得《药品类易制毒化学品生产许可批件》（注明许可生产的药品类易制毒化学品名称），或经营许可，未取得生产或经营许可的企业不得生产、经营药品类易制毒化学品。

药品类易制毒化学品以及含有药品类易制毒化学品的制剂不得委托生产。特殊情况需要委托加工的，须经国家药品监督管理部门批准。

药品类易制毒化学品单方制剂（如：盐酸麻黄碱片、盐酸麻黄碱注射液、盐酸麻黄碱滴鼻液等）和小包装麻黄碱纳入麻醉药品销售渠道经营，仅能由麻醉药品全国性批发企业和区域性批发企业经销，不得零售。

只有取得麻醉药品经营资质的企业，才有资格向所在地省级药品监督管理部门提出增加药品类易制毒化学品单方制剂和小包装麻黄素经营范围的申请。

未实行药品批准文号管理的品种，纳入药品类易制毒化学品原料药渠道经营。申请经营药品类易制毒化学品原料药的药品经营企业，必须具有麻醉药品和第一类精神药品定点经营资格或者第二类精神药品定点经营资格。

2. **购买许可**　国家对药品类易制毒化学品实行购买许可制度。购买药品类易制毒化学品

笔记

的，应当办理《药品类易制毒化学品购用证明》（以下简称《购用证明》），符合豁免办理《购用证明》情形的除外。《购用证明》由国家药品监督管理部门统一印制，有效期为 3 个月。

符合以下情形之一的，可以豁免办理《购用证明》：①医疗机构凭麻醉药品、第一类精神药品购用印鉴卡购买药品类易制毒化学品单方制剂和小包装麻黄素的；②麻醉药品全国性批发企业、区域性批发企业持麻醉药品调拨单购买小包装麻黄素以及单次购买麻黄素片剂6万片以下、注射剂 1.5 万支以下的；③按规定购买药品类易制毒化学品标准品、对照品的；④药品类易制毒化学品生产企业凭药品类易制毒化学品出口许可自营出口药品类易制毒化学品的。

《购用证明》申请范围是受限制的，具有药品类易制毒化学品的生产、经营、使用相应资质的单位，方有申请《购用证明》的资格。购买药品类易制毒化学品时必须使用《购用证明》原件，不得使用复印件、传真件。《购用证明》只能在有效期内一次使用。《购用证明》不得转借、转让。

3. 购销管理

（1）药品类易制毒化学品原料药的购销要求：①购买药品类易制毒化学品原料药的，必须取得《购用证明》；②药品类易制毒化学品生产企业应当将药品类易制毒化学品原料药销售给已取得《购用证明》的药品生产企业、药品经营企业和外贸出口企业；③药品类易制毒化学品经营企业应当将药品类易制毒化学品原料药销售给本省行政区域内取得《购用证明》的单位；④药品类易制毒化学品经营企业之间不得购销药品类易制毒化学品原料药。

（2）教学科研单位购买药品类易制毒化学品的要求：教学科研单位只能凭《购用证明》从麻醉药品全国性批发企业、区域性批发企业和药品类易制毒化学品经营企业购买药品类易制毒化学品。

（3）药品类易制毒化学品单方制剂和小包装麻黄素的购销要求：①药品类易制毒化学品生产企业应当将药品类易制毒化学品单方制剂和小包装麻黄素销售给麻醉药品全国性批发企业；②麻醉药品全国性批发企业、区域性批发企业应当按照《麻醉药品和精神药品管理条例》第 3 章规定的渠道销售药品类易制毒化学品单方制剂和小包装麻黄素；③麻醉药品区域性批发企业之间不得购销药品类易制毒化学品单方制剂和小包装麻黄素；④麻醉药品区域性批发企业之间因医疗急需等特殊情况需要调剂药品类易制毒化学品单方制剂的，应当在调剂后 2 日内将调剂情况分别报所在地省级药品监督管理部门备案。

（4）药品类易制毒化学品禁止使用现金或者实物进行交易。

（5）药品类易制毒化学品生产企业、经营企业销售药品类易制毒化学品，应当逐一建立购买方档案。

（6）药品类易制毒化学品生产企业、经营企业销售药品类易制毒化学品时，应当核查采购人员身份证明和相关购买许可证明，经核查无误后方可销售，并保存核查记录。

发货应当严格执行出库复核制度，认真核对实物与药品销售出库单是否相符，并确保将药品类易制毒化学品送达购买方《药品生产许可证》或者《药品经营许可证》所载明的地址，或者医疗机构的药库。

在核查、发货、送货过程中发现可疑情况的，应当立即停止销售，并向所在地药品监督管理部门和公安机关报告。

4. 储存管理

（1）药品类易制毒化学品安全管理要求与麻醉药品和第一类精神药品经营管理要求基本相同。药品类易制毒化学品生产企业、经营企业、使用药品类易制毒化学品的药品生产企业和教学科研单位，必须按规定配备相应仓储安全管理设施，制定相应的安全管理制度。

（2）药品类易制毒化学品生产企业、经营企业和使用药品类易制毒化学品的药品生产企业，应建立药品类易制毒化学品专用账册。专用账册保存期限应当自药品类易制毒化学品有效期期满之日起不少于 2 年。

笔记

（3）存放药品类易制毒化学品的专库或专柜实行双人双锁管理，药品类易制毒化学品入库应当双人验收，出库应当双人复核，做到账物相符。

药师考点

药品类易制毒化学品的品种名称和购买规定

二、含特殊药品复方制剂的管理

含特殊药品复方制剂不是特殊管理药品，在药品生产、经营许可上没有特别的规定，但是，部分含特殊药品复方制剂（包括含麻黄碱类复方制剂、含可待因复方口服溶液、复方地芬诺酯片和复方甘草片等），因其所含成分的特性使之具有不同于一般药品的管理风险，如果管理不善导致其从药用渠道流失，则会被滥用或用于提取制毒。因此，近年来为了加强对含特殊药品复方制剂的监管，国家药品监督管理部门连续发布多个关于加强含特殊药品复方制剂管理的规范性文件。

（一）有关含特殊药品复方制剂管理的规定

为了进一步加强对含特殊药品复方制剂的监管，国家药品监督管理部门或会同相关部门发布了一系列的有关规定，见表 8-4。

表 8-4　关于含特殊药品复方制剂监管的规定

规章名称	主要内容	发布时间
《关于进一步加强含麻黄碱类复方制剂管理的通知》（国食药监办〔2008〕613 号）	规范含麻黄碱类复方制剂的经营行为；严格审核含麻黄碱类复方制剂购买方资质；严控生产含麻黄碱类复方制剂所需原料药审批量；完善信息报送，加强监督检查	国家食品药品监督管理局于 2008 年 10 月 27 日发布
《关于切实加强部分含特殊药品复方制剂销售管理的通知》（国食药监安〔2009〕503 号）	进一步规范含特殊药品复方制剂的购销行为；切实加强对含特殊药品复方制剂销售的监督检查；严厉查处违法违规行为	国家食品药品监督管理局于 2009 年 8 月 18 日发布
《关于加强含麻黄碱类复方制剂管理有关事宜的通知》（国食药监办〔2012〕260 号）	为了对骗购含麻黄碱类复方制剂的行为进行严厉打击，坚决遏制这一违法犯罪行为的蔓延，对含麻黄碱类复方制剂的销售限量作出新的管理规定	国家食品药品监督管理局、公安部、原卫生部于 2012 年 9 月 4 日联合发布
《关于进一步加强含可待因复方口服溶液、复方甘草片和复方地芬诺酯片购销管理的通知》（食药监办药化监〔2013〕33 号）	对含可待因复方口服溶液（含 9 个国产品种，4 个进口品种）、复方甘草片和复方地芬诺酯片等含特殊药品复方制剂的购销管理，以及销售渠道的监督管理提出更加严格的规定	国家食品药品监督管理总局办公厅于 2013 年 7 月 8 日发布
《关于进一步加强含麻醉药品和曲马多口服复方制剂购销管理的通知》（食药监办药化监〔2014〕111 号）	对含麻醉药品和曲马多口服复方制剂加强管理，列出需要加强管理的 32 种含麻醉药品和曲马多口服复方制剂产品名单。一律列入必须凭处方销售的范围。严禁现金交易，一律不得通过互联网销售	国家食品药品监督管理总局办公厅于 2014 年 6 月 5 日发布

笔记

相关知识

《关于对部分含特殊药品复方制剂实施电子监管工作的通知》

国家食品药品监督管理局于2010年12月22日发布《关于对部分含特殊药品复方制剂实施电子监管工作的通知》(国食药监办〔2010〕484号),自2012年1月1日起,对含麻黄碱类复方制剂、含可待因复方口服溶液、含地芬诺酯复方制剂实施电子监管,未入网及未使用药品电子监管码统一标识的,一律不得销售。

(二)含特殊药品复方制剂的品种范围

1. 口服固体制剂每剂量单位

(1)含可待因≤15mg的复方制剂;

(2)含双氢可待因≤10mg的复方制剂;

(3)含羟考酮≤5mg的复方制剂;

(4)含右丙氧酚≤50mg的复方制剂。

2. 含磷酸可待因口服液体制剂。

3. 含地芬诺酯(苯乙哌啶)**复方制剂**。

4. 复方甘草片。

5. 含麻黄碱类复方制剂。

(三)含特殊药品复方制剂的经营管理

1. 含特殊药品复方制剂的批发管理

(1)具有《药品经营许可证》的企业均可经营含特殊药品复方制剂。药品生产企业和药品批发企业可以将含特殊药品复方制剂销售给药品批发企业、药品零售企业和医疗机构(另有规定的除外)。

(2)药品批发企业从药品生产企业直接购进的含可待因复方口服溶液、复方甘草片、复方地芬诺酯片等含特殊药品复方制剂,可以将此类药品销售给其他批发企业、零售企业和医疗机构;如果从药品批发企业购进的,只能销售给本省的零售企业和医疗机构。

(3)药品批发企业购销含特殊药品复方制剂时,应当对供货单位和购货单位的资质进行严格审核,确认其合法性。药品批发企业应留存购销方合法资质证明复印件、采购人员(销售人员)法人委托书和身份证明复印件、核实记录等,并按GSP的要求建立客户档案。

(4)药品批发企业购进和销售含特殊药品复方制剂时,应向供货单位索要符合规定的销售票据,或按规定开具销售票据提供给购货单位。销售票据、资金流和物流必须一致。

(5)药品批发企业销售含特殊药品复方制剂时,应当严格执行出库复核制度,认真核对实物与销售出库单是否相符,并确保将药品送达购买方《药品经营许可证》所载明的仓库地址、药品零售企业注册地址,或者医疗机构的药库。

(6)药品批发企业销售出库的含特殊药品复方制剂送达购买方后,购买方应查验货物,查验无误后收货人员应在销售方随货同行单的回执联上签字。销售方应查验返回的随货同行单回执联记载内容有无异常,并保存备查。

(7)药品生产企业和药品批发企业禁止使用现金进行含特殊药品复方制剂交易。

2. 含特殊药品复方制剂的零售管理 含特殊药品复方制剂不是特殊管理药品,公众在零售药店是可以购买到的。但是,根据国家药品监督管理部门的相关规定,含特殊药品复方制剂零售有一定的管理限制。

笔记

（1）药品零售企业销售含特殊药品复方制剂时，处方药应当严格执行处方药与非处方药分类管理有关规定，含可待因复方口服溶液、复方甘草片、复方地芬诺酯片列入必须凭处方销售的处方药管理，严格凭医师开具的处方销售；除处方药外，非处方药一次销售不得超过5个最小包装（含麻黄碱复方制剂另有规定除外）。

（2）含可待因复方口服溶液、复方甘草片、复方地芬诺酯片应同含麻黄碱类复方制剂一并设置专柜由专人管理、专册登记，上述药品登记内容包括：药品名称、规格、销售数量、生产企业、生产批号。

（3）药品零售企业销售含特殊药品复方制剂时，如发现超过正常医疗需求，大量、多次购买上述药品的，应当立即向当地药品监督管理部门报告。

3. 销售含麻黄碱类复方制剂的特别规定

（1）只有具有蛋白同化制剂、肽类激素定点批发资质的药品经营企业，方可从事含麻黄碱类复方制剂的批发业务。销售方应当严格审核含麻黄碱类复方制剂购买方资质，购买方是药品批发企业的必须具有蛋白同化制剂、肽类激素定点批发资质。

（2）药品批发企业销售含麻黄碱类复方制剂时，应当核实购买方资质证明材料、采购人员身份证明等情况，核实无误后方可销售，并跟踪核实药品到货情况，核实记录保存至药品有效期后一年备查。

（3）药品零售企业应从具有经营资质的药品批发企业购进含麻黄碱类复方制剂。

（4）将单位剂量麻黄碱类药物含量大于30mg（不含30mg）的含麻黄碱类复方制剂，列入必须凭处方销售的处方药管理。医疗机构应当严格按照《处方管理办法》开具处方。药品零售企业必须凭执业医师开具的处方销售上述药品。

（5）含麻黄碱类复方制剂每个最小包装规格麻黄碱类药物含量口服固体制剂不得超过720mg，口服液体制剂不得超过800mg。

（6）药品零售企业销售含麻黄碱类复方制剂，应当查验购买者的身份证，并对其姓名和身份证号码予以登记。除处方药按处方剂量销售外，一次销售不得超过2个最小包装。

（7）药品零售企业不得开架销售含麻黄碱类复方制剂，应当设置专柜由专人管理、专册登记，登记内容包括药品名称、规格、销售数量、生产企业、生产批号、购买人姓名、身份证号码。

（8）药品零售企业发现超过正常医疗需求，大量、多次购买含麻黄碱类复方制剂的，应当立即向当地药品监督管理部门和公安机关报告。

（9）除个人合法购买外，禁止使用现金进行含麻黄碱类复方制剂交易。

药师考点

含特殊药品复方制剂的品种名称和购买规定

三、兴奋剂的管理

所谓兴奋剂的药品，在医疗临床上应用广泛，许多含兴奋剂成分的药品品种在零售药店就可以购买到，其治疗作用和不良反应并无特别的含义。对于普通患者，只要按药品说明书和医嘱服用即可。加强含兴奋剂药品的管理，主要是针对运动员的职业特点，防止滥用兴奋剂对人体健康造成危害。

为了防止在体育运动中使用兴奋剂，保护体育运动参加者的身心健康，维护体育竞赛的公平竞争，国务院于2004年1月13日发布《反兴奋剂条例》（第398号国务院令），自2004年3月1日起施行。

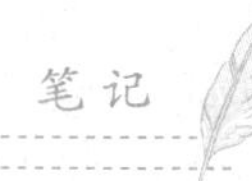
笔记

（一）兴奋剂的概念及其危害

1. 兴奋剂的概念　兴奋剂在英语中称“dope”，原意为“供赛马使用的一种鸦片麻醉混合剂”。当时由于运动员为提高体育竞赛成绩服用的药品大多属于兴奋剂一类的药品，所以，尽管以后被禁用的其他类型药品并不都具有兴奋性（如利尿剂），甚至有的还具有抑制性（如β-受体拮抗剂），但国际上仍习惯沿用“兴奋剂”的称谓，泛指所有在体育竞赛中禁用的药品。

2. 兴奋剂的定义　《反兴奋剂条例》所称兴奋剂，是指兴奋剂目录所列的禁用物质。

3. 兴奋剂的危害　兴奋剂的危害主要体现在以下四个方面：①危害运动员的身心健康，甚至是终身的危害；②使用兴奋剂违背公平竞争的体育精神，属于欺骗行为；③竞技体育的科学训练有其自身规律，但滥用药品会严重破坏竞技体育训练的基本原则；④使用兴奋剂的行为，有悖于社会主义的道德标准和精神文明建设的根本目标，严重损害国家荣誉、损害中国人民根本利益的行为。为此，国际奥委会严禁运动员使用兴奋剂，我国政府对兴奋剂实行严格管理，禁止使用兴奋剂。

（二）反兴奋剂的主管部门

国务院体育主管部门负责并组织全国的反兴奋剂工作。

县级以上药品监督管理、卫生、教育等有关部门，在各自职责范围内依照本条例和有关法律、行政法规的规定负责反兴奋剂工作。

县级以上人民政府体育主管部门，应当加强反兴奋剂宣传、教育工作，提高体育运动参加者和公众的反兴奋剂意识。

（三）兴奋剂类别和管制的品种

1. 兴奋剂的类别　目前按照规定主要有7大类。

（1）刺激剂：刺激剂是最早使用，也是最早禁用的兴奋剂，只有这一类兴奋剂对神经肌肉的药理作用才是真正的“兴奋作用”。20世纪70年代以前，运动员所使用的兴奋剂主要属于这一类。

这类药物按药理学特点和化学结构可分为：①精神刺激药，包括苯丙胺及其相关衍生物以及其盐类；②拟交感神经胺类药物，是一类仿内源性儿茶酚胺的肾上腺素和去甲肾上腺素作用的物质，以麻黄碱和它们的衍生物及其盐类为代表；③咖啡因类，因带有黄嘌呤基团，此类药物又称为黄嘌呤类；④杂类中枢神经刺激物质，如胺苯唑、尼可刹米和士的宁等。

（2）麻醉止痛剂：按药理学特点和化学结构可分为两大类：①哌替啶类：哌替啶、二苯哌己酮和美沙酮，以及它们的盐类和衍生物，其主要功能性化学基团是哌替啶；②阿片生物碱类：包括吗啡、可待因、乙基吗啡（狄奥宁）、海洛因和喷他佐辛（镇痛新），以及它们的盐类和衍生物，化学核心基团是从阿片中提取出来的吗啡生物碱。

（3）蛋白同化制剂（合成类固醇）：蛋白同化制剂又称同化激素，俗称合成类固醇，是合成代谢类药物，具有促进蛋白质合成和减少氨基酸分解的特征，可促进肌肉增生，提高动作力度和增强男性的性特征。滥用这类药物会导致人生理、心理的不良后果，还会形成强烈的心理依赖。

这是目前使用范围最广，使用频度最高的一类兴奋剂，也是药检中的重要对象。国际奥委会只是禁用了一些主要品种，但禁用谱正在不断扩大。

（4）肽类激素：这类物质大多以激素的形式存在于人体。肽类激素的作用是通过刺激肾上腺皮质生长、红细胞生成等实现促进人体的生长、发育，大量摄入会降低自身内分泌水平，损害身体健康，还可能引起心血管疾病、糖尿病等。滥用肽类激素也会形成较强的心理依赖。肽类激素包括：生长激素（hGH）、红细胞生成素（EPO）、胰岛素、促性腺素。

（5）利尿剂：其临床效应是通过影响肾脏的尿液生成过程，来增加尿量排出，从而缓解或消除水肿等症状。主要目的是运动员通过快速排除体内水分，减轻体重；增加尿量，尽快减少体液和排泄物中其他兴奋剂代谢产物，以此来造成药检的假阴性结果。

笔记

（6）β-阻断剂：以抑制性为主，在体育运动中运用比较少，临床常用于治疗高血压与心律失常等，但是，这类药物可降低心律，使肌肉放松，减轻比赛前的紧张和焦虑，有时还用于帮助休息和睡眠。常用的有普萘洛尔（心得安）、氧烯洛尔（心得平）、普拉洛尔（心得宁）、阿普洛尔（心得舒）和吲哚洛尔（心得静）等。这类药物是1988年国际奥委会决定新增加的禁用兴奋剂。

（7）血液兴奋剂：又称为血液红细胞回输技术。有报道称，血液回输引起的红细胞数量等血液指标的升高可延续3个月。1988年汉城奥运会上，正式被国际奥委会列入禁用范围。

2. 兴奋剂目录　按照联合国教科文组织《反对在体育运动中使用兴奋剂国际公约》和国务院《反兴奋剂条例》的要求，国家体育总局、商务部、卫生计生委、海关总署、食品药品监督管理总局于2013年12月30日联合公布《2014年兴奋剂目录》，自2014年1月1日起施行。《2014年兴奋剂目录》分为两个部分，第一部分：兴奋剂品种；第二部分：对运动员进行兴奋剂检查的有关规定。

《2014年兴奋剂目录》将兴奋剂品种分为七大类，共计236个品种，具体品种详见2014年兴奋剂目录。

（1）蛋白同化制剂品种77个；

（2）肽类激素品种15个；

（3）麻醉药品品种13个；

（4）刺激剂（含精神药品）品种70个；

（5）药品类易制毒化学品品种3个；

（6）医疗用毒性药品品种1个；

（7）其他品种（β-阻断剂、利尿剂等）57个。

需要说明的有三点，一是目录所列物质包括其可能存在的盐及光学异构体；二是目录所列物质中属于药品的，还包括其原料药及单方制剂；三是目录所列蛋白同化制剂品种包括其可能存在的盐、酯、醚及光学异构体。

兴奋剂目录所列品种从药物作用方面来讲，主要涉及心血管、呼吸、神经、内分泌、泌尿等系统用药；从药品管理方面来讲，主要是麻醉药品、精神药品、医疗用毒性药品等特殊管理药品和药品类易制毒化学品、激素等处方药药品。

（四）兴奋剂的生产经营监督管理

《反兴奋剂条例》规定，国家对兴奋剂目录所列禁用物质实行严格管理，任何单位和个人不得非法生产、销售、进出口。

1. 兴奋剂的管理层次　根据兴奋剂目录所列禁用物质品种，我国对含兴奋剂药品的管理可体现为三个层次：

（1）实施特殊管理：兴奋剂目录中属于麻醉药品、精神药品、医疗用毒性药品和药品类易制毒化学品的品种，对其生产、销售、进口、运输和使用，依照《药品管理法》和有关行政法规的规定实施特殊管理。

（2）实施严格管理：兴奋剂目录中属于我国尚未实施特殊管理的蛋白同化制剂、肽类激素的品种，依照《药品管理法》《反兴奋剂条例》的规定，参照我国有关特殊药品的管理措施和国际通行做法，对其生产、销售、进口和使用环节实施严格管理。

（3）实施处方药管理：除上述实施特殊管理和严格管理的品种外，兴奋剂目录所列的其他禁用物质，实施处方药管理。

2. 药品标签和说明书管理　药品中含有兴奋剂目录所列禁用物质的，药品生产应当在包装标识或者产品说明书上注明"运动员慎用"字样。

药品经营企业在验收含兴奋剂药品时，应检查药品标签和说明书上是否按照规定标注"运

笔记

动员慎用”字样。

3. 蛋白同化制剂、肽类激素的经营管理

(1) 依法取得《药品经营许可证》的药品批发企业,具备一定条件并经所在地省级药品监督管理部门批准后,方可经营蛋白同化制剂、肽类激素;否则,不得经营蛋白同化制剂、肽类激素。

(2) 批发企业经营蛋白同化制剂、肽类激素时,应严格审核蛋白同化制剂、肽类激素供货单位或购货单位的合法资质证明材料,建立客户档案。

(3) 蛋白同化制剂、肽类激素的验收、检查、保管、销售和出入库登记记录应当保存至超过蛋白同化制剂、肽类激素有效期2年。

4. 蛋白同化制剂、肽类激素的进出口管理 为规范蛋白同化制剂、肽类激素的进出口管理,根据《中华人民共和国药品管理法》《中华人民共和国海关法》《反兴奋剂条例》等法律、行政法规,国家食品药品监督管理总局、海关总署和国家体育总局于2014年9月28日发布《蛋白同化制剂和肽类激素进出口管理办法》(局令第9号);该办法自2014年12月1日起施行。

(1) 国家对蛋白同化制剂、肽类激素实行进出口准许证管理。进口或出口蛋白同化制剂、肽类激素的单位应当向所在地省级药品监督管理部门提出申请,对同意进口或出口的,发给药品《进口准许证》或《出口准许证》;

(2) 进口蛋白同化制剂、肽类激素必须有该药品的《进口药品注册证》(或者《医药产品注册证》);进口供医疗使用的蛋白同化制剂、肽类激素(包括首次在中国销售的),需要向进口口岸药品监督管理部门申请办理《进口药品口岸检验通知书》,经口岸药检所的检验;

(3) 国内药品生产企业、经营企业以及医疗机构采购进口蛋白同化制剂、肽类激素时,供货单位应当提供《进口药品注册证》(或者《医药产品注册证》)复印件、药品《进口准许证》复印件和《进口药品检验报告书》复印件,并加盖供货单位公章。

5. 蛋白同化制剂、肽类激素的销售及使用管理

(1) 蛋白同化制剂、肽类激素的生产企业,只能向医疗机构和具有同类资质的生产企业、具有蛋白同化制剂、肽类激素经营资质的药品批发企业销售蛋白同化制剂、肽类激素。

(2) 蛋白同化制剂、肽类激素的批发企业,只能将蛋白同化制剂、肽类激素销售给医疗机构和具有生产或经营蛋白同化制剂、肽类激素资质的生产企业或批发企业。

(3) 蛋白同化制剂、肽类激素的生产企业或批发企业除按上述规定销售外,还可以向药品零售企业销售肽类激素中的胰岛素。药品批发企业可向药品零售企业供应胰岛素和除蛋白同化制剂、肽类激素之外的其他含兴奋剂的药品。

(4) 医疗机构只能凭依法享有处方权的执业医师开具的处方向患者提供蛋白同化制剂、肽类激素。处方应当保存2年。

6. 零售管理

(1) 除胰岛素外,严禁药品零售企业经营胰岛素以外的蛋白同化制剂或其他肽类激素。

(2) 药品零售企业必须凭处方销售胰岛素以及除蛋白同化制剂、肽类激素以外的其他含兴奋剂的药品。

(3) 零售药店的执业药师应对购买含兴奋剂药品的患者或消费者提供用药指导。

四、疫苗和生物制品批签发的管理

疫苗的批签发管理已经成为我国疫苗监管的一项特殊措施,为确保疫苗质量发挥了重要作用。批签发管理制度的实施,加强了疫苗生产用菌、毒种及细胞的管理,规范了疫苗的质量检定和生产过程记录,实现了疫苗生产全过程质量控制。

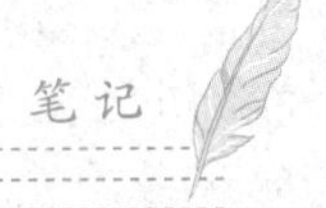

(一) 生物制品批签发的概念与法律依据

1. 生物制品批签发的概念 生物制品批签发(以下简称批签发),是指国家对疫苗类制品、血液制品、用于血源筛查的体外生物诊断试剂以及国家药品监督管理部门规定的其他生物制品，在每批制品出厂上市或者进口时进行强制性资料审核或实验室检验的制度。检验不合格或者审核不被批准者，不得上市或者进口。

2. **生物制品批签发的法律依据**　根据《药品管理法》第四十一条规定：国家药品监督管理部门规定的生物制品在销售前或者进口时，由指定的药品检验机构进行检验，检验不合格的，不得销售或者进口。《药品管理法实施条例》第三十九条规定：疫苗类制品、血液制品、用于血源筛查的体外诊断试剂以及国家药品监督管理部门规定的其他生物制品在销售前或进口时，应当按照规定进行检验或者审核批准。

为此，《疫苗流通和预防接种管理条例》（国务院令第 434 号，2005 年 4 月 19 日）规定，疫苗生产企业、疫苗批发企业在销售疫苗时，应提供由药品检验机构依法签发的生物制品每批检验合格或者审核批准证明复印件，并加盖企业印章；疫苗批发企业经营进口疫苗的，还应当提供进口药品通关单复印件，并加盖企业印章。疾病预防控制机构、接种单位在接收或者购进疫苗时，应当向疫苗生产企业、疫苗批发企业索取前款规定的证明文件，并保存至超过疫苗有效期 2 年备查。

国家食品药品监督管理局《生物制品批签发管理办法》（第 11 号局令）也明确规定：国家药品监督管理部门根据批签发检验或者审核结果作出批签发决定，并向申请批签发的药品生产企业发出批签发证明文件。

3. **生物制品批签发管理的主体**　国家药品监督管理部门主管全国生物制品批签发工作；承担生物制品批签发检验或者审核工作的药品检验机构由国家药品监督管理部门指定。

（二）实施国家批签发的生物制品品种

根据国家批签发生物制品品种目录，需要进行批签发管理的生物制品品种包括：①疫苗制品共 49 个品种，其中细菌类疫苗 18 个品种，病毒类疫苗 31 个品种；②血液制品 4 个品种；③体外诊断试剂 9 个品种。

（三）生物制品批签发的有关规定

1. **批签发的申请**　凡是需要按照批签发管理的生物制品在生产、检验完成后，药品生产企业应当填写《生物制品批签发申请表》，向承担批签发检验或者审核的药品检验机构申请批签发。

申请批签发时应当提交以下资料及样品：①生物制品批签发申请表；②药品生产企业质量保证部门负责人签字并加盖本部门印章的批制造及检验记录摘要；③检验所需的同批号样品；④与制品质量相关的其他资料；⑤进口预防用疫苗类生物制品应当同时提交生产国国家药品管理当局出具的批签发证明文件，并提供中文译本。

2. **检验、审核与签发**　承担批签发的药品检验机构的批签发检验或者审核工作可单独采取资料审查的形式，也可采取资料审查和样品检验相结合的方式。样品检验分为全部项目检验和部分项目检验。

国家药品监督管理部门根据批签发检验或者审核结果作出批签发的决定，并向申请批签发的药品生产企业发出批签发证明文件。承担批签发检验或者审核工作的药品检验机构应当根据资料审查的需要，派员到申报企业进行现场核查或者抽样。

3. **监督与处罚**　按照批签发管理的生物制品在销售时，必须提供加盖本企业印章的该批生物制品《生物制品批签发合格证》复印件。

销售未获得《生物制品批签发合格证》生物制品的，依照《药品管理法》第四十八条和第七十三条的规定予以处罚。

笔记

本章小结

本章论述特殊管理的药品及其特殊性，麻醉药品、精神药品和医疗用毒性药品的管理要点，对药品类易制毒化学品、含特殊药品复方制剂、兴奋剂、生物制品批签发的管理也作了简要的介绍。主要内容为：

1. 特殊管理的药品是指麻醉药品、精神药品、医疗用毒性药品和放射性药品。国家对麻醉药品、精神药品、医疗用毒性药品和放射性药品实行特殊管理，以保证其合法、安全、合理使用，正确发挥防治疾病的作用，严防滥用和流入非法渠道，构成对人们健康、公共卫生和社会的危害。

2. 麻醉药品、精神药品，是指列入麻醉药品目录、精神药品目录的药品和其他物质。精神药品分为第一类精神药品和第二类精神药品；以及我国生产和使用的品种目录。

3. 国家对麻醉药品和精神药品实行定点生产、定点经营制度。

4. 麻醉药品和精神药品的实验研究、生产、经营、使用、储存、运输等活动以及监督管理的规定。

5. 医疗机构需要使用麻醉药品和第一类精神药品的，须经所在地设区的市级卫生行政部门批准后，取得《麻醉药品、第一类精神药品购用印鉴卡》，凭《印鉴卡》向本省行政区域内的定点批发企业购买麻醉药品和第一类精神药品。

6. 研发机构，生产、经营企业，使用单位违反《麻醉药品和精神药品管理条例》应承担的法律责任。

7. 医疗用毒性药品系指毒性剧烈，治疗剂量与中毒剂量相近，使用不当会致人中毒或死亡的药品。毒性中药品种（包括原药材和饮片）共27种，毒性西药品种（仅指原料，不包括制剂）共13种。

8. 易制毒化学品是指国家规定管制的可用于非法制造毒品的原料、配剂等化学物品，包括用于制造毒品的原料前体、试剂、溶剂及稀释剂、添加剂等。对药品类易制毒化学品实行目录管理。

9. 部分含特殊药品复方制剂（包括含麻黄碱类复方制剂、含可待因复方口服溶液、复方地芬诺酯片和复方甘草片等），因其所含成分的特性使之具有不同于一般药品的管理风险，如果管理不善导致其从药用渠道流失，则会被滥用或用于提取制毒。因此，在经营环节实行严格管理。

10. 国家对兴奋剂目录所列禁用物质实行严格管理，任何单位和个人不得非法生产、销售、进出口。《反兴奋剂条例》对蛋白同化制剂、肽类激素的生产、经营、销售流向、进出口环节的管理作出了严格规定，同时对含兴奋剂药品的警示语也作出了明确规定。

11. 生物制品批签发（以下简称批签发），是指国家对疫苗类制品、血液制品、用于血源筛查的体外生物诊断试剂以及国家药品监督管理部门规定的其他生物制品，在每批制品出厂上市或者进口时进行强制性资料审查或实验室检验的制度。检验不合格或者审核不被批准者，不得上市或者进口。

复习思考题

1. 为什么要对麻醉药品和精神药品进行特殊管理？
2. 麻醉药品、精神药品与毒品有什么区别？
3. 分别列出我国生产和使用的5个麻醉药品、第一类精神药品的品种。

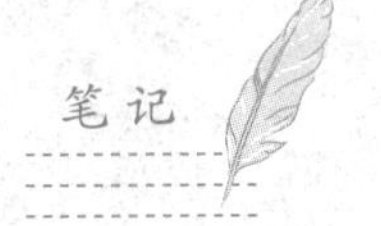

4. 麻醉药品、精神药品的种植与研究有什么特殊规定？
5. 麻醉药品、精神药品的生产、经营和使用各有哪些特殊规定？
6. 医疗用毒性药品的生产、供应和使用有什么规定？
7. 为什么要对药品类易制毒化学品进行强制管理？
8. 含麻黄碱类复方制剂有哪些管理要点？
9. 兴奋剂会对人体与社会造成哪些危害？常用的兴奋剂有几类？
10. 简述生物制品批签发的程序。

（叶　桦）

笔记

第九章 中药管理

学习要求

通过本章的学习，使学生了解中药管理的有关规定、中药品种保护等条例及《中药材生产质量管理规范（试行）》（中药材 GAP）相关知识，在自觉遵守中药管理法规的同时，具备运用法规分析解决中药生产、经营、使用及管理工作中实际问题的能力。

1. 掌握　《药品管理法》及其实施条例对中药材、中药饮片、中成药的管理规定；中药品种保护的措施；野生药材资源保护管理的具体办法。

2. 熟悉　中药材 GAP 的主要内容；医院中药饮片管理的规定；毒性中药饮片管理的规定。

3. 了解　中药的概念；中药现代化发展概况；中药行业结构调整的相关政策；中药品种保护的目的和意义；申请中药保护品种的程序。

问题导入　染色的中药

2013 年 10 月国家食品药品监督管理总局（CFDA）发布公告称，专项抽验安徽、甘肃、广东和四川 4 个省相关单位生产、经营或使用的部分中药饮片，共抽样 397 批，检验证实 22 批存在染色问题，共涉及红花、延胡索、西红花 3 个品种。为保护公众用药安全，将存在染色问题的中药饮片及相关生产、经营和使用单位予以曝光。总局责成相关省（区、市）食品药品监督管理局对抽验证实存在染色问题的中药饮片及相关单位依法查处。曝光的染色中药饮片使用了金胺 O 化学染料。

金胺 O，又名碱性嫩黄，属于接触性致癌物，对皮肤黏膜有轻度刺激，可引起结膜炎、皮炎和上呼吸道刺激症状，长期过量食用，会对人体肾脏、肝脏造成损害。原卫生部在 2008 年将金胺 O 列为非食用物质。

中药制药讲究“炮制虽繁必不敢省人工，品味虽贵必不敢减物力”。在中药材、中药饮片生产中染色、增重、掺杂使假对后续的中药生产、临床配方使用有极大的危害，会造成系统性安全风险。

请阅读以上材料，思考并讨论：

（1）根据《药品管理法》，分析染色中药饮片属于假药还是劣药的范畴。

（2）相对于化学药品，对比分析中药管理的特殊性主要体现在哪些方面。

第一节　中药及其作用

一、中药的概念及其作用

（一）中药的概念

中药是指在中医药理论指导下用以养生保健和防病治病的药物。换句话说，中药是在中医药理论指导下认识和使用的以天然药物为主的药物，包括中药材、中药饮片和中成药。中药过去称为“官药”或“官料药”，自清末西方医药输入我国以来，为了表示区别，人们将我国传统的药

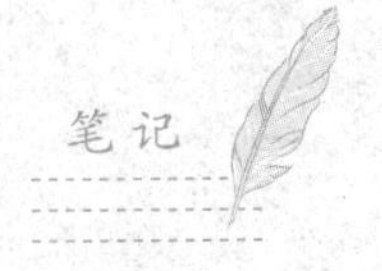

物称为中药。

1. **中药材** 是指药用植物、动物、矿物的药用部分采收后经产地初加工形成的原料药材。大部分来源于植物，药用部位有根、茎、叶、花、果实、种子、皮等。药用动物来自动物的骨、角、胆、结石、皮、肉及脏器等。矿物类药材包括可供药用的天然矿物、矿物加工品以及动物的化石等，如朱砂、石膏、轻粉、芒硝、白降丹、红粉、自然铜、密陀僧、雄黄、紫石英、龙骨等。

道地药材特指历史悠久、产地适宜、品种优良、产量宏丰、炮制考究、疗效突出、带有地域特点的药材。药用动、植物最初主要来源于野生动、植物，随着医药的发展和科技的进步，人们对药物的需求量日益增长，野生动、植物药材已满足不了相应的要求，出现了人工栽培药用植物和人工饲养药用动物的品种。

2. **中药饮片** 是指按照中医药理论，根据药材自身性质以及调剂、制剂和临床应用的需要，经过净制、切制、炮炙后形成的具有一定规格的中药材制成品。《中国药典》2015 年版一部凡例第十三条规定：饮片系指药材经过炮制后可直接用于中医临床或者制剂生产使用的处方药品。中药饮片的生产是十分复杂的过程，从属性为农副产品的中药材进厂，到直接能运用于中成药制剂和中医临床处方中的药品，涉及许多生产和质量管理环节，任何一个环节疏忽，都有可能导致药品质量不符合标准要求。CFDA 规定中药饮片企业必须通过 GMP 认证才能生产和销售中药饮片。在中药饮片生产、流通、使用过程中，必须进行全过程的控制管理，从而保证药品质量符合要求。

3. **中成药** 是指在中医药理论指导下，按规定的处方和工艺加工制成一定剂型（如丸、散、膏、丹、露、酒、锭、片剂、冲剂、糖浆等），标明药物作用、适应证、用法用量，供医生、患者直接选用的药品。中成药应由依法取得药品生产许可证的企业生产，质量符合国家药品标准，包装、标签、说明书符合《药品管理法》的规定。

（二）中药的作用

中医药学是中华民族的优秀传统文化，是我国科学技术的重要内容之一，是卫生事业的重要组成部分，具有独特的优势，是重要的社会卫生资源。“药为医用，医靠药治”，中药是中医赖以存在的物质基础。自古以来，中医中药是一家，是一个不能分割的整体。中药在医疗实践中得到发展，中药的发展又丰富了祖国医学的内容，也促进了中医理论的发展。中药离开了养生保健与防病治病，就失去了服务对象和使用价值；中医离开了中药，即失去了治病的重要武器。另一方面，中医药和西方医药各有所长、相互补充，共同承担保护人民健康、提高人口素质的战略任务。中医中药在历次重大疫情中，特别是在防治“非典”“禽流感”等传染病方面发挥了重大作用。临床上，中药在疑难杂症的治疗方面显示了独到的功效。在我国广大农村和城镇，中药有深厚的群众基础，受到人们的喜爱和信赖。中药以其历史悠久、临床疗效可靠等优点，在东南亚、港澳地区以及欧美国家中的华人居住区亦受到欢迎。中药的资源优势、疗效优势、预防保健优势及市场前景越来越得到国际认可，近年来，美国、日本、德国等一些发达国家为规避西药的毒副作用，加速了对中药的研制和开发。保护和发展中药、造福于人类已成为医药界的共识。

二、中药品种及其行业发展概况

（一）中药的品种

我国历史悠久、地域辽阔，从高山到平原，从陆地到江河湖海，蕴藏着极为丰富的中药天然资源。经过 1984—1995 年全国药材资源普查，有药用价值的品种为 12 807 种，其中药用植物 11 146 种，药用动物 1581 种，药用矿物 80 种。另据国家卫生行政部门统计，目前中药剂型已达 40 多种，市售中成药 8500 多种，三级医院药房调剂常用中药饮片为 500 种左右。《国家基本药物目录（2012 年版）》收录中成药 203 种，中药饮片不列具体品种，除国家另有规定的中药饮片外均属于国家基本药物的范畴。《中国药典》2015 年版一部收载药材和饮片、植物油脂和提取物、

笔记

成方制剂和单味制剂等，品种共计2598种。中成药与中药材、中药饮片共同构成中药产业的三大支柱。

（二）中药行业发展概况

中医药健康服务是运用中医药理念、方法、技术维护和增进人民群众身心健康的活动，主要包括中医药养生、保健、医疗、康复服务，涉及健康养老、中医药文化、健康旅游等相关服务。充分发挥中医药特色优势，加快发展中医药健康服务，是全面发展中医药事业的必然要求，是促进健康服务业发展的重要任务，对于深化医药卫生体制改革、提升全民健康素质、转变经济发展方式具有重要意义。另一方面，随着我国人民生活水平的提高，人们开始关注生活质量，尤其是关注与健康长寿有关的医疗和保健消费。总体评价，我国的中药市场将不断扩大。

中药农业呈现出强劲的发展势头。自改革开放以来尤其是21世纪以来，随着国民经济的快速增长带动国民健康需求的提高，再加上植物提取物的出口也迅猛增加，中药材、中药饮片需求呈爆发式增长，生产种植方面因而也呈现出急速式发展。目前已在大部分的省（区、市）建立了中药材规范化种植基地，形成了中药农业发展的基本雏形。近年来，中药材生产研究应用专业队伍初步建立，生产技术不断进步，标准体系逐步完善，市场监管不断加强，50余种濒危野生中药材实现了种植养殖或替代，200余种常用大宗中药材实现了规模化种植养殖，基本满足了中医药临床用药、中药产业和健康服务业快速发展的需要。但是，目前市场上超过50%流通的药材还是以市场经济主导下的农户自主种植为主。加强中药材管理、保障中药材质量安全，对于维护公众健康、促进中药材产业持续健康发展、推动中医药事业繁荣壮大，具有重要意义。为加强中药材管理，2013年10月CFDA、工业和信息化部、农业部、商务部、卫生计生委、工商总局、林业局、中医药局等8部委发布《关于进一步加强中药材管理的通知》。为进一步加强中药材保护、促进中药产业科学发展，2015年4月国家工业和信息化部、中医药局、发展改革委、科技部、财政部、环境保护部、农业部、商务部、卫生计生委、CFDA、林业局、保监会等12部委联合发布了《中药材保护和发展规划（2015—2020年）》。

中药饮片工业从无到有，逐步发展壮大。新中国成立初期，中药铺一般是前店配方，后坊进行饮片加工炮制，生产全是手工操作。1954年中央提出试办中药加工部门，开始形成中药饮片生产企业。我国自2003年6月开始实行中药饮片生产企业GMP认证试点工作，经过几年积累经验，国家强制性规定：自2008年1月1日起，所有中药饮片生产企业必须在符合GMP的条件下生产，否则全部停止生产销售。2010年修订版GMP进一步完善了中药饮片生产、质量控制、贮存、发放和运输等活动的规范。据不完全统计，目前全国共有800余家中药饮片生产企业。从20世纪50年代至今，新型中药饮片的主要发展形态包括颗粒型饮片、单味中药浓缩颗粒、单味中药超微饮片等。2013年6月26日CFDA办公厅以食药监办药化管〔2013〕28号文发布《关于严格中药饮片炮制规范及中药配方颗粒试点研究管理等有关事宜的通知》，明确禁止将尚处在科研阶段的科研产品或按制剂管理的产品列入地方炮制规范。

相关知识

中药配方颗粒

目前我国的中药配方颗粒属于单味中药浓缩颗粒的范畴，生产中将中药饮片采用现代制药技术，经过提取、浓缩、分离、干燥、制粒、包装精制等工序制备而成，作为传统中药饮片的替代品供临床配方，免煎煮使用。目前在我国已形成产业化趋势，但监管的相关法律法规滞后。1987年3月，原卫生部、国家中医药管理局联合下发了《关于加强中药剂型研制工作的意见》，要求“对常用中药饮片，要注意进行研究和改革，如制成粉状、颗粒状

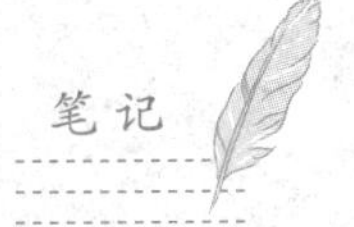

等，以利于药效的发挥和药材的节约”。2001年，国家食品药品监督管理局下发《中药配方颗粒管理暂行规定》及附件“中药配方颗粒质量标准研究的技术要求”。该《规定》明确指出，中药配方颗粒从2001年12月1日起纳入中药饮片管理范畴，实行批准文号管理。在未启动实施批准文号管理前仍属科学研究阶段，该阶段主要是选择试点企业研究、生产，由试点临床医院使用。试点结束后，中药配方颗粒的申报及生产管理将另行规定。试点生产企业经确认后，应将使用中药配方颗粒临床医院名单报医院所在地省级药品监督管理部门备案。目前配方颗粒仍属于科学研究阶段，国家监管部门共确认北京康仁堂、江阴天江药业、广东一方药业、培力（南宁）药业、深圳三九现代中药、四川绿色药业等6家为合法生产企业。

中成药生产经过半个多世纪特别是改革开放以来的发展，已经从传统的丸、散、膏、丹剂型，扩大到片剂、针剂、浓缩丸、气雾剂等多种现代剂型。近20年来，国家相继批准了1000余种各类中药新药。其中，大部分是以传统中药汤剂为基础，吸收当代化学、生物学等现代科学的发展成果，采用分离、分析以及制剂技术，结合中医药理论发展起来的。20世纪90年代以来，全国兴起了一大批以骨干品种为龙头的大型中药生产企业，特别是2004年通过GMP认证后，中成药生产企业的发展正在走向规模化、品牌化。中成药的产品质量和生产水平也不断得到新的提高。CFDA对通过GMP认证的中药生产企业，已经或正在采取一些措施敦促其提高整体素质，加速实现生产自动化的进程，鼓励企业把现代科技运用到中成药生产过程中，加大改进中成药“黑、大、粗”传统制剂的力度，尽快实现中成药“三效”（高效、速效、长效）、“三小”（毒性小、副作用小、用量小）的目标。

中药行业发展应坚持继承和创新并重，针对中医药具有治疗优势的病种，发展适合中医治疗特色的新品种，重视中成药名优产品的二次开发。加快现代科技在中药研发和生产中的应用，提高和完善中药全产业链的技术标准和规范，培育疗效确切、安全性高、剂型先进、质量稳定可控的现代中药。

相关知识

2015年上半年医药工业主要经济指标完成情况

2015年1~6月，规模以上医药工业增加值同比增长9.9%，增速较上年同期下降3.6个百分点，较一季度环比下降1.2个百分点，较全国规模以上工业增加值增速（6.3%）高3.6个百分点。

医药工业规模以上企业实现主营业务收入12 355.61亿元，同比增长8.91%，高于全国工业整体增速7.51个百分点。中药饮片生产主营业务收入757亿元，同比增长12.04%。中成药生产主营业务收入2796.02亿元，同比增长5.20%。

医药工业规模以上企业实现利润总额1262.05亿元，同比增长12.85%。中药饮片生产主营业务收入52.67亿元，同比增长14.64%。中成药生产主营业务收入302.22亿元，同比增长11.94%。

三、中药现代化发展概述

为了促进中药现代化、中药产业的发展，近年来国家各有关部门相继发布了多项政策文件。2002年11月4日，由科技部、国家计委、国家经贸委、原卫生部、药监局、知识产权局、中医药局、

笔记

中科院共同编制完成的《中药现代化发展纲要(2002—2010年)》发布实施。2007年3月21日,由科技部牵头制定、国务院16个部门共同发布了《中医药创新发展规划纲要(2006—2020年)》。2009年4月21日国务院发布《关于扶持和促进中医药事业发展的若干意见》。

(一)中药现代化的内涵

中药现代化是指依靠现代先进的科学技术、方法、手段,遵循严格的规范标准,研制出优质、高效、安全、稳定、质量可控、服用方便并具有现代剂型的新一代中药,符合并达到国际主流市场标准,药品可在国际上广泛流通、世人共享的过程。

中药现代化的指导思想是:继承和发扬中医药学理论,运用科学理论和先进技术,推进中药现代化发展;立足国内市场,积极开拓国际市场:以科技为动力,以企业为主体,以市场为导向,以政策为保障,充分利用中医药资源优势、市场优势和人才优势,构筑国家中药创新体系,通过创新和重大关键技术的突破,逐步实现中药产品结构调整和产业升级,形成具有市场竞争优势的现代中药产业。

中药现代化需要坚持继承和创新相结合、资源可持续利用和产业可持续发展、政府引导和企业为主共同推进、总体布局与区域发展相结合、与中医现代化协同发展的基本原则。

中药现代化的战略目标主要集中在国家现代化中药创新体系的构筑、现代中药标准和规范的制订和完善、一批疗效确切的中药新产品的开发、具有市场竞争优势的现代中药产业的培育等方面。

(二)中药现代化的重要任务及采取的措施

1. 重视中医药基础理论的研究与创新 既要继承传统中医药理论精华,也要不断创新,吸收其他学科如现代医药、生物学、信息科学理论和国内外天然药物研究成果,多学科融合,形成具有时代特色的中医药理论体系。要重视与中药现代化发展密切相关的理论研究,如证候理论、组方理论、药性理论、探索其科学内涵,为中药现代化提供发展的源泉。

2. 建立科学完善的中药质量标准和管理体系 研究探索制定既符合中药特点,又能为国际普遍认可的,能够实现“安全、有效、稳定、可控”的中药质量标准体系和评价体系。

(1)加强中药材规范化种植和中药饮片炮制规范研究,建立中药材和中药饮片的质量标准及有害物质限量标准,全面提高中药材和中药饮片的质量。加强常用中药化学对照品研究,建立国家中药标准物质库。

(2)加强符合中药特点的科学、量化的中药质量控制技术研究,提高中成药、中药饮片(包括配方颗粒)、中药新药等的质量控制水平。为了加强中药注射剂的质量管理,CFDA要求中药注射剂应固定药材产地,建立药材和制剂的指纹图谱标准。中药材指纹图谱系指中药材经适当处理后,采用一定的分析手段,得到的能够标示该中药材特性的共有峰的图谱。如原药材需经过炮炙(如醋制、酒制、炒炭等),还需制定原药材和炮制品指纹图谱的检测标准。以有效部位或中间体投料的中药注射剂,还需制定有效部位或中间体的指纹图谱。

(3)大力推行和实施《中药材生产质量管理规范(试行)》《药品生产质量管理规范》《药品非临床研究质量管理规范》《药品临床试验质量管理规范》和《药品经营质量管理规范》,以此来规范中药研究、开发、生产和流通过程,不断提高中药行业的标准化水平。

3. 加强中药产品研制开发 按照国际市场需要和有关国家药品注册的要求,选择经过长期临床应用证明疗效确切、用药安全、具有特色的经验方进行有针对性的研究、开发,在保证中药疗效的前提下,改进中药传统制剂。加强中药知识产权保护,开发专利产品,注册专用商标,实施品牌战略,逐步改变以药材和粗加工产品出口为主的现状,扩大中成药出口比例。研制出中药现代化制剂产品,实现在发达国家进行药品注册的目标,促进我国中药进入发达国家药品的主流市场。

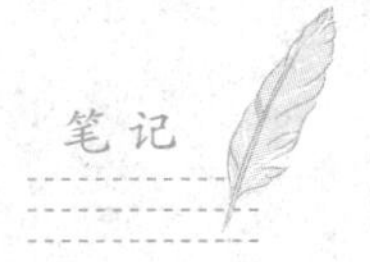

4. 中药资源保护和可持续利用 开展中药资源普查,建立野生资源濒危预警机制,保护中

药种质和遗传资源，加强优选优育和中药种源、中药材野生变家种家养以及中药材栽培技术研究，开展珍稀濒危中药资源的替代品研究，支持和鼓励采用生物技术生产濒危及稀缺中药材、中成药原料和其他医药原料，确保中药可持续发展。

（三）中药行业结构调整

我国医药行业发展中结构不合理的问题长期存在，自主创新能力弱、技术水平不高、产品同质化严重、生产集中度低等问题十分突出。加快结构调整既是医药行业转变发展方式、培育战略性新兴产业的紧迫任务，也是适应人民群众日益增长的医药需求，提高全民健康水平的迫切需要。2010年10月9日工业和信息化部、原卫生部、国家食品药品监督管理局三部门印发了《关于加快医药行业结构调整的指导意见》。其中涉及中药领域结构调整的主要任务和目标主要集中于产品结构与技术结构的调整，并提出了相应的保障措施。2015年8月国务院发布的《关于改革药品医疗器械审评审批制度的意见》（国发〔2015〕44号）明确药品注册实施“上市许可持有人制度”“提升新药标准”等具体政策将进一步引导中药行业结构调整。

1. **产品结构的调整** 坚持继承和创新并重，借鉴国际天然药物发展经验，加快中成药的二次研究与开发，优先发展具有中医药治疗优势的治疗领域的药品，培育50个以上疗效确切、物质基础清楚、作用机制明确、安全性高、剂型先进、质量稳定可控的现代中药。同时，促进民族药的研发和产业化，促进民族药标准的提高，加强中药知识产权保护。

2. **技术结构的调整** 根据中药特点，以药物效用最大化、安全风险最小化为目标，加快现代技术在中药生产中的应用，推广先进的提取、分离、纯化、浓缩、干燥、制剂和过程质量控制技术，重点发展动态提取、微波提取、超声提取、超临界流体萃取、膜分离、大孔树脂吸附、多效浓缩、真空带式干燥、微波干燥、喷雾干燥等高效率、低能耗、低碳排放的先进技术。建立和完善中药种植（养殖）、研发、生产的标准和规范，推广应用中药多成分含量测定与指纹图谱整体成分控制相结合的中药质量控制技术。开发现代中药制剂，结合中药特点，重点发展适合产品自身特点的新剂型。

中药行业结构调整的保障措施主要是推进中药材生产产业化的进程。鼓励企业建立中药材原料基地，发挥其带动中药材生产的作用，推进中药材生产产业化和中药材GAP的实施。应用先进的栽培技术，推广规模化种植，保证中药材的质量和供应。对重要野生药材品种要加强人工选育工作，制止过度采挖，运用生物技术进行优良种源的繁育，建立和完善种子种苗基地、栽培试验示范基地，推动野生药材变家种的进程，降低对野生药材的依赖，为现代中药可持续发展奠定基础。

（四）中药标准化发展的主要任务

中药标准制定与提高的指导思想是以中医药理论为指导，应用现代科学技术，坚持特色与发展、先进与实用、规范与提高的原则，完善中药质量标准。

中药标准的主要任务是围绕提高中药材质量、保护野生药材资源，保护中药传统技术和知识产权，重点开展中药材种质资源、药用动植物基源、种子种苗、道地药材、中药炮制、中药资源保护和中药材质量控制等标准的研究和制定，解决当前中药材质量与资源保护领域最为紧迫的技术标准需求问题；围绕中医临床用药，重点开展处方规范、中药名称、煎服方法、贮藏管理等保障临床用药的安全性和有效性的相关标准规范的制定和修订。

药师考点

1. 中药的分类
2. 中药材、中药饮片和中成药的概念
3. 中药现代化发展体系建设

笔记

第二节 中药管理有关规定

自1984年颁布《药品管理法》以来，我国加快了中药管理立法工作的进程。根据药品管理法第三条，1988年成立国家中医药管理局。2003年4月，国务院颁布《中华人民共和国中医药条例》。多年来，国务院及中药监督管理相关部门制定颁布了一系列管理中药的法规，涉及中药的监督管理、研制、审批、质量标准、中药品种保护和中药材市场管理等方面。

一、中药材管理规定

（一）《药品管理法》中涉及中药材管理的规定

《药品管理法》确立了“国家发展现代药和传统药，充分发挥其在预防、医疗和保健中的作用。国家保护野生药材资源、鼓励培育中药材”的方针。

“新发现和从国外引种的药材必须经国家药品监督管理部门审核批准后，方可销售。”“地区性民间习用药材的管理办法，由国务院药品监督管理部门会同国务院中医药管理部门制定。”“中药材的种植、采集和饲养的管理办法，由国务院另行制定。”

“城乡集市贸易市场可以出售中药材、国家另有规定的除外。”“城乡集贸市场不得出售中药材以外的药品。”“药品经营企业销售中药材，必须标明产地。”“实施批准文号管理的中药材品种目录由国务院药品监督管理部门会同国务院中医药管理部门制定。”“必须从具有药品生产、经营资格的企业购进药品；但是，购进没有实施批准文号管理的中药材除外。”“发运中药材必须有包装。在每件包装上，必须注明品名、产地、日期、调出单位，并附有质量合格的标志。”

（二）《药品管理法实施条例》中涉及中药材管理的规定

国家鼓励培育中药材。对集中规模化栽培养殖，质量可以控制并符合国务院药品监督管理部门规定条件的中药材品种，实行批准文号管理。人工牛黄、青黛、冰片、胆南星、阿胶、鹿角胶、龟甲胶、滑石粉、水牛角浓缩粉、龙血竭、珍珠粉、熊胆粉、蟾酥、鲜竹沥、西瓜霜等品种目前已实施了批准文号管理。

（三）其他规范性文件中涉及中药材管理的规定

1.《国务院关于进一步加强药品管理工作的紧急通知》（国发〔1994〕53号）涉及中药材管理的规定：国家禁止设立除中药材专业市场以外的其他药品集贸市场，禁止在中药材专业市场内出售国家规定限制销售的中药材和中成药、中药饮片、化学原料药及其制剂、抗生素、生化药品、放射性药品、血清疫苗、血液制品和诊断药品。在中药材专业市场内国家规定限制销售的中药材包括：罂粟壳、27种毒性中药材品种、国家重点保护的41种野生动植物药材品种（家种、家养除外，见本章第四节）。

2.《进口药材管理办法（试行）》（2006年2月1日起施行）涉及中药管理的规定：

（1）进口药材的申请与审批：进口药材申请人，应当是中国境内取得《药品生产许可证》或者《药品经营许可证》的药品生产企业或者药品经营企业。药材进口申请包括首次进口药材申请和非首次进口药材申请。首次进口药材申请包括已有法定标准药材首次进口申请和无法定标准药材首次进口申请。

CFDA对申报资料的规范性、完整性进行形式审查，并发出受理或者不予受理通知书。中国食品药品检定研究院完成首次进口药材质量标准复核和样品检验，并将检验报告和复核意见报送CFDA。CFDA收到中国食品药品检定研究院检验报告和复核意见后，进行技术审评和行政审查。对符合要求的，颁发《进口药材批件》；对不符合要求的，发给《审查意见通知件》，并说明理由。非首次进口药材申请，不再进行质量标准复核，由CFDA直接审批。

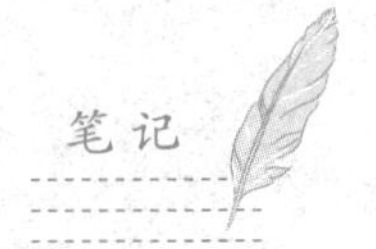

（2）进口药材的批件：《进口药材批件》分为一次性有效批件和多次使用批件。一次性有效

批件的有效期为1年,多次使用批件的有效期为2年。《进口药材批件》编号格式为:国药材进字+4位年号+4位顺序号。

CFDA对濒危物种药材或者首次进口药材的进口申请,颁发一次性有效批件。

相关知识

进口药材、中药材出口

进口药材是我国中药材资源的重要组成部分,早在两汉时期,檀香、沉香、龙脑、苏合香、乳香等就从东南亚、非洲及印度、土耳其等地输入我国。在发现这些被称为"香药"的药材的药用价值后,人们按中医药学的理论和方法进行论证,将其纳入祖国的药学宝库,沿用至今。据统计,我国传统进口药材约有40余种。目前主要有:肉豆蔻、血竭、羚羊角、沉香、牛黄、麝香、砂仁、西红花、胖大海、西洋参、海马等。向我国出口药材的国家广泛分布于亚洲、非洲、欧洲、美洲、大洋洲等地区。

国家对中药材的出口管理规定:①继续贯彻"先国内,后国外"的原则;②如国内供应、生产严重不足则应停止或减少出口;③国内供应如有剩余的,应争取多出口。

出口中药材必须到商务部审批办理"出口中药材许可证"后,方可办理出口手续。实行出口审批的中药材品种有:人参、鹿茸、当归、蜂王浆(包括粉)、三七、麝香、甘草及其制品、杜仲、厚朴、黄芪、党参、黄连、半夏、茯苓、菊花、枸杞、山药、川芎、生地、贝母、银花、白芍、白术、麦冬、天麻、大黄、冬虫夏草、牡丹皮、桔梗、元胡、牛膝、连翘、罗汉果、牛黄。

3.《药用植物及制剂进出口绿色行业标准》(2001年7月1日起实施)涉及中药材管理的规定:该标准是我国外贸活动中药用植物及制剂进出口的重要质量标准之一,适用于药用植物原料及制剂的进出口品质检验。规定了中药的重金属、砷盐及农药残留的限量指标,见表9-1;还规定了黄曲霉毒素含量:黄曲霉毒素 B_1(Aflatoxin)≤5μg/kg(暂定)。

表9-1 药用植物及制剂重金属、砷盐及农药残留的限量指标一览表(单位:mg/kg)

项目	重金属和砷盐						农药残留			
	重金属总量	铅(Pb)	镉(Cd)	汞(Hg)	铜(Cu)	砷(As)	六六六(BHC)	DDT	五氯硝基苯(PCNB)	艾氏剂(aldrin)
限量指标(≤该标准)	20.0	5.0	0.3	0.2	20.0	2.0	0.1	0.1	0.1	0.02

4.《中华人民共和国野生动物保护法》和《濒危野生动植物国际贸易公约》涉及中药材管理的规定:凡经营出口经济、药用野生动植物及其产品的,如鹿茸、熊胆、天麻、石斛、云木香、兰花、珊瑚、麝香等,须向中华人民共和国濒危物种进出口管理办公室申报,凭濒危物种进出口管理办公室批准件或允许出口证明书,再予办理检疫、检验、放行。

5.《关于进一步加强中药材管理的通知》(食药监〔2013〕208号)要求地方各级人民政府要深刻认识加强中药材管理的重要意义,以对国家和公众高度负责的态度,采取切实有效措施,加大中药材产业链各环节的管理力度,坚决打击违法犯罪活动,确保中药材质量安全。

(1)加强中药材种植养殖管理。各地要高度重视中药材资源的保护、利用和可持续发展,加强中药材野生资源的采集和抚育管理,采集使用国家保护品种,要严格按规定履行审批手续。严禁非法贩卖野生动物和非法采挖野生中药材资源。

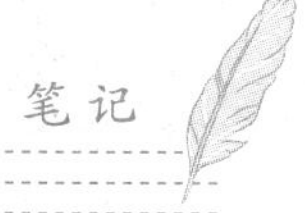

（2）加强中药材产地初加工管理。产地初加工是指在中药材产地对地产中药材进行洁净、除去非药用部位、干燥等处理，是防止霉变虫蛀、便于储存运输、保障中药材质量的重要手段。各地要结合地产中药材的特点，加强对中药材产地初加工的管理，逐步实现初加工集中化、规范化、产业化。

（3）加强中药材专业市场管理。除现有17个中药材专业市场外，各地一律不得开办新的中药材专业市场。中药材专业市场所在地人民政府要按照“谁开办，谁管理”的原则，承担起管理责任，明确市场开办主体及其责任。目前的17个中药材专业市场是1996年经国家批准保留的，市场所在地是：安徽省亳州市、湖南省邵东县廉桥、湖南省岳阳市、广州市清平、广东省普宁市、广西玉林市、重庆市解放路、昆明市菊花路、江西省樟树市、河北省安国市、山东省鄄城县舜王城、河南省禹州、兰州市黄河、西安市万寿路、成都市荷花池、哈尔滨市三棵树、湖北省蕲州。

6. 国务院办公厅关于转发工业和信息化部等部门《中药材保护和发展规划（2015—2020年）》的通知。2015年4月14日，国务院办公厅转发了工业和信息化部、国家中医药管理局等12部门编制的《中药材保护和发展规划（2015—2020年）》（国办发〔2015〕27号）。《中药材保护和发展规划（2015—2020年）》是我国第一个关于中药材保护和发展的国家级规划，对当前和今后一个时期，我国中药材资源保护和中药材产业发展进行了全面部署。该规划指出，中药材是中医药事业传承和发展的物质基础，是关系国计民生的战略性资源。保护和发展中药材，对于深化医药卫生体制改革、提高人民健康水平，对于发展战略性新兴产业、增加农民收入、促进生态文明建设，具有十分重要的意义。

《中药材保护和发展规划（2015—2020年）》明确了七项主要任务：①实施野生中药材资源保护工程，开展第四次全国中药资源普查，建立全国中药资源动态监测网络，建立中药种质资源保护体系；②实施优质中药材生产工程，建设濒危稀缺中药材种植养殖基地、大宗优质中药材生产基地、中药材良种繁育基地，发展中药材产区经济；③实施中药材技术创新行动，强化中药材基础研究，继承创新传统中药材生产技术，突破濒危稀缺中药材繁育技术，发展中药材现代化生产技术，加强中药材综合开发利用；④实施中药材生产组织创新工程，培育现代中药材生产企业，推进中药材基地共建共享，提高中药材生产组织化水平；⑤构建中药材质量保障体系，提高和完善中药材标准，完善中药材生产、经营质量管理规范和中药材质量检验检测体系，建立覆盖主要中药材品种的全过程追溯体系；⑥构建中药材生产服务体系，建设生产技术服务网络和生产信息服务平台，加强中药材供应保障；⑦构建中药材现代流通体系，完善中药材流通行业规范，建设中药材现代物流体系。

相关知识

中药材保护和发展的基本原则和发展目标

《中药材保护和发展规划（2015—2020年）》明确了这一时期中药材保护和发展的基本原则和发展目标。

（一）基本原则

1. 坚持市场主导与政府引导相结合。以市场为导向，整合社会资源，突出企业在中药材保护和发展中的主体作用。发挥政府规划引导、政策激励和组织协调作用，营造规范有序的市场竞争环境。

2. 坚持资源保护与产业发展相结合。大力推动传统技术挖掘、科技创新和转化应用，促进中药材科学种植养殖，切实加强中药材资源保护，减少对野生中药材资源的依赖，实现中药产业持续发展与生态环境保护相协调。

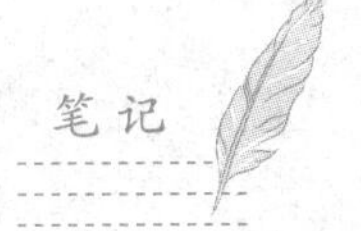

3. 坚持提高产量与提升质量相结合。强化质量优先意识,完善中药材标准体系,提高中药材生产规范化、规模化、产业化水平,确保中药材市场供应和质量。

(二)发展目标

到2020年,中药材资源保护与监测体系基本完善,濒危中药材供需矛盾有效缓解,常用中药材生产稳步发展;中药材科技水平大幅提升,质量持续提高;中药材现代生产流通体系初步建成,产品供应充足,市场价格稳定,中药材保护和发展水平显著提高。

具体指标为:

——中药材资源监测站点和技术信息服务网络覆盖80%以上的县级中药材产区;

——100种《中华人民共和国药典》收载的野生中药材实现种植养殖;

——种植养殖中药材产量年均增长10%;

——中药生产企业使用产地确定的中药材原料比例达到50%,百强中药生产企业主要中药材原料基地化率达到60%;

——流通环节中药材规范化集中仓储率达到70%;

——100种中药材质量标准显著提高;

——全国中药材质量监督抽检覆盖率达到100%。

二、中药饮片管理规定

(一)《药品管理法》中涉及中药饮片管理的规定

"中药饮片的炮制,必须按照国家药品标准炮制,国家药品标准没有规定的,必须按照省、自治区、直辖市药品监督管理部门制定的炮制规范炮制。"

"生产新药或者已有国家标准的药品,须经国家药品监督管理部门批准,并发给批准文号;但是,生产没有实施批准文号管理的中药饮片除外。"

"实施批准文号管理的中药饮片品种目录由国务院药品监督管理部门会同国务院中医药管理部门制定。"

(二)《药品管理法实施条例》中涉及中药饮片管理的规定

生产中药饮片,应当选用与药品质量相适应的包装材料和容器;包装不符合规定的中药饮片,不得销售。中药饮片包装必须印有或贴有标签。

中药饮片的标签必须注明品名、规格、产地、生产企业、产品批号、生产日期,实施批准文号管理的中药饮片还必须注明药品批准文号。

(三)其他规范性文件中涉及中药饮片管理的规定

1.《药品经营质量管理规范》(GSP)对经营中药饮片作了明确的规定:经营中药饮片应划分零货称取专库(区),各库(区)应设有明显标志;分装中药饮片应有符合规定的专门场所,其面积和设备应与分装要求相适应;中药饮片应与其他药品分开存放;对中药材和中药饮片按其特性,采取干燥、降氧、熏蒸等方法养护,对在库时间较长的中药材,应抽样送检;药品零售企业经营中药饮片也应配置所需的调配处方和临方炮制的设备;中药饮片装斗前应进行质量复核,不得错斗、串斗,防止混药。药斗前应写正名正字。对于从事中药饮片批发与零售企业的质量负责人、质量管理部门负责人、验收人员、养护人员均有明确的执业资格和技术职称要求。

2.《医院中药饮片管理规范》(国中医药发〔2007〕11号)对各级各类医院中药饮片的采购、验收、保管、调剂、临方炮制、煎煮等管理进行了规定。

(1)采购:医院应当建立健全中药饮片采购制度。采购中药饮片时,应当验证生产经营企业的《药品生产许可证》或《药品经营许可证》《企业法人营业执照》和销售人员的授权委托书、

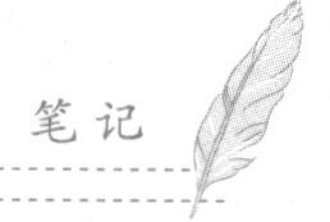

资格证明、身份证，并将复印件存档备查。购进国家实行批准文号管理的中药饮片，还应当验证注册证书并将复印件存档备查。医院与中药饮片供应单位应当签订“质量保证协议书”。医院应当定期对供应单位供应的中药饮片质量进行评估，并根据评估结果及时调整供应单位和供应方案。严禁擅自提高饮片等级、以次充好，为个人或单位谋取不正当利益。

（2）验收：医院对所购的中药饮片，应当按照国家药品标准和省、自治区、直辖市药品监督管理部门制定的标准和规范进行验收，验收不合格的不得入库。对购入的中药饮片质量有疑义需要鉴定的，应当委托国家认定的药检部门进行鉴定。有条件的医院，可以设置中药饮片检验室、标本室，并能掌握《中华人民共和国药典》收载的中药饮片常规检验方法。购进中药饮片时，验收人员应当对品名、产地、生产企业、产品批号、生产日期、合格标志、质量检验报告书、数量、验收结果及验收日期逐一登记并签字。购进国家实行批准文号管理的中药饮片，还应当检查核对批准文号。发现假冒、劣质中药饮片，应当及时封存并报告当地药品监督管理部门。

（3）保管：中药饮片仓库应当有与使用量相适应的面积，具备通风、调温、调湿、防潮、防虫、防鼠等条件及设施。中药饮片出入库应当有完整记录。中药饮片出库前，应当严格进行检查核对，不合格的不得出库使用。应当定期进行中药饮片养护检查并记录检查结果。养护中发现质量问题，应当及时上报本单位领导处理并采取相应措施。

（4）调剂与临方炮制：中药饮片调剂室应当有与调剂量相适应的面积，配备通风、调温、调湿、防潮、防虫、防鼠、除尘设施，工作场地、操作台面应当保持清洁卫生。中药饮片调剂室的药斗等储存中药饮片的容器应当排列合理，有品名标签。药品名称应当符合《中华人民共和国药典》或省、自治区、直辖市药品监督管理部门制定的规范名称。标签和药品要相符。

中药饮片装斗时要清斗，认真核对，装量适当，不得错斗、串斗。医院调剂用计量器具应当按照质量技术监督部门的规定定期校验，不合格的不得使用。

中药饮片调剂人员在调配处方时，应当按照《处方管理办法》和中药饮片调剂规程的有关规定进行审方和调剂。对存在“十八反”“十九畏”、妊娠禁忌、超过常用剂量等可能引起用药安全问题的处方，应当由处方医生确认（“双签字”）或重新开具处方后方可调配。

中药饮片调配后，必须经复核后方可发出。二级以上医院应当由主管中药师以上专业技术人员负责调剂复核工作，复核率应当达到100%。医院应当定期对中药饮片调剂质量进行抽查并记录检查结果。中药饮片调配每剂重量误差应当在 ±5% 以内。

调配含有毒性中药饮片的处方，每次处方剂量不得超过2日极量。对处方未注明“生用”的，应给付炮制品。如在审方时对处方有疑问，必须经处方医生重新审定后方可调配。处方保存2年备查。

罂粟壳不得单方发药，必须凭有麻醉药处方权的执业医师签名的淡红色处方方可调配，每张处方不得超过3日用量，连续使用不得超过7天，成人一次的常用量为每天3~6g。处方保存3年备查。

医院进行临方炮制，应当具备与之相适应的条件和设施，严格遵照国家药品标准和省、自治区、直辖市药品监督管理部门制定的炮制规范炮制，并填写“饮片炮制加工及验收记录”，经医院质量检验合格后方可投入临床使用。

（5）煎煮：医院开展中药饮片煎煮服务，应当有与之相适应的场地及设备，卫生状况良好，具有通风、调温、冷藏等设施。医院应当建立健全中药饮片煎煮的工作制度、操作规程和质量控制措施并严格执行。中药饮片煎煮液的包装材料和容器应当无毒、卫生、不易破损，并符合有关规定。

3.《关于加强中药饮片监督管理的通知》（国食药监安〔2011〕2号）要求各级行政监管部门和企事业单位提高对中药饮片监管重要性的认识，加强对中药饮片生产经营和医疗机构使用的监管。严禁生产企业外购饮片半成品、成品进行分包装或改换包装标签等行为；严禁经营企业从事饮片分包装、改换包装标签等活动；严禁中药饮片生产经营企业和医疗机构从中药材市场或其他不具备饮片生产经营资质的单位或个人采购中药饮片。

笔记

4.《关于进一步加强中药材管理的通知》(食药监〔2013〕208号)要求中药饮片生产经营必须依法取得许可证照,按照法律法规及有关规定组织开展生产经营活动。严禁未取得合法资质的企业和个人从事中药饮片生产、中药提取。各地要坚决取缔无证生产经营中药饮片的非法窝点,严厉打击私切滥制等非法加工、变相生产中药饮片的行为。要加强对药品生产经营企业的管理,严厉打击药品生产经营企业出租出借许可证照、将中药饮片生产转包给非法窝点或药农、购买非法中药饮片改换包装出售等违法行为。鼓励和引导中药饮片、中成药生产企业逐步使用可追溯的中药材为原料,在传统主产区建立中药材种植养殖和生产加工基地,保证中药材质量稳定。

5. 毒性中药饮片定点生产管理和经营质量管理的规定

(1) 国家药品监督管理部门对毒性中药材的饮片,实行统一规划,合理布局,定点生产。毒性中药材的饮片定点生产原则:①对于市场需求量大,毒性药材生产较多的地区定点要合理布局,相对集中,按省区确定2~3个定点企业;②对于一些产地集中的毒性中药材品种,如:朱砂、雄黄、附子等,要全国集中统一定点生产,供全国使用,逐步实现以毒性中药材主产区为中心择优定点;③毒性中药材的饮片定点生产企业,要符合《医疗用毒性药品管理办法》等规范要求。

(2) 加强对定点生产毒性中药材的饮片企业的管理:建立健全毒性中药材饮片的各项生产管理制度,包括生产管理、质量管理、仓储管理、营销管理等。强化和规范毒性中药材的饮片生产工艺技术管理,制定切实可行的工艺操作规程,建立批生产记录,保证生产过程的严肃性、规范性。

加强毒性中药材的饮片包装管理,毒性中药材的饮片严格执行《中药饮片包装管理办法》,包装要有突出、鲜明的毒药标志。

建立毒性中药材的饮片生产、技术经济指标统计报告制度。定点生产的毒性中药饮片,应销往具有经营毒性中药饮片资格的经营单位或直销到医疗单位。

(3) 毒性中药饮片的经营管理:具有经营毒性中药资格的企业采购毒性中药饮片,必须从持有毒性中药材的饮片定点生产证明的中药饮片生产企业和具有经营毒性中药资格的批发企业购进,严禁从非法渠道购进毒性中药饮片。

毒性中药饮片必须按照国家有关规定,实行专人、专库(柜)、专账、专用衡器,双人双锁保管,做到账、货、卡相符。

三、中成药管理规定

(一)《药品管理法》中涉及中成药管理的规定

企业生产中成药属于生产新药或已有国家标准的药品。"生产新药或者已有国家标准的药品,须经国家药品监督管理部门批准,并发给批准文号。""国家实行中药品种保护制度。具体办法由国务院制定。"详见本章第三节。

(二)《药品注册管理办法》(2007年版)中涉及中成药管理的规定

该办法附件1对中药、天然药物注册分类及申报材料要求做出了明确的规定,为中药研制提供了法规依据(详见本书第六章)。为进一步规范药品研究过程与注册申报材料,我国陆续制定了一系列药品注册管理技术要求和药物研究技术指导原则,如《中药质量标准不明确的判定标准及处理原则》《含濒危药材中药品种处理原则》《中药工艺相关问题的处理原则》《含毒性药材及其他安全性问题中药品种的处理原则》《中药改剂型品种剂型选择合理性的技术要求》《中药外用制剂相关问题的处理原则》《中药质量控制研究相关问题的处理原则》《中药、天然药物综述资料撰写的格式和内容的技术指导原则——对主要研究结果的总结及评价》等。

(三)《中药注册管理补充规定》涉及中成药管理的规定

《中药注册管理补充规定》(国食药监注〔2008〕3号,2008年1月7日生效)为体现中医药特色,遵循中医药研究规律,继承传统,鼓励创新,扶持促进中医药和民族医药事业发展,根据《药品注册管理办法》,对中药新药、中药复方制剂的研制要求、中药复方制剂注册申报资料、非

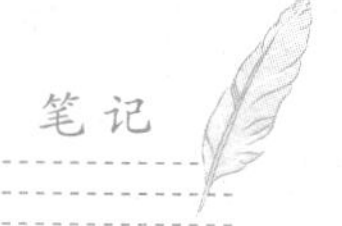

临床研究与临床研究方面作了补充规定。对已上市药品改变剂型但不改变给药途径的注册申请,强调了应提供充分依据说明其科学合理性。应当采用新技术以提高药品的质量和安全性,且与原剂型比较有明显的临床应用优势。

(四)《关于开展中药注射剂安全性再评价工作的通知》(国食药监办〔2009〕28号)涉及中成药管理的规定

该规章对进一步控制中药注射剂安全风险、做好安全性再评价工作进行了详细的规定,并进一步制定了《中药注射剂安全性再评价工作方案》。

药师考点

1. 中药材的生产、经营和使用规定
2. 中药材专业市场管理规定
3. 进口药材管理规定
4. 中药饮片生产、经营管理规定
5. 毒性中药饮片定点生产和经营管理规定
6. 医疗机构中药饮片的管理
7. 中成药注册、生产、经营管理规定

第三节 中药品种保护

为了提高中药品种的质量,保护中药生产企业的合法权益,促进中药事业的发展,国务院于1992年颁布了《中药品种保护条例》。条例明确指出:"国家鼓励研制开发临床有效的中药品种,对质量稳定、疗效确切的中药品种实行分级保护。"

一、中药品种保护的背景和意义

(一)实行中药品种保护的背景

在《药品管理法》实施过程中,国家有关部门发现,由于对中药品种缺少必要的保护措施,一些新、名、优产品,独特出口产品常常被仿制、移植,严重损害了发明者和企业的权益,挫伤了他们研制开发新药的积极性,毁坏了名优产品的社会形象,贻误了患者的治疗时机和效果。为此,我国出台了新中国成立以来第一部关于中药品种的行政法规《中药品种保护条例》(以下简称《保护条例》。1992年10月14日,国务院以第106号令予以发布,自1993年1月1日起施行。2009年2月3日,国家食品药品监督管理局为了加强中药品种保护管理工作,制定并印发了《中药品种保护指导原则》。

(二)中药品种保护的目的和意义

国家鼓励研制开发临床有效的中药品种,对质量稳定、疗效确切的中药品种实行分级保护制度,其目的是为了提高中药品种的质量,保护中药生产企业的合法权益,促进中药事业的发展。中药品种保护法规的颁布实施,标志着我国对中药的研制生产、管理工作走上了法制化轨道;对保护中药名优产品,保护中药研制生产领域的知识产权,提高中药质量和信誉,推动中药制药企业的科技进步,开发临床安全有效的新药和促进中药走向国际医药市场均具有重要的意义。

二、《中药品种保护条例》的适用范围及管理部门

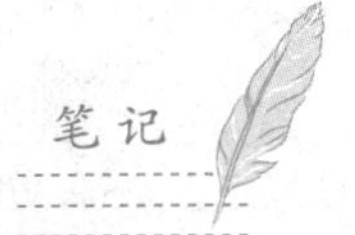

(一)《保护条例》适用范围

本条例属国务院颁发的行政法规。适用于中国境内生产制造的中药品种,包括中成药、天

然药物的提取物及其制剂和中药人工制成品。

申请专利的中药品种，依照专利法的规定办理，不适用本条例。

（二）监督管理部门

国家药品监督管理部门负责全国中药品种保护的监督管理工作。国家中医药管理部门协同管理全国中药品种的保护工作。

国家药品监督管理部门组织了国家中药品种保护审评委员会办公室，该办公室是审批中药保护品种的专业技术审查和咨询机构。

三、中药保护品种的范围和等级划分

（一）中药保护品种的范围

保护品种必须是列入国家药品标准的品种。

（二）中药保护品种的等级划分

《保护条例》规定受保护的中药品种分为一级和二级。

1. **申请中药一级保护品种应具备的条件**　符合下列条件之一的中药品种，可以申请一级保护：①对特定疾病有特殊疗效的；②相当于国家一级保护野生药材物种的人工制成品；③用于预防和治疗特殊疾病的。

对特定疾病有特殊疗效，是指对某一疾病在治疗效果上能取得重大突破性进展。例如，对常见病、多发病等疾病有特殊疗效，对既往无有效治疗方法的疾病能取得明显疗效，或者对改善重大疑难疾病、危急重症或罕见疾病的终点结局（病死率、致残率等）取得重大进展。

相当于国家一级保护野生药材物种的人工制成品是指列为国家一级保护物种药材的人工制成品；或目前虽属于二级保护物种，但其野生资源已处于濒危状态物种药材的人工制成品。

“用于预防和治疗特殊疾病”中的“特殊疾病”，是指严重危害人民群众身体健康和正常社会生活经济秩序的重大疑难疾病、危急重症、烈性传染病和罕见病。如恶性肿瘤、终末期肾病、脑卒中、急性心肌梗死、艾滋病、传染性非典型肺炎、人禽流感、苯丙酮尿症、地中海贫血等疾病。用于预防和治疗重大疑难疾病、危急重症、烈性传染病的中药品种，其疗效应明显优于现有治疗方法。

2. **申请中药二级保护品种应具备的条件**　符合下列条件之一的中药品种，可以申请二级保护：①符合上述一级保护的品种或者已经解除一级保护的品种；②对特定疾病有显著疗效的；③从天然药物中提取的有效物质及特殊制剂。

对特定疾病有显著疗效，是指能突出中医辨证用药理法特色，具有显著临床应用优势，或对主治的疾病、证候或症状的疗效优于同类品种。

从天然药物中提取的有效物质及特殊制剂，是指从中药、天然药物中提取的有效成分、有效部位制成的制剂，且具有临床应用优势。

四、申请中药品种保护的程序

《保护条例》规定，申请办理中药品种保护的程序为：

1. 中药生产企业向所在地省级药品监督管理部门提出申请，经初审签署意见后，报国家药品监督管理部门。在特殊情况下，中药生产企业也可直接向国家药品监督管理部门提出申请。

2. 国家药品监督管理部门委托国家中药品种保护审评委员会进行审评。

3. 国家药品监督管理部门根据审评结论，决定对申请的中药品种是否给予保护。经批准保护的中药品种，由国家食品药品监督管理部门发给《中药保护品种证书》，并在指定的专业报刊上予以公告（图 9-1）。

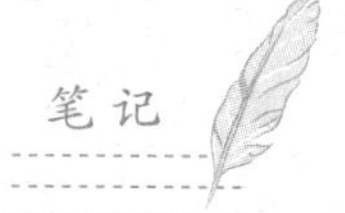

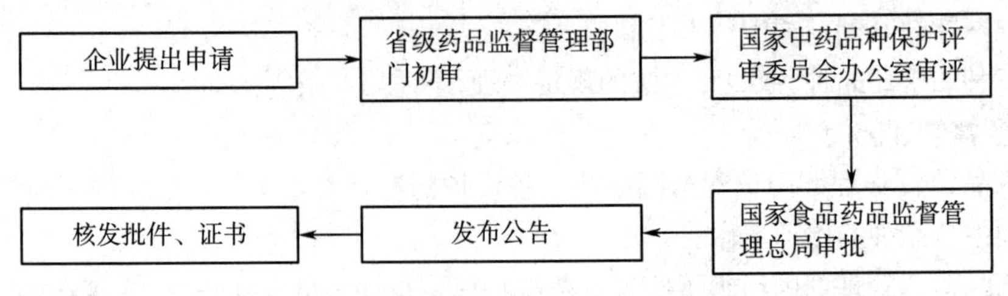

图 9-1 中药品种保护申报审批流程

五、中药品种保护的措施

（一）保护期限

中药一级保护品种的保护期限分别为30年、20年、10年，中药二级保护品种的保护期限为7年。

（二）中药一级保护品种的保护措施

1. 该品种的处方组成、工艺制法在保护期内由获得《中药保护品种证书》的生产企业和有关的药品监督管理部门、单位和个人负责保密，不得公开。负有保密责任的有关部门、企业和单位应按照国家有关规定，建立必要的保密制度。

2. 向国外转让中药一级保护品种的处方组成、工艺制法，应当按照国家有关保密的规定办理。

3. 因特殊情况需要延长保护期的，由生产企业在该品种保护期满前 6 个月，依照中药品种保护的申请办理程序申报。由国家药品监督管理部门确定延长的保护期限，不得超过第一次批准的保护期限。

（三）中药二级保护品种的保护措施

中药二级保护品种在保护期满后可以延长保护期限，时间为 7 年，由生产企业在该品种保护期满前 6 个月依据条例规定的程序申报。

相关知识

提前终止中药品种保护的情形

2009 年 2 月 3 日，国家食品药品监督管理局以国食药监注〔2009〕57 号文件发布了《关于印发中药品种保护指导原则的通知》，通知中第七条明确规定了提前终止中药品种保护的情形，具体内容如下：

在保护期内的品种，有下列情形之一的，国家局将提前终止保护，收回其保护审批件及证书：①保护品种生产企业的《药品生产许可证》被撤销、吊销或注销的；②保护品种的药品批准文号被撤销或注销的；③申请企业提供虚假的证明文件、资料、样品或者采取其他欺骗手段取得保护审批件及证书的；④保护品种生产企业主动提出终止保护的；⑤累计 2 年不缴纳保护品种年费的；⑥未按照规定完成改进提高工作的；⑦其他不符合法律、法规规定的。

已被终止保护的品种的生产企业，不得再次申请该品种的中药品种保护。

（四）其他保护措施

1. 除临床用药紧张的中药保护品种另有规定外，被批准保护的中药品种在保护期内仅限于已获得《中药保护品种证书》的企业生产。

2. 对已批准保护的中药品种，如果在批准前是由多家企业生产的，其中未申请《中药保护品种证书》的企业应当自公告发布之日起 6 个月内向国家药品监督管理部门申报，按规定提交完整的资料，经指定的药品检验机构对申报品种进行质量检验，达到国家药品标准的，经国家药

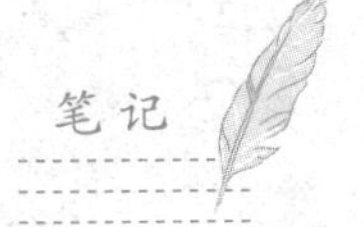

品监督管理部门审批后，补发批准文件和《中药保护品种证书》；对未达到国家药品标准的，国家药品监督管理部门依照药品管理的法律、行政法规的规定，撤销该中药品种的批准文号。未申报或逾期申报的，发通告中止药品批准文号。

3. 中药保护品种在保护期内向国外申请注册时，必须经过国家药品监督管理部门批准同意。否则，不得办理。

（五）罚则

1. 违反本《保护条例》的规定，将一级保护品种的处方组成、工艺制法泄密者，对其责任人员，由所在单位或其上级机关给予行政处分；构成犯罪的，依法追究其刑事责任。

2. 对违反本《保护条例》，擅自仿制和生产中药保护品种的，由县级以上药品监督管理部门按生产假药依法论处。伪造《中药保护品种证书》及有关证明文件进行生产、销售的，由县级以上药品监督管理部门没收其全部有关药品及违法所得，并可处有关药品正品价格 3 倍以下的罚款；对构成犯罪的，由司法机关依法追究其刑事责任。

案例讨论

中药品种保护纠纷案

1. 案情简介

海南 ×× 药业有限公司（以下简称海南公司）和江苏 ×× 药业有限公司（以下简称江苏公司）分别于 1995 年和 1979 年开始生产“抗癌平丸”。海南公司于 2002 年 4 月取得“抗癌平丸”的中药品种保护，保护期为 2002 年 9 月 12 日至 2009 年 9 月 12 日。随后，江苏省药监局于 10 月通知江苏公司 6 个月内办理同品种保护手续。实际上，江苏公司于 2002 年 7 月 18 日已申请了“抗癌平丸”的中药品种保护，于 2004 年 4 月 15 日获《中药保护品种证书》，保护期自 2004 年 4 月 15 日起至 2009 年 9 月 12 日止。然而，江苏公司在 2002 年 9 月 12 日后仍继续生产和销售“抗癌平丸”。海南公司遂向国家药监局举报并要求查处。2003 年 4 月，国家药监局市场监督司发函，确认江苏公司在未取得《中药品种保护证书》期间应暂停生产“抗癌平丸”。

海南公司认为，江苏公司无视国家法律规定，在其获得《中药保护品种证书》后，继续大量生产和销售同品种的“抗癌平丸”，侵害了其“中药品种保护权”，是一种不正当竞争行为，并以此为由将江苏公司告上法院，要求江苏公司停止侵权并赔偿损失。江苏公司则坚持“抗癌平丸”是该公司于 1974 年研制的，1979 年首先生产并获得国家批准生产，依法享有在先权，不是仿制也不是侵权。

2. 问题讨论

（1）中药品种保护是知识产权还是行政权？

（2）江苏公司的行为是否构成侵权？是否应当赔偿海南公司的损失？

药师考点

1. 中药品种保护的目的和意义
2.《中药品种保护条例》的适用范围
3. 中药品种保护的范围和等级划分
4. 中药品种保护的措施

笔记

第四节 野生药材资源保护管理

一、野生药材资源保护的目的及其原则

1. **目的** 为了保护和合理利用野生药材资源，适应人民医疗保健事业的需要，国务院制定了《野生药材资源保护管理条例》。于1987年10月30日发布，自1987年12月1日起施行。

2. **适用范围** 在我国境内采猎、经营野生药材的任何单位或个人，除国家另有规定外，都必须遵守本条例。

3. **原则** 国家对野生药材资源实行保护、采猎相结合的原则，并创造条件开展人工种养。

二、重点保护的野生药材物种分级及其品种名录

（一）重点保护的野生药材物种分级

国家重点保护的野生药材物种分为三级管理。

一级保护野生药材物种系指濒临灭绝状态的稀有珍贵野生药材物种。

二级保护野生药材物种系指分布区域缩小，资源处于衰竭状态的重要野生药材物种。

三级保护野生药材物种系指资源严重减少的主要常用野生药材物种。

（二）国家重点保护的野生药材物种名录

国家重点保护的野生药材物种名录共收载了野生药材物种76种，中药材41种。其中一级保护的野生药材物种2种、中药材2种；二级保护的野生药材物种27种、中药材17种；三级保护的野生药材物种45种、中药材22种。具体名录如下：

一级保护药材名称：羚羊角、鹿茸（梅花鹿）。

二级保护药材名称：鹿茸（马鹿）、麝香（3个品种）、熊胆（2个品种）、穿山甲、蟾酥（2个品种）、蛤蟆油、金钱白花蛇、乌梢蛇、蕲蛇、蛤蚧、甘草（3个品种）、黄连（3个品种）、人参、杜仲、厚朴（2个品种）、黄柏（2个品种）、血竭。

三级保护药材名称：川贝母（4个品种）、伊贝母（2个品种）、刺五加、黄芩、天冬、猪苓、龙胆（4个品种）、防风、远志（2个品种）、胡黄连、肉苁蓉、秦艽（4个品种）、细辛（3个品种）、紫草、五味子（2个品种）、蔓荆子（2个品种）、诃子（2个品种）、山茱萸、石斛（5个品种）、阿魏（2个品种）、连翘、羌活（2个品种）。

三、野生药材资源保护管理的具体办法

1. **对一级保护野生药材物种的管理** 禁止采猎一级保护野生药材物种。一级保护野生药材物种属于自然淘汰的，其药用部分由各级药材公司负责经营管理，但不得出口。

2. **对二、三级保护野生药材物种的管理** 采猎、收购二、三级保护野生药材物种必须按照批准的计划执行。采猎者必须持有采药证，需要进行采伐或狩猎的，必须申请采伐证或狩猎证。不得在禁止采猎区、禁止采猎期采猎二、三级保护野生药材物种，并不得使用禁用工具进行采猎。二、三级保护野生药材物种属于国家计划管理的品种，由中国中药公司统一经营管理，其余品种由产地县药材公司或其委托单位按照计划收购。二、三级保护野生药材物种的药用部分，除国家另有规定外，实行限量出口。

3. **罚则** 违反采猎、收购、保护野生药材物种规定的单位或个人，由所在地县以上药品监督管理部门会同同级有关部门没收其非法采猎的野生药材及使用工具，并处以罚款。

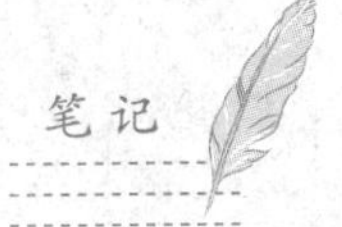

违反规定，未经野生药材资源保护管理部门批准进入野生药材资源保护区从事科研、教学、旅游等活动者，当地县以上药品监督管理部门和自然保护区主管部门有权制止，造成损失的，必

须承担赔偿责任。

违反保护野生药材物种收购、经营、出口管理的，由工商行政管理部门或有关部门没收其野生药材和全部违法所得，并处以罚款。

保护野生药材资源管理部门的工作人员徇私舞弊的，由所在单位或上级管理部门给予行政处分；造成野生药材资源损失的，必须承担赔偿责任。

破坏野生药材资源情节严重，构成犯罪的，由司法机关依法追究刑事责任。

药师考点

1. 国家重点保护野生药材物种的分级
2. 国家重点保护野生药材采猎管理要求
3. 国家重点保护野生药材的出口管理
4. 国家重点保护的野生药材名录

第五节 《中药材生产质量管理规范（试行）》

《中药材生产质量管理规范（试行）》的英文是 Good Agricultural Practice，简称为中药材 GAP。我国的中药材 GAP 于 2002 年 3 月 18 日经国家药品监督管理局局务会审议通过，2002 年 4 月 17 日以第 32 号局令发布，自 2002 年 6 月 1 日起施行。

中药标准化是中药现代化和国际化的基础和先决条件。中药标准化包括药材标准化、饮片标准化和中成药标准化。其中药材的标准化是基础，没有中药材的标准化就不可能有饮片及中成药的标准化，中药材的标准化有赖于中药材生产的规范化。

药材是通过一定的生产过程而形成的。影响药材产量和质量的因素有：药用动植物的不同种质、不同生态环境以及不同栽培和养殖技术、采收、加工方法。由于多方面的原因，我国中药材生产存在一些问题，如：①种质不清；②种植、加工技术不规范；③农药残留量严重超标；④中药材质量低劣，抽检不合格率高；⑤野生资源破坏严重。因此，通过规范化的药材生产提升整个中药材、中药饮片和中成药的质量，已成为一项十分重要而紧迫的任务。

一、中药材 GAP 基本概况

中药材 GAP 从保证中药材质量出发，规范中药材各生产环节以至全过程，以控制影响药材质量的各种因子，达到药材真实、优质、稳定、可控的目的，是中药材生产和质量管理的基本准则。其核心内容和最终目标就是生产优质高效的药材。适用于中药材生产企业生产中药材（含植物药及动物药）的全过程。

（一）制定中药材 GAP 的意义

1. 企业需要 生产、经营企业为了获得来源稳定、质量高、农药残留少的中药材，强烈要求在产地建立中药材基地，使中药材生产企业有章可循。

2. 实现中药有效监督管理的需要 实施中药材 GAP，把中药材生产正式纳入药品监管体系，为药品监管部门实现中药有效监管提供了法律保证。

（二）中药材 GAP 的主要特色

1. 内容广泛、复杂 中药材 GAP 涉及药学、生物学、农学及管理学等多门学科，是一个复杂的系统工程。中药材 GAP 的核心是规范生产过程以保证药材质量的稳定、可控。其内容紧紧围绕药材质量及可能影响药材质量的内、外在因素的调控而制定。内在因素主要涉及种质；外在因素主要涉及环境、生产技术等。

笔记

2. **概念内涵较广** 不仅是栽培的药用植物,也包括药用动物;考虑我国野生药材所占比重较大,中药材GAP还包括了药用野生植物和动物。而欧盟GAP仅包括药用植物和芳香植物。

3. **国外经验与中国国情相结合** 注重汲取国外先进经验,如生产技术和管理方法,也注重道地药材和传统的栽培技术、加工方法;允许施用农家肥,但强调应充分腐熟达到无害化的卫生标准。而欧盟禁用人的排泄物作肥料。

(三)中药材GAP框架

中药材GAP共十章五十七条,内容涵盖了中药材生产的全过程。其框架为:

第一章 总则	第二章 产地生态环境
第三章 种质和繁殖材料	第四章 栽培与养殖管理
第五章 采收与初加工	第六章 包装、运输与贮藏
第七章 质量管理	第八章 人员和设备
第九章 文件管理	第十章 附则

二、中药材GAP主要内容介绍

1. **产地生态环境** 要求中药材生产企业按照中药材产地适宜性优化原则,因地制宜,合理布局。中药材产地的环境如空气、土壤、灌溉水、动物饮用水应符合国家相应标准。药用动物养殖企业应满足动物种群对生态因子的需求及与生活、繁殖相适应的条件。

2. **种质和繁殖材料** 对生产中药材采用的物种的种名、亚种、变种或品种应准确鉴定和审核。对种子、菌种和繁殖材料在生产、储运过程中应实行检验和检疫制度,对动物应按习性进行药用动物的引种及驯化。加强中药材良种选育、配种工作,建立良种繁殖基地,保护药用动植物种质资源。

3. **药用植物栽培** 根据药用植物生长发育要求确定栽培区域,制定种植规程。根据其营养特点及土壤的供肥能力,确定施肥种类、时间和数量,施用肥料的种类以有机肥为主,允许施用经充分腐熟达到无害化卫生标准的农家肥;根据药用植物不同生长发育时期的需水规律及气候条件、土壤水分状况,适时、合理灌溉和排水;根据其生长发育特性和不同的药用部位,加强田间管理,及时打顶、摘蕾、整枝、修剪、覆盖遮阴,调控植株生长发育。药用植物病虫害的防治采取综合措施,必须施用农药时,采用最小有效剂量并选用高效、低毒、低残留农药,以降低其残留和重金属污染。

4. **药用动物养殖管理** 根据其生存环境、食性、行为特点及对环境的适应能力,确定养殖方式和方法。应科学配制饲料,定时定量投喂,适时适量地补充精料、维生素、矿物质及必需的添加剂,不得添加激素、类激素等添加剂;应确定适宜的给水时间及次数;养殖环境应保持清洁卫生,建立消毒制度;对药用动物的疫病防治,应以预防为主,定期接种疫苗。禁止将中毒、感染疫病的药用动物加工成中药材。

5. **采收与初加工** 野生或半野生药用动植物的采集应坚持"最大持续产量"原则,"最大持续产量"即不危害生态环境,可持续生产(采收)的最大产量。有计划地进行野生抚育、轮采与封育,确定适宜的采收期、采收年限和采收方法。所采用的采收机械、器具应保持清洁,无污染。药用部分采收后,应经拣选、清洗、切制或修整等加工,需干燥的应采用适宜的办法和技术迅速干燥。

鲜用药材可采用冷藏、砂藏、罐贮、生物保鲜等适宜的保鲜方法,尽可能不使用保鲜剂和防腐剂。对道地药材应按传统方法进行加工,如有改动,应提供充分的试验数据。

6. **包装、运输与贮藏** 对包装操作、包装材料、包装记录的内容作了明确规定,对药材批量运输、药材仓库应具备的设施和条件提出了要求。

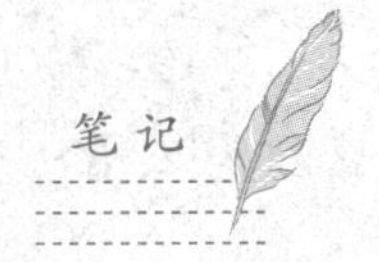

7. **质量管理** 生产企业应设质量管理部门,并对该部门的主要职责作了明确规定。要求

药材在包装前,质量检验部门应对每批药材按照国家规定或常规的标准进行检验。检验项目应至少包括药材性状与鉴别、杂质、水分、灰分与酸不溶性灰分、浸出物、指标性成分或有效成分含量。农药残留量、重金属及微生物限度应符合国家标准和有关规定。不合格的中药材不得出厂和销售。

8. **人员和设备** 生产企业的技术负责人、质量管理部门负责人应有相关专业的大专以上学历和药材生产实践经验。对从事中药材生产的人员和田间工作的人员也提出了具体要求,并规定从事加工、包装、检验的人员应定期进行健康检查,患有传染病、皮肤病或外伤性疾病等人员不得从事直接接触药材的工作。对从事中药材生产的有关人员应定期培训与考核。

生产企业的环境卫生、生产和检验用的仪器、仪表、量具、衡器等的适用范围和精密度应符合生产和检验的要求,有明显的状态标志,并定期校验。

9. **文件管理** 生产企业应有生产管理、质量管理等标准操作规程。对每种中药材的生产全过程均应详细记录,必要时可附图片、图像。对记录的内容作了具体规定。要求原始记录、生产计划及执行情况、合同及协议书均应存档,至少保存5年。

10. **对本规范用语的解释** 对本规范所用术语中药材、中药材生产企业、最大持续产量、道地药材、种子、菌种和繁殖材料、病虫害综合防治、半野生药用动植物进行了解释。

三、中药材生产质量管理规范认证

(一)认证管理办法与标准

2003年9月19日,国家食品药品监督管理局以国食药监安〔2003〕251号文印发了《中药材生产质量管理规范认证管理办法(试行)》及《中药材GAP认证检查评定标准(试行)》的通知。自2003年11月1日起国务院药品监督管理部门正式开始受理中药材GAP的认证申请。

(二)中药材GAP认证管理部门

国务院药品监督管理部门负责全国中药材GAP认证工作;负责中药材GAP认证检查评定标准及相关文件的制定、修订工作;负责中药材GAP认证检查员的培训、考核和聘任等管理工作。CFDA药品审核查验中心承担中药材GAP认证的具体工作。

省级药品监督管理部门负责本行政区域内GAP认证申报资料的初审和通过中药材GAP认证企业的日常监督管理工作。

(三)中药材GAP认证概况

根据《中药材生产质量管理规范认证管理办法(试行)》的有关规定,国家药品监督管理部门组织专家对有关中药材生产企业种植的中药材品种的生产质量管理进行现场检查,经审核,对符合《中药材生产质量管理规范》的生产企业的相关基地,颁发《中药材GAP证书》并予以公告。2004年3月16日,国家食品药品监督管理局以国食药监安〔2004〕59号文件发布了中药材GAP检查公告(第1号),对8家中药材生产企业相关基地种植的丹参等8个中药材品种进行了公告。截止到2015年8月底,国家药品监督管理部门已发布了涉及75个中药材品种的GAP检查公告。涉及的中药品种有:人参、西洋参、党参、太子参、玄参、丹参、苦参、三七、黄芪、甘草、黄芩、黄连、茯苓、何首乌、厚朴、当归、川芎、白芷、云木香、苍术、虎杖、滇重楼、牡丹皮、温莪术、蓬莪术、温郁金、天花粉、山药、地黄、泽泻、麦冬、短葶山麦冬、泽泻、桔梗、延胡索(元胡)、平贝母、川贝母、半夏、附子、天麻、栀子、山茱萸、五味子、枸杞子、决明子、薏苡仁、化橘红、北柴胡、铁皮石斛、金钗石斛、穿心莲、板蓝根、绞股蓝、鱼腥草、广藿香、苦地丁、冬凌草、肿节风、龙胆、夏枯草、淫羊藿、荆芥、金银花、山银花、红花、西红花、菊花、款冬花、灯盏花、罂粟壳、头花蓼、青蒿(仅供提取青蒿素)、银杏叶、螺旋藻、美洲大蠊。

2016年2月3日,国务院印发《关于取消13项国务院部门行政许可事项的决定》(国发〔2016〕10号),决定取消中药材生产质量管理规范(GAP)认证。

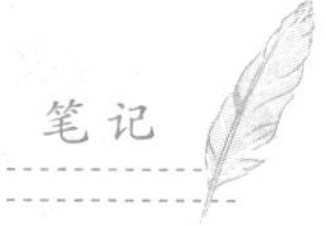

药师考点

1. 中药材 GAP 的基本要求
2. 中药材生产质量管理规范的主要内容

本章小结

本章介绍了中药的概念和分类;药品管理法律、法规对中药材、中药饮片、中成药的管理规定;中药保护品种等级划分及保护措施;野生药材资源保护的具体办法以及《中药材生产质量管理规范(试行)》。主要内容为:

1. 中药是指在中医药理论指导下用以养生保健和防病治病的药物。换句话说,中药是在中医药理论指导下认识和使用的以天然药物为主的药物,包括中药材、中药饮片和中成药。

2. 中药材管理的规定:城乡集市贸易市场可以出售中药材;药品经营企业销售中药材,必须标明产地。发运中药材必须有包装;在每件包装上,必须注明品名、产地、日期、调出单位,并附有质量合格的标志。进口药材需要办理《进口药材批件》。出口药材必须符合中药的重金属、砷盐及农药残留限量指标的要求。

3. 中药饮片的管理规定:中药饮片的炮制,必须按照国家药品标准炮制;国家药品标准没有规定的,必须按照省级药品监督管理部门制定的炮制规范炮制。生产中药饮片,应当选用与药品质量相适应的包装材料和容器;中药饮片包装必须印有或贴有标签。

4. 中药保护品种分为一级和二级。中药一级保护品种的保护期限分别为 30 年、20 年、10 年,中药二级保护品种的保护期限为 7 年。一级保护品种的处方组成、工艺制法必须保密。被批准保护的中药品种在保护期内仅限于已获得《中药保护品种证书》的企业生产。擅自仿制和生产中药保护品种的,按生产假药依法论处。

5. 国家重点保护的野生药材物种分为三级管理。禁止采猎一级保护野生药材物种。采猎、收购二、三级保护野生药材物种必须按照批准的计划执行。采猎者必须持有采药证,需要进行采伐或狩猎的,必须申请采伐证或狩猎证。不得在禁止采猎区、禁止采猎期采猎二、三级保护野生药材物种,并不得使用禁用工具进行采猎。

6.《中药材生产质量管理规范(试行)》(中药材 GAP)从保证中药材质量出发,规范中药材各生产环节以至全过程,以控制影响药材质量的各种因子,达到药材真实、优质、稳定、可控的目的,是中药材生产和质量管理的基本准则。其核心内容和最终目标就是生产优质高效的药材。

复习思考题

1. 简述中药、中药材、中药饮片、中成药的概念。
2.《药品管理法》及其实施条例对中药饮片管理的规定有哪些?
3. 简述《医院中药饮片管理规范》对中药饮片的保管规定。
4. 为什么要对中药品种实行保护?
5. 简述中药保护品种的分级及其相应的申报条件。
6. 简述我国对中药品种保护的措施。
7. 简述国家重点保护的野生药材物种的分级情况。

笔记

8. 为什么要制定中药材 GAP?
9. 简述《中药材生产质量管理规范(试行)》中关于药用植物栽培方面的主要内容。

课程实践

【实践名称】雄黄、附子违规零售案例分析。

【案情简介】某市药品监督管理局在例行检查中发现,某零售药店经营雄黄、附子等多种中药饮片,均未实行专库(柜)存放、专账记录、专用衡器。进一步检查发现,该零售药店未获得有毒中药饮片定点经营资格,没有中药饮片的检验设施、保管库房,其经营的中药饮片大多是从某中药材市场上购入的。

【问题讨论】
1. 雄黄、附子等毒性中药饮片的零售企业应取得毒性中药饮片的经营资格。
2. 零售药店必须从合法的生产、经营企业购进中药饮片,其质量必须符合相关药品标准的要求,不得从中药材市场上购进中药饮片。
3. 雄黄、附子等毒性中药饮片必须从定点生产企业购进。
4. 中药饮片的零售企业必须配备与其经营品种相适应的中药饮片检验设施,设立中药饮片的购、销、存各环节的质量管理制度。
5. 中药饮片的零售企业必须有与经营中药饮片的品种、数量相适应的库房。
6. 毒性中药饮片必须按照国家有关规定,实行专人、专库(柜)、专账、专用衡器,双人双锁保管,做到账、货、卡相符。

（王满元　万仁甫）

笔记

第十章 药品知识产权保护

学习要求

通过本章学习，使学生对我国药品知识产权保护的有关法律法规有较全面的理解，并能充分认识到实施药品知识产权保护对我国医药行业的发展所具有的重要作用，从而在药品的研发、生产、经营和使用过程中自觉遵守药品知识产权保护的法律法规，保护和利用好自己的知识产权，不侵犯他人的知识产权。

1. 掌握 药品专利的类型及授予条件；专利的取得与保护；药品商标的注册申请、商标权的内容；药品商标权的保护。

2. 熟悉 药品知识产权的特征；医药商业秘密及保护；医药未披露数据保护。

3. 了解 药品知识产权的概念、种类；药品专利的概念；商标的概念及特征。

问题导入 “21金维他”注册商标专用权争议案

A药厂于1984年研制成功“21金维他”，被收入某省药品标准。1987年，将其作为商标注册。1988年，卫生部将“21金维他”作为药品名称收入《中华人民共和国省、自治区、直辖市药品标准品种汇编》。

1990年，B制药厂申请生产“21金维他”，获省卫生厅批准。1991年，A药厂起诉B药厂侵犯“21金维他”商标专用权。经过两年三审，法院认定“21金维他”系A药厂的注册商标，同时又是药品通用名称，B药厂生产销售该药合法，不侵犯注册商标专用权。在此后近十年里，B药厂生产“桑海牌”21金维他，而A药厂生产“21金维他牌”21金维他，两厂相安无事。

2000年，国家药品监督管理局为了解决药品通用名和商标的冲突问题，将21金维他的通用名改为多维元素片21，将“21金维他”作为A药厂生产的多维元素片21的商品名。这样，A药厂独家使用21金维他为商品名和注册商标，其他厂家无权再使用21金维他。B省药监局于2000年10月发文，B药厂使用“21金维他”名称的原包装到2001年3月底以后禁止使用。

请阅读以上材料，思考并讨论：

（1）“21金维他”是否为药品的通用名称？

（2）药品通用名能否作为商标使用？

第一节 药品知识产权概述

随着知识经济和经济全球化深入发展，知识产权日益成为国家发展的战略性资源和国际竞争力的核心要素，成为建设创新型国家的重要支撑和掌握发展主动权的关键。2008年6月，国务院发布了《国家知识产权战略纲要》(以下简称《纲要》)，提出到2020年，把我国建设成为知识产权创造、运用、保护和管理水平较高的国家。《纲要》明确的专项任务中提出了以国家战略需求为导向，在生物和医药、信息、新材料等技术领域超前部署，掌握一批核心技术的专利，支撑我国高技术产业与新兴产业发展。在技术密集型的医药产业领域，只有掌握核心技术、拥有核心竞争力，在关键技术领域占据制高点，才能在未来的竞争中获得主动权。

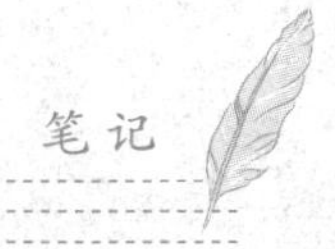

一、知识产权的概念及种类

（一）知识产权的概念

知识产权（intellectual property）是指公民、法人或其他组织对自己的智力劳动成果所享有的占有、使用、处分和收益的权利。无形的智力劳动成果与有形的财产一样，都具有价值和使用价值，因而由此产生的知识产权和物权都受到国家法律的保护。

（二）知识产权的种类

传统意义上的知识产权分为两大类，一类是文学产权（literature property），包括著作权（copyright）及与著作权有关的邻接权；另一类是工业产权（industrial property），主要是专利权和商标权。世界贸易组织（以下简称WTO）的《与贸易有关的知识产权协议》（以下简称TRIPS协议）还把集成电路布图设计权、未披露过的信息专有权（商业秘密）列入知识产权的范围。

二、药品知识产权的概念及种类

（一）药品知识产权的概念

药品知识产权是指一切与药品有关的发明创造和智力劳动成果的财产权。

（二）药品知识产权的种类

药品知识产权包括著作权和工业产权两大类，而工业产权又包括药品专利权、药品商标权和医药商业秘密权等。

1. **药品专利权**　是药品专利权人对其与药品有关的发明创造依法享有的专有权，包括人身权和财产权。人身权是发明人或设计人在专利文件上标明自己是发明人或设计人的权利；财产权是专利权的主要内容，包括对取得专利的发明创造占有、使用、收益和处分的权利。

专利权的取得必须由当事人提出申请，经专利局审查批准，才能使发明成果成为专利。药品专利权包括发明专利、实用新型专利和外观设计专利。

2. **药品商标权**　是药品商标注册人对其注册商标依法享有的权利。商标权具有财产所有权的一般特性，包括使用权和禁止权。

医药企业通过向国家商标管理部门依法申请注册，取得商标权，这是取得商标权的基本方式。另一种方式则是通过商标权转让的方式取得商标权。

3. **医药著作权**　是作者对其创作的作品所享有的各项人身权利和财产权利。著作权的人身权包括发表权、署名权、修改权和保护作品完整权；财产权包括复制权、展览权、表演权、播放权、演绎权等。著作权人通过对这些权利的行使，来实现其精神利益和经济利益。

医药著作权包括对有关年鉴、文献、期刊、教材、百科全书、论文、档案、资料、产品说明书等作品的著作权；涉及医药企业及其产品的计算机软件的著作权；药物临床前和临床试验数据的著作权等。

著作权自作品创作完成之日起自动产生。受著作权法保护的作品要求具有独创性，且必须能够复制再现。

4. **医药商业秘密权**　是商业秘密所有人对于其商业秘密所享有的不受非法侵犯的权利。包括医药产品的研究开发、市场营销、技术转让、投资途径、人员客户网络等与经营管理有关的经营信息和技术信息。商业秘密权利人在经营活动或其他创造性活动中所创造的无形财富，包含大量的劳动和投入，对权利人具有重要的经济价值，并经权利人采取了保密措施。商业秘密是经多年的研究、探索总结而得来的智力劳动成果，是企业知识产权的重要组成部分。

三、药品知识产权的特征与保护意义

（一）药品知识产权的特征

1. **无形性**　药品知识产权的客体是一种无形的具有财产价值的智力成果，具有研发成本

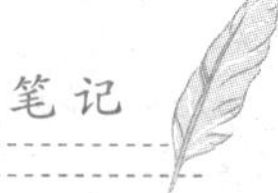

高、复制成本低、潜在利润极高的特点。智力成果由于无形而无法被权利主体实际占有，许多人可以在不同的地点同时使用，故药品知识产权的核心内容在于对权利人控制他人利用其成果的保护，即赋予权利人以禁止他人未经许可为营利目的使用其智力成果的权利。

2. **专有性** 药品知识产权的专有性也称独占性，是指知识产权的所有人对其权利的客体享有独家实施、占有、收益和处分的权利，主要体现在两个方面：一是知识产权为权利人所独占，权利人垄断这种专有权并受到严格保护，没有法律规定或未经权利人许可、授权，任何人不得擅自使用，否则即构成侵权行为；二是一般情况下，对同一属性的智力成果不允许有两个或两个以上的主体同时享有权利，如一项发明在中国取得专利权后，其他任何人不得就相同主题的发明在中国取得专利权。

3. **时限性** 是指法律所确认的药品知识产权的效力具有法定的期限，依法取得的知识产权只有在法律规定的期限内受到保护，一旦超过法律规定的保护期，知识产权就丧失了法律效力，相应的保护对象便成为全人类的共同财富，任何人均可使用。但商业秘密权、著作权中的署名权、修改权和保护作品完整权不受时间的限制，而商标权的保护期是形式上有限，实质上无限。

4. **地域性** 地域性是指药品知识产权的保护有明显的国家界限。按照一国法律获得保护的某项知识产权，只能在该国发生法律效力，在其他国家不受法律保护。在一国获得知识产权的权利人，如果要在他国受到法律保护，就必须按照该国法律规定另行提出申请。除签有国际公约或双边互惠条约、协定的以外，知识产权没有域外效力。

以上四个特征为药品知识产权的基本特征。同时，知识产权的客体——智力劳动成果，一经创造出来，就很容易被大量复制，从而使得知识成果得以再现和传播，这一特征谓之可复制性。知识产权具有财产权的性质，就是通过利用其生产和复制的产品、作品或其他物品体现出来的，故也有人把可复制性列为知识产权的另一个特征。药品知识产权同样具有可复制性。

（二）药品知识产权保护的意义

1. **有利于激发医药科技工作者创新的积极性** 药品的研究开发是一项复杂的系统工程，需要投入大量的人力、物力和资金，耗费大量的时间和创造性的劳动。如果研制出来的新药被任意仿制，发明人的研究投入得不到应有的回报，既有违公平也严重挫伤新药研发者的积极性，阻碍医药科学技术的进步。知识产权制度通过授予知识产权创造者或拥有者在一定时间内独占市场的权利，使其创新药品在保护期内得到丰厚的回报，从而积累足够的财力投入到新的研发活动中。如日本1976年开始对药品实施专利保护，到1987年的11年间，有81种新药问世；而在1940年到1975年这段没有药品专利保护的35年间，仅有10种新药被开发出来。可见，知识产权制度对发明创新具有极大的激励作用。

2. **有利于推动医药科技产业化发展** 医药科技创新必须及时转化为新的药品，才能创造财富和价值。发明创造产业化带来的经济回报又可以为新的研究开发提供资金。发达国家往往将其药品销售额的10%~15%用于新药的研究与开发。如辉瑞公司的立普妥，研发投资超过8亿美元，1989年获得美国专利，2002年上市，2004-2011年年销售额连续超过100亿美元，成为历史上第一个销售额突破千亿的处方药，为辉瑞带来巨额利润，而巨额利润的获得主要是依靠专利的独占权。

3. **有利于保障药品生产企业的竞争优势** 拥有更多的具有独立知识产权的品种并保护好自己的发明成果，是药品生产企业参与国际竞争的基础，是保障企业在国际市场上的优势、提升产品附加值、逐步扩大国内外市场份额的保证。良好的知识产权保护氛围，可以吸引更多的国家和企业在我国进行投资与科研合作。

4. **有利于中药资源的保护和创新资源的合理配置** 改革开放初期，我国医药知识产权保护意识淡薄，导致很多经典名方被其他国家所仿制，给我国的中药产业发展带来了巨大的损失。加强知识产权保护，可以避免或减少我国中医药资源流失，使得中医药的长远利益得到保护。

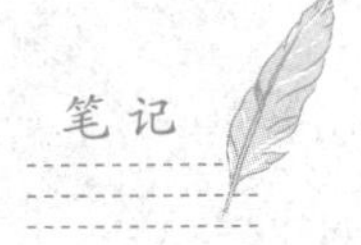

专利制度促进了技术情报的提前公开，他人可以方便地获得药品研制的最新技术资料，在更高的起点上研究开发，避免低水平的重复研究，提高资源利用的效率。

相关知识

我国药品知识产权保护的法律渊源

法律	行政法规	部门规章	国际条约
《宪法》	《野生药材资源保护条例》	《医药行业反不正当竞争的若干规定》	《建立世界知识产权组织公约》
《民法通则》	《专利代理条例》	《关于中国实施〈专利合作条约〉的若干规定》	《世界版权公约》
《反不正当竞争法》	《中药品种保护条例》	《关于禁止侵犯商业秘密行为的若干规定》	《世界知识产权组织版权公约》
《合同法》	《植物新品种保护条例》	《植物新品种保护条例实施细则》(林业部分)	《保护文学艺术作品伯尔尼公约》
《商标法》	《计算机软件保护条例》	《中医药专利管理办法(试行)》	《保护录音制品制作者防止未经许可复制其录音制品日内瓦公约》
《著作权法》	《著作权法实施条例》	《专利行政执法办法》	《集成电路知识产权条约》
《药品管理法》	《商标法保护条例》	《国家知识产权局行政复议规程》	《世界知识产权组织表演和录音制品条约》
《刑法》	《药品管理法实施条例》	《专利实施强制许可管理办法》	《保护工业产权巴黎公约》
《公司法》	《中医药条例》	《专利代理管理办法》	《专利合作公约》
《科学技术进步法》	《著作权集体管理条例》	《药物临床试验质量管理规范》	《国际承认用于专利程序的微生物保存条约》
《劳动合同法》	《专利法实施细则》	《药品进口管理办法》	《商标国际注册马德里协定》
《专利法》	《国防专利条例》	《中国人民解放军实施〈药品管理法〉办法》	《与贸易有关的知识产权协议》
	《著作权法实施条例》	《生物制品批签发管理办法》	《保护植物新品种国际公约》
	《信息网络传播权保护条例》	《互联网药品信息服务管理办法》	
	《计算机软件保护条例》	《药品注册管理办法》	
	《商标法实施条例》	《植物新品种保护条例实施细则》(农业部分)	
	《知识产权海关保护条例》	《关于禁止侵犯商业秘密行为的若干规定》	
	《特殊标志管理条例》	《关于科技人员业余兼职人员若干问题的意见》	

笔记

续表

法律	行政法规	部门规章	国际条约
	《植物新品种保护条例》	《中央企业商业秘密保护暂行规定》	
	《海关关于〈中华人民共和国知识产权海关保护条例〉的实施办法》		
	《药品行政保护条例》		
	《药品行政保护条例实施细则》		

第二节 药品专利保护

药品专利保护是医药领域知识产权保护类型中最为彻底、最为全面的保护方式。实施药品专利保护，是国际上对药品发明创造进行知识产权保护的主要手段。

一、专利制度概述

专利制度是国际上通行的一种国家利用法律和经济手段保护发明创造者的合法权益，鼓励发明创造，推动科学技术进步的一项重要法律制度。这一制度的核心，是通过授予专利权人一定期限的垄断权，换取发明人将发明成果公开，推动科技进步，提高社会的整体利益。专利制度主要包括专利申请审查制度、公开制度和权利保护制度等。

我国专利制度经历了从无到有，不断发展和完善的过程。改革开发前，在高度集中的计划经济体制下，我国医药企业的市场意识和创制新药的能力比较弱，为数不多的一些创新成果，也没有及时取得专利保护。

为了鼓励发明创造，保护发明创造者的合法权益，促进科学技术进步和创新，1978 年我国开始筹建专利制度，1980 年 1 月，中国专利局正式成立，1984 年 3 月 12 日全国人大常委会通过了《中华人民共和国专利法》(以下简称《专利法》)，并于 1985 年 4 月 1 日起施行。1985 年国务院颁布了《中华人民共和国科学技术进步奖励条例》，并再次修订了《发明奖励条例》，从而形成了专利制度与发明奖励制度并存的发明创造保护体系。考虑到当时国内制药工业的研发和创新能力比较薄弱，需要给予特殊保护，《专利法》第二十五条规定，药品的制备方法可以申请专利，但药物本身不给予专利保护。

《专利法》的颁布与实施，对鼓励发明创造、促进我国科技进步和经济发展、加强对外科技合作和交流发挥了积极的作用。但由于受当时多方面因素的影响，我国的《专利法》存在着一定的缺陷，这些缺陷制约了科技的发展。另外，随着国际贸易的发展，专利制度在国际交流中的地位日益重要，我国的《专利法》客观上需要与国际专利制度接轨，以保证我国能够履行已经加入的国际公约所要求履行的义务。于是我国对《专利法》作了重要修改。

1992 年 9 月 4 日全国人大常委会通过了专利法修正案。修改后的《专利法》扩大了药品专利保护的范围，即新化合物、药物制剂，新化合物和药物制剂的制备方法及新用途均可申请专利保护；延长了专利保护期，即将发明专利保护期限由原来的 15 年延长到 20 年，实用新型专利保护期限由原来的 8 年延长到 10 年；强化了专利权的保护；完善了专利审批程序。

笔记

为适应我国经济体制改革不断深化的需要，以及与世界贸易组织(以下简称 WTO)的《与贸易有关的知识产权协议》(以下简称 TRIPS 协议)规定接轨,我国对《专利法》进行了第二次修订。2000 年 8 月 25 日全国人大常委会通过了专利法修正案。通过这次修订,使我国《专利法》的各项规定达到目前公认的国际规则所要求的标准,为我国技术创新工作的开展创造了更为有利的条件。

为提高自主创新能力,建设创新型国家,促进技术推广应用,行使我国参加的国际公约赋予的权利,我国对专利法又进行了第三次修改,2008 年 12 月 27 日,全国人大常委会通过了第三次修正案,2009 年 10 月 1 日正式施行,在进一步明确专利内涵、完善专利保护、提高专利授权标准、加大处罚力度等方面作了补充和完善。

二、药品专利的概念及分类

(一) 药品专利的概念

药品专利,是药品专利权的简称,是指源于药品领域的发明创造,且转化为一种具有独占权的权利形态,是各国普遍采用的以独占市场为主要特征的谋求市场竞争有利地位的一种手段。

(二) 药品专利的分类

药品专利分为发明、实用新型及外观设计三类。

1. **药品发明专利**　发明是指对产品、方法或者其改进所提出的新的技术方案。药品发明专利包括新药物专利、新制备方法专利和新用途专利。

(1) 新药物:包括有医药用途的新化合物、已知化合物和药物组合物;新微生物和基因工程产品(生物制品);制药领域中涉及新原料、新辅料、中间体、代谢物、药物前体、新药物制剂;新的异构体;新的有效晶型;新分离或提取的天然物质等。

(2) 新制备方法:包括新工艺、新配方、新的加工处理方法及新动物、新矿物、新微生物的生产方法,中药新提取、纯化方法、新炮制方法等。

(3) 药物新用途:包括首次发现其有医疗价值,或发现其有第二医疗用途的,新的给药途径等可以申请发明专利。

2. **实用新型专利**　实用新型是指对产品的形状、构造或者其结合所提出的适于实用的新的技术方案。实用新型与发明专利相比,它的创造性要求低,并且仅适用于有形产品的发明。如某些与功能相关的药物剂型、形状、结构的改变;某种新型缓释制剂;生产制剂的专用设备;诊断用药的试剂盒与功能有关的形状、结构;某种单剂量给药器以及药品包装容器的形状、结构、开关技巧等。

3. **外观设计专利**　外观设计是指对产品的形状、图案或者其结合以及色彩与形状、图案的结合所作出的富有美感并适于工业应用的新设计,主要涉及药品外观和包装容器外观等,如药品的新造型或其与图案、色彩的搭配与组合;新的盛放容器如药瓶、药袋、药瓶的瓶盖;富有美感和特色的说明书、容器和包装盒等。

三、药品专利的申请与授权

(一) 药品专利的申请

1. 专利申请的原则

(1) 书面申请原则:即申请专利必须按规定提交一系列书面申请文件,履行各种法律手续;

(2) 先申请原则:指在两个以上的申请人分别就同样的发明创造申请专利的情况下,对先提出申请的申请人授予专利权;

(3) 单一性原则:指一份专利申请文件只能就一项发明创造提出专利申请;

(4) 优先权原则:指将专利申请人首次提出专利申请的日期,视为后来一定期限内专利申请人就相同主题在他国或本国提出专利申请的日期。专利申请人依法享有的这种权利称为优先权,享有优先权的首次申请日称为优先权日。

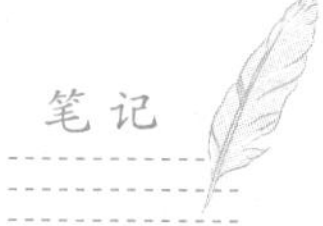

2. **专利申请文件的提交**

专利申请文件的撰写要求完整、准确，因为申请文件的质量对专利能否成功申请和获得完整的保护有直接影响。

(1) 发明专利的申请文件：包括发明专利请求书、说明书(必要时应当有附图)、权利要求书、摘要及其附图。

(2) 实用新型专利的申请文件：包括实用新型专利请求书、说明书、说明书附图、权利要求书、摘要及其附图。

(3) 外观设计专利的申请文件：包括外观设计专利请求书、图片或者照片，各一式两份。要求保护色彩的，还应当提交彩色图片或者照片。

(二) 药品专利的审批

1. **专利申请的审批程序** 依据《专利法》，发明专利申请的审批程序包括受理、初审、早期公布、实质审查以及授权五个阶段。实用新型或者外观设计专利申请在审批中不进行早期公布和实质审查，只有受理、初审和授权三个阶段。我国专利审批流程见图 10-1。

2. **授予专利权的条件** 授予专利权的发明和实用新型应当具备新颖性、创造性和实用性。

(1) 新颖性：指该发明或者实用新型不属于现有技术，也没有任何单位或者个人就同样的发明或者实用新型在申请日以前向国务院专利行政部门提出过申请，并记载在申请日以后公布的专利申请文件或者公告的专利文件中。

(2) 创造性：指与现有技术相比，该发明具有突出的实质性特点和显著的进步。

(3) 实用性：指该发明或者实用新型能够制造或者使用，并且能够产生积极效果。

授予专利权的外观设计，应当不属于现有设计；也没有任何单位或者个人就同样的外观设计在申请日以前向国务院专利行政部门提出过申请，并记载在申请日以后公告的专利文件中；不得与他人在申请日以前已经取得的合法权利相冲突。

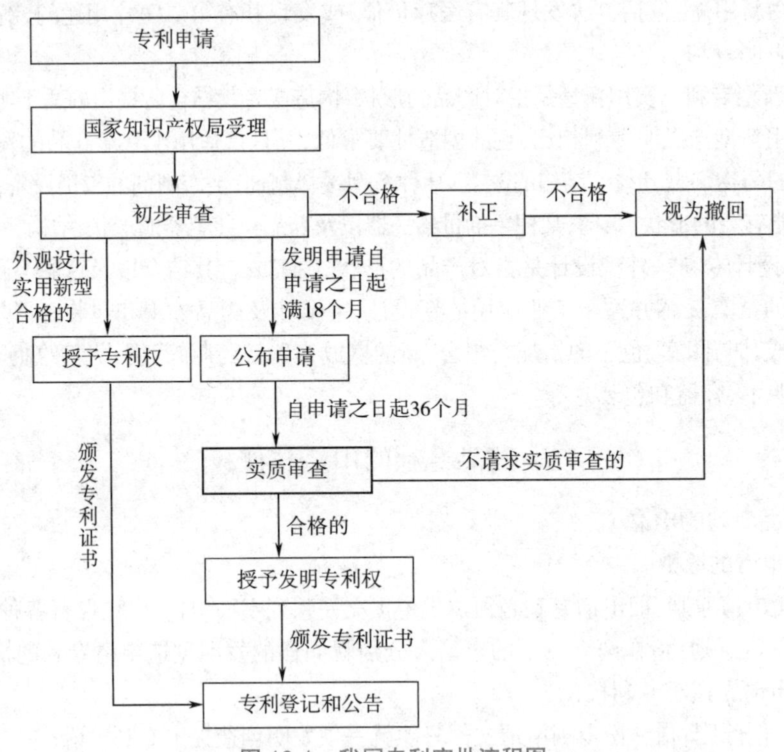

图 10-1 我国专利审批流程图

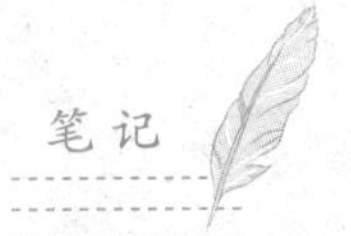

(三) 不授予专利权的技术领域

1. 违反国家法律、社会公德或者妨碍公共利益的发明创造：例如吸毒工具，赌博机器，制造假钞、假有价证券的方法和机器不授予专利权。

2. 科学发现：科学发现是指对自然现象、物质或规律的发现和认识，并非人类的创造，而是一种原本就存在的客观事实，故不授予专利权。

3. 智力活动的规则和方法：专利法保护的是技术方案，凡技术方案均须利用自然规律，而智力活动没有利用自然规律，故不能被授予专利权。例如游戏方法、体育竞赛方法、药品生产管理方法等。但进行智力活动的设备、装置或者根据智力活动的规则和方法而设计制造的仪器、用具等，如果具备专利条件，可以被授予专利权。

4. 疾病的诊断和治疗方法：疾病的诊断和治疗方法与民众的健康相关，出于公共利益的考虑，不应允许医生对疾病的诊断和治疗方法进行垄断；同时，疾病的诊断和治疗方法不属于产业上的技术方法，不具备工业实用性。

5. 动物和植物品种：动物和植物品种本身不授予专利。但对培育或生产动物和植物新品种的方法则可授予专利。

6. 用原子核变换方法获得的物质：原子核变换包括原子的自然衰变和人工核反应堆。自然衰变不是人力所能控制的，故不属于专利法保护范围；而人工核反应所获物质不授予专利则是出于国家和公众的安全的考虑，同时也是为保护本国的核工业。

7. 对平面印刷品的图案、色彩或者二者的结合作出的主要起标识作用的设计。

相关知识

医药企业申请药品专利的好处

1. 防止技术成果流失　拥有受《专利法》保护的技术成果，而不怕“泄密”，不怕因本单位技术人员的“跳槽”使技术成果流失。

2. 提高企业的品位和产品附加值　拥有受《专利法》保护的技术成果，可以增加医药企业无形资产的存量，提高企业的品位。企业可以利用医药专利技术作为产品宣传的卖点，提高产品档次。

3. 获得经济效益　可独家“垄断”专利医药品销售市场，独自实施专利，获得经济效益；通过转让医药专利技术或实施专利许可，获得经济效益；当企业的专利达到一定数量时，可申请科技企业享受政府税收、出口贸易等优惠政策以及重大项目的投标竞标。

4. 吸引投资　专利拥有量及其“含金量”是评价该企业资产的重要指标。是否拥有专利已成为吸引投资的重要条件。

5. 开拓国际市场　掌握核心技术、拥有核心竞争力，在关键技术领域占据制高点，才能在未来的竞争中获得主动权，保障企业在国际市场上的竞争优势。

四、药品专利的保护

（一）专利权人的主要权利

1. **人身权**　指发明人或设计人对发明创造享有在专利文件中写明其姓名的权利。人身权不依赖财产权而存在，在财产权转让后人身权仍然得以保留。

2. **财产权**　指专利权人通过对专利技术的占有、使用而取得物质利益的权利，具体有下列几种：

（1）独占实施权：即专利权被授予后，专利权人有权自行实施其发明创造，并有权禁止他人未经许可擅自实施其发明创造，以确保自己独占实施权的实现。

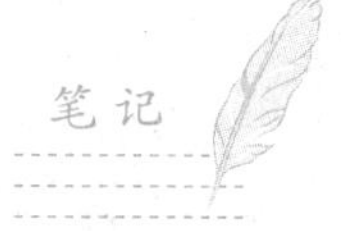

(2) 专利许可权:即专利权人许可他人实施其专利技术并收取专利使用费的权利。任何单位或个人实施他人专利的,应当与专利权人订立书面实施许可合同,向专利权人支付专利使用费。专利实施许可合同生效后,专利权仍在专利权人手中。被许可人只享有合同约定范围内的实施权,并不享有完整的专利权。

(3) 专利转让权:专利权可以转让,但当事人应当订立书面合同,并向国务院专利行政部门登记,由国务院专利行政部门予以公告,专利权的转让自登记之日起生效。中国单位或者个人向外国人转让专利权的,必须经国务院有关主管部门批准。

(4) 专利标记权:专利权人享有在其专利产品或使用专利方法获得的产品或产品的包装上标注专利标记和专利号的权利。

3. **专利权的保护范围** 发明或者实用新型专利的保护范围以其权利要求书的内容为准,说明书及附图可用于解释权利的要求;外观设计专利权的保护范围以表示在图片或者照片中的该产品的外观设计为准,简要说明可以用于解释图片或者照片所表示的该产品的外观设计。

(二) 药品专利侵权的法律责任

专利侵权,是指未经专利权人许可,实施其专利(即以生产经营为目的制造、使用、销售、许诺销售、进口其专利产品或依照专利方法直接获得的产品)的行为。解决专利侵权的纠纷包括行政程序、司法程序两种方式,侵权行为人应当承担民事责任、行政责任与刑事责任。

1. **行政责任** 对专利侵权行为,专利主管部门有权责令侵权行为人停止侵权行为、责令改正、罚款等,专利主管部门应当事人的请求,还可以就侵犯专利权的赔偿数额进行调解。

2. **民事责任** ①停止侵权,专利侵权行为人应当根据管理专利工作的部门的处理决定或者人民法院的裁判,立即停止正在实施的专利侵权行为;②赔偿损失,侵犯专利权的赔偿数额,按照专利权人因被侵权所受到的损失或者侵权人获得的利益确定,被侵权人所受到的损失或侵权人获得的利益难以确定的,可以参照该专利许可使用费的倍数合理确定;③消除影响,在侵权者实施侵权行为给专利产品在市场上的商誉造成损害时,侵权者就应当采用适当的方式承担消除影响的法律责任,承认自己的侵权行为,以消除对专利产品造成的不良影响。

3. **刑事责任** 假冒他人专利,情节严重的,依照《刑法》的规定追究直接责任人员的刑事责任。

相关知识

医药企业专利策略

1. 做好专利信息检索 专利信息具有技术价值、市场价值和法律价值。通过检索全球药品专利技术信息,了解全球药品技术发展趋势,确定技术研发项目,为研发提供基础,提高研发高度;了解药品研发的热点信息,明确药品市场的竞争对手,分析未来药品市场的信息;从法律上弄清该项发明创造是否属于申请国家专利法保护的范围,分析药品研发的侵权风险,充分利用失效专利和有效专利,避免低水平重复研究,避免掉入国外企业的专利陷阱。研发开始后还要追踪专利文献信息,及时发现并应对专利侵权风险。

2. 选择好专利申请时机 选择什么时机申请专利,在一定程度上关系到发明创造能够取得专利保护的把握和概率。申请日是判断两件相同的专利申请哪一件可以被批准授权的关键;申请日也是划分新发明与已有技术的时间界限。新药研发过程长、环节多,且一件专利申请只能涉及一项发明。因此,发明完成后,应争取尽早申请专利,以免贻误专利申请时机;但也不可操之过急,将不成熟的发明创造过早提出申请,而被竞争对手钻空子。所以专利申请时机的选择非常重要。核心专利可先申请,后续专利申请逐步跟进,达到全方位覆盖,滚动式保护。如阿托伐他汀的专利可为全方位覆盖的典范,其核心专利于

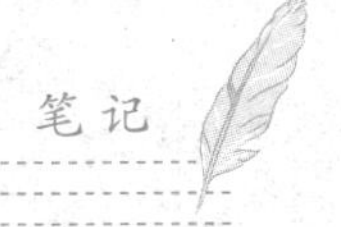

2011年到期，届时有效的后续专利还有近百件。

3. 规避专利进行模仿性创新　原始创新药物的出现代表一种新的作用机制及结构类型，有关结构的保护范围不可能包罗万象，为在专利基础上进行创新提供发展空间。企业通过全面分析专利信息，界定他人现有专利的保护范围，以现有药物为先导化合物，绕开专利，进行结构优化，发现新的活性类似物。此类创新功率高，投资少。如，我国某公司于2009年6月申报新药磷酸瑞格列汀FDA临床Ⅰ期新药，就是在默克公司一种专利药的基础上进一步开发而来，该公司通过对专利药的仿制和提升，来达到规避专利限制的目的。

4. 抓紧时机合理抢仿　由于申请专利的多是实验室成果，待进行新药开发、申报需要时间长，真正上市而受专利保护的时间不足17年。企业要充分利用专利保护的时间性、地域性等进行合理仿制，合理利用已经失效或将要到期的核心专利，尽早研究开发，准备药品注册申报资料。争取在该药品专利期届满前6年内提出临床研究的注册申请，2年内提出生产注册申请。保证专利期满即可获批上市。如2003年，某药业抓住了辛伐他汀专利到期前的机会，在全球率先仿制成功，使得该公司的销售收入当年增加100%以上，利润增加200%以上。

第三节　药品商标保护

一、商标的概念、特征和分类

（一）商标的概念

商标是指能够将一生产者、经营者的商品或服务与其他生产者、经营者的商品或服务区别开来的标记。商标的构成要素可以是文字、图形、字母、数字、三维标志、颜色组合和声音等，也可以是上述这些要素的组合。

（二）商标的特征

1. **显著性**　即不与他人的商标相混同，只有将具有鲜明个性的标记用于特定的商品或服务，才能便于消费者识别。

2. **独占性**　注册商标所有人对其商标具有专有权、独占权，未经注册商标所有人许可，他人不得擅自使用，否则，即构成侵权。

3. **依附性**　商标是区别商品来源的标记，只有附着在商品上用来表明商品来源并区别其他同类商品的标志才是商标。

4. **价值性**　商标能吸引消费者认牌购物，给经营者带来丰厚的利润。商标的价值可以通过评估确定。

5. **竞争性**　商标是参与市场竞争的工具。生产经营者的竞争就是商品或服务质量与信誉的竞争，商标知名度越高，其商品或服务的竞争力就越强。

（三）商标的分类

依据不同的标准，可将商标划分为不同类别，具体见表10-1。

表10-1　商标的分类

分类依据	商标的分类
构成	1. 平面商标：分为文字商标、图形商标、数字商标、颜色商标及组合商标 2. 立体商标：商品或其包装的外形或者表示服务特征的外形组成的商标 3. 声音商标：由一段声音构成的商标

笔记

续表

分类依据	商标的分类
使用对象	1. 商品商标:用于生产销售的商品上的标记 2. 服务商标:用于服务行业所提供服务的商标
作用功能	1. 集体商标:是指以团体、协会或者其他组织名义注册,供该组织成员在商事活动中使用,以表明使用者在该组织中的成员资格的标志 2. 证明商标:是指由对某种商品或者服务具有监督能力的组织所控制,而由该组织以外的单位或者个人使用于其商品或者服务,用以证明该商品或者服务的原产地、原料、制造方法、质量或者其他特定品质的标志 3. 联合商标:商标所有人在自己生产或销售的相同或类似的商品上注册几个近似的商标,以构成一张立体交叉的保护网,有效地防止近似商标的出现,扩大注册商标的专用权的范围
知名度	1. 知名商标:指由市级工商行政管理部门认可的,在该行政区划范围内具有较高声誉和市场知名度的商标 2. 著名商标:指由省级工商行政管理部门认可的,在该行政区划范围内具有较高声誉和市场知名度的商标 3. 驰名商标:指由国务院工商行政部门认定的在市场上享有较高声誉并为相关公众所熟知的商标
是否注册	1. 注册商标:是经国务院工商行政部门核准注册的商标,包括商品商标、服务商标和集体商标、证明商标。商标注册人享有商标专用权,受法律保护 2. 非注册商标:是未经国务院工商行政部门核准注册的商标,除烟草外,其他商品和服务均可使用非注册商标,但不受法律保护

二、药品商标的概念、特征和作用

(一)药品商标的概念

药品商标是指能够将药品生产者、经营者的药品或服务与他人的药品或服务相区别,而使用在药品包装或服务上的标记,由文字、图形、字母、数字、三维标志、颜色组合和声音,或上述要素组合构成的一种可识标志。

(二)药品商标的特征

药品商标既具有一般商标的特征,同时鉴于药品的特殊性,我国对药品商标的文字描述、申请注册和使用方面有以下特殊要求:

1. 药品商标必须与医药行业的属性相吻合 医药行业的属性即健康性、安全性、生命性。药品商标不得使用对药品特征具有直接描述性的文字,否则容易使药品商标同药品通用名称造成混淆,可能造成医生和患者的误用。

2. 申请药品商标时应当附送药品批准证明文件 申请药品商标时,申请人应当附送国家药品监督管理部门发给的药品批准证明文件。

3. 药品商标不得使用药品通用名称 药品的通用名是国家核定的药品法定名称,与国际通用的药品名称、我国药典及国家药品标准中的名称一致,是多家生产企业共同使用、约定俗成的名称,是反映该药品的适应证、主要原料的名称。这些名称用于指导生产企业、医生、患者使用,不能由任何一家企业注册。

药品通用名不能作为商标注册,但药品商品名只要符合《商标法》的有关规定,则可以作为商标注册,这对打击侵权行为,防止商品名被通用化,维护企业权益是非常有利的。随着人们商标意识的增强,药品商品名称的商标化已成为趋势。

笔记

4. 药品商标叙述性词汇多,不易把握 药品商标是企业和企业产品的信誉、质量、安全、有效的代名词。所以药品生产经营企业商标标志的设计,要从企业的自身形象出发,准确把握和使用叙述性词汇，使药品商标真正能够体现企业的精神理念。

（三）药品商标的作用

1. **对于生产企业的作用**　药品商标具有表彰药品来源、广告宣传的作用；商标可以使企业经营中积累的商誉得以凝聚，是医药企业重要的无形资产；创新专利药品配合以商标保护，是医药企业在市场经济条件下生存和发展的重要策略，通过法律手段保护药品生产经营者的注册商标专用权，可为其带来巨大的收益，可以促进医药市场的正当竞争和医药经济的健康发展。

2. **对于消费者的作用**　药品商标具有区别商品、标示质量的作用。消费者可以通过注册商标所代表的药品质量和厂家信誉，正确地选择使用安全有效的药品。

3. **对于政府部门的作用**　政府部门可以通过对医药商标的规范化管理，监督药品质量，稳定我国医药经济发展，提高国际市场竞争力。

4. **对于药品的作用**　药品商标是药品是否合法经营的依据，是药品质量的保证。名牌药品，意味着质量，代表着信誉，象征着市场。

三、药品商标权的取得及内容

（一）药品商标权的取得

药品商标权，是指医药商标所有人对其在国家商标局依法注册的商标所享有的权利。办理药品商标注册申请是获准商标注册、取得药品商标权的前提和必经程序。

1. **药品商标注册的要求**　《中华人民共和国商标法》（以下简称《商标法》）规定，申请注册的商标，应当有显著特征，便于识别，并不得与他人在先取得的合法权利相冲突。

下列情形不得作为商标使用：国家名称、国旗、国徽；带有民族歧视性的；夸大宣传并带有欺骗性的；有害于社会主义道德风尚或者有其他不良影响的。

下列情形不得作为商标注册：药品的通用名称、图形、型号的；直接表示药品的质量、主要原料、功能、用途、重量、数量及其他特点的；直接表示药品的功能、用途特点的，易误导消费者，造成药物滥用。

2. **药品商标注册程序**　药品生产者、经营者使用药品注册商标，需要向商标局申请，经核准后注册。我国《商标法》规定，任何能够将自然人、法人或者其他组织的商品与他人的商品区别开的标志，包括文字、图形、字母、数字、三维标志、颜色组合和声音等，以及上述要素的组合，均可以作为商标申请注册。申请注册的商标，应当有显著特征，便于识别，并不得与他人在先取得的合法权利相冲突。申请商标注册，可以自行办理，也可以委托商标代理机构办理。药品商标注册流程见图 10-2。

（二）药品商标权的内容

1. **专有使用权**　即药品商标权人在核定使用的药品或服务上使用核准的注册商标的权利。

2. **禁止权**　即药品商标权人有权禁止他人未经许可使用其注册商标，或以其他方式侵犯其商标专用权的权利。对于驰名商标，国家实行扩大保护，即商标权人有权禁止他人将驰名商标或与驰名商标相类似的商标使用到任何商品和服务项目上。

3. **转让权**　即药品商标权人在法律允许的范围内，将其注册商标有偿或无偿转让的权利。转让注册商标的，转让人和受让人应当签订转让协议，并共同向商标局提出申请。

4. **许可权**　即药品商标权人以收取使用费用为代价，通过合同的方式许可他人使用其注册商标的权利。

四、药品商标保护

（一）药品商标权的保护范围和期限

药品注册商标的专用权，以核准注册的商标和核定使用的商品为限。我国注册商标的有效

笔记

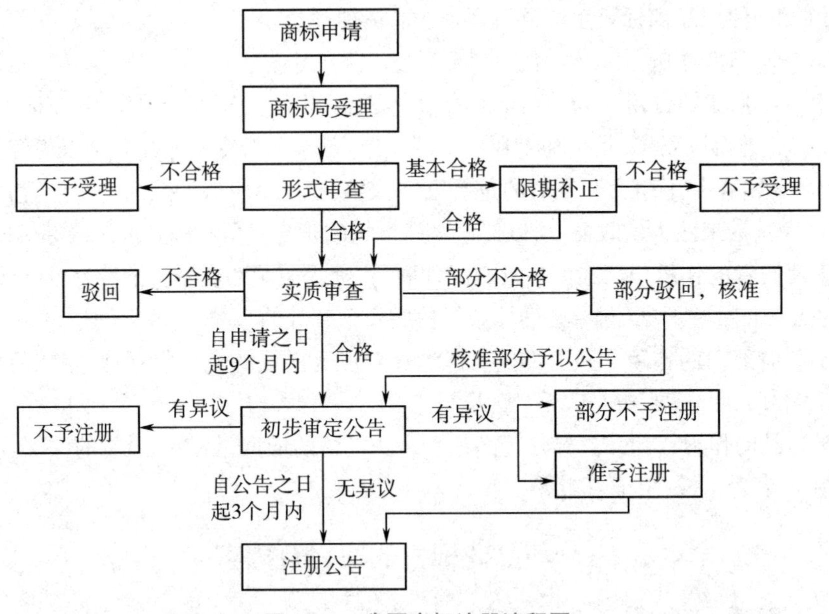

图 10-2 我国商标注册流程图

期为 10 年,自核准注册之日起计算。注册商标有效期满,需要继续使用的,商标注册人应当在期满前十二个月内按照规定办理续展手续;在此期间未能办理的,可以给予六个月的宽展期。每次续展注册的有效期为十年,自该商标上一届有效期满次日起计算。期满未办理续展手续的,注销其注册商标。商标通过续展注册可得到永久性保护。

(二) 药品商标专用权的维护

药品商标专用权的维护,主要是指药品生产经营者通过正确使用商标和加强商标管理,维护企业商标的信誉和形象,提升商标的价值,防止商标被通用化,维护企业对于注册商标长期稳定的专用权,以实现企业的经济利益。

(三) 药品商标权保护的途径

药品商标权可以通过行政保护、司法保护、自我保护和消费者的社会保护等途径进行保护。

1. **行政保护** 即商标管理机关通过行政程序依法查处商标侵权行为来保护商标专用权。

2. **司法保护** 即司法机关通过司法程序依法审理商标侵权案件,制裁商标侵权行为,保护企业商标专用权。

3. **自我保护和消费者的社会保护** 即商标权人通过配备商标管理人员,采取各种预防措施,在发生侵权时及时向相关行政机关或司法机关提出保护请求。商标权人的自我保护是行政保护和司法保护的基础,没有商标权人自我保护的配合,行政保护和司法保护难以启动和运行。消费者的维权打假行为,对商标权也起到间接的保护作用。

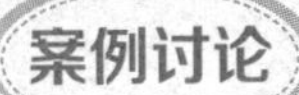

某药业"伟哥"商标案

1. 案情简介

某外国公司 1995 年开始生产抗男性性功能勃起障碍药品"Viagra",1997 年 11 月在中国注册了"Viagra"商标。2004 年获准在中国生产。中文正式商品名是"万艾可",通用名称是"枸橼酸西地那非片"。"Viagra"刚刚问世,"伟哥"这一名称就被国内媒体作为中文翻译名称而被广泛使用。1998 年 5 月 20 日,某药业将自主开发的治疗性功能障碍新

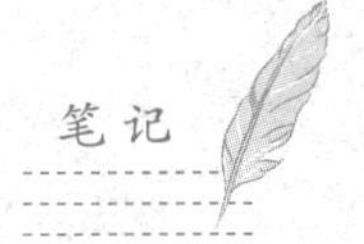

药“甲磺酸酚妥明快速分散片/胶囊”，申请注册“伟哥”商标；2002年6月21日，被初审认定为合法使用商标。于是双方便开始了争夺“伟哥”商标的“拉锯战”。2005年10月，某外国公司将某药业告上法庭。认为某药业的行为侵犯了其商标专用权，要求判令这家公司停止销售、使用和宣传侵权商品；同时要求赔偿50万元。2006年11月17日，北京市第一中级人民法院开庭审理此案。

一审法院经过审理，判决驳回了某外国公司的诉讼请求。原告不服，上诉到北京市高院。2008年3月，北京市高院终审驳回了某外国公司的诉讼请求。随后，某外国公司又向最高人民法院申请再审。2009年7月，最高人民法院作出民事裁定，驳回原告再审申请。

2. 问题讨论

（1）某外国公司在中国内地对“伟哥”商标是否享有权益？

（2）某中国药业是否侵犯了某外国公司的商标专用权？

（3）“伟哥”商标与“万艾可”商标是否会使消费者发生混淆？

第四节　医药商业秘密和医药未披露数据保护

一、医药商业秘密的概念及特征

（一）医药商业秘密的概念

医药商业秘密是指在医药行业中，不为公众所知悉、能为权利人带来经济利益、具有实用性并经权利人采取保密措施的技术信息和经营信息。

商业秘密权，是指商业秘密所有人对于其商业秘密所享有的不受非法侵犯的权利。

医药企业在药品的研究与开发、药品生产工艺的改造、药品的包装设计、药品销售渠道的开拓及客户资源管理等领域充满着大量的商业秘密。这些商业秘密是企业投入了大量的人力、物力、财力，经多年的研究开发、探索总结而得来的智力劳动成果，是企业知识产权的重要组成部分。

（二）医药商业秘密的特征

1. **非周知性或秘密性**　医药商业秘密首先必须是处于秘密状态的信息，不可能从公开的渠道所获悉。“秘密性”在美国称“新颖性”，它是指有关信息只为一定范围的人们所知悉，具有“实质性的秘密”。在日本称“非公知”，即一般人所不知的信息，限定一定范围的人为公开的对象。在德国称“未经公开”，即仅限于一定范围的人知悉，而非外界周知。

2. **价值性**　这里的“价值”是指该商业秘密自身所蕴含的经济价值和市场竞争价值，能为权利人带来现实的或者潜在的经济利益，所有人因掌握商业秘密而拥有竞争优势，并能实现权利人经济利益的目的。

3. **实用性**　即构成商业秘密的信息具有确定的可应用性。该信息不是单纯的一般知识、经验或构想，而应是一种现在或者将来能够应用于生产经营或者对生产经营有用的具体的技术方案和经营策略。实用性与价值性具有密切的关系，缺乏实用性的信息则无价值性可言。

4. **保密性**　即有关信息的所有人主观上将该信息视为秘密，客观上则采取适当的保密措施以维持信息的秘密性。保密措施包括权利人通过订立保密协议，建立保密制度及采取其他合理的保密措施，对技术秘密和经营秘密进行保护。只有当权利人采取了能够明示其保密意图的措施，才能成为法律意义上的商业秘密。

5. **历史性**　医药商业秘密是多年实践经验和知识积累的结果，并随着时间的推移而发生如下变化：一是随着秘密的公开或扩散而转化为公知公用的技术和经营方法（如六神丸）；二是通

笔记

过有效的保密而始终维持其秘密性和经济性，并未随着时间的推移而老化衰竭；三是经过进一步开发、完善，使商业秘密得到增值，并仍保持其秘密性（如云南白药之技术配方保密）。

6. **合法性** 医药商业秘密必须通过合法的方式原始取得或继受取得，如自己总结研究、合法许可、继承、转让等。通过不正当手段获得的医药商业秘密，不仅不能得到法律的保护，反而要承担一定的法律责任。

7. **风险性** 权利人不能以商业秘密为由对抗正当的竞争，即不能阻止他人独立研究开发出不谋而合的技术，也不能追回从自己手中逸出的商业秘密，更不能追究善意第三人的责任。

二、医药商业秘密的内容

医药商业秘密包括医药技术秘密和经营秘密两部分。

（一）医药技术秘密

1. **产品信息** 企业自行研究开发的新药，在既没有申请专利，也还没有正式投入市场之前，尚处于秘密状态，它就是一项商业秘密。即使药品本身不是秘密，它的组成部分或组成方式也可能是商业秘密。

2. **配方与工艺** 医药产品的工业配方、化学配方、药品配方等是商业秘密的一种常见形式，甚至化妆品配方，其中各种含量的比例也属于商业秘密。有时几个不同的设备，尽管其本身属于公知范畴，但经特定组合，产生新工艺和先进的操作方法，也可能成为商业秘密。许多技术诀窍就属于这一类型的商业秘密。

中药技术秘密中包括中药的制造技术、生产工艺流程、特定配方、有关设备和材料的制作工艺的专门知识、经验等信息。由于中医药的特殊性，我国在颁布中药新药质量标准（包括试行和转正标准）时，对其“处方”和“制法”采取部分公开，从而在一定程度上保护了中药处方的技术秘密。

3. **机器设备的改进** 在公开的市场上购买的制药机器、设备不是商业秘密，但是经公司的技术人员对其进行技术改进，使其具有更多用途或效率更高，这个改进也是商业秘密。

4. **研究开发的有关文件** 记录了研究和开发活动内容的文件，这类文件就是商业秘密。如蓝图、图样、实验结果、设计文件、技术改进后的通知、标准件最佳规格、检验原则等。

（二）医药经营秘密

经营秘密即未公开的经营信息，是指与药品的生产、经营销售有关的保密信息。主要有与公司各种重要经营活动有关联的文件和客户情报。

1. **与公司各种重要经营活动有关联的文件** 公司在各种重要经营活动中有许多关联的文件，如采购计划、进货渠道、供应商清单、销售计划、销售方法、会计财务报表、分配方案、市场调查资料等。

2. **客户情报** 客户情报包括客户清单、销售渠道、协作关系、货源情报、产销策略、招投标中的标底及标书内容等信息。

3. **经营过程中的管理技术** 管理技术包括在医药经营各个环节中有效运作的管理模式、管理方法、管理诀窍、管理步骤等。

三、医药商业秘密的保护方式

我国对医药商业秘密的保护采取法律保护和权利人自我保护两种方式。

（一）法律保护

法律通过对非法侵害他人商业秘密的行为，依法追究法律责任的方式保护商业秘密权。侵犯商业秘密，就是指不正当地获取、披露或利用权利人商业秘密的行为。目前我国商业秘密的保护主要是以《中华人民共和国反不正当竞争法》（以下简称《反不正当竞争法》）为主，涉及《中

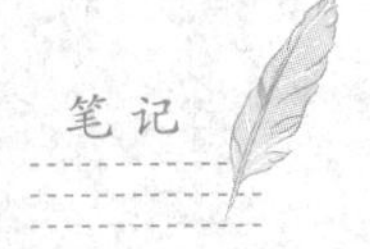

华人民共和国民法通则》(以下简称《民法通则》)、《中华人民共和国合同法》(以下简称《合同法》)、《中华人民共和国劳动法》(以下简称《劳动法》)、《中华人民共和国民事诉讼法》(以下简称《民事诉讼法》)和《中华人民共和国刑法》(以下简称《刑法》)以及行政法规等,构成了一个相对完整的法律体系。

相关知识

我国有关商业秘密保护的法律规定

1.《反不正当竞争法》 非法侵害他人商业秘密的行为有以下几种:①以盗窃、利诱、胁迫或其他不正当手段获取的权利人的商业秘密;②披露、使用或者允许他人使用以前项手段获取的权利人的商业秘密;③违反约定或者违反权利人保守商业秘密的要求,披露、使用或者允许他人使用其所掌握的权利人的商业秘密。

第三人明知或者应知前款所列违法行为,获取、使用或者披露他人的商业秘密,视为侵犯商业秘密。(第十条)

违反本法规定侵犯商业秘密的,监督检查部门应当责令停止违法行为,可以根据情节处以1万元以上20万元以下的罚款。(第二十五条)

2.《民法通则》 公民、法人的著作权、专利权、商标专用权、发现权、发明权和其他科技成果权受到剽窃、篡改、假冒等侵害的,有权要求停止侵害,消除影响,赔偿损失。(第一百一十八条)

3.《合同法》 当事人在订立合同过程中知悉的商业秘密,无论合同是否成立,不得泄露或者不正当地使用。泄露或者不正当地使用该商业秘密给对方造成损失的,应当承担损害赔偿责任。(第四十三条)

4.《劳动法》 用人单位与劳动者可以在劳动合同中约定保守用人单位的商业秘密和与知识产权相关的保密事项。

对负有保密义务的劳动者,用人单位可以在劳动合同或者保密协议中与劳动者约定竞业限制条款,并约定在解除或者终止劳动合同后,在竞业限制期限内按月给予劳动者经济补偿。劳动者违反竞业限制约定的,应当按照约定向用人单位支付违约金。(第二十三条)

5.《民事诉讼法》 人民法院审理民事案件,涉及商业秘密的案件,当事人申请不公开审理的,可以不公开审理;商业秘密作为证据应当保密,需要开庭出示的,不得在公开开庭时出示等。

6.《刑法》 有下列侵犯商业秘密行为之一,给商业秘密的权利人造成重大损失的,处3年以下有期徒刑或者拘役,并处或者单处罚金;造成特别严重后果的,处3年以上7年以下有期徒刑,并处罚金:①以盗窃、利诱、胁迫或者其他不正当手段获取权利人的商业秘密的;②披露、使用或者允许他人使用以前项手段获取权利人的商业秘密的;③违反约定或者违反权利人有关保守商业秘密的要求,披露、使用或者允许他人使用其所掌握的商业秘密的。明知或者应知前款所列行为,获取、使用或者披露他人的商业秘密的,以侵犯商业秘密论。(第二百一十九条)

《反不正当竞争法》是保护商业秘密的核心法律。为了进一步加强对商业秘密的保护,1995年由国家工商总局制定了《关于禁止侵犯商业秘密行为的若干规定》,该规定有关商业秘密侵权的认定依据和处罚程序有了更加详细的规定。1988年由国家科委发布的《关于科技人员业余兼

笔记

职人员若干问题的意见》,规定科技人员不得私自带走或者擅自公开、利用原单位的技术成果、技术资料,侵犯原单位的合法权利。2010年3月国务院国有资产管理委员会发布的《中央企业商业秘密保护暂行规定》,对中央企业商业秘密的保护提出了有针对性的保护措施和奖励措施,逐步完善我国商业秘密的保护。

我国法律规定的侵犯商业秘密行为的法律责任,包括民事责任、行政责任和刑事责任三种。一般说来,侵犯商业秘密行为应当主要承担民事责任,权利人可以通过民事赔偿的方式有效弥补权利人的经济损失;当侵犯商业秘密行为构成不正当竞争行为时,可以通过责令停止、罚款等行政手段及时制止侵权行为的发生,从而最大限度地维护商业秘密权利人的合法权益;侵犯商业秘密情节严重,构成犯罪时,则应当承担刑事责任。

(二)商业秘密的自我保护

医药企业应当把保护商业秘密纳入企业的管理体系中,通过采取以下措施进行保护:①企业内部设立专门的商业秘密管理机构;②与涉及商业秘密的人员签定保密合同以及竞业限制协议;③在具体的管理上实行分级管理;④定期对涉及商业秘密的人员进行培训,灌输保护商业秘密的意识,提高他们保护商业秘密的能力等。

我国中药的商业秘密自我保护已有数千年历史。在中药领域,千百年来秉承的"祖传秘方"保护形式,或称之为"技术诀窍保护",是中药知识产权保护的重要方式之一。其范围涉及中药配方、独特的生产加工工艺、中药栽培养殖技术、饮片加工技术、炮制技术、复方配伍比例、技术信息等。只要不泄密,这种保护的时间就没有限制。

(三)商业秘密保护的缺陷

1. 现行法律对商业秘密的保护力度较弱 相对于专利保护,商业秘密虽因其不公开而风险性低,并且没有时间上和地域上的限制,但是商业秘密会因保护措施失败而被扩散,而我国无专门的《商业秘密保护法》,对商业秘密的保护散见于各种不同的法律、法规中,这些有关保护商业秘密的法律条文难以保证内容上的统一性、协调性和体系上的完整性。这对商业秘密的保护显然是无力的。

2. 商业秘密保护自身的缺陷对中医药保护带来负面影响 从中药领域的技术特征看,商业秘密保护是中药知识产权保护的重要方式之一。但商业秘密拥有权不具有排他性,不能禁止他人以合法的途径了解和使用同样的技术;在理论上它不能对抗反向工程和独立发明。这样,商业秘密的权利人在他人独立发明相同或类似的商业秘密后会丧失其对商业秘密的专有权,甚至不能再生产该产品。

3. 存在着不可预期的泄密风险

(1)政府主管部门原因:根据我国现有法律的规定,药品要想进入市场必须通过注册。在申报注册过程中,要把有关的研究数据提供给主管部门进行技术审评。如果政府主管部门对按照规定获得的商业秘密不承担保密的义务,则技术秘密很可能从专有领域流入公有领域。

(2)企业自身在医药商业秘密实践中存在问题:①违反与权利人保守商业秘密的合同约定;②违反限制使用条款,超越期限、地域、数量的自己使用或允许他人使用的行为;③违反商业秘密权利人的要求和公司章程,披露、使用或允许他人使用本单位、本公司商业秘密的行为等。

(3)以占有为目的的违法获取:包括采取秘密窃取的手段;采用利益引诱的手段;采用威逼、胁迫的手段;采取违反商业道德的手段等。

从国家立法的保护到企业自身保护,保护商业秘密的手段可以说是多种多样,但是无论哪一种保护都有其自身的缺陷。法律的保护属于事后的救济,权利人的利益已经受到一定侵害。企业内部自身通过经济、管理各种手段一定程度上增加了企业的成本。商业秘密的保护,明显弱于著作权和专利权的保护,通过商业秘密权保护企业的发明创造具有较大的保密成本和泄密风险。因此,权利人要想真正保护好自己的商业秘密,应该综合运用各种保护手段。如对于一

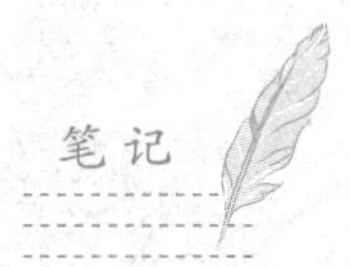

项药品发明创造，专利保护与技术秘密保护都需要。因为开发研究需要有一段时间的延续，在尚未申请专利之前必须保密。此外，在撰写专利申请文件时，在确保具有新颖性与创造性的前提下，应该将申请专利与技术秘密保护结合起来。

四、医药未披露数据的保护

（一）医药未披露数据的定义和内容

1. **医药未披露数据的定义**　医药未披露数据是指在含有新型化学成分药品注册过程中，申请者为获得药品生产批准证明文件向药品注册管理部门提交的关于药品安全性、有效性、质量可控性的未披露的试验数据。

2. **医药未披露数据的内容**　医药未披露数据来源于药品研发过程中的临床前试验和临床试验，主要包括以下内容：

（1）针对试验系统的试验数据：包括动物、细胞、组织、器官、微生物等试验系统的药理、毒理、动物药代动力学等试验数据。

（2）针对生产工艺流程、生产设备与设施、生产质量控制等研究数据：包括药物的合成工艺、提取方法、理化性质及纯度、剂型选择、处方筛选、制备工艺、检验方法、质量指标、稳定性；中药制剂还包括原药材的来源、加工及炮制等；生物制品还包括菌毒种、细胞株、生物组织等起始材料的质量标准、保存条件、遗传稳定性及免疫学等研究数据。

（3）针对人体的临床试验数据：包括临床药理学、人体安全性、有效性评价等获得人体对于新药的耐受程度和药代动力学参数，给药剂量等试验数据。

（二）医药未披露数据的特征

1. **医药未披露数据不具有独占性**　医药未披露的试验数据保护不禁止其他申请人自行独立获取的该数据，其他申请人可以合法地使用该数据。

2. **医药未披露数据获得的途径不具备创新性**　《中华人民共和国药品管理法实施条例》"生产或者销售含有新型化学成分药品"中的"新"并不是应用创新方法而获得的信息，而是一个注册性概念，只要生产者或者销售者提交的化学活性成分未经注册的，即是新的。

（三）医药未披露数据保护的含义及法律依据

1. **医药未披露数据保护的含义**　医药未披露数据保护是对未在我国注册过的含有新型化学成分药品的申报数据进行保护，在一定的时间内，负责药品注册的管理部门和药品仿制者既不能披露也不能依赖该新药研发者提供的证明药品安全性、有效性、质量可控性的试验数据。对药品注册过程中的未披露的数据提供有效保护，目的在于禁止后来的药品注册申请者直接或者间接地依赖前者的数据来进行药品的注册申请，以保护新药开发的积极性。

2. **医药未披露数据保护的法律依据**　WTO 的 TRIPS 协议规定，对含有新型化学物质的药品或农业化学产品的试验数据或其他数据进行保护，以防止不正当的商业使用。根据 TRIPS 协议，我国政府在相应的行政法规和部门规章中，规定了对药品未披露的试验数据进行保护。详见表 10-2。

表 10-2　医药未披露数据保护的法律依据

名称	条款及内容
《TRIPS 协议》	第 39 条 3 款　如果缔约方要求以提交未公开的测试数据或其他数据作为批准一种采用新化学成分的药品或农业化学产品投放市场的条件，而上述数据的产生需要付出相当的努力，则该缔约方应禁止对这种数据的不正当商业性使用。此外，除非是为保护公众所必需。或者除非已经采取措施来确保防止对这样数据的不正当商业性使用，否则缔约方应禁止公开这样的数据

笔记

续表

名称	条款及内容
《药品管理法实施条例》	第三十五条　国家对获得生产或者销售含有新型化学成分药品许可的生产者或者销售者提交的自行取得且未披露的试验数据和其他数据实施保护，任何人不得对该未披露的试验数据和其他数据进行不正当的商业利用。 自药品生产者或者销售者获得生产、销售新型化学成分药品的许可证明文件之日起6年内，对其他申请人未经已获得许可的申请人同意，使用前款数据申请生产、销售新型化学成分药品许可的，药品监督管理部门不予许可；但是，其他申请人提交自行取得数据的除外
《药品注册管理办法》	第二十条　按照《药品管理法实施条例》第三十五条的规定，对获得生产或者销售含有新型化学成分药品许可的生产者或者销售者提交的自行取得且未披露的试验数据和其他数据，国家食品药品监督管理局自批准该许可之日起6年内，对未经已获得许可的申请人同意，使用其未披露数据的申请不予批准；但是申请人提交自行取得数据的除外

医药未披露数据保护，是在药品专利之后进行的知识产权保护形式，专利已公开的数据不在保护范围之内。《药品注册管理办法》引入了与《专利法》链接的内容。这样，医药未披露数据保护和药品专利保护就构成了一个整体，形成了有效的保护。反过来，药品专利数据的充分公开将影响药品数据保护的内容。

本章小结

本章介绍了药品知识产权的概念、种类、特征，药品专利保护，药品商标保护，医药商业秘密和医药未披露数据的保护。主要内容为：

1. 药品知识产权是指一切与药品有关的发明创造和智力劳动成果的财产权。药品知识产权包括著作权和工业产权两大类。而工业产权又包括药品专利权、药品商标权和医药商业秘密等。

2. 药品知识产权具有无形性、专有性、时间性、地域性、可复制性的特征。

3. 药品专利是指源于药品领域的发明创造，且转化为一种具有独占权的形态，是各国普遍采用的以独占市场为主要特征的谋求市场竞争有利地位的一种手段。

4. 药品发明专利包括新药物专利、新制备方法专利和新用途专利。

5. 发明专利申请的审批程序包括受理、初审、公布、实审以及授权五个阶段。实用新型或者外观设计专利申请在审批中不进行早期公布和实质审查，只有受理、初审和授权三个阶段。

6. 授予专利权的条件，授予专利权的发明和实用新型专利应当具备新颖性、创造性和实用性。

7. 专利侵权是指未经专利权人许可，实施其专利(即以生产经营为目的制造、使用、销售、许诺销售、进口其专利产品或依照专利方法直接获得的产品)的行为。解决专利侵权的纠纷包括行政程序、司法程序两种方式，侵权行为人应当承担民事责任、行政责任与刑事责任。

8. 药品商标是指由文字、图形、字母、数字、三维标志、颜色组合或声音，以及上述要素组合构成，能够将药品生产者、经营者生产的药品或提供的服务与他人生产、经营的药品或提供服务区别开来的标记。

笔记

9. 注册商标是经国务院工商行政部门核准注册的商标,包括商品商标、服务商标和集体商标、证明商标。商标注册人享有商标专用权,受法律保护。任何能够将自然人、法人或者其他组织的商品与他人的商品区别开的标志,包括文字、图形、字母、数字、三维标志、颜色组合和声音等,以及上述要素的组合,均可以作为商标申请注册。

10. 药品商标权,是指医药商标所有人对其在国家商标局依法注册的商标所享有的权利。药品商标权的内容包括专有使用权、禁止权、转让权和许可权。

11. 医药商业秘密是指在医药行业中,不为公众所知悉、能为权利人带来经济利益、具有实用性并经权利人采取保密措施的技术信息和经营信息。我国对医药商业秘密的保护采取法律保护和权利人自我保护两种方式。

12. 医药未披露数据是指在含有新型化学成分药品注册过程中,申请者为获得药品生产批准证明文件向药品注册管理部门提交的关于药品安全性、有效性、质量可控性的未披露的试验数据。

13. 医药未披露数据保护是对未在我国注册过的含有新型化学成分药品的申报数据进行保护,在一定的时间内,负责药品注册的管理部门和药品仿制者既不能披露也不能依赖该新药研发者提供的证明药品安全性、有效性、质量可控性的试验数据。

复习思考题

1. 联系实际,说明药品知识产权保护的意义。
2. 比较分析我国药品知识产权保护各方式的优点和不足。
3. 简述医药专利的类型。
4. 简述医药专利权的取得程序。
5. 比较医药发明专利与实用新型专利的差异。
6. 简述药品商标注册管理和保护的作用和意义。
7. 商标权的时间性特征同专利权有什么不同?
8. 何谓医药商业秘密?医药商业秘密的保护方式有哪些?
9. 试述医药未披露数据的特征及保护的特点。

(岳淑梅)

笔记

第十一章 药品信息管理

学习要求

通过本章的学习，使学生熟悉药品信息管理的主要内容，特别是药品说明书与标签、药品广告以及互联网药品信息服务等方面的法律法规，自觉遵守相关的法律规定，并能在实际工作中加以运用。

1. 掌握　药品说明书的内容要求和格式；药品标签的内容与书写印制要求；药品广告审查发布标准。

2. 熟悉　药品信息的收集渠道；药品广告批准文号的格式以及注销、作废的情形；对虚假违法药品广告的处理与处罚；互联网药品信息服务的管理规定。

3. 了解　药品说明书、标签、药品广告的概念；药品信息的特征与分类；药品广告批准文号的审查和程序；互联网药品信息服务的定义；互联网药品信息服务资格申报审批的程序。

问题导入　某制药公司违法药品广告案

××制药有限公司生产的药品“乙肝舒康胶囊”是处方药。2007年10月5日该制药有限公司在《××日报》刊登药品广告，称其生产的“乙肝舒康胶囊”功能主治为清热解毒，活血化瘀，用于湿热淤阻所致的急、慢性乙型肝炎，见有乏力、肝痛、食欲降低、脘胀等症；患者使用5个疗程可以根治乙肝，治愈率达85%；同时广告中专门介绍“患者张某在用药5个月后，肝病各项功能竟然全部转阴，肝功能正常，HBV-DNA也是阴性”。

请阅读以上材料，思考并讨论：

(1) 该药品广告存在着哪些违法的地方？

(2) 依照相关的法律规定对该药品广告行为应如何处罚？

第一节　药品信息管理概述

信息(information)是反映客观事物并经加工处理后对使用者具有参考价值的消息。大千世界，信息无处不在，人们时刻处在信息的包围之中，有效地掌握、利用信息成为人们正确把握、判断和表达客观事物并作出决定的重要基础和能力。随着现代信息技术的飞速进步，人类社会已全面进入信息化时代，信息化水平的高低已经成为衡量一个国家或地区经济、科技发展和管理水平的主要标志。

一、药品信息的含义、特征和类型

(一) 药品信息的含义

药品信息(drug information，DI)是指有关药品和药品活动的特征和变化的信息。药品信息包括两方面，一是有关药品自身特征、特性和变化方面的信息，如药品的理化性质、药品的安全性和有效性等方面的信息；二是有关药品活动方面的信息，如药品的研制、生产、经营、使用、监督管理和药学教育等方面的信息。简言之，所有与药品有关的信息都属于药品信息的范围。

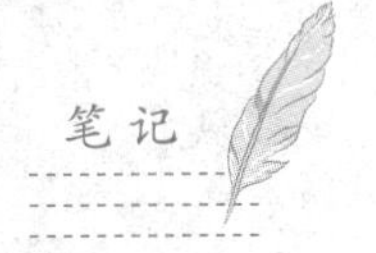

（二）药品信息的特征

1. **无限性和有限性** 药品信息是无穷无尽的，它源于事物本身的无限性和事物之间联系的无限性，如新药的不断发现以及对现有药品的新认识，使得药品信息呈爆炸性增长；同时，药品信息又是有限的，它源于人们对药品的有限认识，以及人们在一定时间内能够处理的信息的有限性。了解药品信息的无限性和有限性，在实践中就需要关注那些对药事管理工作目标最有价值的信息。

2. **真实性和虚假性** 药品信息是通过一定形式对药品和药品活动特征与变化的客观反映，从理论上讲是客观、真实的；但由于药品信息在产生、传播、加工、整理的过程中受到很多因素的影响，往往会产生一些偏差或失真，如有些人甚至为牟取私利将一些没有药效的东西说成有效，或为通过新药审评故意伪造试验结果等。不论是恶意的还是善意的，信息发生失实的现象较为普遍。真实、客观的药品信息是药事管理工作正确决策的基础，虚假、失实的药品信息可能会误导决策并产生严重危害。因此，在收集、处理、利用药品信息时首先要区分其真假，确保信息的真实和准确。

3. **系统性和片面性** 系统的药品信息是指有关药品及药品活动的全面信息，片面的药品信息是指有关药品及药品活动的某个局部或角度反映出的信息。在人们的思维活动中，零散的、个别的信息都不足以帮助人们把握事物的整体及其变化情况，只有全面、系统、完整地反映事物及其变化规律的信息才有价值。因此，对信息的掌握要尽可能地做到全面、完整，不可满足于一知半解。在药品活动中，有些企业在其产品的宣传中，只讲对其有利的一面，回避将全面的信息提供给医务人员和社会公众，误导公众，因此需要对药品信息提供行为严加监管。

4. **动态性和时效性** 药学事业的不断发展以及人们对药物探索和认识的不断深入，决定了药品信息也在不断地变化和更新；而药品信息的不断发展变化又决定了药品信息的时效性，即药品信息的价值及其利用总有一定的时间界限，如果超出时间界限就会失去了利用的机会，再好的信息也不会产生任何效益而价值尽失。因此在收集、利用药品信息时必须要有动态和时间观念，不能一劳永逸。例如，很多药品不良反应就是在药品上市后被发现的，这就需要不断并及时修改药品说明书，更新药品信息。

5. **依附性和传递性** 药品信息反映了药品的特征和运动状态，但其本身却不能独立存在，药品信息只有被各种符号系统组织成为某种形式的符号序列，并依附于一定的载体才可能被表达、识别、传递、存储、显示与利用。因此，要根据信息的特点选择适合的、有效的载体和传递途径，如图书、磁盘、计算机网络等。

6. **目的性和价值性** 信息能够帮助人们了解和解决自己面临的问题，人们收集、利用药品信息总是要围绕一定的目的，它既可能是为了实现某个药品的质量要求，也可能是要提高药品的合格率；药品信息的价值性体现在它能帮助人们实现各自的目的，而药品信息的收集、整理、储存、传递、利用也是有成本的，使用它的人就需要付出代价，同时，药品信息的价值还取决于人们对它的认识和重视程度。

（三）药品信息的分类

依照不同的标准，可以将药品信息划分为不同的类型。

按照药品信息内容划分，可分为药品经济信息、药品科技信息、药品政策法规信息和药品教育信息等。

按照药品信息阶段划分，可分为上市前药品信息、注册中药品信息和上市后药品信息等。

按照药品流程的环节划分，可以分为药品研发信息、药品生产信息、药品流通信息和药品使用信息等。

按照药品信息的来源划分，可分为内部信息和外部信息（如药品生产企业内部、外部）等。

按照药品信息的载体形式划分，可分为语音信息、图像信息、数字信息和计算机信息等。

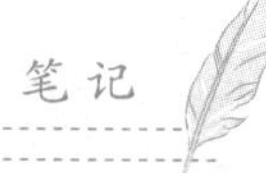

相关知识

上市前药品信息、注册中药品信息和上市后药品信息

上市前药品信息主要来自于药品的研究开发过程，即药物的临床前研究和临床研究两个阶段。在药物临床前研究过程中，通过药学研究可以得到处方、工艺、质量指标、稳定性等信息，通过药理学研究可以获得药效学和一般药理试验信息，通过毒理学研究可以得到急毒、长毒、过敏性、致突变性、致癌毒性等信息；在药物临床研究过程中，通过药物临床试验，证实或揭示药物的作用、不良反应及药物的吸收、分布、代谢和排泄特征，确定药物的疗效、适应证和安全性等信息。

注册中药品信息以上市前药品信息为基础，国务院药品监督管理部门对新药研究单位的新药申报资料开展药品的有效性、安全性和质量可控性的技术审评，在这一过程中可以获得审评意见，从而确定申请新药的物质是否可以作为药品生产上市，并获得国务院药品监督管理部门审核发放的批准证明文件，药品说明书、药品标签等这些重要的药品信息是注册中形成的最重要的药品信息。

上市后药品信息是指药品上市前潜在的、没有被人们发现的不良反应，迟发性的、罕见的不良反应，特殊人群的用药评价和药品远期疗效的评价等药品信息，都必须通过药品上市后才能获得。上市后药品信息包括医生、患者、制药企业、药品监管者、经营者提供的有关已批准上市的药品的质量、疗效、不良反应以及经济学信息。政府对上市后药品信息实行再评价制度，从药理学、药学、临床医学、药物流行病学、药物经济学及药物政策等方面，对已批准上市的药品在社会人群中的疗效、不良反应、用药方案、稳定性及费用等是否符合药品的安全性、有效性、经济性、合理性原则做出科学的评估和判断，这是上市后药品信息的主要内容。

二、药品信息的收集、评价与服务

（一）药品信息的收集

药品信息的来源很多，可通过多种渠道获取和收集。

1. **了解有关药事法律法规** 国家对药品实施严格的监督管理，制定了大量、系统的有关药品管理的法律、法规、政策等，国务院药品监督管理部门和省级药品监督管理部门颁布了大量药品行政法规和规章，如药品批准文号、药品说明书、药品标准、许可证、GMP认证证书以及药事案件处理材料。这些信息是每一位药学人员需要了解和掌握的。

2. **拥有权威的参考书** 权威的参考书通常能够较为全面、深入地反映药品各方面的理论、现象、观点和评价。其中定期再版的参考书，有大量新的信息，对药品活动有重要的指导价值，是全面掌握药品信息的基础。

3. **查阅专业期刊** 专业期刊杂志按月出版，即时反映药学学科的最新发现和理论，经常查阅期刊杂志，是全面掌握最新药品信息的有效方法。

4. **利用文献检索工具** 互联网上一些医药文献检索刊物和数据库，如Medline、PubMed、Cochrane、中国生物医学文献数据库等，通过检索，可以查询到全面的相关信息的一次文献，是收集药品信息的重要手段。

5. **参加学术会议、继续教育讲座** 从上述活动中，可以了解某个专业领域前沿的情况和专家对某个问题的深刻理解，将这些信息收集起来，可以弥补参考书、期刊杂志的不足。

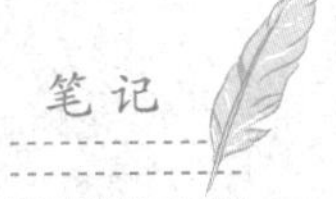

6. **咨询药物信息机构**　一些政府机构、药物研究机构、大学或医院的药物信息中心和专门从事药学信息开发和服务的机构，如国家药品不良反应监测中心、国家食品药品监督管理总局南方医药经济研究所、广东医药情报研究所、上海医药工业研究院等，它们可以提供各种有针对性的药品信息。

7. **询问药品研发、生产、经营企业**　这些企业拥有其研发、生产、经营药品品种的有关信息，有些信息是它们所独有的，很难从其他地方获得，特别是一些新药的资料，可以通过药品推销人员得到。

8. **参加药学实践**　药学工作者在药学实践中可以通过自己的观察和实践认识药品信息，同时在实践中直接与其他药学工作者交流，也可以学习到很多他们所掌握的药品信息。

9. **利用法律或行政手段**　如根据法律规定，有关药事单位在申报药品注册、药品生产、经营、使用时，必须呈报有关的药品信息；药品监督管理部门通过到现场核查，抽样检查，日常的监督检查和跟踪检查，以确定有关药品信息的真实性、可靠性。这是药事行政部门获取药品信息的主要方法。

相关知识

相关医药文献数据库

MEDLINE是美国国立医学图书馆（The National Library of Medicine，NLM）生产的目前最权威的国际性综合生物医学信息书目数据库，内容包括美国《医学索引》（Index Medicus，IM）的全部内容和《牙科文献索引》（Index to Dental Literature）、《国际护理索引》（International Nursing Index）的部分内容，涉及基础医学、临床医学、环境医学、营养卫生、职业病学、卫生管理、医疗保健、微生物、药学、社会医学等领域，收录1966年以来世界70多个国家和地区出版的3400余种生物医学期刊的文献，近960万条记录，目前每年递增30万~35万条记录。

PubMed是因特网上使用最广泛的免费MEDLINE，是NLM所属的国家生物技术信息中心（The National Center for Biotechnology Information，NCBI）于2000年4月开发的，其核心主题为医学，但亦包括其他与医学相关的领域。PubMed的资讯并不包括期刊论文的全文，但可能提供指向全文提供者（付费或免费）的链接。

Cochrane Library简称CL，是英国牛津Update Software公司以协作网光盘或Internet形式发表的电子刊物，一年四期向全世界发行，是目前最全面的临床医学专业防治方法系统评价（Systematic Review或Meta分析）和临床对照试验资料库。

中国生物医学文献数据库是由中国医学科学院医学信息研究所/图书馆开发研制的中国生物医学文献服务系统（SinoMed），整合了中国生物医学文献数据库（CBM）、西文生物医学文献数据库（WBM）、北京协和医学院博硕学位论文库等多种资源，集检索、免费获取、个性化定题服务、全文传递服务于一体。其收录了1978年以来1600余种中国生物医学期刊以及汇编、会议论文的文献记录，总计超过400万条记录，年增长量约35万条。学科涉及基础医学、临床医学、预防医学、药学、中医学以及中药学等生物医学领域的各个方面，是目前国内医学文献的重要检索工具。

（二）药品信息的评价

来自各种信息源的药品信息是基于很多目的和原因产生的，其准确性、可靠性、客观性和它所描述事物的角度、方法等都需要通过评价才能使用。而药品信息评价也带有一定的主观性，

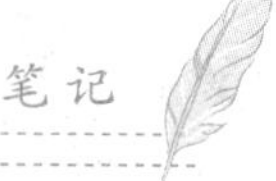

在评价过程中应尽量避免人为因素的影响。药品信息评价主要是评价以下几方面。

1. **权威性和可信度** 这是人们利用药品信息的首要选择标准。药品信息评价首先应弄清信息来源和目的。一般来讲,权威机构、第三方机构或权威人士所发布的药品信息,在质量上比较可靠,尤其是政府机构、著名研究机构或大学发布的文献信息,其科学性、全面性和准确性较高,在可信度上来说是比较好的,而商业途径提供的信息常常有倾向性。

2. **科学性和客观性** 药品信息客观性、真实性的评价非常重要,不仅是能否采用该信息的依据,其后果也将涉及人们的健康和生命。首先,药品信息的内容要具有科学性,有一定科学研究的价值,并采用科学的方法和形式进行阐述。其次,药品信息要具有客观准确性,列出可供核查事实的信息来源、事实数据和依据,同时也要看药品信息是否公正,提供的事实中是否混同于有倾向性的宣传和评论,并且在介绍有争议的观点时是否持中立立场,并提供公正的评判。

3. **独特性和新颖性** 人们通常利用发布时间较新且比较独特、有参考价值的文献,而对于药品信息资源利用更是如此。药品信息所反映的主题是否特别、药品信息创建或发布的日期以及最近的更新日期、更新间隔周期等,都会影响人们的利用效能。同时,药品信息要具有相对的独特性,只有信息内容独特、观点新颖,才能提升药品信息的价值,提高利用效率。

4. **全面性和系统性** 药品信息的全面性和系统性主要是针对不同的信息源来评价的,例如,一本药物手册,所收载的药品品种的数量就是观察它的全面性的指标,品种越多全面性就越好。不同的信息源,观察全面性的指标不一样,有些是信息源收载或查询的期刊杂志数量的多少,有些是病种的多少,等等。但对一个研究报告不要过分追求它研究的全面性,有时只要能搞清楚一个问题或一个问题的某个方面就可以了。

(三)药品信息服务

药品信息服务是指有关药事组织或机构将搜集到的药品信息经过处理、加工以后,借助多种方式、手段为药品管理部门、药事组织和社会公众提供所需药品信息产品及服务的一项工作。药品信息服务实质上就是传播、交流药品信息,实现药品信息增值的一项活动,是药品信息管理工作的归宿和出发点。

药品信息服务涉及药物科技信息、药品经济信息、药品政策法规信息、药品使用信息、药品市场信息等多方面。

药品信息服务的方式有很多,主要有以下几种方式:

1. **药品信息检索服务** 根据用户的需求或提问从各类不同的数据库或信息系统中,迅速、准确地查出与用户需求相符合的,一切有价值的药品资料和数据。

2. **药品信息报道与发布服务** 药品相关机构对搜集到的大量资料和信息进行整理、加工、评价、研究和选择之后,及时报道出去,满足相关组织和社会公众的信息需求。

3. **药品信息咨询服务** 是由专门的机构或咨询服务公司帮助用户解决药品信息问题的一种专门咨询活动。

4. **药品网络信息服务** 是指在网络环境下由药品信息服务机构利用计算机、通讯和网络等现代技术从事药品信息采集、处理、存贮、传递和提供利用等活动。

三、药品信息的监督管理

(一)药品信息监督管理的含义与内容

药品信息监督管理(drug information administration)是指各级药品监督管理部门依法对药品信息活动进行的管理和监督。国家对药品信息监督管理的基本目标是保证药品信息的真实性、准确性、全面性,以完成保障人们用药安全有效、维护人们健康的基本任务。

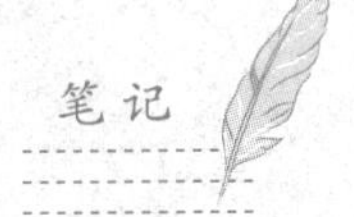

由于药品信息的传递直接影响到药物治疗的效果,而由于提供药品信息的目的、动机不同,很多药品信息让人们难辨真伪,以致引发药害事件。因此世界各国逐渐加强药品信息的管理,

以保证药品质量和人们用药安全,主要措施和内容有以下几方面。

1. 组织制定颁布药品标准;
2. 通过立法程序制定发布有关药品信息管理的法规,强制推行,对违反者给予相应的惩罚;
3. 通过药学行业组织制定药师职业道德规范,要求药师提供真实、准确、全面的药品信息,绝不从事任何可能败坏职业荣誉的活动;
4. 通过药学教育改革,培养临床药师、情报药师,从专业上提高药品信息的水平;
5. 建立建设药品监督计算机信息系统。

(二)我国主要药品信息监督管理法律法规

为加强药品信息管理、保证药品信息的真实准确和保障公众用药安全,国家制定发布了有关药品信息管理的法律规范。我国《药品管理法》及其实施条例对药品信息管理的相关内容进行了规定。同时,国务院药品监督管理部门也颁布了药品信息管理部门规章,涉及药品说明书和标签的管理、药品广告管理和互联网药品信息服务管理等方面,具体见表 11-1。

表 11-1 我国现行药品信息管理部门规章

法律法规名称	颁布机关	施行日期
药品说明书和标签管理规定	国家食品药品监督管理局	2006 年 6 月 1 日
关于印发化学药品和生物制品说明书规范细则的通知	国家食品药品监督管理局	2006 年 5 月 10 日
关于印发中药、天然药物处方药说明书格式内容书写要求及撰写指导原则的通知	国家食品药品监督管理局	2006 年 6 月 22 日
互联网药品信息服务管理办法	国家食品药品监督管理局	2004 年 7 月 8 日
药品广告审查办法	国家食品药品监督管理局、国家工商行政管理总局	2007 年 5 月 1 日
药品广告审查发布标准	国家食品药品监督管理局、国家工商行政管理总局	2007 年 5 月 1 日

另外,2015 年 4 月修订的《中华人民共和国广告法》也对药品广告作出进一步规定,明确了药品广告的基本要求、不得发布广告的药品品种、处方药发布的媒介形式、药品广告的警示语等内容。

(三)国外药品信息监督管理法规简介

1. **美国** 美国十分重视药品信息的管理,美国《联邦食品药品化妆品法》(Federal Food, Drug, and Cosmetic Act, FFDCA)第 502 条"违标药品和违标用品",列出 16 种情况为违标药品,并规定了相应的处罚情形。1937 年,美国发生的磺胺酏剂事件,即按"违标药品"处罚了生产企业。另外美国国会还颁布了《正确包装和标签法》(The Fair Packaging and Labeling Act)、《防毒包装法》(Poison Prevention Packaging Act)。

在《联邦法典》(Code of Federal Regulations)第 21 章 201 节"药品标识物"中对药品说明书的格式和内容书写要求作了详尽规定。美国食品药品管理局(FDA)于 2006 年 1 月 18 日颁布了《人用处方药及生物制品说明书格式及内容管理条例》,同时还发布了《药品说明书【不良反应】内容格式撰写指导》《药品说明书【临床研究】内容格式撰写指导》《药品说明书新版内容格式管理条例实施指导原则》(意见稿)和《药品说明书【警告 / 注意事项】、【禁忌证】、【黑框警告】内容格式撰写指导》(意见稿)。由于美国药品在国际贸易中的作用和地位,其药品信息管理在全球影响很大。

2. **日本** 日本《药事法》第七章"药品的管理"明确规定,药品在其直接容器或直接包装上

笔 记

必须记载10项内容,药品附属标签和说明书上必须记载4项内容,以及药品附属标签和说明书禁止记载的事项。

3. **英国**　英国现行《1968年药品法》(Medicines Act 1968)第一部分"容器、包装和药品的识别标志"中,分别规定了药品的标签和包装上的标志,药品说明书,药品容器要求,药品的颜色、性状及标志,以及自动售药机上的药品说明资料等应遵守的内容。

4. **欧盟**　欧盟委员会于2004年上半年完成对药品管理法的全面修改,形成了一部新的《欧盟人用兽用药注册管理法》[Regulation(EC)No 726/2004]和三项指导原则,即《传统草药管理指导原则》(Directive 2004/24/EC)、《人用药管理指导原则》(Directive 2004/27/EC)和《兽用药管理指导原则》(Directive 2004/28/EC),对各成员国药品说明书的申报流程、内容格式要求进行了统一规定,力图高度保证消费者的权益,以确保消费者在丰富、翔实的用药信息基础上正确、合理地使用药品。此外,新法还强调,对于包装、标签和说明书符合欧盟指导原则的药品,各成员国不得以与包装、标签和说明书有关的理由禁止或阻碍其上市销售。

总的说来,各国综合性药品法、药品注册管理条例、GMP等药事法律法规中,均对药品包装标签、说明书和药品广告、药品注册商标等药品信息的管理作了明确的、严格的规定。

第二节　药品包装标签、说明书管理

不同品种、不同剂型或同品种不同规格的药品,其理化性质、质量规格和卫生要求各不相同,其运输、储存、销售和使用必须有相应的信息指导。药品说明书、标签正是指导如何储运和使用药品的重要信息来源。它们向用户介绍药品的重要信息,指导人们正确地经销、保管和使用药品。而药品说明书和标签提供的药品信息一旦有误,必将产生严重后果。因此,各国均将药品说明书、标签作为药品法制管理的重要内容加以规范。

一、药品包装标签、说明书管理概述

(一)药品说明书和标签的概念

药品说明书,是指药品生产企业印制并提供的,包含药理学、毒理学、药效学、医学等药品安全性、有效性重要科学数据和结论的,用以指导临床正确使用药品的技术性资料。

药品标签,是指药品包装上印有或者贴有的内容。

(二)药品说明书和标签管理的基本原则

1. **国家审批制度**　在中华人民共和国境内上市销售的药品,其说明书和标签由国家食品药品监督管理总局予以核准。

2. **内容书写原则**

(1)药品说明书:药品说明书内容应当以国家食品药品监督管理总局核准或获准修改的药品说明书为准,不得擅自增加和删改原批准的内容。

药品生产企业生产供上市销售的最小包装必须附有说明书。

(2)药品标签:药品标签应当以说明书为依据,其内容不得超出说明书的范围,不得印有暗示疗效、误导使用和不适当宣传产品的文字和标识。药品包装必须按照规定印有或贴有标签,不得夹带其他任何介绍或宣传产品、企业的文字、音像及其他资料。

3. **文字和用语要求**　药品说明书和标签的文字表述应当科学、规范、准确。非处方药说明书还应使用容易理解的文字表述,以便患者自行判断、选择和使用。药品说明书和标签应当使用国家语言文字工作委员会公布的规范化汉字,增加其他文字对照的,应当以汉字表述为准。

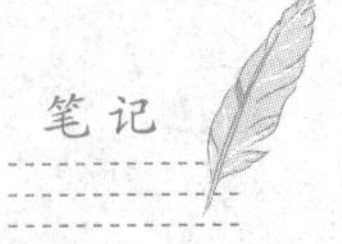

药品说明书和标签中的文字应当清晰易辨,标识应当清楚醒目,不得有印字脱落或粘贴不牢等现象,不得以粘贴、剪切、涂改等方式进行修改或补充。

出于保护公众健康和指导正确合理用药的目的,可以在药品说明书或者标签上加注警示语。国家食品药品监督管理总局也可以要求药品生产企业在说明书或者标签上加注。

药师考点

1. 药品说明书和标签的界定和作用
2. 药品说明书、标签印制和文字表述要求

二、药品说明书管理规定

药品说明书(package insert)是药品信息最基本、最重要的来源,它与药品的研制、生产、销售、贮运、使用等众多环节密切相关。在药品流通领域,药品说明书可指导人们正确销售、储藏、保管和调剂药品;在药品使用方面,经国家药品食品监督管理总局审核批准的药品说明书是药品的法定文件,是医师、药师、护士和患者合理用药的科学依据,是宣传合理用药和普及医药知识的指南。

(一)药品说明书内容要求

1. 药品说明书的编写依据 药品说明书应当包含药品安全性、有效性的重要科学数据、结论和信息,用以指导安全、合理使用药品。

药品说明书对疾病名称、药学专业名词、药品名称、临床检验名称和结果的表述,应当采用国家统一颁布或规范的专用词汇,度量衡单位应当符合国家标准的规定。

2. 列出全部活性成分、中药药味、辅料 药品说明书应当列出全部活性成分或组方中的全部中药药味。注射剂和非处方药应列出所用的全部辅料名称。

药品处方中含有可能引起严重不良反应成分或者辅料的,应当予以说明。

3. 药品说明书修改注意事项 根据药品不良反应监测和药品再评价的结果,药品生产企业应主动提出修改药品说明书,国家食品药品监督管理总局也可要求企业修改。修改的药品说明书应经国家食品药品监督管理总局审核批准后方有效。获准修改的药品说明书内容,药品生产企业应立即通知相关的药品经营企业、使用单位及其他部门,并按要求及时使用修改后的说明书。

药品说明书核准日期和修改日期应在说明书中醒目标示。

4. 详细注明药品不良反应 药品说明书应充分包含药品不良反应信息,并详细注明。药品生产企业未将药品不良反应在说明书中充分说明的,或者未根据药品上市后的安全性、有效性情况及时修改说明书并充分说明不良反应的,由此引起的不良后果由该生产企业承担。

5. 药品名称和标识 药品说明书使用的药品名称,必须符合国家食品药品监督管理总局公布的药品通用名称和商品名称的命名原则,并与药品批准证明文件的相应内容一致。禁止使用未经国家食品药品监督管理总局批准的药品名称和未经注册的商标。麻醉药品、精神药品、医疗用毒性药品、放射性药品、外用药品和非处方药品的说明书必须印有特殊管理的药品、外用药或非处方药等专用的标识。

相关知识

药品的慎用、忌用与禁用

药品说明书中的"慎用""忌用"或"禁用"是三个完全不同的概念,其旨在提醒用药

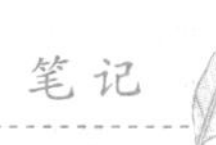

者对此种药品不能任意服用。正确理解这三种用法,才可以做到安全用药。

"慎用",是提醒用药者使用本药时要小心谨慎,即在服用之后,要密切观察病情变化,如果有不良反应出现,就必须立即停止服用;如没有就可继续使用。"慎用"是提醒药品使用者在使用的时候特别加以注意,但并不等于不能使用。通常需要慎用的都是指小儿、老年人、孕妇以及心、肝、肾功能不好的患者,如哌甲酯(利他林)对大脑有兴奋作用,高血压、癫痫患者应慎用。

"忌用",比"慎用"进了一步,已达到了不适宜使用或应避免使用的程度,通俗地讲,就是最好不用。标明"忌用"的药品,说明其不良反应比较明确,发生不良后果的可能性很大,但人有个体差异而不能一概而论,故以"忌用"一词以示警告。如阿米替林可用于治疗忧虑症,但阿米替林有抗胆碱作用,可引起尿潴留,因此忧虑症伴前列腺增生的患者应忌用。使用时应与该药有类似作用、但不良反应较小的药品代替或联合使用其他能对抗其副作用的药品。

"禁用",是对用药的最严厉警告,就是绝对禁止使用,即一旦患者误用会出现严重的不良反应甚至中毒。如支气管哮喘持续状态的患者禁用吗啡,因为吗啡可抑制呼吸中枢,导致支气管哮喘持续状态,从而使患者呼吸衰竭而死亡。

(二)药品说明书的格式

1. 化学药品和治疗用生物制品说明书格式

核准日期(SFDA 批准药品注册时间)
修改日期(按历次修改的时间顺序逐行书写)

特殊药品、外用药品标识位置

XXX(通用名)说明书
请仔细阅读说明书并在医师指导下使用
警示语位置

【药品名称】(drug name)
通用名称:(generic name)
商品名称:(brand name)
英文名称:(English name)
汉语拼音:
【成份】(ingredients)
化学名称:(chemical name)
化学结构式:(chemical structure)
分子式:(molecular formula)
分子量:(molecular weight)
【性状】(description)
【适应症】(indication)
【规格】(strength)
【用法用量】(usage and dosage)
【不良反应】(ADR)
【禁忌】(contraindications)
【注意事项】(note)

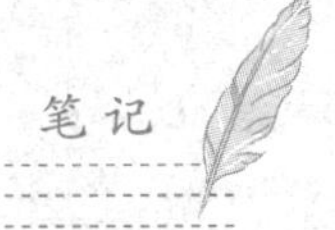

【孕妇及哺乳期妇女用药】(use in pregnancy and lactation)
【儿童用药】(use in children)
【老年用药】(use in elderly patient)
【药物相互作用】(drug interaction)
【药物过量】(over dosage)
【临床试验】(clinical trial)
【药理毒理】(pharmacology and toxicology)
【药代动力学】(pharmacokinetics)
【贮藏】(storage)
【包装】(package)
【有效期】(validity date)
【执行标准】
【批准文号】(drug approval number)
【生产企业】(manufacture)

2. **预防用生物制品说明书格式**

核准日期(SFDA 批准药品注册时间)
修改日期(按历次修改的时间顺序逐行书写)

XXX(通用名)说明书
请仔细阅读说明书并在医师指导下使用
警示语位置

【药品名称】
通用名称:
商品名称:
英文名称:
汉语拼音:
【成份和性状】
【接种对象】
【作用和用途】
【规格】
【免疫程序和剂量】
【不良反应】
【禁忌】
【注意事项】
【贮藏】
【包装】
【有效期】
【执行标准】
【批准文号】
【生产企业】

3. **中药、天然药物处方药说明书格式**

核准日期和修改日期

特殊药品、外用药品标识位置

XXX 说明书
请仔细阅读说明书并在医师指导下使用
警示语位置

【药品名称】
通用名称:
汉语拼音:
【性状】
【成份】
【功能主治】/【适应症】

笔记
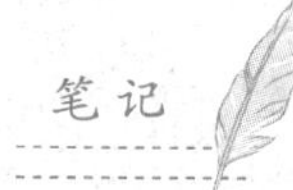

【规格】	【用法用量】
【不良反应】	【禁忌】
【注意事项】	【孕妇及哺乳期妇女用药】
【儿童用药】	【老年用药】
【药物相互作用】	【临床试验】
【药理毒理】	【药代动力学】
【贮藏】	【包装】
【有效期】	【执行标准】
【批准文号】	
【生产企业】	

（三）药品说明书各项内容书写要求

2006年5月10日，国家食品药品监督管理局以国食药监注〔2006〕202号文下发了《关于印发化学药品和生物制品说明书规范细则的通知》，对化学药品和生物制品说明书各项内容书写要求作了明确的规定。2006年6月22日，国家食品药品监督管理局以国食药监注〔2006〕283号文下发了《关于印发中药、天然药物处方药说明书格式内容书写要求及撰写指导原则的通知》，对中药、天然药物处方药说明书各项内容书写要求作了明确规定。

相关知识

化学药品和治疗用生物制品说明书有关项目书写要求

【适应症】应当根据该药品的用途，采用准确的表述方式，明确用于预防、治疗、诊断、缓解或者辅助治疗某种疾病（状态）或者症状。

【规格】指每支、每片或其他每一单位制剂中含有主药（或效价）的重量或含量或装量。生物制品应标明每支（瓶）有效成分的效价（或含量及效价）及装量（或冻干制剂的复溶后体积）。表示方法一般按照《中国药典》要求规范书写，有两种以上规格的应当分别列出。

【用法用量】应当包括用法和用量两部分。需按疗程用药或者规定用药期限的，必须注明疗程、期限。应当详细列出该药品的用药方法，准确列出用药的剂量、计量方法、用药次数以及疗程期限，并应当特别注意与规格的关系。用法上有特殊要求的，应当按实际情况详细说明。

【不良反应】应当实事求是地详细列出该药品不良反应。并按不良反应的严重程度、发生的频率或症状的系统性列出。

【注意事项】列出使用时必须注意的问题，包括需要慎用的情况（如肝、肾功能的问题），影响药物疗效的因素（如食物、烟、酒），用药过程中需观察的情况（如过敏反应，定期检查血象、肝功、肾功）及用药对于临床检验的影响等。滥用或者药物依赖性内容可以在该项目下列出。

药师考点

1. 药品名称和注册商标的标注和使用要求

笔记

2. 药品说明书的编写要点

3. 药品说明书格式和书写要求的基本内容

三、药品包装标签管理规定

药品标签(labeling of containers and packages)是药品信息的重要来源之一,不仅是广大医护人员和患者治疗用药的依据,也是药品生产、经营部门向公众介绍药品特性、指导合理用药和普及医药知识的主要媒介。

(一)药品标签的分类与内容

1. 药品标签的分类　药品标签分为内标签和外标签。药品内标签是直接接触药品的包装的标签,外标签是内标签以外的其他包装的标签。

2. 药品内、外标签标示的内容

(1)内标签:应当包含药品通用名称、适应证或者功能主治、规格、用法用量、生产日期、产品批号、有效期、生产企业等内容。包装尺寸过小无法全部标明上述内容的,至少应当标注药品通用名称、规格、产品批号、有效期等内容。

(2)外标签:应当注明药品通用名称、成分、性状、适应证或者功能主治、规格、用法用量、不良反应、禁忌、注意事项、贮藏、生产日期、产品批号、有效期、批准文号、生产企业等内容。适应证或者功能主治、用法用量、不良反应、禁忌、注意事项不能全部注明的,应当标出主要内容并注明"详见说明书"字样。

3. 用于运输、储藏包装的标签的内容　至少应当注明药品通用名称、规格、贮藏、生产日期、产品批号、有效期、批准文号、生产企业,也可以根据需要注明包装数量、运输注意事项或者其他标记等必要内容。

4. 原料药标签的内容　应当注明药品名称、贮藏、生产日期、产品批号、有效期、执行标准、批准文号、生产企业,同时还需注明包装数量以及运输注意事项等必要内容。

相关知识

药品有效期的表述形式

药品标签中的有效期应当按照年、月、日的顺序标注,年份用四位数字表示,月、日用两位数表示。其具体标注格式为"有效期至 ×××× 年 ×× 月"或者"有效期至 ×××× 年 ×× 月 ×× 日";也可以用数字和其他符号表示为"有效期至 ××××.××."或者"有效期至 ××××/××/××"等。

预防用生物制品有效期的标注按照国家食品药品监督管理总局批准的注册标准执行,治疗用生物制品有效期的标注自分装日期计算,其他药品有效期的标注自生产日期计算。

有效期若标注到日,应当为起算日期对应年月日的前一天;若标注到月,应当为起算月份对应年月的前一月。

(二)药品标签书写印制要求

1. 药品名称

(1)药品标签中标注的药品名称必须符合国家食品药品监督管理总局公布的药品通用名称

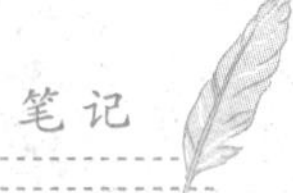

和商品名称的命名原则，并与药品批准证明文件的相应内容一致。禁止使用未经国家食品药品监督管理总局批准的药品名称。

(2) 药品通用名称应当显著、突出，其字体、字号和颜色必须一致，并符合以下要求：①对于横版标签，必须在上 1/3 范围内显著位置标出；对于竖版标签，必须在右 1/3 范围内显著位置标出；②不得选用草书、篆书等不易识别的字体，不得使用斜体、中空、阴影等形式对字体进行修饰；③字体颜色应当使用黑色或者白色，与相应的浅色或者深色背景形成强烈反差；④除因包装尺寸的限制而无法同行书写的，不得分行书写。

(3) 药品商品名称不得与通用名称同行书写，其字体和颜色不得比通用名称更突出和显著，其字体以单字面积计不得大于通用名称所用字体的 1/2。

2. 注册商标 药品标签使用注册商标的，应当印刷在药品标签的边角，含文字的，其字体以单字面积计不得大于通用名称所用字体的 1/4。

禁止使用未经注册的商标。

3. 专用标识 麻醉药品、精神药品、医疗用毒性药品、放射性药品、外用药品和非处方药品等国家规定有专用标识的，在药品标签上必须印有规定的标识。

4. 贮藏 对贮藏有特殊要求的药品，应当在标签的醒目位置注明。

5. 同一药品生产企业的同一药品的标签规定

(1) 同一药品生产企业生产的同一药品，药品规格和包装规格均相同的，其标签的内容、格式及颜色必须一致；药品规格或者包装规格不同的，其标签应当明显区别或者规格项明显标注。

(2) 同一药品生产企业生产的同一药品，分别按处方药与非处方药管理的，两者的包装颜色应当明显区别。对贮藏有特殊要求的药品，应当在标签的醒目位置注明。

药师考点

1. 药品标签的分类和标示的内容
2. 同品种药品标签的规定
3. 药品标签上药品有效期的规定

第三节 药品广告管理

市场经济中广告已成为推销商品的重要手段，但过分夸大广告的作用是不正确的，广告的内容比广告的数量更重要，广告的真实性是广告的生命。药品广告是传播药品信息的重要手段，由于它对合理用药影响很大，各国政府都采取了严格的监督管理措施。

一、药品广告的定义和作用

（一）药品广告的定义

药品广告(drug advertisement)是广告活动的一部分。所谓广告，是指商品经营者或者服务提供者通过一定媒介和形式直接或者间接地介绍自己所推销的商品或者服务的商业广告活动。因此，凡利用各种媒介或者形式发布的广告含有药品名称、药品适应证(功能主治)或者与药品有关的其他内容，为药品广告。

（二）药品广告的作用

20 世纪 50 年代后，随着药品生产规模不断扩大，新药不断问世，制药企业和处方医生、患者日益隔离。药品广告成为传播药品信息的一种经济、迅速和有效的方式。药品广告能使医生、药师、患者了解有关药品的性能、成分、用途和特点，以及适应证、作用机制、注意事项等，有助于

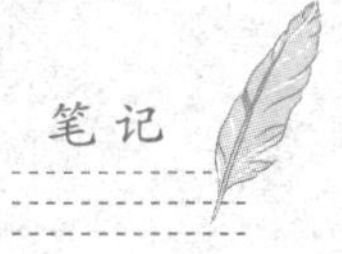

医生或患者选择用药。同时，药品广告信息的传播，特别是非处方药大众媒介广告，对增强人们自我保健意识，培养新的保健需求有一定作用，对制药企业扩大药品销售量、开拓新市场和开发新产品都具有积极作用。

相关知识

英国的药品广告管理

英国为了规范医药广告管理，杜绝虚假广告的出笼，从法律法规的制定到监管机构的设置和监督实施，从规范媒体广告承接到消费者投诉受理，从药品生产、商业推销到患者用药等，已经形成了一整套严格制度。

英国专门负责制定、修改和实施非广播性广告和促销法的"广告行为委员会"，其有关药品广告的法规明确规定：任何药品不得声称等同或超过其他同类药品的疗效；广告中不得有导致患者自我误诊的言辞；广告不得对患者发出治疗忠告或提供诊断；不得鼓励广告受众过量使用广告产品；广告中可以说缓解老年症状，但是诸如"治疗"和"恢复精力"之类不实之词一般不许出现；广告商不得利用人们的担心与焦虑推销药品；不准出现导致观众自我诊断的字眼或引导性语言，不准出现宣传药品效果的用词，也不准宣传药品没有副作用，而夸大药效则更是绝对禁止的，等等。

在药品广告的监督方面，英国负责电视广告监管的"独立电视委员会"对医药广告文字的规定有36条50多款，其具体规定除了与广告行为委员会的法规大体一致外，还规定药品广告中不准出现社会名人，包括体育和娱乐界名人对产品的褒奖；不准在16岁以下少儿节目中或节目前后刊播药品广告；无须获得医药许可证的边缘产品的广告中不得出现有关医疗作用的用词。

投诉制度是监督广告的最后一道防线。如果受广告诱导使用药品导致有害后果，或发现广告违反了某项法规，可以通过任何途径直接向英国广告管理局的信访部门投诉。不过由于各个环节都有严格的监督手段，真正有重大问题的投诉不是很多。

二、药品广告管理机构

国务院工商行政管理部门主管全国广告的监督管理工作，国务院有关部门在各自的职责范围内负责广告管理相关工作。

国家食品药品监督管理总局对药品广告审查机关的药品广告审查工作进行指导和监督，对药品广告审查机关的违反《药品广告审查办法》的行为，依法予以处理。

省级药品监督管理部门是药品广告审查机关，负责本行政区域内药品广告的审查工作；县级以上工商行政管理部门是药品广告的监督管理机关，有权对违法广告依法作出处理。

三、药品广告的审批

（一）药品广告审查对象和审查依据

1. 药品广告审查对象　凡利用各种媒介或者形式发布的药品广告，均应当按照《药品广告审查办法》进行审查。非处方药仅宣传药品名称（含药品通用名称和药品商品名称）的，或者处方药在指定的医学药学专业刊物上仅宣传药品名称（含药品通用名称和药品商品名称）的，无须审查。

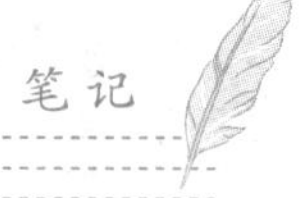

2. 药品广告审查的依据　申请审查的药品广告，符合下列法律法规及有关规定的，方可予

以通过审查:①《广告法》;②《药品管理法》;③《药品管理法实施条例》;④《药品广告审查发布标准》;⑤国家有关广告管理的其他规定。

(二) 药品广告审批程序

1. 药品广告批准文号申请人 药品广告批准文号的申请人必须是具有合法资格的药品生产企业或者药品经营企业。药品经营企业作为申请人的,必须征得药品生产企业的同意。申请人可以委托代办人代办药品广告批准文号的申办事宜。

申请药品广告批准文号,应当向药品生产企业所在地的药品广告审查机关提出。申请进口药品广告批准文号,应当向进口药品代理机构所在地的药品广告审查机关提出。

2. 申请药品批准文号应提交的材料 申请药品广告批准文号,应当提交《药品广告审查表》,并附与发布内容相一致的样稿(样片、样带)和药品广告申请的电子文件,同时提交以下真实、合法、有效的证明文件:

(1) 申请人《营业执照》《药品生产许可证》或《药品经营许可证》复印件;

(2) 申请人是经营企业的,应提交药品生产企业同意作为申请人的原件;

(3) 代办人应提交委托书原件和营业执照复印件等主体证明文件;

(4) 药品批准证明文件(含《进口药品注册证》《医药产品注册证》)复印件、批准的说明书复印件和实际使用的标签和说明书;

(5) 非处方药品广告需提交非处方药品审核登记证书复印件或相关证明文件的复印件;

(6) 申请进口药品广告批准文号的,应当提供进口药品代理机构的相关资格证明文件的复印件;

(7) 涉及药品商品名、注册商标、专利等内容的,应当提交相关有效证明文件的复印件以及其他确认广告内容真实性的证明文件。

所有复印件要加盖持有单位的印章。

异地发布药品广告备案应提交:《药品广告审查表》和批准的说明书复印件;电视和广播广告要提交与通过审查内容一致的录音带、光盘或其他介质载体。

3. 申请药品广告批准文号的审查和程序

药品广告审查首先是对申请人提交的证明文件的真实性、合法性、有效性进行审查,然后依法对广告内容进行审查。其程序如图 11-1。

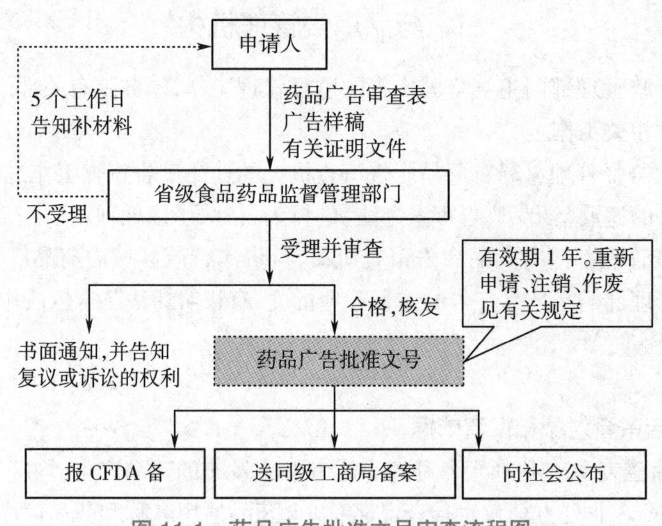

图 11-1 药品广告批准文号审查流程图

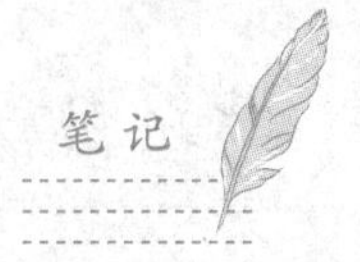

(三) 药品广告批准文号管理

1. 药品广告批准文号的格式 药品广告批准文号格式为:"× 药广审(视、声或文)第

0000000000 号”，其中“×”为各省、自治区、直辖市的简称；“0”由 10 位数字组成，前 6 位代表审查年月，后 4 位代表广告批准序号；“视”“声”“文”代表用于广告媒介形式的分类代号。

2. **药品广告批准文号的有效期**　药品广告批准文号的有效期为 1 年，到期作废。经批准的药品广告，在发布时不得更改广告内容，需要改动内容的，需重新申请药品广告批准文号。

3. **药品广告批准文号的注销和作废**

（1）有下列情形之一的，药品广告审查机关应当注销药品广告批准文号：①《药品生产许可证》《药品经营许可证》被吊销的；②药品批准证明文件被撤销、注销的；③国家食品药品监督管理部门或者省级药品监督管理部门责令停止生产、销售和使用的药品。

（2）已批准发布的药品广告，国家食品药品监督管理总局认为广告内容不符合规定的，或者省级以上工商局提出复审建议的，或者药品广告审查机关认为应当复审的，由原审查机关向申请人发出《药品广告复审通知书》进行复审。复审期间，该药品广告可继续发布。经复审，认为与法定条件不符的，收回《药品广告审查表》，原药品广告批准文号作废。

4. **《药品广告审查表》保存备查**　广告申请人自行发布药品广告的，应当将《药品广告审查表》原件保存 2 年备查。广告发布者、广告经营者受广告申请人委托代理、发布药品广告的，应当查验《药品广告审查表》原件，按照审查批准的内容发布，并将该《药品广告审查表》复印件保存 2 年备查。

案例讨论

违法发布药品广告案

1. 案情简介

2013 年 4 月 20 日，某市广播电台新闻广播频道“健康生活”栏目播出了对一位医生的访谈节目。节目中，该医生着重介绍了某制药公司生产的一种处方药——“××胶囊”，并宣称“六个中科院院士联合攻关研制出的药品”，“只要 6 个疗程就可以治好”，经北京协和医院、北京同仁医院等全国数十家大型医院对 1500 例患者临床试验证明，有效率高达 98.6%”。节目播出过程中，多名打入热线的节目听众叙述了用药后的效果。最后，该医生表示现在该药品正在进行“由中国食品药品监督管理局、中国工商管理局特批的全国 5 万名患者开展药品验证活动”，15 分钟内打入电话的听众可以免费赠药。

2. 问题讨论

（1）本案例中关于药品的介绍是否属于药品广告？

（2）违法主体是谁？

（3）案例中有哪些违反规定的宣传？

四、药品广告的内容和发布要求

《药品管理法》规定，药品广告内容必须真实、合法，以国家食品药品监督管理总局批准的说明书为准；《药品广告审查发布标准》进一步作出具体规定；2015 年修订的《中华人民共和国广告法》又对处方药广告发布媒介、药品广告忠告语、药品广告基本要求、不得发布广告的药品、不得针对未成年人发布药品广告等方面作出规定。

（一）药品广告范围的规定

1. **不得发布广告的药品**　①麻醉药品、精神药品、医疗用毒性药品、放射性药品；②戒毒治疗的药品；③医疗机构配制的制剂；④军队特需药品；⑤国家食品药品监督管理总局依法明令停

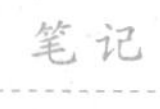

止或者禁止生产、销售和使用的药品；⑥批准试生产的药品。

2. 处方药广告发布规定 处方药可以在卫计委和国家食品药品监督管理总局共同指定的医学、药学专业刊物上发布广告，但不得在大众传播媒介发布广告或者以其他方式进行以公众为对象的广告宣传。不得以赠送医学、药学专业刊物等形式向公众发布处方药广告。

处方药名称与该药品的商标、生产企业字号相同的，不得使用该商标、企业字号在医学、药学专业刊物以外的媒介变相发布广告。不得以处方药名称或者以处方药名称注册的商标以及企业字号为各种活动冠名。

（二）药品广告内容的规定

1. 对药品广告内容原则性规定

(1)药品广告内容涉及药品适应症或者功能主治、药理作用等内容的宣传，应当以国务院食品药品监督管理部门批准的说明书为准，不得进行扩大或者恶意隐瞒的宣传，不得含有说明书以外的理论、观点等内容。

(2) 药品广告中必须标明药品的通用名称、忠告语、药品广告批准文号、药品生产批准文号；以非处方药商品名称为各种活动冠名的，可以只发布药品商品名称。药品广告必须标明药品生产企业或者药品经营企业名称，不得单独出现“咨询热线”“咨询电话”等内容。非处方药广告必须同时标明非处方药专用标识（OTC）。

药品广告中不得以产品注册商标代替药品名称进行宣传，但经批准作为药品商品名称使用的文字型注册商标除外。已经审查批准的药品广告在广播电台发布时，可不播出药品广告批准文号。

(3) 药品广告应当在显著位置标明药品忠告语。处方药广告的忠告语是：“本广告仅供医学药学专业人士阅读”；非处方药广告的忠告语是：“请按药品说明书或在药师指导下购买和使用”。

(4) 药品广告中涉及改善和增强性功能内容的，必须与经批准的药品说明书中的适应证或者功能主治完全一致。电视台、广播电台不得在7:00~22:00发布这类内容广告。

2. 对药品广告内容禁止性规定

(1) 药品广告中有关药品功能疗效的宣传应当科学准确，不得出现下列情形：①含有不科学地表示功效的断言或者保证的；②说明治愈率或者有效率的；③与其他药品的功效和安全性进行比较的；④违反科学规律，明示或者暗示包治百病、适应所有症状的；⑤含有“安全无毒副作用”“毒副作用小”等内容的；含有明示或者暗示中成药为“天然”药品，因而安全性有保证等内容的；⑥含有明示或者暗示该药品为正常生活和治疗病症所必需等内容的；⑦含有明示或暗示服用该药能应付现代紧张生活和升学、考试等需要，能够帮助提高成绩、使精力旺盛、增强竞争力、增高、益智等内容的；⑧其他不科学的用语或者表示，如“最新技术”“最高科学”“最先进制法”等。

(2) 非处方药广告不得利用公众对于医药学知识的缺乏，使用公众难以理解和容易引起混淆的医学、药学术语，造成公众对药品功效与安全性的误解。

(3) 药品广告应当宣传和引导合理用药，不得直接或者间接怂恿任意、过量地购买和使用药品，不得含有以下内容：①含有不科学的表述或者使用不恰当的表现形式，引起公众对所处健康状况和所患疾病产生不必要的担忧和恐惧，或者使公众误解不使用该药品会患某种疾病或加重病情的；②含有免费治疗、免费赠送、有奖销售、以药品作为礼品或者奖品等促销药品内容的；③含有“家庭必备”或者类似内容的；④含有“无效退款”“保险公司保险”等保证内容的；⑤含有评比、排序、推荐、指定、选用、获奖等综合性评价内容的。

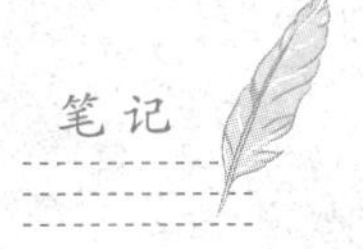

(4) 药品广告不得含有利用医药科研单位、学术机构、医疗机构、行业协会或者专业人士、患者的名义和形象作推荐、证明的内容；药品广告不得使用国家机关和国家机关工作人员的名

义；药品广告不得含有军队单位或者军队人员的名义、形象，不得利用军队装备、设备从事药品广告宣传。

（5）药品广告不得含有涉及公共信息、公共事件或其他与公共利益相关联的内容，如各类疾病信息、经济社会发展成果或医药科学以外的科技成果。

（6）药品广告不得含有医疗机构的名称、地址、联系办法、诊疗项目、诊疗方法以及有关义诊、医疗（热线）咨询、开设特约门诊等医疗服务的内容。

（7）不得含有法律、行政法规规定禁止的其他内容。

相关知识

《中华人民共和国广告法》（2015年修订）对药品广告规定的修改内容

第十六条　禁止在依照药品管理法律、行政法规确定的药学、医学专业刊物以外的媒介发布处方药广告。处方药广告应当在显著位置标明“本广告仅供医学药学专业人士阅读”字样，非处方药广告应当在显著位置标明“请按药品说明书或者在药师指导下购买和使用”字样。

第十七条　药品、保健食品、医疗器械、医疗广告应当符合下列要求：

（一）不得含有不科学的表示功效的断言或者保证；

（二）不得说明治愈率或者有效率；

（三）不得与其他药品、医疗器械的功效和安全性或者其他医疗机构比较；

（四）不得利用医药科研单位、学术机构、医疗机构、行业协会或者专业人士、患者的名义作推荐、证明；

（五）不得含有法律、行政法规规定禁止的其他内容。

第十八条　麻醉药品、精神药品、医疗用毒性药品、放射性药品等特殊药品以及戒毒治疗的药品、医疗器械和治疗方法，不得作广告。

第四十条　不得在针对未成年人的大众传播媒介上或者在针对未成年人的频率、频道、节目、栏目上发布药品、医疗器械、医疗、网络游戏、酒类广告。

第四十五条　发布药品、医疗器械、农药、兽药等商品、服务的广告和法律、行政法规规定应当进行审查的其他广告，应当在发布前依照有关法律、行政法规规定由有关部门对广告内容进行审查；未经审查，不得发布。

（三）药品广告发布对象和时间的规定

1. 药品广告不得在针对未成年人的大众传播媒介上或者在针对未成年人的频率、频道、节目、栏目上发布。药品广告不得以儿童为诉求对象，不得以儿童名义介绍药品。

2. 按照《药品广告审查发布标准》规定必须在药品广告中出现的内容，其字体和颜色必须清晰可见、易于辨认。上述内容在电视、电影、互联网、显示屏等媒体发布时，出现时间不得少于5秒。

相关知识

What can and cannot be done in drug promotion

Drug advertisements and other promotions must be truthful, accurately communicated,

笔记

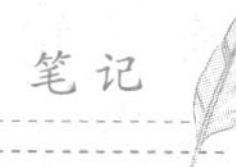

and balanced in presenting a drug's risks and benefits. "We look for the information presented in drug promotions to be accurate and balanced, and consistent with FDA-approved labeling for the drug," says Thomas Abrams, director, Office of Prescription Drug Promotion. "Companies must be able to back up any claims made in an ad with substantial evidence from clinical trials or other valid sources," adds Abrams.

Drug promotion is considered false or misleading if it:

- promotes the drug as being better or more effective than actually demonstrated
- implies that a drug is safer or has fewer or less severe side effects than demonstrated
- claims, without substantial evidence, that its product is better than a competitor's drug
- gives a false, misleading or unbalanced presentation of risk information about a drug product
- promotes the product as being able to treat conditions not approved by FDA

FDA's Prescription Drug Advertising website has some examples of acceptable and unacceptable drug advertisements.

五、法律责任

1. 篡改经批准的药品广告内容进行虚假宣传的，由药品监督管理部门责令立即停止该药品广告的发布，撤销该品种药品广告批准文号，1 年内不受理该品种的广告审批申请。并通知同级广告监督机关，由广告监督机关依法给予处理。

2. 对任意扩大产品适应证（功能主治）范围、绝对化夸大药品疗效、严重欺骗和误导消费者的违法广告，省级以上药品监督管理部门一经发现，应当采取行政强制措施，暂停该药品在辖区内的销售，同时责令违法发布药品广告的企业在当地相应的媒体发布更正启事。违法发布药品广告的企业按要求发布更正启事后，省级以上药品监督管理部门应当在 15 个工作日内做出解除行政强制措施的决定；需要进行药品检验的，药品监督管理部门应当自检验报告书发出之日起 15 日内，做出是否解除行政强制措施的决定。

3. 对提供虚假材料申请药品广告审批，被药品广告审查机关在受理审查中发现的，1 年内不受理该企业该品种的广告审批申请。

4. 对提供虚假材料申请药品广告审批，取得药品广告批准文号的，药品广告审查机关在发现后应当撤销该药品广告批准文号，立即停止发布，3 年内不受理该企业该品种的广告审批申请。并通知同级广告监督机关，由监督机关依法给予处理。

5. 对未经审查批准发布的药品广告，或者发布的药品广告与审查批准的内容不一致的，广告监督管理机关应当依据《广告法》第四十三条规定予以处罚；对违法药品广告，构成虚假广告或者引人误解的虚假宣传的，责令停止发布、公开更正消除影响，并处广告费 1~5 倍罚款，对负有责任的广告经营者、广告发布者没收广告费用，并处 1~5 倍罚款，情节严重的，依法停止广告业务。构成犯罪的，依法追究刑事责任。

6. 药品广告审查机关和药品广告监督管理机关的工作人员玩忽职守、滥用职权、徇私舞弊的，给予行政处分。构成犯罪的，依法追究刑事责任。

7. 违反处方药广告发布规定的，责令停止发布、公开更正，没收广告费，并处广告费 1~5 倍罚款。情节严重的，依法停止广告业务，构成犯罪的，追究刑事责任。

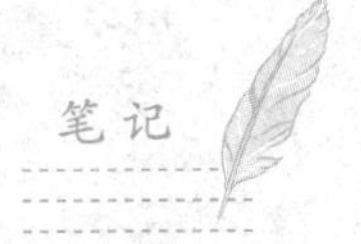

8. 违反不得发布广告的药品规定和未以说明书为准的药品广告，责令改正或停止发布，没收广告费用，并处 1~5 倍罚款。情节严重的，依法停止其广告业务。

9. 违反《药品广告审查发布标准》其他规定发布广告，《广告法》有规定的，依照《广告法》处罚；《广告法》没有具体规定的，对负有责任的广告主、广告经营者、广告发布者，处以1万元以下罚款；有违法所得的，处以违法所得3倍以下但不超过3万元的罚款。

相关知识

《中华人民共和国广告法》关于虚假广告的相关规定

第二十七条　广告以虚假或者引人误解的内容欺骗、误导消费者的，构成虚假广告。

广告有下列情形之一的，为虚假广告：

（一）推销的商品或者服务不存在的；

（二）推销的商品的性能、功能、产地、用途、质量、规格、成分、价格、生产者、有效期限、销售状况、曾获荣誉等信息，或者服务的内容、形式、质量、价格、销售状况、曾获荣誉等信息，以及与商品或者服务有关的允诺等与实际情况不符，对购买行为有实质性影响的；

（三）使用虚构、伪造或者无法验证的科研成果、统计资料、调查结果、文摘、引用语等信息作证明材料的；

（四）虚构使用商品或者接受服务的效果的。

第五十四条　违反本法规定，有下列行为之一的，由工商行政管理部门责令停止发布广告，责令广告主或者负有责任的广告经营者、广告发布者在相应范围内消除影响，没收广告费用，并处广告费用3倍以上5倍以下的罚款，广告费用无法计算的，处20万元以上100万元以下的罚款：

（一）发布虚假广告的；

（二）发布有本法第十条规定禁止情形的广告的；

（三）违反本法规定，发布药品、保健食品、医疗器械、医疗、农药、兽药广告的；

（四）违反本法第二十条、第二十一条、第二十六条规定，发布广告的；

（五）违反法律、行政法规规定，利用广告推销禁止生产、销售的商品或者提供的服务，或者禁止发布广告的商品或者服务的。

2年内有3次以上前款规定违法行为或者有其他严重情节的，并处广告费用5倍以上10倍以下的罚款，依法停止其广告业务，由有关许可部门吊销许可证件，直至吊销营业执照。广告费用无法计算的，处100万元以上200万元以下的罚款。

第五十八条　违反本法规定，广告荐证者明知或者应知广告虚假仍在广告中对商品、服务作推荐、证明的，由工商行政管理部门没收违法所得，并处违法所得1倍以上2倍以下的罚款；损害消费者合法权益的，依法承担连带责任。

药师考点

1. 药品广告的申请、审查与发布
2. 药品广告内容的要求
3. 药品广告检查内容和方式
4. 违反药品广告的法律责任

笔记

第四节 互联网药品信息服务管理

为加强药品监督管理，规范互联网药品信息服务活动，保证互联网药品信息的真实、准确，根据《药品管理法》《互联网信息服务管理办法》，国家食品药品监督管理局于 2004 年 7 月 8 日发布《互联网药品信息服务管理办法》。

一、互联网药品信息服务的概念和分类

（一）互联网药品信息服务的定义

互联网药品信息服务，是指通过互联网向上网用户提供药品（含医疗器械）信息的服务活动。

（二）互联网药品信息服务的分类

互联网药品信息服务分为经营性和非经营性两类。经营性互联网药品信息服务是指通过互联网向上网用户有偿提供药品信息等服务的活动；非经营性互联网药品信息服务是指通过互联网向上网用户无偿提供公开的、共享性药品信息等服务的活动。

二、互联网药品信息服务的审批

（一）互联网药品信息服务管理机构

1. **监督管理机构** 国家食品药品监督管理总局对全国提供互联网药品信息服务的网站实施监督管理。省级药品监督管理部门对本行政区域内提供互联网药品信息服务活动的网站实施监督管理。

2. **经营主管机构** 国务院信息产业主管部门或省级电信管理机构。

（二）提供互联网药品信息服务的条件

拟提供互联网药品信息服务的网站，应当在向国务院信息产业主管部门或者省级电信管理机构申请办理经营许可证或者办理备案手续之前，按照属地监督管理的原则，向该网站主办单位所在地省级药品监督管理部门提出申请，经审核同意后取得提供互联网药品信息服务的资格。

申请提供互联网药品信息服务，除应当符合《互联网信息服务管理办法》规定的要求外，还应当具备下列条件：

1. 互联网药品信息服务的提供者应当为依法设立的企事业单位或者其他组织；

2. 具有与开展互联网药品信息服务活动相适应的专业人员、设施及相关制度；

3. 有 2 名以上熟悉药品、医疗器械管理法律、法规和药品、医疗器械专业知识，或者依法经资格认定的药学、医疗器械技术人员。

提供互联网药品信息服务的申请应当以一个网站为基本单元。

（三）申请提供互联网药品信息服务应提交的材料

申请提供互联网药品信息服务，应当填写国家食品药品监督管理总局统一制发的《互联网药品信息服务申请表》，向网站主办单位所在地省级药品监督管理部门提出申请，同时提交以下材料：

1. 企业营业执照复印件（新办企业提供工商行政管理部门出具的名称预核准通知书及相关材料）。

2. 网站域名注册的相关证书或者证明文件。从事互联网药品信息服务网站的中文名称，除与主办单位名称相同的以外，不得以“中国”“中华”“全国”等冠名；除取得药品招标代理机构资格证书的单位开办的互联网站外，其他提供互联网药品信息服务的网站名称中不得出现“电子商务”“药品招商”“药品招标”等内容。

笔记

3. 网站栏目设置说明(申请经营性互联网药品信息服务的网站需提供收费栏目及收费方式的说明)。

4. 网站对历史发布信息进行备份和查阅的相关管理制度及执行情况说明。

5. 药品监督管理部门在线浏览网站上所有栏目、内容的方法及操作说明。

6. 药品及医疗器械相关专业技术人员学历证明或者其专业技术资格证书复印件、网站负责人身份证复印件及简历。

7. 健全的网络与信息安全保障措施,包括网站安全保障措施、信息安全保密管理制度、用户信息安全管理制度。

8. 保证药品信息来源合法、真实、安全的管理措施、情况说明及相关证明。

(四)审批程序

申请互联网药品服务资格的审批程序见图 11-2。

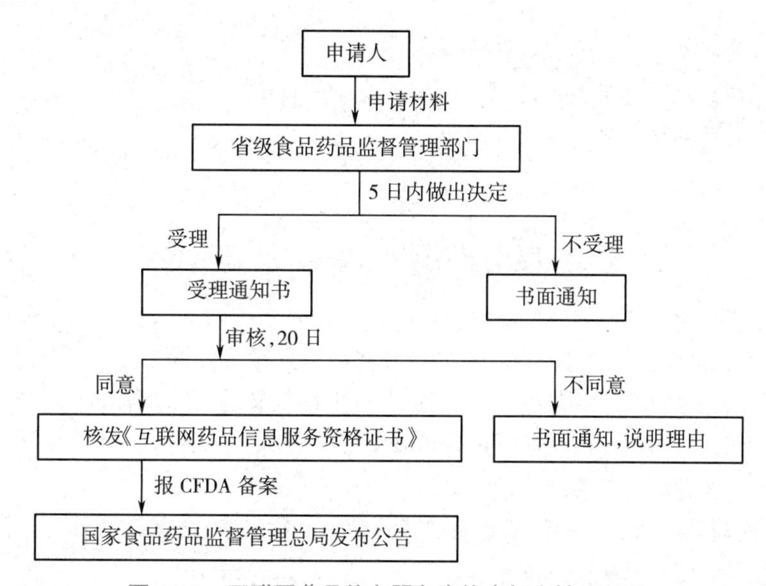

图 11-2 互联网药品信息服务资格申报审批流程图

(五)《互联网药品信息服务资格证书》

1. 证书核发机构 各省级药品监督管理部门对本辖区内申请提供互联网药品信息服务的互联网站进行审核,符合条件的核发《互联网药品信息服务资格证书》。《互联网药品信息服务资格证书》的格式由国家食品药品监督管理总局统一制定。

2. 证书的换发、收回和项目变更

(1)换发:《互联网药品信息服务资格证书》有效期为 5 年。有效期届满,需要继续提供互联网药品信息服务的,持证单位应当在有效期届满前 6 个月内,向原发证机关申请换发《互联网药品信息服务资格证书》。原发证机关进行审核后,认为符合条件的,予以换发新证;认为不符合条件的,发给不予换发新证的通知并说明理由,原《互联网药品信息服务资格证书》由原发证机关收回并公告注销。

省级药品监督管理部门根据申请人的申请,应当在证书有效期届满前作出是否准予其换证的决定。逾期未作出决定,视为准予换证。

(2)收回:《互联网药品信息服务资格证书》可以根据互联网药品信息服务提供者的书面申请,由原发证机关收回,原发证机关应当报国家食品药品监督管理总局备案并发布公告。被收回证书的网站不得继续从事互联网药品信息服务。

(3)项目变更:互联网药品信息服务提供者变更下列事项之一的,应当向原发证机关申请办理变更手续,填写《互联网药品信息服务项目变更申请表》,同时提供下列相关证明文件:①

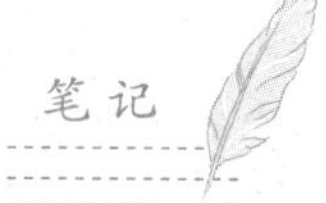

《互联网药品信息服务资格证书》中审核批准的项目(互联网药品信息服务提供者单位名称、网站名称、IP 地址等);②互联网药品信息服务提供者的基本项目(地址、法定代表人、企业负责人等);③网站提供互联网药品信息服务的基本情况(服务方式、服务项目等)。

省级药品监督管理部门自受理变更申请之日起 20 个工作日内作出是否同意变更的审核决定。同意变更的,将变更结果予以公告并报国家食品药品监督管理总局备案;不同意变更的,以书面形式通知申请人并说明理由。

省级药品监督管理部门对申请人的申请进行审查时,应当公示审批过程和审批结果。申请人和利害关系人可以对直接关系其重大利益的事项提交书面意见进行陈述和申辩。依法应当听证的,按照法定程序举行听证。

药师考点

1. 从事互联网药品信息服务的资格
2. 互联网药品信息服务申请与审批
3. 互联网药品信息服务监督管理

三、互联网药品信息服务的管理规定

(一) 标注证书编号和药品广告批准文号

提供互联网药品信息服务的网站,应当在其网站主页显著位置标注《互联网药品信息服务资格证书》的证书编号;提供互联网药品信息服务的网站发布的药品(含医疗器械)广告,必须经过药品监督管理部门审查批准,并注明广告审查批准文号。

(二) 互联网站登载药品信息的规定

提供互联网药品信息服务网站所登载的药品信息必须科学、准确,必须符合国家的法律、法规和国家有关药品、医疗器械管理的相关规定。

(三) 互联网站不得发布的药品信息

提供互联网药品信息服务的网站不得发布麻醉药品、精神药品、医疗用毒性药品、放射性药品、戒毒药品和医疗机构制剂的产品信息。

(四) 处罚规定

违反互联网药品信息服务的法律规定,应承担相应的法律责任,具体见表 11-2。

表 11-2 违反互联网药品信息服务法律规定的法律责任

违反的规定	违法行为	法律责任
违反《互联网药品信息服务资格证书》管理规定	未取得或超出有效期使用证书从事互联网药品信息服务	给予警告并责令停止“服务”;情节严重的,移送有关部门依法处罚
	网站未在其主页显著位置标注证书编号	给予警告,责令限期改正;在限期拒不改正的,对非经营性网站处以 500 元以下罚款,对经营性网站处以 5000 元以上 1 万元以下罚款
	互联网药品信息服务提供者违法使用证书	由国家食品药品监督管理部门或省级药品监督管理部门依法处罚
	省级药品监督管理部门违法审批发证书	原发证机关应撤销原批准的证书,由此给申请人合法权益造成损害的,由原发证机关按国家赔偿法给予赔偿;对直接负责的主管人员和直接责任人,由所在单位或上级给予行政处分

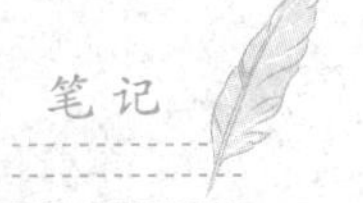

续表

违反的规定	违法行为	法律责任
已获得证书，违反药品信息服务规定	提供的药品信息直接撮合药品网上交易 超审核同意范围提供互联网药品信息服务 提供不真实信息并造成不良社会影响 擅自变更信息服务项目	给予警告，责令限期改正；情节严重的，对非经营性网站处以1000元以下罚款，对经营性网站处以1万以上至3万元以下罚款；构成犯罪的，移送司法部门追究刑事责任

本章小结

本章介绍了药品说明书、标签和广告的概念，互联网药品信息服务的管理规定，重点介绍了药品说明书、标签的内容要求和格式，药品广告的范围、内容及禁止性规定。主要内容为：

1. 药品信息是指有关药品和药品活动的特征和变化；药品信息管理包括对药品信息活动的管理和国家对药品信息的监督管理。

2. 药品说明书，是指药品生产企业印制并提供的，包含药理学、毒理学、药效学、医学等药品安全性、有效性重要科学数据和结论的，用以指导临床正确使用药品的技术性资料。药品说明书的内容、书写格式与书写要求应符合相关法律法规的规定。

3. 药品标签，是指药品包装上印有或者贴有的内容。药品标签分为内标签、外标签、运输和储藏标签、原料药标签等4类。药品标签书写印制应符合相应的要求。

4. 药品说明书和标签实行国家审批制度，内容书写应符合相应的原则，文字表述应当科学、规范、准确。

5. 药品广告是指利用各种媒介或者形式发布的含有药品名称、药品适应证（功能主治）或者与药品有关的其他内容的广告。凡利用各种媒介或者形式发布的药品广告，均应当按照《药品广告审查办法》进行审查，药品广告必须符合《药品广告审查发布标准》的要求。违反规定，需承担相应的法律责任。

6. 互联网药品信息服务，是指通过互联网向上网用户提供药品（含医疗器械）信息的服务活动。互联网药品信息服务分为经营性和非经营性两类。拟提供互联网药品信息服务的网站，应当取得提供互联网药品信息服务的资格。在提供互联网药品信息服务的过程中需遵守相应的管理规定。违反规定，要承担相应的法律责任。

复习思考题

1. 解释下列术语：药品信息，药品说明书，药品标签，药品广告，互联网药品信息服务。
2. 简述药品信息收集的渠道。
3. 概述药品说明书的内容、格式和书写方面的要求与规定。
4. 简述药品标签的内容和书写印制要求。比较药品内、外包装、运输包装标签、原料药包装标签应当注明的项目的异同？
5. 简述药品广告批准文号的格式。什么情况下药品广告批准文号会被注销或作废？
6. 药品广告内容有哪些禁止性规定？

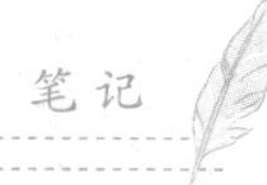

7. 概述对虚假违法药品广告的处罚。
8. 提供互联网药品信息服务的网站应具备什么条件?
9. 违反互联网药品信息管理的规定应承担哪些法律责任?

课程实践

【实践名称】药品说明书与药品广告现状调查。

【实践内容】1. 走访5家零售药店,分别随机抽取10份药品说明书,对照《中国药典》及《药品说明书和标签管理规定》,分析存在问题。

2. 从电视、广播、网络、报纸、大众期刊上各随机选取10种药品广告,根据相关法律规定分析存在的问题。

【实践要求】提交一份3000字左右的调查报告,内容包括存在问题、原因分析及解决对策。

(何 宁)

笔记

第十二章 药品生产监督管理

学习要求

通过本章的学习，使学生理解药品生产环节管理、保证药品质量的重要性，从而在药品生产过程中自觉遵守GMP规定。

1. 掌握 药品生产及药品生产管理的特点；GMP的主要内容及特点；GMP认证管理；开办药品生产企业的审批规定及药品生产许可证管理。

2. 熟悉 药品委托生产的管理。

3. 了解 国内外药品生产管理的概况；质量管理的概念、原则。

问题导入 "齐二药"违规生产亮菌甲素注射液案

2006年4月22日和4月24日，广东省某医院住院的重症肝炎患者中先后出现2例急性肾衰竭症状，后证实是由于患者使用齐齐哈尔第二制药有限公司生产的"亮菌甲素注射液"引起。截至5月19日16时，黑龙江省共查封、扣押"齐二药"生产的药品3 243 750支，其中5个有问题品种8476支。共涉及8个省份、5个品种、6个规格、24个批号、2 058 600支药品。齐二药违反有关规定，将"二甘醇"冒充辅料丙二醇，药桶上贴的合格证是中国地矿总公司泰兴化工总厂出据的，但产品是常州华格尔有限公司的，而购货发票却是江苏美奇精细化工有限公司，也就是说这批三合一的东西，在原辅料阶段就构成了假药。假辅料通过采购、验收、检验并用于"亮菌甲素注射液"生产，丙二醇检验方法是红外光谱检测，但因没有标准图谱使这项关键的检测就是形同虚设，从而使假药流向市场，导致多人肾功能急性衰竭甚至死亡。然而，齐二药的一车间和二车间分别在2002年和2004年通过了国家GMP认证验收，其中仅一车间GMP工程建设的花费就达1600万元。同时，该厂的化验室在人员资质、仪器设备和检测能力等方面也都是经过GMP认证通过的。

请阅读以上材料，思考并讨论：

（1）该案如何定性？

（2）在该案件中企业的生产负责人和质量负责人应承担哪些责任？

第一节 药品生产管理与质量管理

一、生产管理与质量管理

（一）生产

在企业管理学中，生产是企业多种职能中的一种。在生产企业管理学中，生产这个术语有狭义和广义的解释，狭义的生产是指材料的加工和处理，有产生、开发的意思，也可以使用制造或加工这些概念。广义的生产可以这样解释：生产是为了形成其他的物品和服务而有控制地投入物品和服务。这里除了工业产品和手工业产品加工外，还包括各种服务，比如银行、保险企业、审计提供的服务等。用生产理论的语言来描述就是：生产要素的投入及其组合形成产出（有形的、无形的物品及服务）。广义的概念常常与创造成果相提并论，既指物质的创造，又指价值的

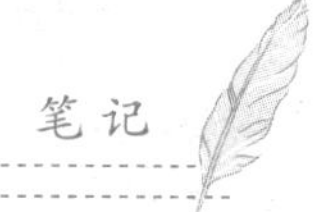

创造。与其相对的概念是消费。概括起来，生产可以理解为材料的工业化加工和处理，以及服务的施行。

（二）生产管理

生产管理是指以工厂生产系统为对象的管理，即从生产要素准备和输入开始，经过设计、制造、检验、包装等生产转换系统，直至产品、服务输出、收集产品信息等一系列管理工作。

生产管理主要研究以下方面的问题：①生产过程组织，包括生产过程和生产类型、生产过程的空间组织和时间组织、生产方式等；②生产计划，包括生产技术准备计划、生产计划与作业计划；③生产控制，主要是生产进度和质量控制；④人、机器及环境的管理系统。

（三）质量管理的概念、原则

1. 质量管理相关概念

（1）质量：质量（quality）是指“一组固有特性满足要求的程度”。即：质量是指“一组固有的可区分的特征满足明示的、通常隐含的或必须履行的需求或期望的程度”。质量不仅是指产品质量，也可以是某项活动或过程的工作质量，还可以是质量管理体系运行的质量。定义中“要求”的覆盖范围扩大，对质量的要求除考虑满足顾客的需要外，还应当考虑组织自身利益，提供原材料等的供方利益和社会利益等多种需求，例如需考虑安全性、环保要求、节能要求等外部强制要求。

定义提出“固有特性”概念，说明固有特性是产品、过程、体系的一部分，如：药品的有效性、安全性。而人为赋予的特性，如：产品的价格，产品的所有者，不是固有特性，不反映在产品质量范畴中，使质量概念更明确。

（2）质量管理：质量管理（quality management）是指“在质量方面指挥和控制组织的协调活动”。质量管理是管理的一部分。与产品、过程或体系质量有关的活动都是质量管理的内容，它包括制定组织的质量方针，确定在质量方面所追求的目标，进行质量策划、质量控制、质量保证和质量改进。

（3）质量控制：质量控制（quality control）是“质量管理的一部分，致力于满足质量要求”。质量控制出于组织的自身要求，是质量管理最起码的作业活动。质量控制首先应明确质量要求，产品、过程和质量体系的要求，质量控制就从制定质量要求开始。质量控制的方法既没有一致的方法，也没有一成不变的方法，采用“过程方法”是致力于达到质量要求的总原则，每一过程都应明确输入和输出，才能确定恰当的控制方法。一般来说，质量控制的方法偏重于技术性活动。例如，药品生产过程的质量控制，通常采用对原材料、中间品、产品的检验。质量控制的一般顺序是：①明确质量要求；②编制作业规范或控制计划以及判断标准；③实施规范或控制计划；④按判断标准进行监督和评价。

（4）质量保证：质量保证（quality assurance）是“质量管理的一部分，致力于提供质量要求会得到满足的信任”。其关键是提供信任，即向顾客和其他相关方提供能够被确信组织有能力达到质量要求。当然，只有质量要求全面反映了顾客和相关方的要求，才能提供足够的信任。质量保证是有计划的系统活动，有一套足以让顾客任何时候都能够被证实且放心的运行机制，建立并实施质量管理体系，并促进其有效运作。一般来说，质量保证的方法有，质量保证计划，产品的质量审核、质量管理体系认证、由国家认可的检测机构提供产品合格的证据、质量控制活动的验证等。在《药品生产质量管理规范》（2010 年修订）中指出，质量保证是质量管理体系的一部分，企业必须建立质量保证系统，同时建立完整的文件体系，以保证系统有效运行。质量保证系统应当确保：①药品的设计与研发体现 GMP 的要求；②生产管理和质量控制活动符合 GMP 的要求；③管理职责明确；④采购和使用的原辅料和包装材料正确无误；⑤中间产品得到有效控制；⑥确认、验证的实施；⑦严格按照规程进行生产、检查、检验和复核；⑧每批产品经质量受权人批准后方可放行；⑨在贮存、发运和随后的各种操作过程中有保证药品质量的适当措施；⑩按

笔记

照自检操作规程，定期检查评估质量保证系统的有效性和适用性。

相关知识

2010年版GMP中质量控制的基本要求

《药品生产质量管理规范》(2010年修订)规定，质量控制包括相应的组织机构、文件系统以及取样、检验等环节，其基本要求为：①应当配备适当的设施、设备、仪器和经过培训的人员，有效、可靠地完成所有质量控制的相关活动；②应当有批准的操作规程，用于原辅料、包装材料、中间产品、待包装产品和成品的取样、检查、检验以及产品的稳定性考察，必要时进行环境监测，以确保符合GMP的要求；③由经授权的人员按照规定的方法对原辅料、包装材料、中间产品、待包装产品和成品取样；④检验方法应当经过验证或确认；⑤取样、检查、检验应当有记录，偏差应当经过调查并记录；⑥物料、中间产品、待包装产品和成品必须按照质量标准进行检查和检验，并有记录；⑦物料和最终包装的成品应当有足够的留样，以备必要的检查或检验，除最终包装容器过大的成品外，成品的留样包装应当与最终包装相同。

2. 质量管理原则

ISO9000：2000提出八项质量管理原则，这些原则是从获得成功的组织的质量管理中总结出来的，与全面质量管理所公认的原则很相似。八项原则给质量管理提供了正确的观念，使之产生正确的方法。八项原则也是重要的质量意识。质量管理原则超越了标准的界限，对一个组织的高层管理者而言，原则比标准还要重要，管理人员层次越高则依靠原则来进行管理更显重要。

我国加入世界贸易组织(WTO)后，药品市场与世界市场融为一体，药品生产企业也与世界各国的企业站在同一“跑道”上参与全球药品市场的激烈竞争。加强质量管理工作，全面实施《药品生产质量管理规范》(GMP)，是我国药品生产企业增强市场竞争力的关键。为此，药品生产企业各层次管理人员，学习掌握ISO9000：2000提出的八项质量管理原则，并在实践中应用，其重要性日益明确。ISO9000：2000提出的八项质量管理原则是：①以顾客为关注焦点：组织应当理解顾客当前和未来的需求，满足顾客要求并争取超越顾客期望；②领导作用：领导者确立组织统一的宗旨及方向，他们应当创造并保持使员工能从充分参与实现组织目标的内部环境；③全员参与：各级人员都是组织之本，只有他们的充分参与，才能使他们的才干为组织带来收益；④过程方法：将活动和相关资源作为过程进行管理，可以更高效地得到期望的结果；⑤管理的系统方法：将相互关联的过程作为系统加以识别、理解和管理，有助于组织提高实现目标的有效性和效率；⑥持续改进：持续改进总体业绩应当是组织的一个永恒目标；⑦基于事实的决策方法：有效决策是建立在数据和信息分析的基础上；⑧与供方互利的关系：组织与供方是相互依存的，互利的关系可增强双方创造价值的能力。

为了成功地领导和运作一个组织，需要采用一种系统和透明的方式进行管理。针对所有相关方的要求，实施并保持持续改进其业绩的管理体系，可使组织获得成功。质量管理是组织各项管理的内容之一。八项质量管理原则已得到确认，最高管理者可运用这些原则，领导组织进行业绩改进。

二、药品生产管理

(一)药品生产

药品生产(produce drug)是指将原料加工制备成能供医疗用的药品的过程。药品生产的全

笔记

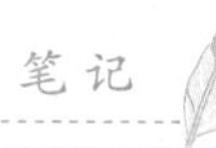

过程可分为原料药生产阶段和将原料药制成一定剂型（供临床使用的制剂）的制剂生产阶段。

现代制药工业开始于19世纪，当时陆续发现了一些有特效的药物，并可以大规模制造，从而使过去严重危害人类健康的许多疾病，如恶性贫血、风湿热、伤寒、大叶肺炎、梅毒、结核病等的发生率和危害性大大下降。制药工业的研究也有力地促进了医学的发展。自阿司匹林问世以来的66种疗效很高的药品中，有57种是在制药工业的实验室中发现和生产的。

1. **原料药的生产** 原料药有植物、动物或其他生物产品，无机元素、无机化合物和有机化合物。原料药的生产根据原材料性质的不同、加工制造方法不同，大体可分为：

（1）生药的加工制造：生药一般是来自植物和动物的生物药材，通常为植物或动物机体、器官或其分泌物。主要经过干燥加工处理，我国传统用中药的加工处理称为炮制，中药材必须经过蒸、炒、炙、锻等炮制操作制成中药饮片。

（2）药用无机元素和无机化合物的加工制造：主要采用无机化工方法，但因药品质量要求严格，其生产方法与同品种化工产品并不完全相同。

（3）药用有机化合物的加工制造，可以分为：①从天然物分离提取制备：从天然物质制取的药品类别繁多，制备方法各异，主要包括有以植物为原料的药品的分离提取和以动物为原料的药品的分离提取。②用化学合成法制备药品：随着科学技术和生产水平的不断提高，许多早年以天然物质为来源的药品，已逐渐改用合成法或半合成法进行生产，如维生素、甾体、激素等。因为化学合成法所得产品往往价格低廉、纯度高、质量好，且原料易得，生产操作也便于掌握。③用生物技术从生物材料中获得的生物制品。生物技术包括普通的或基因工程、细胞工程、蛋白质工程、发酵工程等。生物材料有微生物、细胞、各种动物和人的细胞及体液等。

2. **药物制剂的生产** 由不同方法制得的原料药需进一步制成适合于医疗或预防用的形式，即药物制剂（或称药物剂型），才能用于患者。各种不同的剂型有不同的加工制造方法。

（二）药品生产的特点

药品生产属于工业生产，具有一般工业生产的共性。由于药品品种很多，产品质量要求高，法律控制严格，因此药品生产具有以下特点：

1. **产品的种类和规格多、消耗大** 无论是化学原料药及其制剂、或是抗生素、生化药品、生物制品、或是中成药，投入的原料、辅料的种类数大大超过其他轻化工产品的生产，生产出的成品种类、剂型繁多。其范围从无机物到有机物，从植物、动物到矿物，几乎是无所不及。此外，一些药品所用原料、辅料的消耗很大。

2. **机械化、自动化程度要求高** 现代药品生产企业运用电力、蒸汽、压缩空气等为动力，一般都拥有成套的生产设备、动力设备、动力传导装置，各种仪表、仪器、电子技术、生物技术和自动控制设备在药品生产中的运用越来越多，科学技术的作用更加明显。药品生产中所运用的机器体系与其他化工工业有很多不同之处，因为药品品种多，生产工艺各不相同，产品质量要求很高，而产量与一般化工产品相比却少得多。因此，要求所使用的生产设备要便于清洗；其材料对药品不产生化学或者物理的变化；密封性能好以防止污染或变质等等。

3. **生产过程卫生要求严格** 生产车间的卫生洁净程度及厂区的卫生状况都会对药品质量产生较大影响，不同品种或同一品种的不同批次的药品之间都互为污染源。因此，药品生产对生产环境的卫生要求十分严格，厂区、路面及运输等不得对药品的生产造成污染，生产人员、设备及药品的包装物等均不得对药品造成污染。

4. **产品质量基线要求高** 由于药品与人们生命安危、健康长寿有着密切的关系，因此对药品的质量要求特别严格。药品不允许有“等外品”“处理品”等，必须是符合药品标准的合格品；且产品一旦出现质量问题，通常不能“返修”。世界各国政府都制定本国生产的每一种药品的质量标准，以及管理药品质量的制度和方法，使药品生产企业的生产经营活动置于国家的严格监督管理之下。

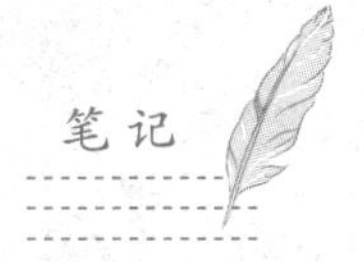

5. **生产质量管理法制化**　由于药品与人们的健康和生命息息相关，制药企业推行全面质量管理，保证药品质量，政府制定法律法规加强药品质量监督管理。政府颁布的《药品生产质量管理规范》对药品生产系统各环节的质量保证和质量控制作了明确、严格的规定，药品生产置于法制化管理之下。药品生产必须依法管理，违反者将承担法律责任。

（三）药品生产企业管理

药品生产企业（drug manufacturer）是实现药品生产管理的必要条件，是药品生产管理的载体。它是指生产药品的专营企业或者兼营企业。药品生产企业是应用现代科学技术，自主地进行药品的生产经营活动，实行独立核算，自负盈亏，具有法人资格的基本经济组织。

药品生产企业按经济所有制类型不同可分为全民所有制、集体所有制、私营企业、股份公司、中外合资、外资企业等；按企业规模可分为大型企业、中型企业和小型企业；按所生产的产品大致可分为化学药生产企业（包括原料和制剂）、中药制剂生产企业、生化制药企业、中药饮片生产企业、医用卫生材料生产企业和生物制品生产企业等。药品生产企业具有以下几方面特征。

1. **药品生产企业属知识技术密集型企业**　由于药品品种众多，品种更新换代快，新药研究开发科学技术难度大，市场竞争激烈，对企业经营管理人员及生产技术人员的文化、专业知识要求高。药品生产各要素密集度相比，知识技术密集度被放在首位。

据一项研究表明，药品生产企业中生产技术人员和管理人员会占相当的比例。如：研究开发人员占从业人员比例最高的为荷兰（23.6%）和瑞士（20.06%）。美国制药工业从业人员中从事管理的占11.28%，发货的占4.1%，生产的占42.5%，研究开发的占17.87%，营业的占24.28%。日本制药工业从业人员中，从事管理的占13.1%，生产的占37.7%，研究开发的占15.4%，营业的占34.5%。

2. **药品生产企业同时也是资本密集型企业**　药品生产企业研究开发新药投资很高。此外，为了保证药品质量，各国政府对开办药品生产企业普遍实行了许可证制度，必须具备政府要求的硬件、软件条件，才能获得药品生产许可。20世纪70年代后，各国政府或区域联盟普遍要求药品生产企业实施GMP，GMP成为国际药品贸易的基础。药品生产企业的营销费用也比较高。在激烈的药品市场竞争中，资本不足的中小企业纷纷倒闭。要办药厂必须有足够的资本投入，而且要不断筹资、融资开发新药、开发市场，才能生存下去。

3. **药品生产企业是多品种分批次的生产**　为了满足医疗保健的需要，增强市场竞争力，药品生产企业普遍生产多个品种。大型制药公司常设多个分厂，把同类型品种集中在一个分厂生产，这种品种生产可以大大提高劳动生产率、降低成本。在开辟国际市场时，则采用按地域办厂的办法。药品生产的分批办法，在各国GMP条文中作了规定，一般来说每批的批量不大，和石油化工产品、化肥等很不相同。同品种药品的分批因药品生产企业的规模不同而不相同。

4. **药品生产过程的组织是以流水线为基础的小组生产**　按照药品的生产工艺流程特点，设置生产小组，生产小组下有工段、岗位，有条不紊地组织生产。随着机械化、自动化程度的不断提高，很多药品生产企业采用计算机软件来控制生产，但是软件编制的基础仍是流水线生产或小组生产。一些原料药生产企业为了解决多品种小批量的问题，会采用机群式的生产。

5. **药品生产企业是为无名市场生产和定单生产兼有的混合企业**　由于市场竞争激烈，企业去年的定单品种可能被挤掉，也可能拿到更多的定单品种，成为基本上是为无名市场生产的企业。

三、现代制药工业的现状与发展

现代制药工业起步于19世纪后期。20世纪前期出现了一批较大型的骨干制药公司。20世纪50至20世纪70年代，美国、欧洲国家、日本等国制药工业以较高速度发展。制药工业被国际公认是十五大产业之一，也是世界众多工业部门中发展最快的五大工业之一。

笔记

现代制药工业不仅在经济上持续发展，成为“永不衰落”的行业，而且对卫生保健事业也做出了巨大贡献。20 世纪 50 年代以来，许多创新药都是由跨国制药公司有计划研制成功的，制药工业担起了药物治疗革命的重担。

（一）世界制药工业的现状与发展

有资料报道，80 年代中期，世界制药企业可能 1 万家左右。1984 年，主要工业国家拥有制药企业数及人员数是：美国 933 家，从业人员 16.23 万人；日本 1252 家，从业人员 17.62 万人；欧洲 8 个国家（英、德、法、瑞士、意大利、比利时、荷兰、丹麦）共有制药企业 2705 家，从业人员数 34.84 万人。一般来说，医药行业一直处在兼并与扩展之中。主要工业国家的制药企业数逐渐减少，规模越来越大，例如，美国的制药企业在 20 世纪 80 年代有 900 多家，20 世纪 90 年代减至 600 多家，到 21 世纪，企业数继续减少，而企业的规模日益增大。

世界上近万家制药企业中，少数跨国制药公司的药品销售额占世界药品市场的比重不断增长。1984 年，前 25 位跨国制药企业药品销售额达 411.32 亿美元，占世界药品销售额 41.1%。20 世纪 90 年代后制药企业兼并浪潮的爆发，使居世界前 10 位的制药企业的市场占有率大幅提升。据统计，2014 年全球药品市场增长达 8.8%，销售额超过 1 万亿美元；前 10 位制药公司全球处方药品销售额达 3283.53 亿美元，占世界处方药品销售额的 60% 以上。前 10 位跨国制药公司的排名是：诺华、辉瑞、罗氏、赛诺菲、默沙东、葛兰素史克、强生、阿斯利康、礼来、艾伯维。

2015 年 7 月 22 日发布了最新的《财富》世界 500 强排行榜，共有 13 家医药企业位列其中。因 CVS Health 和美国快捷药方控股公司财富并未把它们归入制药行业，同样还有拜耳被归入了化学品行业，故其余的十家公司名录见表 12-1。

表 12-1 2015 年世界财富 500 强医药企业前 10 名录

排名	2014 年排名	2013 年排名	企业名称	营业收入（百万美元）	利润（百万美元）	国家
118	121	132	强生	74 331.00	16 323.00	美国
167	170	162	诺华公司	59 593.00	10 210.00	瑞士
189	196	197	罗氏	54 494.70	10 198.20	瑞士
211	191	148	辉瑞制药有限公司	49 605.00	9135.00	美国
241	238	219	赛诺菲	45 246.60	5823.50	法国
259	241	214	默沙东	42 237.00	11 920.00	美国
276	357	446	中国医药集团	40 105.70	439.00	中国
309	265	253	GSK	37 871.50	4 536.80	英国
455	468	413	阿斯利康	26 095.00	1233.00	英国
478	——	——	吉利德	24 890.00	12 101.00	美国

数据来源：财富中文网

生物类药的崛起已开始显现。2014 年，全球销量额排前 10 位的药品共创造了近 830 亿美元的市场价值，其中就有 7 个为生物药，市值共计 600 亿美元。具体见表 12-2。

表 12-2 2014 年全球销售额最高的 10 个药物

排名	通用名	开发厂家	2014 年销售额（亿美元）
1	阿达木单抗	艾伯维	125.43
2	sofosubvir	吉利德科学	102.83

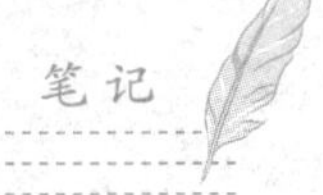

续表

排名	通用名	开发厂家	2014年销售额(亿美元)
3	英夫利西单抗	强生,默克	92.40
4	利妥昔单抗	罗氏	86.78
5	依那西普	安进,辉瑞	85.38
6	甘精胰岛素	赛诺菲	72.79
7	贝伐单抗	罗氏	69.57
8	曲妥珠单抗	罗氏	67.93
9	氟替卡松和沙美特罗	葛兰素史克	64.31
10	瑞舒伐他汀钙	阿斯利康,盐野义	58.69

数据来源:GEN(Genetic Engineering & Biotechnology News,基因工程和生物技术新闻)

(二)我国制药工业的现状与发展

建国以来,我国制药工业从无到有,迅速发展,形成了门类齐全的药品生产体系。20世纪80年代后,在改革开放的方针指导下,制药工业一直保持着较快的发展速度,1995-2013年,我国制药工业总产值以年均20%以上高速度增长的态势,成为国民经济中发展最快的行业之一。

据统计,1995年至2013年间,我国医药工业年均增长20.02%(表12-3),2013年我国医药工业总产值为22 297亿元,同比增长18.79%,创下了"十二五"期间医药工业的最高产值。

表12-3 1995—2013年医药工业总产值及增长简况

年份 项目	1995	1996	1997	1998	1999	2000	2001	2002
工业总产值(亿元)	1060	1251	1400	1630	1946	2332	2778	3300
比上年增长率%		18.02	11.91	14.11	16.23	19.84	19.94	18.78
年份 项目	2003	2004	2005	2006	2007	2008	2009	2010
工业总产值(亿元)	3641	3876	4627	5537	6719	8382	9947	12 350
比上年增长率%	19.86	16.99	26.25	19.67	25.79	24.75	18.68	24.16
年份 项目	2011	2012	2013					
工业总产值(亿元)	15 624	18 770	22 297					
比上年增长率%	26.50	20.10	18.79					

1. 我国制药工业总产值及增幅 我国化学原料药工业在"十一五"期间,由于受外贸出口整体滑坡,医药原料药外需大幅萎缩的影响,复合增长率由"十五"期间的19.11%降至17.21%;七大类医药工业(包括化学原料药、化学药品制剂、生物制剂、医疗器械、卫生材料、中成药、中药饮片)销售收入却保持快速增长,复合年增长率为24.40%。进入"十二五"后,化学原料药工业外贸萎缩仍在持续,2011年及2012年分别增长21.37%和15.10%。2013年达3954亿元,同比增长16.35%;而七大类医药工业销售收入在"十二五"期间仍然稳步增长,2011年及2012年分别增长了26.06%和20.27%,2013年达21 543亿元,同比增长17.91%。

笔记

我国化学制剂工业在"十一五"期间保持增长势头,复合增长率上升至23.31%,2011年及

2012年分别增长22.67%和22.80%。2013年达5931亿元,同比增长13.35%。受国家实施中药现代化等因素拉动,我国的中成药工业取得了长足的进展,“十一五”期间的复合年增长率为20.79%。2011年及2012年分别增长34.73%和20.80%。2013年达5242亿元,同比增长23.26%。生物制剂行业是我国医药工业快速发展的生力军,“十一五”期间的复合年增长率为33.61%,进入“十二五”,2011年及2012年分别增长32.38%和19.70%。2013年达2465亿元,同比增长29.38%。具体情况见表12-4。

表12-4 2006-2013年化学制剂中成药及生物制剂工业总产值及增幅

年份(年)		2006	2007	2008	2009	2010	2011	2012	2013
工业总产值(亿元)	化学制剂	1501	1881	2406	2877	3474	4262	5233	5931
	中成药	1228	1472	1705	2054	2614	3522	4253	5242
	生物制药	422	601	870	1084	1346	1782	1905	2465
增长率(%)	化学制剂	19.25	25.29	27.92	19.55	20.77	22.67	22.80	13.35
	中成药	20.42	19.91	15.83	20.49	27.23	34.73	20.80	23.26
	生物制药	25.37	42.26	44.74	24.66	24.16	32.38	19.70	29.38

数据来源:南方所“中国医药经济运行分析系统”

2. 我国知名制药企业发展现状 2013年度统计,中国制药工业百强企业合计销售收入占全国制药工业(化学原料药工业、化学药品制剂工业、生物制剂工业、中成药工业和中药饮片工业五子行业)产品销售收入45.1%。百强企业中化学药企业52家,占化学药子行业销售比重36.1%,中药企业41家,占中药子行业销售比重52.1%,生物制剂企业7家,占生物制剂子行业销售比重4.2%。

据国家统计局数据:截至2014年底,我国医药制造业规模以上企业数量已近5000家,以制药工业部分销售额统计,我国制药企业规模在200亿元以上的有4家(广州医药集团有限公司、天津市医药集团有限公司、上海医药集团股份有限公司、华北制药集团有限责任公司),规模在100亿~200亿元的企业有11家(哈药集团有限公司、修正药业集团、石药集团有限责任公司、步长制药、康美药业股份有限公司、天士力控股集团有限公司、江西济民可信集团有限公司、齐鲁制药有限公司、杭州华东医药集团有限公司、上海复星医药集团股份有限公司、太极集团有限公司),而2005年度百强企业中还没有1家企业突破100亿元,这足以说明我国主流医药巨头底蕴坚实。与此同时,中小型本土制药工业企业也是中国医药产业快速发展的“生力军”,规模在50亿~100亿元的企业有14家,相比2005年增加了7家;规模在9亿~50亿元的有75家,比2005年增加了25家。

中国目前已经是全球最大的原料药生产国和出口国——中国可生产全球2000多种化学原料药中的1600种,占全球超过20%的市场份额,居世界第一位,其中仿制药原料药的市场份额更是高达近40%,产能超过200万吨,占全球产量的1/5以上。我国化学原料药出口至174个国家和地区,获欧盟COS认证数量超过278个,在美国FDA登记的DMF文件数超过740个。

随着医药B2C企业数量的增多,进一步带动了医药零售B2C网购市场的发展,天猫和京东商城等大型平台电商的介入推动了医药B2C的交易规模和用户需求的增长。2013年,天猫医药馆交易总额约20亿元,几乎占医药电商总规模的一半。2013年,医药B2C交易规模开始呈现快速增长,截至2013年底,药监局登记的获得网上药店牌照的有150家,到2014年6月增长至193家。2013年,我国医药电子商务规模为42.6亿元,仅占整个电子商务市场的0.7%,但增速很快,较之2012年的16.6亿元、2011年的4亿元,平均增速超过200%。2014年,我国医药电

笔记

商的交易规模已达到68亿元。

第二节 药品生产监督管理

为了确保药品质量,原国家药品监督管理局自1998年成立之日起就将保证产品质量放在首位,并出台了一系列行之有效的相关措施。为了加强药品生产环节的监督管理,对《药品管理法》及其实施条例中有关药品生产管理相关内容做进一步的细化与具体化,原国家食品药品监督管理局于2004年8月5日以第14号局令发布了《药品生产监督管理办法》。其就开办药品生产企业的申请与审批、药品生产许可证管理、药品委托生产管理及监督检查管理四个问题从药品生产企业的筹建、验收程序,药品生产许可证的年检、变更要求,药品委托生产的品种、审批程序、申报资料及药品生产监督检查等方面进行了规范化的规定。此外,在2014年国家食品药品监督管理总局以局第36号公告的形式发布了《药品委托生产监督管理规定》,对药品的委托生产进行了更为规范化的要求。

一、药品生产许可管理

1. 开办药品生产企业的申请与审批 《药品生产监督管理办法》第四、五条规定,开办药品生产企业需符合人员,厂房、设施,质量检验机构及人员,规章制度四方面的条件。同时,申请人应当向拟办企业所在地省级(食品)药品监督管理部门提交相应申请材料。

相关知识

申请开办药品生产企业需提交的材料

①申请人的基本情况及其相关证明文件。②拟办企业的基本情况,包括拟办企业名称、生产品种、剂型、设备、工艺及生产能力;拟办企业的场地、周边环境、基础设施等条件说明以及投资规模等情况说明。③工商行政管理部门出具的拟办企业名称预先核准通知书,生产地址及注册地址、企业类型、法定代表人或者企业负责人。④拟办企业的组织机构图(注明各部门的职责及相互关系、部门负责人)。⑤拟办企业的法定代表人、企业负责人、部门负责人简历,学历和职称证书;依法经过资格认定的药学及相关专业技术人员、工程技术人员、技术工人登记表,并标明所在部门及岗位;高级、中级、初级技术人员的比例情况表。⑥拟办企业的周边环境图、总平面布置图、仓储平面布置图、质量检验场所平面布置图。⑦拟办企业生产工艺布局平面图,空气净化系统的送风、回风、排风平面布置图,工艺设备平面布置图。⑧拟生产的范围、剂型、品种、质量标准及依据。⑨拟生产剂型及品种的工艺流程图,并注明主要质量控制点与项目。⑩空气净化系统、制水系统、主要设备验证概况;生产、检验仪器、仪表、衡器校验情况。⑪主要生产设备及检验仪器目录。⑫拟办企业生产管理、质量管理文件目录。

省级药品监督管理部门对申请材料进行审核,经审查符合规定的,予以批准,并自书面批准决定作出之日起10个工作日内核发《药品生产许可证》;不符合规定的,不予批准,并说明理由。新开办的药品生产企业、药品生产企业新建药品生产车间或者新增生产剂型的,应当自取得药品生产证明文件或者经批准正式生产之日起30日内,按照国家食品药品监督管理部门的规定向相应的(食品)药品监督管理部门申请《药品生产质量管理规范》认证。

笔记

药师考点

1. 药品生产许可的申请
2. 药品生产许可的审批

2.《药品生产许可证》管理

(1)《药品生产许可证》内容

《药品生产许可证》分正本和副本,均具有同等法律效力,有效期为5年。

《药品生产许可证》应当载明许可证编号、企业名称、法定代表人、企业负责人、企业类型、注册地址、生产地址、生产范围、发证机关、发证日期、有效期限等项目。

其中,由(食品)药品监督管理部门核准的许可事项为:企业负责人、生产范围、生产地址。企业名称、法定代表人、注册地址、企业类型等项目应当与工商行政管理部门核发的营业执照中载明的相关内容一致。

(2)《药品生产许可证》变更

1) 变更分类:《药品生产许可证》变更分为许可事项变更和登记事项变更。

许可事项变更,是指企业负责人、生产范围、生产地址的变更。

登记事项变更,是指企业名称、法定代表人、注册地址、企业类型等项目的变更。

2) 变更《药品生产许可证》许可事项:药品生产企业变更《药品生产许可证》许可事项的,应当在原许可事项发生变更30日前,向原发证机关提出《药品生产许可证》变更申请。未经批准,不得擅自变更许可事项。原发证机关应当自收到企业变更申请之日起15个工作日内作出是否准予变更的决定。不予变更的,应当书面说明理由,并告知申请人享有依法申请行政复议或者提起行政诉讼的权利。

变更生产范围或者生产地址的,药品生产企业应当按照规定提交涉及变更内容的有关材料,并报经所在地省(食品)药品监督管理部门审查决定。

药品生产企业依法办理《药品生产许可证》许可事项的变更手续后,应当及时向工商行政管理部门办理企业注册登记的变更手续。

3) 变更《药品生产许可证》登记事项:药品生产企业变更《药品生产许可证》登记事项的,应当在工商行政管理部门核准变更后30日内,向原发证机关申请《药品生产许可证》变更登记。原发证机关应当自收到企业变更申请之日起15个工作日内办理变更手续。

《药品生产许可证》变更后,原发证机关应当在《药品生产许可证》副本上记录变更的内容和时间,并按照变更后的内容重新核发《药品生产许可证》正本,收回原《药品生产许可证》正本,变更后的《药品生产许可证》有效期不变。

(3)《药品生产许可证》换发、缴销及遗失

1)《药品生产许可证》换发:《药品生产许可证》有效期届满,需要继续生产药品的,药品生产企业应当在有效期届满前6个月,向原发证机关申请换发《药品生产许可证》。

原发证机关按照规定进行审查,在《药品生产许可证》有效期届满前作出是否准予其换证的决定。主要的处理方式有以下几种:①符合规定准予换证的,收回原证,换发新证;②不符合规定的,不予换证,并说明理由,同时告知申请人享有依法申请行政复议或者提起行政诉讼的权利;③逾期未作出决定的,视为同意换证,并予补办相应手续。

2)《药品生产许可证》缴销:该办法第二十条规定,药品生产企业终止生产药品或者关闭的,由原发证机关缴销《药品生产许可证》,并通知工商行政管理部门。

笔记

3)《药品生产许可证》遗失:对《药品生产许可证》遗失的情况作出了明确规定:药品生产企业应当立即向原发证机关申请补发,并在原发证机关指定的媒体上登载遗失声明。原发证机关在

企业登载遗失声明之日起满 1 个月后，按照原核准事项在 10 个工作日内补发《药品生产许可证》。

此外，随着我国药品生产企业 GMP 强制认证工作的不断推进，未来会逐步将药品生产许可证和药品 GMP 证书合二为一，取消 GMP 认证证书，变为日常的监督检查，实行对企业的动态检查管理。

药师考点

1. 药品生产许可证的内容
2. 药品生产许可证的变更
3. 药品生产许可证换发、撤销

二、药品委托生产的管理

（一）药品委托生产的含义

药品委托生产是指药品生产企业在因技术改造暂不具备生产条件和能力或产能不足暂不能保障市场供应的情况下，将其持有药品批准文号的药品委托其他药品生产企业全部生产的行为，不包括部分工序的委托加工行为。

（二）委托方和受托方的相关要求

1. 委托方要求　委托方应当取得委托生产药品的批准文号。委托方负责委托生产药品的质量。同时应当对受托方的生产条件、技术水平和质量管理情况进行详细考查，向受托方提供委托生产药品的技术和质量文件，确认受托方具有受托生产的条件和能力。在委托生产期间，应对委托生产的全过程进行指导和监督，负责委托生产药品的批准放行。

2. 受托方要求　受托方应当严格执行质量协议，有效控制生产过程，确保委托生产药品及其生产符合注册和《药品生产质量管理规范》的要求。委托生产药品的质量标准应当执行国家药品标准，其药品名称、剂型、规格、处方、生产工艺、原料药来源、直接接触药品的包装材料和容器、包装规格、标签、说明书、批准文号等应当与委托方持有的药品批准证明文件的内容相同。

委托方和受托方均应是持有与委托生产药品相适应的《药品生产质量管理规范》认证证书的药品生产企业。委托生产药品的双方应当签订书面合同，内容应当包括质量协议，明确双方的权利与义务，并具体规定双方在药品委托生产管理、质量控制等方面的质量责任及相关的技术事项，且应当符合国家有关药品管理的法律法规。委托方和受托方有关药品委托生产的所有活动应当符合《药品生产质量管理规范》的相关要求。在委托生产的药品包装、标签和说明书上，应当标明委托方企业名称和注册地址、受托方企业名称和生产地址。

（三）药品委托生产的受理与审批要求

申请药品委托生产，由委托方向所在地省、自治区、直辖市食品药品监督管理局提出申请。委托方应当填写《药品委托生产申请表》，并按照要求提交申请材料。对于委托方和受托方不在同一省、自治区、直辖市的，委托方应当首先将《药品委托生产申请表》连同申请材料报受托方所在地省、自治区、直辖市食品药品监督管理局审查；经审查同意后，方可向委托方所在地省级食品药品监督管理部门进行申报。

委托方所在地省、自治区、直辖市食品药品监督管理局组织对药品委托生产的申报资料进行审查。对于首次申请，应当组织对受托生产现场进行检查；对于延续申请，必要时，也可以组织检查。生产现场检查的重点是考核受托方的生产条件、技术水平和质量管理情况以及受托生产的药品处方、生产工艺、质量标准与委托方的一致性。

笔记

对于委托方和受托方不在同一省、自治区、直辖市的，生产现场检查由委托方所在地省、自治区、直辖市食品药品监督管理局联合受托方所在地省、自治区、直辖市食品药品监督管理局组织开展。检查组成员应当包括委托生产双方所在地省、自治区、直辖市食品药品监督管理局派出的检查人员，检查报告应当由检查组全体人员签名，并报送委托生产双方所在地省、自治区、直辖市食品药品监督管理局。

委托方所在地省、自治区、直辖市食品药品监督管理局应当自受理之日起 20 个工作日内，按照本规定的条件对药品委托生产的申请进行审查，并作出决定；20 个工作日内不能作出决定的，经本部门负责人批准，可以延长 10 个工作日，并应当将延长期限的理由告知委托方。需要进行生产现场检查的，所需时间另计。生产现场检查时限由各省、自治区、直辖市食品药品监督管理局确定，最长不得超过 40 个工作日。需企业补正材料的，现场检查发现缺陷内容要求企业整改的，对整改情况需进行现场核查的，所需时间不计算在上述期限内。

经审查符合规定的，应当予以批准，并自书面批准决定作出之日起 10 个工作日内向委托方发放《药品委托生产批件》；不符合规定的，书面通知委托方并说明理由。

《药品委托生产批件》有效期不得超过 3 年。委托生产双方的《药品生产许可证》《药品生产质量管理规范》认证证书或委托生产药品批准证明文件有效期届满未延续的，《药品委托生产批件》自行废止。《药品委托生产批件》有效期届满需要继续委托生产的，委托方应当在有效期届满 3 个月前，按照规定申报，办理延续手续。

委托方、受托方和委托生产药品中任一项发生实质性变化的，按照首次申请办理审批手续；同一受托方，受托生产地址不变但生产线发生变化的，按照延续申请办理审批手续，但须同时提交补充材料。

《药品委托生产批件》载明的内容应当与委托生产双方的《药品生产许可证》《药品生产质量管理规范》认证证书及委托生产药品批准证明文件载明的相关内容一致。

委托生产合同提前终止的，委托方应当及时向所在地省、自治区、直辖市食品药品监督管理局提交终止委托生产的申请，办理注销手续。

相关知识

首次申请药品委托生产需提交的申请材料

①《药品委托生产申请表》。委托方和受托方不在同一省、自治区、直辖市的，委托方向所在地省、自治区、直辖市食品药品监督管理局提出申请时，应同时提交受托方所在地省、自治区、直辖市食品药品监督管理局的审查意见。②委托方和受托方持有的《药品生产许可证》和《营业执照》复印件。③委托方和受托方持有的与拟委托生产药品相适应的《药品生产质量管理规范》认证证书复印件。④委托方拟委托生产药品的批准证明文件及附件的复印件，包括与拟委托生产药品相关的各种批准文件，如药品注册批件、补充申请批件、药品标准颁布件、修订件等。附件指上述批件的附件，如药品标准、说明书、标签样稿等。拟委托生产大容量注射剂，且包装容器为塑料袋或塑料瓶的，还应提交相关药包材批准证明文件。⑤委托方拟委托生产药品的包装、标签和使用说明书实样和委托生产药品拟采用的包装、标签和使用说明书式样及色标。⑥委托方对受托方的生产条件、技术水平和质量管理情况的考核报告。⑦委托生产合同。合同应包括质量协议，要按照《药品生产质量管理规范（2010 年修订）》的相关要求，明确规定双方在药品委托生产管理、质量控制等方面的质量责任及相关的技术事项，特别是要明确原辅料、包装材料的采购、检验和放行以及产品检验、放行中委托双方各自的权利和义务。⑧委托方应对受托方生产的连续三批药品进行抽样并送委托方或受托方所在地省级药品检验机构检验，提交检验报告书原件。

笔记

（四）药品委托生产品种界限

麻醉药品、精神药品、药品类易制毒化学品及其复方制剂，医疗用毒性药品，生物制品，多组分生化药品，中药注射剂和原料药不得委托生产。国家食品药品监督管理总局可以根据监督管理工作需要调整不得委托生产的药品。放射性药品的委托生产按照有关法律法规规定办理。

（五）药品委托生产的监督管理

各省、自治区、直辖市食品药品监督管理局应当组织对本行政区域内委托生产药品的企业（包括委托方和受托方）进行监督检查。对于委托方和受托方不在同一省、自治区、直辖市的，委托方所在地省、自治区、直辖市食品药品监督管理局可以联合受托方所在地省、自治区、直辖市食品药品监督管理局组织对受托方受托生产情况进行延伸检查。监督检查和延伸检查发现企业存在违法违规行为的，依法予以处理。提供虚假材料，或者采取欺骗、贿赂等不正当手段取得《药品委托生产批件》的，应当予以撤销，3 年内不受理该申请人提出的该药品委托生产申请；涉及违法行为的，依法予以处理。

委托生产双方所在地省、自治区、直辖市食品药品监督管理局应当及时通报监督检查情况和处理结果。重大问题，应当及时上报国家食品药品监督管理总局。各省、自治区、直辖市食品药品监督管理局应当定期对委托生产审批和监管情况进行汇总、分析和总结，并在每年 3 月 31 日前将上一年度情况报国家食品药品监督管理总局。

药师考点

1. 药品委托生产的界定
2. 药品委托生产品种限制

三、药品生产监督检查

省（食品）药品监督管理部门负责本行政区域内药品生产企业的监督检查工作，应当建立实施监督检查的运行机制和管理制度，明确设区的市级（食品）药品监督管理机构和县级（食品）药品监督管理机构的监督检查职责。

国家食品药品监督管理总局可以直接对药品生产企业进行监督检查，并对省（食品）药品监督管理部门的监督检查工作及其认证通过的生产企业《药品生产质量管理规范》的实施及认证情况进行监督和抽查。

监督检查的主要内容是药品生产企业执行有关法律、法规及实施《药品生产质量管理规范》的情况，监督检查包括《药品生产许可证》换发的现场检查、《药品生产质量管理规范》跟踪检查、日常监督检查等。

进行监督检查时，（食品）药品监督管理部门应当指派 2 名以上检查人员实施监督检查，检查人员应当向被检查单位出示执法证明文件。（食品）药品监督管理部门工作人员对知悉的企业技术秘密和业务秘密应当保密。

监督检查时，药品生产企业应当提供的有关情况和材料有：①企业生产情况和质量管理情况自查报告；②《药品生产许可证》副本和营业执照复印件，《药品生产许可证》事项变动及审批情况；③企业组织机构、生产和质量主要管理人员以及生产、检验条件的变动及审批情况；④药品生产企业接受监督检查及整改落实情况；⑤不合格药品被质量公报通告后的整改情况；⑥检察机关需要审查的其他必要材料。

笔记

监督检查完成后，（食品）药品监督管理部门在《药品生产许可证》副本上载明检查情况。记载的主要内容包括:检查结论;生产的药品是否发生重大质量事故,是否有不合格药品受到药品质量公报通告;药品生产企业是否有违法生产行为,及其查处情况。

药品生产企业质量负责人、生产负责人发生变更的,应当在变更后15日内将变更人员简历及学历证明等有关情况报所在地省、自治区、直辖市(食品)药品监督管理部门备案。

药品生产企业的关键生产设施等条件与现状发生变化的,应当自发生变化30日内报所在地省(食品)药品监督管理部门备案,省(食品)药品监督管理部门根据需要进行检查。

药品生产企业发生重大药品质量事故的,必须立即报告所在地省(食品)药品监督管理部门和有关部门,省(食品)药品监督管理部门应当在24小时内报告国家食品药品监督管理总局。

第三节 药品生产质量管理规范及其认证管理

一、GMP制度的概述

《药品生产质量管理规范》,又称药品GMP,其中,GMP是英文名Good Manufacturing Practice的缩写。GMP是世界各国对药品生产全过程监督管理普遍采用的法定技术规范。

为了进一步规范药品生产领域的生产行为,用科学、合理、规范化的条件和方法保证所生产的药品质量,尽量减少人为因素对产品质量的影响,GMP应运而生。它在国际上已被大多数政府、制药企业及专家一致认为是制药企业进行质量管理的优良的、必备的制度。其作为质量管理体系的一部分,是药品生产管理和质量控制的基本要求,旨在最大限度地降低药品生产过程中污染、交叉污染以及混淆、差错等风险,确保持续稳定地生产出符合预定用途和注册要求的药品。按照GMP要求进行药品生产及质量管理已成为必然趋势。尽管不同国家和地区的GMP在具体的规定和要求方面各具特色,但基本内容基本一致。

相关知识

美国、日本GMP概况

美国是现代质量管理的发源地。早在20世纪60年代初期,美国就曾占世界药品生产总量的50%左右,占国际药品贸易的1/3。美国是世界上最早制订与实施《药品生产质量管理规范》(GMP)、并最早实现GMP法制化的国家,其成效显著的药品生产管理模式与方法早已成为众多其他国家效仿和学习的榜样。日本从1973年开始制订与实施GMP,比英国、法国、德国、瑞士等国均晚。尽管如此,日本却是世界上第二个实现了GMP法制化的国家。日本的GMP从制订、实施到实现法制化共用了8年时间。在相当长的一段时期内,药品生产管理一直是日本厚生省所关注的焦点和主要问题,日本的药品生产管理水平得到了持续的提高。

我国提出在制药企业中推行GMP是在20世纪80年代初。1982年,中国医药工业公司参照一些先进国家的GMP制订了《药品生产管理规范》(试行稿),并开始在一些制药企业试行。1988年,根据《药品管理法》,原卫生部颁布了我国第一部《药品生产质量管理规范》(1988年版),作为正式法规执行。1992年,原卫生部又对《药品生产质量管理规范》(1988年版)进行修订,颁布了《药品生产质量管理规范》(1992年修订)。1998年,国家药品监督管理局总结几年来实施GMP的情况,对1992年修订的GMP进行修订,于1999年6月18日颁布了《药品生产质量管理规范》(1998年修订),1999年8月1日起施行。

笔记

在1999年底，我国血液制品生产企业全部通过药品GMP认证；2000年底，粉针剂、大容量注射剂实现全部在符合药品GMP的条件下生产；2002年底，小容量注射剂药品实现全部在符合药品GMP的条件下生产。

经过一系列强有力的监督管理措施，我国监督实施药品GMP工作顺利实现了从2004年7月1日起所有的药品制剂和原料药均必须在符合GMP的条件下生产的目标，未通过认证的企业全部停产。

2011年1月17日，为了进一步强化药品生产企业的质量意识，建立药品质量管理体系，由原卫生部以第79号令发布了《药品生产质量管理规范(2010年修订)》(以下简称现行GMP)，并自2011年3月1日起施行。与之相配套的"现行GMP附录"也于2011年2月24日以"国家食品药品监督管理局第16号公告"发布。

相关知识

现行版(2010年版)GMP修订的主要特点

2010年版药品GMP在修订过程中突出以下四个特点：

1. 加强了药品生产质量管理体系建设，大幅提高对企业质量管理软件方面的要求。细化了对构建实用、有效质量管理体系的要求，强化药品生产关键环节的控制和管理，以促进企业质量管理水平的提高。

2. 全面强化了从业人员的素质要求。增加了对从事药品生产质量管理人员素质要求的条款和内容，进一步明确职责。如明确药品生产企业的关键人员包括企业负责人、生产管理负责人、质量管理负责人、质量受权人等必须具有的资质和应履行的职责。

3. 细化了操作规程、生产记录等文件管理规定，增加了指导性和可操作性。

4. 进一步完善了药品安全保障措施。引入了质量风险管理的概念，在原辅料采购、生产工艺变更、操作中的偏差处理、发现问题的调查和纠正、上市后药品质量的监控等方面，增加了供应商审计、变更控制、纠正和预防措施、产品质量回顾分析等新制度和措施，对各个环节可能出现的风险进行管理和控制，主动防范质量事故的发生。提高了无菌制剂生产环境标准，增加了生产环境在线监测要求，提高无菌药品的质量保证水平。

通过实施药品GMP，我国药品生产企业生产环境和生产条件发生了根本性转变，制药工业总体水平显著提高。药品生产秩序的逐步规范，从源头上提高了药品质量，有力地保证了人民群众用药的安全有效，同时也提高了我国制药企业及药品监督管理部门的国际声誉。

二、GMP的主导思想和特点

(一) GMP的主导思想

药品质量至关重要，药品质量形成于生产过程，且药品的质量检验具有破坏性(经检验的药品不再具有使用价值、发挥其应有的作用)，实现药品在生产过程中的质量控制与保证的关键在于有效的预防。因此，在药品生产过程中，要有效控制所有可能影响药品质量的因素，保证所生产的药品不混杂、无污染、均匀一致，再经取样检验分析合格。这样的药品其质量才有真正、切实的保证。

(二) GMP的特点

GMP是药品生产过程质量管理实践中总结、抽象、升华出来的规范化的条款，它的目的是指

笔记

导药品生产企业克服不良生产导致劣质药品产生，保证生产优质合格药品。它的覆盖面是所有药品、所有药品生产企业。因此，GMP 一般具有以下特点：

1. **GMP 的条款仅指明要求的目标** 在 GMP 的条款中没有列出如何达到这些目标的解决办法，而只是提出了相应的目标。因此各企业应结合本厂生产实际制定各种文件化程序，才能保证贯彻实施。

2. **GMP 的条款是有时效性的** 因为 GMP 条款只能依据该国、该地区现有一般水平来制定，采用目前可行的、有实际意义的方面做出规定。GMP 条款均需定期或不定期修订，这和制订药品标准类似，对目前有法律效力或约束力的 GMP，称为现行 GMP，或者现版 GMP。新版 GMP 颁发后，前版 GMP 即废止。

3. **GMP 强调药品生产和质量管理法律责任** 凡开办药品生产企业，必须向药品监督管理部门履行审批手续，其产品质量严格按 GMP 的要求，接受药品监督管理部门的监督。

4. **GMP 强调生产过程的全面质量管理** 对凡能引起药品质量的诸因素，均须严格管理，强调生产流程的检查与防范紧密结合，且以防范为主要手段。

5. **GMP 重视为用户提供全方位、及时的服务** 按有关部门的要求均建立相关档案，并对用户的信息反馈加以重视，及时解决。

GMP 的内容很广泛，人们从不同角度来概括其内容。因为 GMP 的中心指导思想是：任何药品的质量是生产出来的，而不是检验出来的。因此，必须对影响药品生产质量的因素加强管理。

从专业性管理的角度，可以把 GMP 分为两大方面。一方面是对原材料、中间品、产品的系统质量控制，主要办法是对这些物质的质量进行检验，并随之产生了一系列工作质量管理。另一方面是对影响药品质量的、生产过程中易产生的人为差错和污物异物引入进行系统严格管理，以保证生产合格药品。前者被称为质量控制，后者被称为质量保证。

从系统的角度，可以将 GMP 分为硬件系统和软件系统。硬件系统主要包括人员、厂房、设施、设备等的目标要求，这部分涉及必需的人、财、物的投入，以及标准化管理。软件系统主要包括组织机构、组织工作、生产工艺、记录、标准操作规程、培训等，可概括为以智力为主的投入产出。在实践中硬件部分必然涉及较多的经费，涉及该国、该企业的经济能力；软件通常反映出管理和技术水平问题。因此，用硬件和软件来划分 GMP 内容，有利于 GMP 的实施。许多发展中国家推行 GMP 制度初期，往往采用对硬件提出最低标准要求，而侧重于抓软件的办法效果比较好。

从不同的角度来讨论 GMP 的内容，可以加深我们对 GMP 的理解。具体内容应以所执行的 GMP 条款为依据。

相关知识

GMP 的分类

1. 按适用范围分类

可将 GMP 划分为以下三类：

①适用于多个国家或地区的 GMP，如世界卫生组织（WHO）的 GMP、欧洲自由贸易联盟制订的 GMP、东南亚国家联盟的 GMP 等；

②国家权力机构制定的、适用于某个国家的 GMP，如美国 FDA（食品药品管理局）、英国卫生和社会保险部、日本厚生省等制订的 GMP；

③工业组织制订的、仅适用于行业或组织内部的 GMP，如美国制药工业联合会、中国医药工业公司、瑞典工业协会等制订的 GMP。

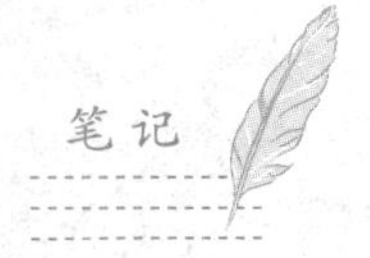

GMP的适用范围不同，其有关条款和规定的严格程度也就不同，适用范围越小其各项条款和规定的严格程度越高。

2. 按性质分类

可将GMP划分为以下两类：

①作为法律规定、具有法律效应的GMP，如美国、日本等国家制订的GMP；

②作为建议性的规定、不具有法律效应的GMP，如我国医药工业公司于1982年制订的GMP。

随着对GMP重要作用的认识的不断加深，世界上已有越来越多的国家将GMP法制化，赋予其法律效力。

三、我国GMP的主要内容

我国现行GMP包括总则、质量管理、机构与人员、厂房与设施、设备、物料与产品、确认与验证、文件管理、生产管理、质量控制与质量保证、委托生产与委托检验、产品发运与召回、自检及附则，共计14章，313条。作为现行GMP配套文件，“现行GMP附录”包括无菌药品、原料药、生物制品、血液制品及中药制剂等5个方面的内容。它们对药品生产过程所涉及的各个方面作出了明确的规定，现概要介绍如下：

(一) 规范出台目的

总则部分明确指出，本规范作为质量管理体系的一部分，是药品生产管理和质量控制的基本要求，旨在最大限度地降低药品生产过程中污染、交叉污染以及混淆、差错等风险，确保持续稳定地生产出符合预定用途和注册要求的药品。

(二) 质量风险管理

第二章中强调质量保证、质量控制及质量风险管理的重要性，其中明确指出质量保证是质量管理体系的一部分，企业必须建立质量保证系统，同时建立完整的文件体系，以保证系统有效运行。此外还指出质量控制包括相应的组织机构、文件系统以及取样、检验等，确保物料或产品在放行前完成必要的检验，确认其质量符合要求。特别明确指出质量风险管理是在整个产品生命周期中采用前瞻或回顾的方式，对质量风险进行评估、控制、沟通、审核的系统过程。其应当根据科学知识及经验对质量风险进行评估，以保证产品质量。质量风险管理过程所采用的方法、措施、形式及形成的文件应当与存在风险的级别相适应。

(三) 机构与人员要求

规范第三章对企业建立的组织机构及从事药品生产的各级人员提出了相关的要求，并指出各级人员均应按该规范的要求进行培训和考核。

1. 组织机构　企业应当建立与药品生产相适应的管理机构，并有组织机构图。企业应当设立独立的质量管理部门，履行质量保证和质量控制的职责。质量管理部门可以分别设立质量保证部门和质量控制部门。质量管理部门应当参与所有与质量有关的活动，负责审核所有与本规范有关的文件。

2. 关键人员　其应当为企业的全职人员，至少应当包括企业负责人、生产管理负责人、质量管理负责人和质量受权人。质量管理负责人和生产管理负责人不得互相兼任。质量管理负责人和质量受权人可以兼任。应当制定操作规程确保质量受权人独立履行职责，不受企业负责人和其他人员的干扰。

关键人员资质及主要职责见表12-5。

笔记

表 12-5　企业关键人员资质、主要职责表

类别	资质	主要职责
企业负责人		是药品质量的主要责任人，全面负责企业日常管理。包括提供必要的资源，合理计划、组织和协调，保证质量管理部门独立履行其职责
生产管理负责人	具有药学或相关专业本科学历(或中级技术职称或执业药师资格)，具有≥3年的实践经验，其中至少有1年药品生产管理经验，接受过与所生产产品相关的专业培训	1. 严格执行各种操作规程，确保药品按批准的工艺规程生产、贮存，保证药品质量； 2. 批生产(包装)记录经指定人员审核并送质管部门； 3. 保持厂房和设备良好的运行状态，并完成验证工作； 4. 生产人员必须经专业培训，并据工作需要调整培训内容
质量管理负责人	具有药学或相关专业本科学历(或中级技术职称或执业药师资格)，具有≥5年的实践经验，其中至少1年的药品质量管理经验，接受过与所生产产品相关的专业培训	1. 确保所有材料和成品符合注册批准的要求和质量标准； 2. 完成所有必要的检验，确保产品放行前对批记录的审核； 3. 批准质量标准、质量管理操作规程及与质量有关的变更； 4. 重大偏差和检验超标进行调查并得到及时处理； 5. 确保完成自检，保证厂房和设备良好运行； 6. 及时处理所有与产品质量有关的投诉； 7. 监督委托检验，完成产品的稳定性考察计划，提供稳定性考察的数据； 8. 人员均经过岗前培训和继续培训
质量受权人	具有药学或相关专业本科学历(或中级技术职称或执业药师资格)，具有≥5年的实践经验，从事过药品生产过程控制和质量检验工作。具有专业理论知识，并经过与产品放行有关的培训	1. 参与企业质量体系建立、内部自检、外部质量审计、验证以及药品不良反应报告、产品召回等质量管理活动； 2. 承担产品放行的职责，确保每批已放行产品的生产、检验均符合相关法规、药品注册要求和质量标准； 3. 在产品放行前，质量受权人必须出具产品放行审核记录，并纳入批记录

(四)厂房设施及设备的要求

规范第四、五章，对药品生产厂房、生产区、仓储区、质量控制区及生产设备作出如下规定：

1. **厂房的要求**　厂房的选址、设计、布局、建造、改造和维护必须符合药品生产要求，应当能够最大限度地避免污染、交叉污染、混淆和差错，便于清洁、操作和维护。应当根据厂房及生产防护措施综合考虑选址，厂房所处的环境应当能够最大限度地降低物料或产品遭受污染的风险。企业应当有整洁的生产环境；厂区的地面、路面及运输等不应当对药品的生产造成污染；生产、行政、生活和辅助区的总体布局应当合理，不得互相妨碍；厂区和厂房内的人、物流走向应当合理。洁净厂房的设计，应当尽可能避免管理或监控人员不必要的进入。B级洁净区的设计应当能够使管理或监控人员从外部观察到内部的操作。厂房还应有适当的照明、温度、湿度和通风，确保生产和贮存的产品质量以及相关设备性能不会直接或间接地受到影响。厂房、设施的设计和安装应能够有效防止昆虫或其他动物进入。

2. **生产区的要求**　为降低污染和交叉污染的风险，厂房、生产设施和设备应当根据所生产药品的特性、工艺流程及相应洁净度级别要求合理设计、布局和使用，并应综合考虑药品的特性、工艺和预定用途等因素，确定厂房、生产设施和设备多产品共用的可行性，并有相应评估报告。生产区和贮存区应当有足够的空间，确保有序地存放设备、物料、中间产品、待包装产品和成品，避免不同产品或物料的混淆、交叉污染，避免生产或质量控制操作发生遗漏或差错。洁净区与非洁净区之间、不同级别洁净区之间的压差应当不低于10Pa。必要时，相同洁净度级别

笔记

的不同功能区域(操作间)之间也应当保持适当的压差梯度。洁净区的内表面(墙壁、地面、天棚)应当平整光滑、无裂缝、接口严密、无颗粒物脱落,避免积尘,便于有效清洁,必要时应当进行消毒。

3. **生产特殊性质药品的要求**　高致敏性药品(如青霉素类)或生物制品(如卡介苗或其他用活性微生物制备而成的药品),必须采用专用和独立的厂房、生产设施和设备。青霉素类药品产尘量大的操作区域应当保持相对负压,排至室外的废气应当经过净化处理并符合要求,排风口应当远离其他空气净化系统的进风口;生产β-内酰胺结构类药品、性激素类避孕药品必须使用专用设施(如独立的空气净化系统)和设备,并与其他药品生产区严格分开;生产某些激素类、细胞毒性类、高活性化学药品应当使用专用设施(如独立的空气净化系统)和设备;特殊情况下,如采取特别防护措施并经过必要的验证,上述药品制剂则可通过阶段性生产方式共用同一生产设施和设备;上述空气净化系统,其排风应当经过净化处理。

4. **仓储区的要求**　仓储区应当有足够的空间,确保有序存放待验、合格、不合格、退货或召回的原辅料、包装材料、中间产品、待包装产品和成品等各类物料和产品。其设计和建造应当确保良好的仓储条件,并有通风和照明设施。应当能够满足物料或产品的贮存条件(如温湿度、避光)和安全贮存的要求,并进行检查和监控。高活性的物料或产品以及印刷包装材料应当贮存于安全的区域。接收、发放和发运区域应当能够保护物料、产品免受外界天气(如雨、雪)的影响。接收区的布局和设施应当能够确保到货物料在进入仓储区前可对外包装进行必要的清洁。应当有单独的物料取样区,其空气洁净度级别应当与生产要求一致。

5. **质量控制区的要求**　质量控制实验室通常应当与生产区分开。生物检定、微生物和放射性同位素的实验室还应当彼此分开。实验室的设计应当确保其适用于预定的用途,并能够避免混淆和交叉污染,应当有足够的区域用于样品处置、留样和稳定性考察样品的存放以及记录的保存。实验动物房应当与其他区域严格分开,其设计、建造应当符合国家有关规定,并设有独立的空气处理设施以及动物的专用通道。

6. **设备的要求**　设备的设计、选型、安装、改造和维护必须符合预定用途,应当尽可能降低产生污染、交叉污染、混淆和差错的风险,便于操作、清洁、维护,以及必要时进行的消毒或灭菌。生产设备不得对药品质量产生任何不利影响。与药品直接接触的生产设备表面应当平整、光洁、易清洗或消毒、耐腐蚀,不得与药品发生化学反应、吸附药品或向药品中释放物质。应当选择适当的清洗、清洁设备,并防止这类设备成为污染源。主要生产和检验设备都应当有明确的操作规程。生产设备应当在确认的参数范围内使用。已清洁的生产设备应当在清洁、干燥的条件下存放。

制药用水应当适合其用途,并符合《中华人民共和国药典》的质量标准及相关要求。制药用水至少应当采用饮用水。纯化水、注射用水储罐和输送管道所用材料应当无毒、耐腐蚀;储罐的通气口应当安装不脱落纤维的疏水性除菌滤器;管道的设计和安装应当避免死角、盲管。纯化水、注射用水的制备、贮存和分配应当能够防止微生物的滋生。纯化水可采用循环,注射用水可采用70℃以上保温循环。应当对制药用水及原水的水质进行定期监测,并有相应的记录。

(五)洁净区级别要求

洁净区可分为以下4个级别:

A级,也称高风险操作区,如灌装区、放置胶塞桶和与无菌制剂直接接触的敞口包装容器的区域及无菌装配或连接操作的区域,应当用单向流操作台(罩)维持该区的环境状态。

B级,指无菌配制和灌装等高风险操作A级洁净区所处的背景区域。

C级和D级,指无菌药品生产过程中重要程度较低操作步骤的洁净区。

各洁净级别对空气中悬浮粒子及微生物数目均有一定要求,具体见表12-6和表12-7。

笔记

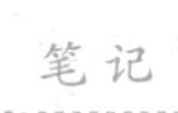

表 12-6 各级别空气悬浮粒子的标准规定表

洁净度级别	悬浮粒子最大允许数 / 立方米			
	静态		动态	
	≥ 0.5μm	≥ 5.0μm	≥ 0.5μm	≥ 5.0μm
A 级	3520	20	3520	20
B 级	3520	29	352 000	2900
C 级	352 000	2900	3 520 000	29 000
D 级	3 520 000	29 000	不作规定	不作规定

表 12-7 洁净区微生物监测的动态标准

洁净度级别	浮游菌 cfu/m³	沉降菌（ϕ90mm） cfu/4 小时	表面微生物	
			接触（ϕ55mm） cfu/ 碟	5 指手套 cfu/ 手套
A 级	<1	<1	<1	<1
B 级	10	5	5	5
C 级	100	50	25	—
D 级	200	100	50	—

不同的洁净区域适合不同的操作，具体情况见表 12-8：

表 12-8 不同洁净度级别适合的生产操作示例

洁净度级别	生产操作
	非最终灭菌产品的无菌生产操作：
B 级背景下的 A 级	1. 处于未完全密封状态下产品的操作和转运，如灌封、分装、压塞、轧盖等 2. 灌装前无法除菌过滤的药液或产品的配制 3. 直接接触药品的包装材料、器具灭菌后的装配及处于未完全密封状态下的转运和存放 4. 无菌原料药的粉碎、过筛、混合、分装
B 级	1. 处于未完全密封状态下的产品置于完全密封容器内的转运 2. 直接接触药品的包装材料、器具灭菌后处于密闭容器内的转运和存放
C 级	1. 灌装前可除菌过滤的药液或产品的配制 2. 产品的过滤
D 级	直接接触药品的包装材料、器具的最终清洗、装配或包装、灭菌
	最终灭菌产品生产操作：
C 级背景下的局部 A 级	高污染风险产品灌装（或灌封）
C 级	1. 产品灌装（或灌封） 2. 高污染风险产品配制和过滤 3. 眼用制剂、无菌软膏剂、无菌混悬剂等的配制、灌装（或灌封） 4. 直接接触药品的包装材料和器具最终清洗后的处理
D 级	1. 轧盖 2. 灌装前物料的准备 3. 产品配制和过滤直接接触药品的包装材料和器具的最终清洗

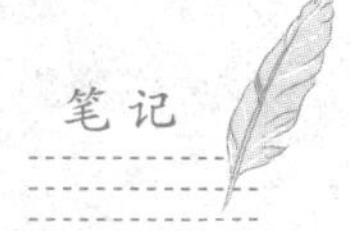

续表

洁净度级别	生产操作
	非无菌原料药生产操作:
D级	精制、干燥、粉碎、包装等生产操作的暴露环境
	生物制品生产操作:
C级	体外免疫诊断试剂的阳性血清的分装、抗原与抗体的分装
D级	1. 原料血浆的合并、组分分离、分装前的巴氏消毒 2. 口服制剂其发酵培养密闭系统环境(暴露部分需无菌操作) 3. 酶联免疫吸附试剂等体外免疫试剂的配液、分装、干燥、内包装

(六)物料与产品的要求

药品生产所用的原辅料、与药品直接接触的包装材料应当符合相应的质量标准,应当尽可能减少物料的微生物污染程度。必要时,物料的质量标准中应当包括微生物限度、细菌内毒素或热原检查项目。药品上直接印字所用油墨应当符合食用标准要求。进口原辅料应当符合国家相关的进口管理规定。应当建立物料和产品的操作规程,确保物料和产品的正确接收、贮存、发放、使用和运输,防止污染、交叉污染、混淆和差错。物料和产品的处理应当按照操作规程或工艺规程执行,并有记录。

原辅料、与药品直接接触的包装材料和印刷包装材料的接收应当有操作规程,所有到货物料均应当检查,以确保与订单一致,并确认供应商已经得到质量管理部门批准。物料的外包装应当有标签,并注明规定的信息。每次接收均应当有记录,内容包括:①交货单和包装容器上所注物料的名称;②企业内部所用物料名称和(或)代码;③接收日期;④供应商和生产商(如不同)的名称;⑤供应商和生产商(如不同)标识的批号;⑥接收总量和包装容器数量;⑦接收后企业指定的批号或流水号;⑧有关说明(如包装状况)。

(七)文件管理的要求

文件是质量保证系统的基本要素。企业必须有内容正确的书面质量标准、生产处方和工艺规程、操作规程以及记录等文件。企业应当建立文件管理的操作规程,系统地设计、制定、审核、批准和发放文件。与本规范有关的文件应当经质量管理部门的审核。文件的内容应当与药品生产许可、药品注册等相关要求一致,并有助于追溯每批产品的历史情况。文件的起草、修订、审核、批准、替换或撤销、复制、保管和销毁等应当按照操作规程管理,并有相应的文件分发、撤销、复制、销毁记录。同时由适当的人员签名并注明日期。

文件应当分类存放、条理分明,便于查阅。原版文件复制时,不得产生任何差错;复制的文件应当清晰可辨。

上述所有活动均应当有记录,以保证可以追溯产品生产、质量控制和质量保证等活动。记录应当留有填写数据的足够空格。记录应当及时填写,内容真实,字迹清晰、易读,不易擦除。记录填写的任何更改都应当签注姓名和日期,并使原有信息仍清晰可辨。应当尽可能采用生产和检验设备自动打印的记录、图谱和曲线图等,并标明产品或样品的名称、批号和记录设备的信息,操作人应当签注姓名和日期。

每批药品应当有批记录,包括批生产记录、批包装记录、批检验记录和药品放行审核记录等与本批产品有关的记录。批记录应当由质量管理部门负责管理,至少保存至药品有效期后1年。质量标准、工艺规程、操作规程、稳定性考察、确认、验证、变更等其他重要文件应当长期保存。

(八)生产管理的要求

所有药品的生产和包装均应当按照批准的工艺规程和操作规程进行操作并有相关记录,以确保药品达到规定的质量标准,并符合药品生产许可和注册批准的要求。应当建立划分产品生

笔记

产批次的操作规程,生产批次的划分应当能够确保同一批次产品质量和特性的均一性。每批药品均应当编制唯一的批号。除另有法定要求外,生产日期不得迟于产品成型或灌装(封)前经最后混合的操作开始日期,不得以产品包装日期作为生产日期。不得在同一生产操作间同时进行不同品种和规格药品的生产操作,除非没有发生混淆或交叉污染的可能。在生产的每一阶段,应当保护产品和物料免受微生物和其他污染。生产期间使用的所有物料、中间产品或待包装产品的容器及主要设备、必要的操作室应当贴签标识或以其他方式标明生产中的产品或物料名称、规格和批号,如有必要,还应当标明生产工序。每次生产结束后应当进行清场,确保设备和工作场所没有遗留与本次生产有关的物料、产品和文件。下次生产开始前,应当对前次清场情况进行确认。应当尽可能避免出现任何偏离工艺规程或操作规程的偏差。一旦出现偏差,应当按照偏差处理操作规程执行。

相关知识

生产中为防止污染和交叉污染所采取的措施

①在分隔的区域内生产不同品种的药品;②采用阶段性生产方式;③设置必要的气锁间和排风,空气洁净度级别不同的区域应当有压差控制;④应当降低未经处理或未经充分处理的空气再次进入生产区导致污染的风险;⑤在易产生交叉污染的生产区内,操作人员应当穿戴该区域专用的防护服;⑥采用经过验证或已知有效的清洁和去污染操作规程进行设备清洁,必要时,应当对与物料直接接触的设备表面的残留物进行检测;⑦采用密闭系统生产;⑧干燥设备的进风应当有空气过滤器,排风应当有防止空气倒流装置;⑨生产和清洁过程中应当避免使用易碎、易脱屑、易发霉器具,使用筛网时,应当有防止因筛网断裂而造成污染的措施;⑩液体制剂的配制、过滤、灌封、灭菌等工序应当在规定时间内完成,软膏剂、乳膏剂、凝胶剂等半固体制剂以及栓剂的中间产品应当规定贮存期和贮存条件。

(九)质量控制与质量保证要求

质量控制实验室的人员、设施、设备应当与产品性质和生产规模相适应。质量控制负责人应当具有足够的管理实验室的资质和经验,可以管理同一企业的一个或多个实验室。质量控制实验室的检验人员至少应当具有相关专业中专或高中以上学历,并经过与所从事的检验操作相关的实践培训且通过考核。质量控制实验室应配备药典、标准图谱等必要的工具书,以及标准品或对照品等相关的标准物质。应当分别建立物料和产品批准放行的操作规程,明确批准放行的标准、职责,并有相应的记录。

持续稳定性考察的目的是在有效期内监控已上市药品的质量,以发现药品与生产相关的稳定性问题(如杂质含量或溶出度特性的变化),并确定药品能够在标示的贮存条件下,符合质量标准的各项要求。其主要针对市售包装药品,但也需兼顾待包装产品。持续稳定性考察应当有考察方案,结果应当有报告。其时间应当涵盖药品有效期。持续稳定性考察方案内容包括:①每种规格、每个生产批量药品的考察批次数;②相关的物理、化学、微生物和生物学检验方法;③检验方法依据;④合格标准;⑤容器密封系统的描述;⑥试验间隔时间(测试时间点);⑦贮存条件;⑧检验项目,如检验项目少于成品质量标准所包含的项目,应当说明理由。

质量管理部门应当对所有生产用物料的供应商进行质量评估,会同有关部门对主要物料供应商(尤其是生产商)的质量体系进行现场质量审计,并对质量评估不符合要求的供应商行使否决权。

笔记

应当按照操作规程，每年对所有生产的药品按品种进行产品质量回顾分析，以确认工艺稳定可靠，以及原辅料、成品现行质量标准的适用性，及时发现不良趋势，确定产品及工艺改进的方向。应当考虑以往回顾分析的历史数据，还应当对产品质量回顾分析的有效性进行自检。

应当建立药品不良反应报告和监测管理制度，设立专门机构并配备专职人员负责管理。应当主动收集药品不良反应，对不良反应应详细记录、评价、调查和处理，及时采取措施控制可能存在的风险，并按照要求向药品监督管理部门报告；应当有专人及足够的辅助人员负责进行质量投诉的调查和处理，所有投诉、调查的信息应当向质量受权人通报。所有投诉都应当登记与审核，与产品质量缺陷有关的投诉，应当详细记录投诉的各个细节，并进行调查。

（十）无菌药品灭菌方式及要求

无菌药品应当尽可能采用加热方式进行最终灭菌，可采用湿热、干热、离子辐射、环氧乙烷或过滤除菌的方式进行灭菌。每一种灭菌方式都有其特定的适用范围，灭菌工艺必须与注册批准的要求相一致，且应当经过验证。

热力灭菌通常有湿热灭菌和干热灭菌，应当符合以下要求：①在验证和生产过程中，用于监测或记录的温度探头与用于控制的温度探头应当分别设置，设置的位置应当通过验证确定。每次灭菌均应记录灭菌过程的时间 - 温度曲线。采用自控和监测系统的，应当经过验证，保证符合关键工艺的要求。自控和监测系统应当能够记录系统以及工艺运行过程中出现的故障，并有操作人员监控。应当定期将独立的温度显示器的读数与灭菌过程中记录获得的图谱进行对照。②可使用化学或生物指示剂监控灭菌工艺，但不得替代物理测试。③应当监测每种装载方式所需升温时间，且从所有被灭菌产品或物品达到设定的灭菌温度后开始计算灭菌时间。④应当有措施防止已灭菌产品或物品在冷却过程中被污染。除非能证明生产过程中可剔除任何渗漏的产品或物品，任何与产品或物品相接触的冷却用介质（液体或气体）应当经过灭菌或除菌处理。

辐射灭菌与环氧乙烷灭菌具体要求见表 12-9。

表 12-9　辐射灭菌与环氧乙烷灭菌要求

灭菌种类	辐射灭菌	环氧乙烷灭菌
具体要求	①经证明对产品质量没有不利影响的，方可采用辐射灭菌。辐射灭菌应当符合《中华人民共和国药典》和注册批准的相关要求。②辐射灭菌工艺应当经过验证。验证方案应当包括辐射剂量、辐射时间、包装材质、装载方式，并考察包装密度变化对灭菌效果的影响。③辐射灭菌过程中，应当采用剂量指示剂测定辐射剂量。④生物指示剂可作为一种附加的监控手段。⑤应当有措施防止已辐射物品与未辐射物品的混淆。在每个包装上均应有辐射后能产生颜色变化的辐射指示片。⑥应当在规定的时间内达到总辐射剂量标准。⑦辐射灭菌应当有记录。	①环氧乙烷灭菌应当符合《中华人民共和国药典》和注册批准的相关要求。②灭菌工艺验证应当能够证明环氧乙烷对产品不会造成破坏性影响，且针对不同产品或物料所设定的排气条件和时间，能够保证所有残留气体及反应产物降至设定的合格限度。③应当采取措施避免微生物被包藏在晶体或干燥的蛋白质内，保证灭菌气体与微生物直接接触。应当确认被灭菌物品的包装材料的性质和数量对灭菌效果的影响。④被灭菌物品达到灭菌工艺所规定的温度、湿度条件后，应当尽快通入灭菌气体，保证灭菌效果。⑤每次灭菌时，应当将适当的、一定数量的生物指示剂放置在被灭菌物品的不同部位，监测灭菌效果，监测结果应当纳入相应的批记录。⑥每次灭菌记录的内容应当包括完成整个灭菌过程的时间、灭菌过程中腔室的压力、温度和湿度、环氧乙烷的浓度及总消耗量。应当记录整个灭菌过程的压力和温度，灭菌曲线应当纳入相应的批记录。⑦灭菌后的物品应当存放在受控的通风环境中，以便将残留的气体及反应产物降至规定的限度内

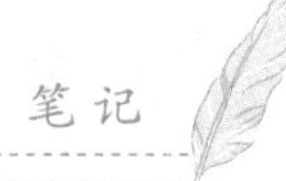

（十一）药品批次划分原则

无菌药品和原料药品批次的划分依据不同的标准，具体情况如下：①大（小）容量注射剂以同一配液罐最终一次配制的药液所生产的均质产品为一批；同一批产品如用不同的灭菌设备或同一灭菌设备分次灭菌的，应当可以追溯。②粉针剂以一批无菌原料药在同一连续生产周期内生产的均质产品为一批。③冻干产品以同一批配制的药液使用同一台冻干设备在同一生产周期内生产的均质产品为一批。④眼用制剂、软膏剂、乳剂和混悬剂等以同一配制罐最终一次配制所生产的均质产品为一批。⑤连续生产的原料药，在一定时间间隔内生产的在规定限度内的均质产品为一批。⑥间歇生产的原料药，可由一定数量的产品经最后混合所得的在规定限度内的均质产品为一批。

（十二）术语的解释

规范附则部分对一些用语的含义作出界定与解释。具体包括：①物料：指原料、辅料和包装材料等。原辅料则指除包装材料之外，药品生产中使用的任何物料。②文件：包括质量标准、工艺规程、操作规程、记录、报告等。③批记录：用于记述每批药品生产、质量检验和放行审核的所有文件和记录，可追溯所有与成品质量有关的历史信息。④批：经一个或若干加工过程生产的、具有预期均一质量和特性的一定数量的原辅料、包装材料或成品。为完成某些生产操作步骤，可能有必要将一批产品分成若干亚批，最终合并成为一个均一的批。在连续生产情况下，批必须与生产中具有预期均一特性的确定数量的产品相对应，批量可以是固定数量或固定时间段内生产的产品量。如：口服或外用的固体、半固体制剂在成型或分装前使用同一台混合设备一次混合所生产的均质产品为一批；口服或外用的液体制剂以灌装（封）前经最后混合的药液所生产的均质产品为一批。⑤洁净区：需要对环境中尘粒及微生物数量进行控制的房间（区域），其建筑结构、装备及其使用应当能够减少该区域内污染物的引入、产生和滞留。⑥操作规程：经批准用来指导设备操作、维护与清洁、验证、环境控制、取样和检验等药品生产活动的通用性文件，也称标准操作规程。⑦验证：证明任何操作规程（或方法）、生产工艺或系统能够达到预期结果的一系列活动。

相关知识

GMP与ISO9000族标准的比较

1. GMP与ISO9000族标准的共性

（1）目的一致：GMP与ISO9000族标准的最终目的都是保证产品质量，确保产品质量持续、稳定地符合一定的要求。

（2）特点相同：两者都强调“预防为主”；都强调质量及质量管理应持续改进，不断修订和完善相应的质量标准和要求。

（3）检查方相同：都强调由有资格的第三方对质量体系进行认证，并接受认证机构的监督检查。

2. GMP与ISO9000族标准的区别

（1）性质不同：绝大多数国家或地区的GMP都具有法律效应，强制企业实行；而ISO9000族标准则是推荐性的技术标准，不具有强制企业实行的效力。

（2）适用范围不同：ISO9000族标准适用于各类产品和各行业，不是专门为某一具体的工业行业或经济部门制订的，具有较强的通用性；GMP则只适用于药品生产企业，是专门为药品生产企业制订的，对药品生产过程中的质量管理和质量保证的指导具有较强的针对性、专用性和可操作性。

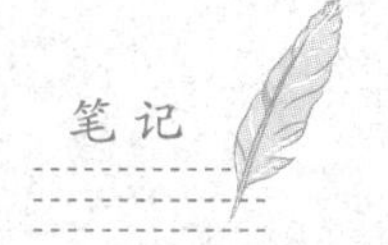

四、GMP 认证管理

（一）我国实行 GMP 认证的意义

药品 GMP 认证制度是国家对药品生产企业监督检查的一种手段，也是保证药品质量的一种科学、先进的管理方法。世界卫生组织曾指出，药品 GMP 认证是国际贸易中药品质量签证体制的要素之一。实施此制度是国家药品监督管理的组成部分，也是一个国家药品参与国际市场竞争的先决条件。

实施 GMP 认证制度，能够进一步调动药品生产企业的积极性，从而加速 GMP 在我国规范化地实施，并加速治理长期制约我国药业健康发展的低水平重复建设与生产的问题；实行 GMP 认证制度是与国际接轨的需要，能为药品生产企业参与国际竞争提供强有力的保证；通过实行 GMP 认证，可有效地调整我国药品生产企业的总体结构，提高其总体水平；实行 GMP 认证，能够使药品质量得到切实保证，从而有利于国民的身体健康、有利于医药经济的健康发展。

（二）我国 GMP 认证的组织机构

国家食品药品监督管理部门——主管全国药品 GMP 认证工作。其主要职责包括：①负责药品 GMP 认证检查评定标准的制定、修订工作；②负责设立国家药品 GMP 认证检查员库及其管理工作；③负责注射剂、放射性药品、国家食品药品监督管理局规定的生物制品生产企业的药品 GMP 认证工作；④负责进口药品 GMP 认证和国际药品 GMP 认证的互认工作。

省（食品）药品监督管理部门负责本辖区内除注射剂、放射性药品、国家食品药品监督管理局规定的生物制品以外药品生产企业的药品 GMP 认证工作。

（三）我国 GMP 认证的主要程序

1. 申请认证的企业填报《药品 GMP 认证申请书》并报送有关资料　申请药品 GMP 认证的生产企业，应报送的相关材料有：①《药品 GMP 认证申请书》，同时附申请书电子文档；②《药品生产许可证》和营业执照复印件；③药品生产管理和质量管理自查情况（包括企业概况及历史沿革情况、生产和质量管理情况，证书期满重新认证企业软、硬件条件的变化情况，前次认证不合格项目的改正情况）；④企业组织机构图（注明各部门名称、相互关系、部门负责人）；⑤企业负责人、部门负责人简历；依法经过资格认定的药学及相关专业技术人员、工程技术人员、技术工人登记表，并标明所在部门及岗位；高、中、初级技术人员占全体员工的比例情况表；⑥企业生产范围全部剂型和品种表；申请认证范围剂型和品种表（注明常年生产品种），包括依据标准、药品批准文号；新药证书及生产批件等有关文件材料的复印件；常年生产品种的质量标准；⑦企业总平面布置图，以及企业周围环境图；仓储平面布置图、质量检验场所平面布置图（含动物室）；⑧生产车间概况（包括所在建筑物每层用途和车间的平面布局、建筑面积、洁净区、空气净化系统等情况。其中对β-内酰胺类、避孕药、激素类、抗肿瘤类、放射性药品等的生产区域、空气净化系统及设备情况进行重点描述），设备安装平面布置图（包括更衣室、盥洗间、人流和物流通道、气闸等，并标明人、物流向和空气洁净度等级）；空气净化系统的送风、回风、排风平面布置图；⑨认证剂型或品种的工艺流程图，并注明主要过程控制点及控制项目；⑩关键工序、主要设备、制水系统及空气净化系统的验证情况；⑪检验仪器、仪表、量具、衡器校验情况；⑫企业生产管理、质量管理文件目录；⑬企业符合消防和环保要求的证明文件。

新开办药品生产企业、药品生产企业新增生产范围申请药品 GMP 认证，除报送上述材料外，还须报送认证范围涉及品种的批生产记录复印件。

2. 由 GMP 认证检查员组成认证组进行现场检查　药品 GMP 认证检查员应具备的条件有：①遵纪守法、廉洁正派、坚持原则、实事求是；②熟悉、掌握并正确执行国家相关法律、法规，熟悉实施药品 GMP 的有关规定；③从事药品监督管理的工作人员；④具有药学或相关专业大学以上学历或中级以上职称，具有 5 年以上药品监督管理实践经验或药品生产质量管理实践经验；

笔记

⑤身体健康，能胜任现场检查工作，无传染性疾病。

（食品）药品监督管理部门对经技术审查符合要求的认证申请，20个工作日内制订现场检查方案，制订方案后20个工作日内通知申请企业并实施现场检查。现场检查时间一般为3天，检查组由3名药品GMP认证检查员组成。现场检查时，企业所在地省级或地市级药品监督管理部门可选派一名药品监督管理人员作为观察员。现场检查中如发现企业有其他违反《药品管理法》及相关规定等问题，检查组应将问题通过观察员及时移交所在地省（食品）药品监督管理部门查处，并在检查报告中说明有关情况。

现场检查首次会议应由检查组长主持，确认检查范围，落实检查日程，宣布检查纪律和注意事项，确定企业的检查陪同人员。检查组按照现场检查方案对企业实施药品GMP的情况进行检查，发现不合格项目如实记录。由检查组长组织评定汇总，做出综合评定意见，撰写现场检查报告。

3. 国家食品药品监督管理总局对检查组提交的药品GMP认证现场检查报告进行审批 国家食品药品监督管理总局在40个工作日内对检查组提交的药品GMP认证现场检查报告进行审批。省（食品）药品监督管理部门应在规定时间内，对检查组提交的现场检查报告进行审核。符合认证检查评定标准的，报国家食品药品监督管理总局。

4. 国家食品药品监督管理总局对拟颁发《药品GMP证书》的企业发布审查公告，无异议的发布认证公告 国家食品药品监督管理总局对拟颁发《药品GMP证书》的企业发布审查公告，10日内无异议的，发布认证公告。并由国家食品药品监督管理总局或省（食品）药品监督管理部门向申请企业发放《药品GMP认证审批件》和《药品GMP证书》。

具体GMP认证的程序如图12-1。

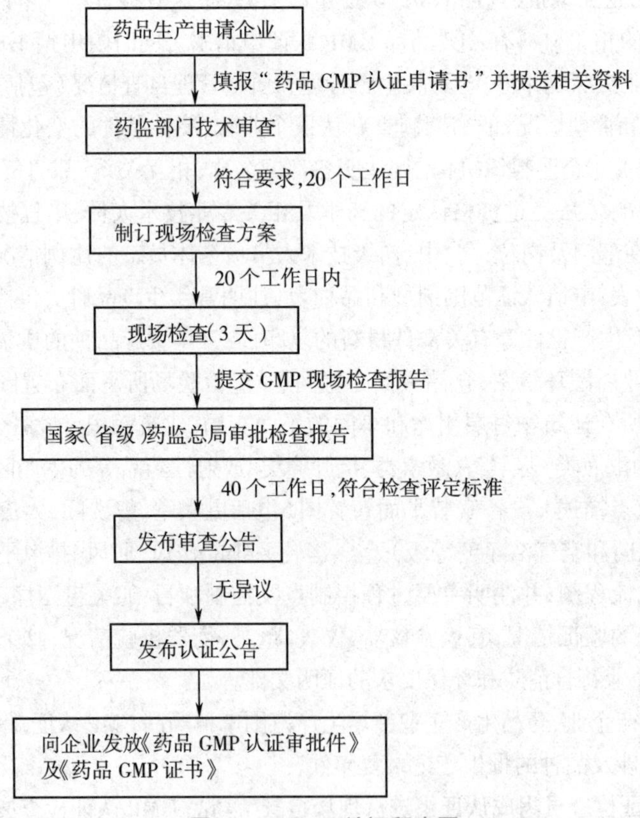

图12-1 GMP认证程序图

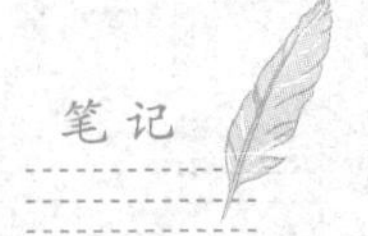

（四）我国GMP认证的监督检查

食品药品监督管理部门应组织对取得《药品GMP证书》的药品生产企业实施跟踪检查；省

食品药品监督管理部门负责对本辖区内取得《药品 GMP 证书》的药品生产企业进行跟踪检查，跟踪检查情况应及时报国家食品药品监督管理总局。

跟踪检查的重点如下：①上次认证不合格项目的整改情况；②生产和质量负责人是否有变动、有关变更的备案情况，变更后人员是否符合要求；技术人员队伍是否符合要求，是否稳定；员工的培训情况；③生产车间和生产设备的使用维护情况；④空气净化系统、工艺用水系统的使用维护情况；⑤认证以来所生产药品的批次、批量情况；⑥认证以来所生产药品批次的检验情况，特别是委托检验的每个批次的检验情况；⑦药品生产质量问题的整改情况；⑧是否有委托生产或接受委托生产情况；⑨再验证情况；⑩省（食品）药品监督管理部门对企业违反《药品管理法》《药品生产监督管理办法》及其他法律法规事项的处理意见或结果。

药品生产企业变更《药品 GMP 证书》企业名称和地址名称的，应在事项发生变更之日起 30 日内，向原发证机关申请办理变更手续，并提供以下材料：企业的申请报告；变更后的《药品生产许可证》、营业执照复印件；《药品 GMP 证书》原件和复印件。原发证机关应在 15 个工作日内办理相应变更手续。

药师考点

1. GMP 的基本要求和实施
2. 药品批次划分原则
3. GMP 认证与检查的基本要求

本章小结

本章对药品生产企业的开办资质、药品的委托生产及现版 GMP 和附录的重要内容作了详细介绍，现将本章内容小结如下：

1. 质量管理是指在质量方面指挥和控制组织的协调活动。

2. 药品生产是指将原料加工制备成能供医疗用的药品的过程。其特点有：①产品的种类和规格多、消耗大；②机械化、自动化程度要求高；③生产过程卫生要求严格；④产品质量基线要求高；⑤生产质量管理法制化。

3. 药品生产企业是指生产药品的专营企业或者兼营企业。其具有以下几方面特征：①药品生产企业属知识技术密集型企业；②药品生产企业同时也是资本密集型企业；③药品生产企业是多品种分批次的生产；④药品生产过程的组织是以流水线为基础的小组生产；⑤药品生产企业是为无名市场生产和定单生产兼有的混合企业。

4. 开办药品生产企业需符合四个条件：即人员，厂房、设施，质量检验机构及人员，规章制度。同时应向省级药品监督管理部门提交相应的申请材料，按照申请、审批程序进行审核批准。

5.《药品生产许可证》分正本和副本，其内容有许可事项和登记事项两类。

6. 药品委托生产的委托方和受托方的相关要求，委托生产的审批程序；药品委托生产品种界限及药品委托生产的监督管理。

7. 我国现行的《药品生产质量管理规范》（2010 年修订）包括总则、质量管理、机构与人员、厂房与设施、设备、物料与产品、确认与验证、文件管理、生产管理、质量控制与质量保证、委托生产与委托检验、产品发运与召回、自检及附则，共计 14 章 313 条。

笔记

复习思考题

1. 药品生产有何特点,药品生产企业具有什么特征?
2. 简述开办药品生产企业的申请、审批程序。
3. GMP 有何特点?我国现行 GMP 中对人员有何要求?
4. 简述现行 GMP 对生产区和质量控制区的规定。
5. 药品委托生产有何要求?
6. 药品委托生产的委托方和受托方有何要求?
7. 简述《药品生产许可证》的管理要点。
8. 我国现行 GMP 的主要内容有哪些?
9. 我国现行 GMP 中的洁净区域是如何划分的?
10. 简述药品 GMP 认证的程序。

课程实践

【实践名称】参观符合 GMP 要求的药品生产车间。

【实践目的】根据本章第三节中"药品 GMP 的主要内容"确定一个实地参观、见习的企业,通过收集、整理该制药公司药品生产管理相关资料,实地参观该企业药品生产过程,总结药品生产过程中 GMP 的相关要求。

【实践内容】检索、查阅相关网站、杂志、报刊,收集所需信息,初步了解选定的制药企业药品生产管理的概况,拟定实地参观、见习的主题,参观、见习方案(参观项目、参观方式等),参观、见习步骤,实施与小结。

【实践安排】1. 查阅相关文献、杂志及报刊,收集资料,讨论拟定选题及方案。

2. 集中进行参观、见习。

3. 绘制参观企业一种产品(或剂型)的生产流程图。

4. 撰写见习报告,将参观企业生产环节与 GMP 相应条款进行比较分析。

【实践测试】老师批阅见习报告之后,根据报告的内容予以点评。

(冯变玲)

笔记

第十三章 药品经营监督管理

学习要求

通过本章的学习，使学生了解药品经营管理的重要性，熟悉药品流通监督管理与药品经营质量管理的规定，能够自觉遵守经营管理的法规，并在实际学习工作中加以应用。

1. 掌握 《药品经营质量管理规范》（GSP）的主要内容；药品流通监督管理的主要规定。

2. 熟悉 GSP认证管理的规定；药品经营企业的经营方式和经营范围；药品零售药房的类型；互联网药品交易服务企业应具备的条件和应遵守的行为规范。

3. 了解 申领《药品经营许可证》的程序；药品批发零售企业的含义；电子商务的含义及交易模式。

问题导入 李某违法经营药品案

2014年4月，某工商部门在日常执法时发现，辖区内李某（个人）涉嫌无营业执照经营药品，该工商部门对李某的药品进行了扣押。由于工商部门对扣押的药品质量不能鉴定，便请药品监督管理部门协助。药监部门在鉴定药品质量的时候发现李某经营药品未取得《药品经营许可证》，经进一步调查，李某无证批发经营药品已长达5年之久。

请阅读以上材料，思考并讨论：

（1）此案是否属于药监部门的查处范围？

（2）李某经营药品的行为违反了《药品管理法》的哪些规定？应如何处罚？

第一节 药品经营管理概述

由于药品的特殊性，药品经营管理既有普通商品经营管理活动规律的共性，又独具特征。从其本质来看，药品经营管理既是药品服务具体化过程也是质量管理具体化过程。国际社会和各国政府十分重视规范药品经营，实行了较其他商品更为严格的监督管理，积极倡导经营药品的道德准则，以保障人们用药安全、有效、经济、合理。

一、药品销售渠道概述

市场是商品交易的场所，又称销售渠道或流通渠道（distribution channels），是实质性的商品交易活动发生地，它使商品交易成为可能。药品销售渠道（distribution channels of pharmaceutical）包括药品批发企业（商）、零售药房、医院药房等。

（一）药品销售渠道的概念与类型

药品销售渠道又称为药品流通渠道，是指药品从生产者转移到消费者手中所经过的途径。在商品生产条件下，药品生产企业生产的药品，不是为了自己消费，而是为了满足医疗保健市场的需要。只有通过流通过程、通过市场使商品为消费者接受，才能实现产品价值，从而保证药品生产企业在生产过程顺利进行。由于现代化社会商品经济的发展，药品销售渠道已成为沟通生产者和消费者必不可少的纽带。

笔 记

药品销售渠道由一系列销售机构组成，这些销售机构通过分工协作，完成各自任务，最终在满足用户需要的同时各得其所。药品销售渠道有四种类型:第一种是药品生产企业自己的销售体系,它们在法律上和经济上并不独立,财务和组织受企业控制,并且只能经销本企业生产的药品,不得销售其他企业的药品,不得从事药品批发业务;第二种是独立的销售系统,它们在法律上和经济上都是独立的具有独立法人资格的经济组织,必须首先以自己的资金购买药品,取得药品的所有权,然后才能出售,医药批发公司和社会药房便是这种机构;第三种是没有独立法人资格,经济上由医疗机构统一管理的医疗机构药房,它们以自己的资金购买药品,取得药品的所有权,然后凭医师处方分发出售给患者,如医院药房、初级医疗卫生保健机构的药房或调配室等;第四种是受企业约束的销售系统,它们在法律上是独立的,但经济上通过合同形式受企业约束,如医药代理商等。

随着电子商务的不断成熟,中国互联网药品交易发展迅速,网上药店作为一种新型的药品销售渠道,正逐渐走入大众的生活。在我国,网上售药必须具有食品药品监管部门核发的《互联网药品交易服务资格证》。凡是向个人消费者零售药品的,首先应当是实体药品零售连锁企业,符合自建网站审批管理规定。取得在网上售药资质的企业,都应该在自己网站的醒目位置上标注资格证书编号,供消费者查询核实。由于药品本身的特殊性以及相关政策条件的限制约束,医药电商的门槛较高。目前我国网上药店仍处于起步摸索阶段,有许多方面仍需不断发展和完善。

（二）药品销售渠道的构成与特点

1. 药品销售渠道的构成 药品从生产企业到消费者,企业可以有多种途径选择。但是由于受法律、医疗保障制度、药品类型、购买对象的不同的限制,药品销售渠道的构成及特点也有差别。药品销售渠道最基本的构成有两种形式,即直接销售和间接销售。

(1) 直接销售:是指药品生产企业不经流通领域等中间环节,直接将药品销售给消费者——患者。法律规定可以直接销售的药品仅限于该企业生产的非处方药,其形式主要是通过该企业的门市部销售。直接销售的另一种形式,是在城乡集贸市场上农民可以直接销售自采自种的中药材。还有一种形式是医疗机构配制的医疗机构制剂由医疗机构直接销售给患者。

(2) 间接销售:是指生产企业通过流通领域的中间环节,如药品批发商和零售商、医疗机构等把药品销售给消费者——患者。间接销售是药品销售中普遍采用的形式。

2. 药品销售渠道的特点

首先,药品销售受严格的法律控制。根据各国药事法规的规定,处方药只能凭执业医师处方,由药师调配分发销售给患者。处方药和甲类非处方药,均须由持有《药品经营许可证》的销售机构才能调配、销售给患者。乙类非处方药可以在零售药房和经批准的普通商店销售。另外,各国医疗保障制度中还规定了可以报销药品的销售办法和渠道。

其次,药品销售渠道较其他商品复杂得多,从渠道构成来看,药品销售渠道较长、中间环节较多,处方药销售还必须经过医师这一环节,并途经大量的批发商和零售商。

最后,药品生产企业与中间商(批发商和零售商)的关系密切。因为药品销售过程是药品服务具体化过程,药品信息与药品密不可分,而药品信息的流通是双向的,从而使得企业与中间商的关系非常密切。

二、药品经营企业的经营方式和范围

（一）经营方式

目前,我国药品监督管理部门核准的药品经营方式有批发、零售连锁、零售三种。

1. 药品批发 是指将购进的药品销售给药品生产企业、药品经营企业、医疗机构的经营行为。

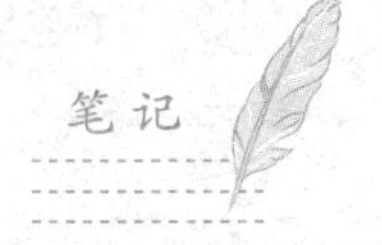

2. 药品零售连锁 是指经营同类药品、使用统一商号的若干门店,在同一总部的管理下,采

取统一采购配送、统一质量标准、采购同销售分离、实行规模化管理经营的一种组织形式。

3. **药品零售** 是指将购进的药品直接销售给最终消费者——患者的经营行为。

（二）经营范围

《药品经营许可证管理办法》规定药品经营企业的经营范围包括：麻醉药品、精神药品、医疗用毒性药品；生物制品；中药材、中药饮片、中成药、化学原料药及其制剂、抗生素原料药及其制剂、生化药品。

从事药品零售的，应先核定经营类别，确定申办人经营处方药或非处方药、乙类非处方药的资格，并在经营范围中予以明确，再核定具体经营范围。

麻醉药品、精神药品、医疗用毒性药品、放射性药品和预防性生物制品的核定按照国家特殊药品管理和预防性生物制品管理的有关规定执行。

三、药品流通概述

（一）药品流通的概念和特点

1. **药品流通的概念** 药品流通（drugs distribution）是从整体来看药品从生产者转移到患者的活动、体系和过程，包括了药品流、货币流、药品所有权流和药品信息流。药品流通的概念不同于药品买卖、药品市场营销，属宏观经济范畴。

2. **药品流通的特点** 与其他商品流通相比，药品流通具有很多特点，主要体现在以下几方面。

（1）要求严格保证药品质量：在药品流通过程中有关药品质量的最低要求是禁止假劣药品流通，始终保持药品质量符合国家药品标准，始终保持药品包装、标识物（标签、说明书）符合法定要求。

（2）药品品种、规格、批次很多：这对流通过程中药品分类储存的准确无误与及时分发，都造成更大的难度。

（3）对销售人员和销售机构的要求高：药品与其他消费品不相同，专业技术性很强，从采购到分发都必须有执业药师参与管理、指导，有的关键环节执业药师将直接操作。处方药还必须根据执业医师处方调配销售。在流通全过程所提供的药学服务，只有合格的药师才能完成。

（4）药品定价和价格控制难度大：生产经营企业期望获得高利润，患者期望获得质高价廉的药品，国家能承担的补助只能与经济水平相适应。还有一些人企图介入药品流通领域牟取非法暴利。诸多社会因素致使药品价格主要通过市场形成的同时，还必须有政府的宏观调控与监管。

（5）药品广告宣传内容要求高：虚假、误导的药品广告将产生影响人们生命健康的严重后果，因此药品广告的要求远远高于其他商品广告。

（二）药品流通监督管理的历史发展

药品流通的监督管理是指政府有关部门根据国家药事法规、标准、制度，对药品流通这一环节的药品质量、药学服务质量、药品销售机构的质量保证体系及药品广告、药品价格进行监督管理活动的总称。

据史料记载，国家对药品监督管理的法律法规、制度、标准，最早都源于对药品市售交易的管理。

我国古代，自唐宋以来药业兴旺，药品市场交易日益活跃。公元659年唐朝政府组织编修的《新修本草》，被唐朝政府规定为医师必修书目，成为药材买卖时判断药品真伪优劣的依据，实质上发挥了国家药品标准的作用，被后人誉为世界最早的国家药典。公元976—公元982年，宋朝政府对进口药品贸易作了多项规定，如“诸蕃国香药珍宝，不得私相市易”。公元982年宣布解除香木等37种药材进口禁令，并公布乳香等8种药材由国家专卖。公元1076年，宋朝政府

笔记

举办“卖药所”，开创了官办药品销售机构的先河。历代政府的刑律中多有禁止销售毒药、禁止游医沿街售药的规定，以及误用药、卖错药致人死亡判刑的规定。

从世界医药历史来看，最早的医药分业始于药业发达的意大利，当时的药业主要是药品贸易业，即医药商业。13世纪后欧洲的社会药房逐渐发展起来，政府为了管理药房颁布了《药师法》，其主要内容规定了受过什么训练的人才可以经营管理药房，以及销售药品的规则。至近代，药品贸易日益发达，有关药品流通监督管理的立法也越来越多。1906年美国政府为了解决各州间药品贸易问题，国会通过并颁布了《联邦食品、药品法》，这是世界上最早的一部药品监督管理综合性法律。20世纪50年代，美国为解决药品贸易中的分类管理问题，通过并颁布了《Durham-Humphrey修正案》，开始了零售药品按处方药与非处方药分类管理的制度。20世纪各国制定颁布的药品法、药事法中还普遍规定了经营药品的许可证制度。

自从磺胺、青霉素问世，化学药物治疗得到发展，大批新化学药品研制成功，药品企业迅速发展。这些企业以营利为基础的运行机制，导致药品流通秩序混乱问题日益增多，决定了国家与有关部门需要有一套监管方法，制止可能发生的越轨行为。各国政府通过制定修订法律、法规，加强行业管理，以及政府行政干预等多种办法加强药品流通过程及体系的监督管理。1988年世界卫生大会通过《药品推销的道德准则》，1994年世界卫生大会通过《阻止不道德的药品促销和加强确保获得安全、有效、经济药品的努力》的决议，反映出建立药品流通秩序是药品行业全球化的一个目标。

（三）我国药品流通领域的现状

自20世纪90年代起，我国医药管理体制发生了一系列深刻变化，购销政策放开，企业自主权扩大，逐步形成了一个开放式、多渠道、少环节和跨地区、跨层次收购供应的市场格局，促使药品流通领域的企业迅速增加，同时无序竞争和过度竞争的加剧也使整个医药行业面临困境。

2000年以后，药品流通领域的市场化进程加快，为了保证人民用药安全、及时、有效，国家进一步的深化药品流通领域改革，组建医药集团公司，推动企业联合，大力推行总经销和总代理，加快城乡网点建设、切实把农村用药纳入国有主渠道的供应范围，零售药店实行规模化、连锁化经营等。

截至2014年底，全国共有《药品经营许可证》持证企业452 460家，其中法人批发企业11 632家、非法人批发企业1642家；零售连锁企业4266家，零售连锁企业门店171 431家；零售单体药店263 489家。同时，药品流通领域也存在着药品经营企业规模小，行业集中度不够，竞争力不强，低水平重复建设和经营不规范等问题。

第二节 药品经营与流通监督管理

一、药品经营许可管理

（一）药品经营许可管理概述

我国对药品经营实行许可证制度。《中华人民共和国药品管理法》（以下简称《药品管理法》）规定，开办药品经营企业必须取得《药品经营许可证》，无《药品经营许可证》的，不得经营药品。为加强药品经营许可工作的监督管理，2004年2月4日国家食品药品监督管理局发布了《药品经营许可证管理办法》，自2004年4月1日起施行。《药品经营许可证管理办法》对《药品经营许可证》的申请与审批、变更与换发、监督检查等方面作出了规定。

根据2013年5月15日《国家食品药品监督管理总局主要职责、内设机构和人员编制规定》（简称《国家食品药品监督管理总局“三定”方案》），将药品经营行政许可与药品经营质量管理规范认证两项行政许可逐步整合为一项行政许可。

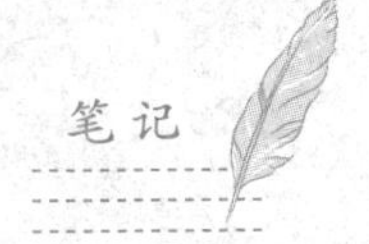

（二）申领《药品经营许可证》的条件

药品批发、零售企业申领《药品经营许可证》，应当遵循合理布局和方便群众购药的原则，同时具备以下条件：①具有依法经过资格认定的药学技术人员；②具有与所经营药品相适应的营业场所、设备、仓储设施、卫生环境；③具有与所经营药品相适应的质量管理机构或者人员；④具有保证所经营药品质量的规章制度。除此之外，药品批发、零售企业还需满足以下具体条件，见表13-1。

表13-1 《药品经营许可证》申请条件

企业类型	申请《药品经营许可证》应具备条件
药品批发企业	（1）具有保证所经营药品质量的规章制度； （2）企业、企业法定代表人或企业负责人、质量管理负责人无《药品管理法》第75条、第82条规定的情形； （3）具有与经营规模相适应的一定数量的执业药师，质量管理负责人具有大学以上学历，且必须是执业药师； （4）具有能够保证药品储存质量要求的、与其经营品种和规模相适应的常温库、阴凉库、冷库； （5）具有独立的计算机管理信息系统，能覆盖企业内药品的购进、储存、销售以及经营和质量控制的全过程； （6）符合《药品经营质量管理规范》（GSP）对药品经营各环节及软、硬件的要求
药品零售企业	（1）具有保证所经营药品质量的规章制度； （2）经营处方药、甲类非处方药的药品零售企业，必须配有执业药师或者其他依法经过资格认定的药学技术人员； （3）经营乙类非处方药的药品零售企业，以及农村乡镇以下地区设立药品零售企业的，应当按照《药品管理法实施条例》第15条的规定配备业务人员，有条件的应当配备执业药师； （4）企业、企业法定代表人、企业负责人、质量负责人无《药品管理法》第75条、第82条规定情形的； （5）具有与所经营药品相适应的营业场所、设备、仓储设施以及卫生环境；在超市等其他商业企业内设立零售药店的，必须具有独立的区域； （6）具有能够配备满足当地消费者所需药品的能力，并能保证24小时供应

（三）申领《药品经营许可证》的程序

药品批发（零售）企业申领《药品经营许可证》的具体程序见图13-1。

（四）《药品经营许可证》的变更与换发

1.《药品经营许可证》变更的种类 《药品经营许可证》变更分为许可事项变更和登记事项变更。许可事项变更是指经营方式、经营范围、注册地址、仓库地址（包括增减仓库）、企业法定代表人或负责人以及质量负责人等事项的变更；登记事项变更是指上述事项以外的其他事项的变更。

2. 变更许可证的程序 变更许可事项的，持证企业应当在许可事项发生变更30日前，向原发证机关申请《药品经营许可证》变更登记；变更登记事项的，持证企业应在工商行政管理部门核准变更后30日内，向原发证机关申请《药品经营许可证》变更登记。

3. 许可证有效期 《药品经营许可证》有效期为5年。有效期届满，需要继续经营药品的，持证企业应在有效期届满前6个月内，向原发证机关申请换发《药品经营许可证》。

（五）监督检查

药品监督管理部门应加强对《药品经营许可证》持证企业的监督检查，监督检查的内容主要

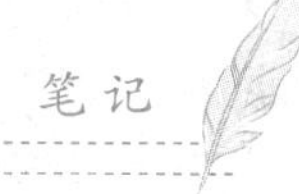

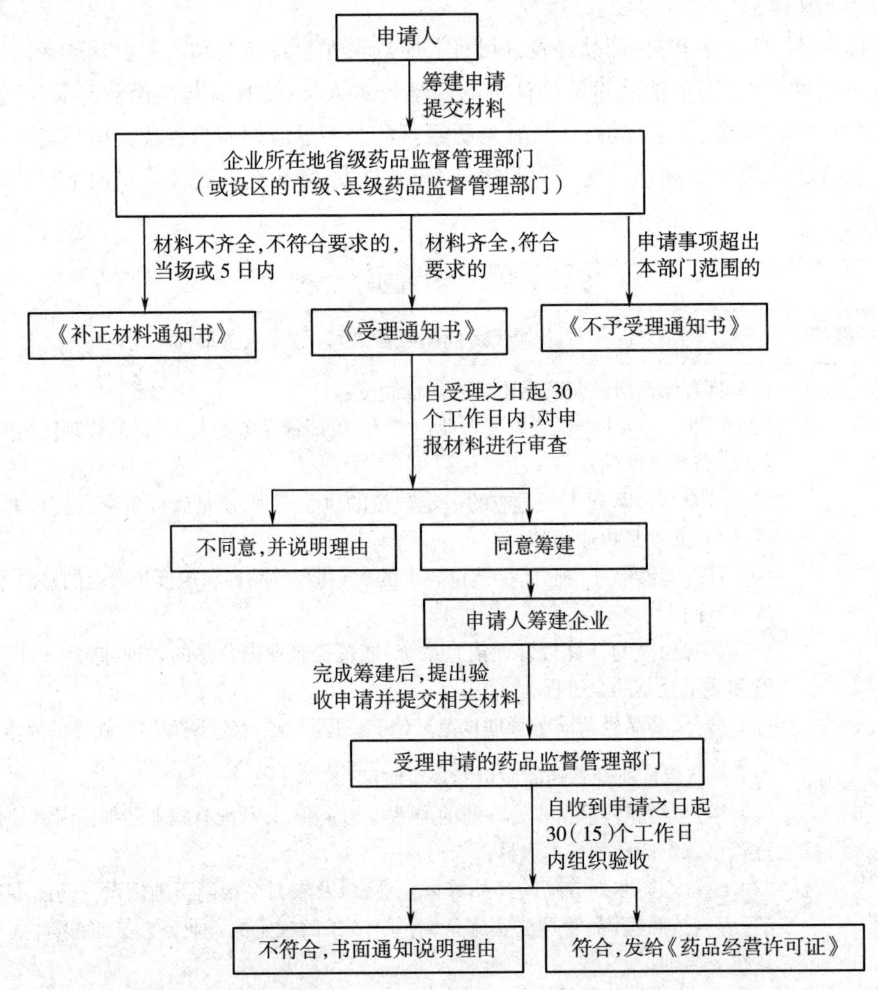

图13-1 药品批发（零售）企业申领《药品经营许可证》的程序

包括：企业名称、经营地址、仓库地址、企业法定代表人（企业负责人）、质量负责人、经营方式、经营范围、分支机构等重要事项的执行和变动情况；企业经营设施设备及仓储条件变动情况；企业实施GSP的情况；发证机关需要审查的其他有关事项。监督检查的方式包括书面检查、现场检查以及书面与现场检查相结合。

二、药品流通监督管理

（一）药品流通监督管理的主要方面

1. **严格经营药品的准入控制** 所谓准入控制是指批发或零售药品必须经政府有关部门审批；规定审批的法定程序、设置批发或零售药品机构的最低条件；发给准予批发或零售药品的法定证照等。例如我国、日本、英国等许多国家的药品管理法（或药品法、药事法）中，都明确规定了开办药品批发企业、零售药房实行许可证制度。美国的《全美标准州药房法》明确指出，所有从事药品销售的机构（包括医疗机构药房），都须经州药房委员会审批、注册登记，并定期审核。日本针对零售药房的复杂性，将其分为5种经营许可证，各类型药品经营商均不得超范围经营。

2. **制定实施《药师法》（《药房法》），配备执业药师** 药师法是药事法中历史最悠久的，目前已有许多国家颁布了《药师法》或《药房法》。药师法中所规定的执业药师（注册药师）主要是社会药房药师和医院药房药师。这两类药房必须配备依法注册取得执照的执业药师，否则就不能开设药房或不能调配、销售处方药。数百年药学实践历史证明，执业药师的实践，是药品从研制到使用的长链中，确保药品质量、安全、有效的最后一环。为此，实施药师法的国家，执业药师主

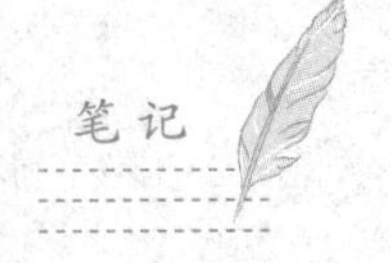

要在社会药房和医院药房工作，如美国17万药师，89%在各类药房工作；日本15万药师，70%在药品流通环节工作；英国4.4万药师，68%在各类药房工作。

3. **推行药品流通质量管理规范**　受推行GMP的影响，一些国家由行业协会出面制定实施药品流通质量管理规范。我国在该方面起步较晚，一些制度、体系仍在摸索当中。国外一些发展较成熟的药品流通质量管理规范主要有以下几个。

（1）GDP：英国皇家药学会根据英国《药品法》66条规定，于1979年制定发布了"Guide to Good Dispensing Practice"，简称GDP。该规范包括合理的房屋、设备、清洁卫生、药品及物料管理及其他等五部分。英国的GDP对欧洲及原英属国家影响较大。

（2）GSP：日本医药批发业联合会于1976年制定发布了"Good Supply Practice"，译为"医药品供应质量管理规范"，简称GSP，该规范是日本药品批发企业质量管理的基本准则，共包括定义、环境、设施设备、机构与人员、培训、环境卫生、储存管理、质量管理、发货管理、运货管理、自我监督及其他等12个方面。

（3）GPP：国际药学联合会（International Pharmaceutical Federation，FIP）于20世纪90年代初制定的"Good Pharmacy Practice"，译为"优良药房管理"或"药房质量管理规范"，简称GPP。1993年FIP在东京会议上向各国政府与药学团体，特别是社会药房、医院药房推荐实行GPP，以保障用药安全、提高药学水平、提供优质服务。GPP的要点是：①药师在任何情况下必须首先考虑患者的福利；②药房活动的核心是供应药品和其他卫生保健产品，给患者提供适宜的用药信息，并指导其用药，监测用药效果；③药师贡献不可缺少的部分是促进处方的合理、经济和使用合适的药品；④药房的各个组成与成果分工明确并切实交流合作。

（4）GPPP：Good Pharmaceutical Procurement Practices，译为"药品采购管理规范"，是WHO的正式出版物。

相关知识

《优良药房工作规范》对药学服务内容的规定

中国非处方药物协会2007年9月5日修订发布的《优良药房工作规范》对药学服务的内容作了明确的规定。药学服务是药师应用药学专业知识向患者提供直接的、负责任的、与药物使用有关的各种专业服务，以获得药物最佳的治疗效果，恢复患者健康，改善患者的生活质量。药学服务的内容包括：

1. 建立规范的药房专业分区和药学服务咨询区　药学服务咨询区要有利于保护患者咨询的隐私权，须配备一名有咨询能力的药学技术人员值班。药房从业人员依据其职责，为患者提供安全合理的用药指导，提供正确的资讯，根据需要进行售药和咨询记录。

2. 根据需要对患者或消费者进行售药记录和用药跟踪，建立药历制度　药历内容包括患者的一般资料、家族史、嗜好、过敏史，历次用药的药品名称、剂量、疗程，不良反应记录等。药历要有专人保管和维护，相关信息仅在患者同意或按法律要求必须提供时才可以提供给他人。社会药房应对患者特别是建立药历的患者建立随访制度；应为患者或消费者提供多种多样的特色服务，其中必须包含对特殊人群的优良服务、社区公益性健康讲座和服务。

3. 社会药房应参与和组织公益性的社区健康服务活动　在门店适当区域提供和发放由政府、合法的学术或行业团体编写的自我药疗、自我保健等健康科普资讯，资讯内容要符合国家有关规定。社会药房应配备相应的药学服务参考书，供药店药学技术人员和患者或消费者参考。

笔记

4. 拆零销售时必须提供售药标签　即在患者或消费者所购药品的外包装上附加标签，内容包括所售药品的名称、使用剂量、使用方法、批号、有效期、使用注意事项、禁忌等内容。

4. 实行处方药与非处方药分类管理　20世纪50年代初，美国针对药品销售中分类混乱的状况，制定法律明确由FDA统一发布处方药与非处方药目录，对药品分发销售实行分类管理。之后许多国家采用这一制度，对控制药品分发销售、保证药品和药学服务质量等起到很好的效果。

5. 加强药品广告管理　20世纪下半叶，随着广告业的飞速发展，出现了"跟着广告开方、服药"的现象，夸大药效、任意扩大适应证、宣传包治百病和无毒副作用等误导广告到处皆是。各国政府先后通过制定法律法规，加强对药品广告的监督管理，对药品广告的形式、内容、用语、范围、真实准确等，作出明确规定，对药品广告的审批程序及违法广告处罚也作了规定。

6. 重视药品标识物管理　药品标识物是指药品说明书和药品包装标签等。美国《食品、药品和化妆品法》第502节为"违标药及用品"，规定了药品标签上必须注明的项目，包括应将药品所有组分（原料药、辅料等）的名称和含量全部标出，否则将按违标药处理。英国、日本的法律中均有相同规定。

7. 药品价格控制　在比较成熟的药品市场，药品价格是在市场竞争中形成的并较稳定，新药（主要是创新药）价格昂贵，仿制药品价格稳中有降。药品费用占医疗费用的比率各国各不相同，例如美国仅占13%、日本占21%。各国采取多种办法，控制药品价格上涨。

（二）《药品流通监督管理办法》的主要内容

为加强药品监督管理，规范药品流通秩序，保证药品质量，2007年1月31日国家食品药品监督管理局颁布《药品流通监督管理办法》(下简称《办法》)，自2007年5月1日实施。《办法》共5章47条，对药品生产、经营企业购销药品和医疗机构购进、储存药品作出的规定。

1. 药品生产、经营企业购销药品应遵守的规定

（1）药品的购销行为由企业负责，承担法律责任。

（2）加强药品销售人员管理：药品生产、经营企业应当对销售人员进行培训，建立培训档案，加强管理，对其销售行为作出具体规定。违反者给予警告，并限期改正；逾期不改正的，给予罚款。

（3）关于购销药品的场所、品种的规定：药品生产企业不得在核准的地址以外的场所储存或者现货销售药品；只能销售本企业生产的药品，不得销售本企业受委托生产的或者他人生产的药品；不得以展示会、博览会、交易会、订货会、产品宣传会等方式现货销售药品；不得为他人以本企业的名义经营药品提供场所或资质证明文件；禁止非法收购药品。

药品经营企业应当按照《药品经营许可证》许可的经营范围经营药品，未经审核同意，不得改变经营方式；不得在核准的地址以外的场所储存或者现货销售药品；不得为他人以本企业的名义经营药品提供场所、资质证明文件或票据等便利条件；不得以博览会等方式现货销售药品；不得购进和销售医疗机构配制的制剂。禁止非法收购药品。

药品生产、经营企业违反上述规定的，按照《药品管理法》第72条无证生产、经营药品，或第79条、第81条违反许可证管理规定处罚。

（4）资质证明文件和销售凭证：药品生产企业、药品批发企业销售药品时，应当提供下列资料：加盖本企业原印章的《药品生产许可证》或《药品经营许可证》和营业执照的复印件，所销售药品的批准证明文件复印件，销售人员授权书复印件。销售人员应当出示授权书原件及本人身份证原件，供药品采购方核实。

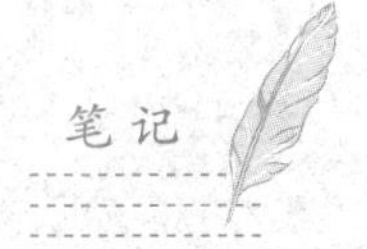

药品生产企业、经营企业（包括零售企业）销售药品时应当开具销售凭证（标明供货单位名称、药名、生产厂商、批号、数量、价格等）。采购药品时，应索要、查验、留存资质证明文件，索取留存销售凭证，应当保存至超过药品有效期 1 年，不得少于 3 年。

违反上述规定的给予警告、罚款。

（5）其他规定：①药品生产、经营企业不得为从事无证生产、经营药品者提供药品。②药品零售企业应当凭处方销售处方药；当执业药师或者其他依法认定的药学技术人员不在岗时，停止销售处方药和甲类非处方药。③药品说明书要求低温、冷藏储存的药品应按规定运输、储存。④药品生产、经营企业不得向公众赠送处方药或者甲类非处方药。不得采用邮售、互联网交易等方式直接向公众销售处方药。违反上述规定者给予警告、罚款。

2. 医疗机构购进、储存药品的监管

（1）医疗机构药房应具备的软、硬件条件：①具有与所使用药品相适应的场所、设备、仓储设施和卫生环境；②配备相应的药学技术人员；③设立药品质量管理机构或者配备质量管理人员；④建立药品保管制度。

（2）药品购进的规定：①招标采购。医疗机构以集中招标方式采购药品的，应当遵守《药品管理法》《药品管理法实施条例》及有关规定。②检查验收制度。医疗机构购进药品，必须建立并执行进货检查验收制度，并建有真实完整的药品购进记录。③记录凭证。药品购进记录必须注明药品的通用名称、生产厂商（中药材标明产地）、剂型、规格、批号、生产日期、有效期、批准文号、供货单位、数量、价格、购进日期。药品购进记录必须保存至超过药品有效期 1 年，但不得少于 3 年。

（3）药品储存与养护的规定：医疗机构储存药品，应当制定和执行有关药品保管、养护的制度，并采取必要的冷藏、防冻、防潮、避光、通风、防火、防虫、防鼠等措施，保证药品质量；医疗机构应当将药品与非药品分开存放，中药材、中药饮片、化学药品、中成药应分别储存、分类存放。

（4）禁止性规定：医疗机构和计划生育技术服务机构不得未经诊疗直接向患者提供药品。医疗机构不得采用邮售、互联网交易等方式直接向公众销售处方药。

药师考点

1. 药品经营（批发、零售）许可的申请和审批
2. 药品经营许可证的管理
3. 禁止无证经营、禁止销售假劣药和其他不得从事的经营活动
4. 购销药品应遵守的规定和要求
5. 购销人员的管理
6. 购销记录、销售凭证的管理

第三节　药品经营质量管理规范及其认证管理

《药品经营质量管理规范》（Good Supply Practice，GSP），是针对药品经营活动的特点，为在流通环节中确保药品质量而制定的一套系统的、科学的质量保证措施和管理规范，是药品经营管理和质量控制的基本准则。在我国药品经营企业中推行 GSP，并且严格按照 GSP 的要求经营药品，是在药品经营环节保证药品质量并从整体上提高我国药品经营企业素质的重要措施，监督药品经营企业实施 GSP 是药品监督管理工作的重要内容。

为加强药品经营质量管理，保证人民用药安全、有效，2000 年 4 月 30 日国家药品监督管理局颁布了在 1992 年版 GSP 基础上重新修订的《药品经营质量管理规范》，2000 年 7 月 1 日起正

笔记

式施行。2000年11月原国家药品监督管理局发布《药品经营质量管理规范实施细则》和《药品经营质量管理规范认证管理办法》。

随着药品经营市场的不断发展,2000年版的GSP存在的不足之处突显。国家食品药品监督管理局于2009年启动GSP修订工作,2013年1月22日由原卫生部颁布了新修订的GSP,并自2013年6月1日起施行。该部GSP强化了质量管理体系要求,提升了药品流通企业经营管理和质量控制要求。为此,国务院药品监督管理部门为2013版GSP设置了3年过渡期,到2016年规定期限后,对仍不能达到要求的企业,将依据《药品管理法》的有关规定停止其药品经营活动。

一、GSP概述

(一) GSP的概念

《药品经营质量管理规范》是针对药品流通过程中的药品运输、计划采购、购进验收、储存、销售及售后服务等环节制定的保证药品符合质量标准的一整套质量管理体系。GSP是药品经营管理和质量控制的基本准则,是企业应当在药品采购、储存、销售、运输等环节采取有效的质量控制措施,其核心是通过严格的管理制度来约束企业的行为,对药品经营全过程进行全面、全员、全过程质量控制,保证向用户提供优质的药品。

(二) GSP的适用范围

GSP的适用范围是中华人民共和国境内经营药品的专营或者兼营企业。药品经营企业应当严格执行GSP,在药品采购、储存、销售、运输等环节采取有效的质量控制措施,确保药品质量。药品生产企业销售药品、药品流通过程中其他涉及储存与运输药品的,也应当符合GSP相关要求。

(三) GSP的特点

1. 基础性 GSP是药品经营质量管理的法定最低要求,它不是最严格的、最好的或是企业根本无法达到的高要求、高标准,而是保证药品经营质量的最低标准。任何一个国家的GSP都不能把只有少数企业做得到的一种标准作为全国所有企业的强制性要求。当然企业也可以在超越GSP的基础上进行经营,制定自身的企业标准。

2. 原则性 GSP的条款是原则性条款,仅指明了要求达到的目标,而没有列出如何达到这些目标的解决方法,企业要根据自身经营的实际情况依照GSP法规严格执行。至于如何达到这些要求,企业可以自主选择,根据不同的经营范围和经营方式而采取相应的方法。

3. 时效性 GSP法规的制定要密切联系经营企业的实际,而经营企业的实际质量水平又与国家的医药科技和经济发展水平相适应。也就是说GSP法规具有鲜明的时效性,需要根据实际情况进行定期或不定期的修改或补充。

(四) GSP的框架

GSP(2013年版)共4章187条。

第一章"总则",阐明了GSP制定的依据和目的、适用对象、范围及药品经营企业经营行为的基本原则。

第二章"药品批发的质量管理",主要包括质量管理体系、组织机构与质量管理职责、人员与培训、质量管理体系文件、设施与设备、校准与验证、计算机系统、采购、收货与验收、储存与养护、销售、出库、运输与配送等内容。

第三章"药品零售的质量管理",主要包括质量管理与职责、人员管理、文件、设施与设备、采购与验收、销售管理、售后管理等内容。

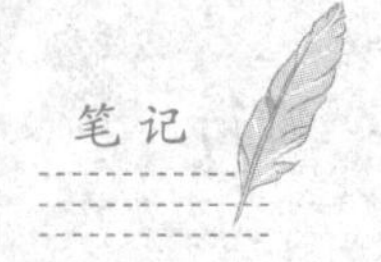

第四章"附则",包括符合药品零售连锁企业、批发企业、零售企业的规定,规范术语含义,其他组织经营药品的管理主体等内容。

二、药品批发的质量管理

（一）质量管理体系

1. **明确质量管理体系的内涵**　质量管理体系包括三部分，一是质量方针与质量目标；二是关键要素，即机构、人员、设施设备、质量管理体系文件及相应的计算机系统等；三是质量管理活动，主要开展质量策划、质量控制、质量保证、质量改进和质量风险管理等活动。

2. **重视质量管理体系内审**　质量管理体系内审包括三方面，一是定期的质量管理体系全面内审，对质量管理体系运行情况进行审计；二是质量管理体系关键要素重大变化的专项内审，特别是计算机系统升级时需要专项内审；三是内审情况分析，依据分析结论制定相应的质量管理体系改进措施，不断提高质量控制水平，保证质量管理体系持续有效运行。

3. **引进风险管理的理念**　即企业应当采用前瞻或者回顾方式，对药品流通过程中的质量风险进行评估、控制、沟通和审核。

4. **强调全员质量管理**　即企业应当全员参与质量管理，各部门、岗位人员应当正确理解并履行职责，承担相应质量责任。

（二）组织机构与质量管理职责

1. **机构与岗位设定的原则**　企业应当设立与其经营活动和质量管理相适应的组织机构或者岗位，明确规定其职责、权限及相互关系。

2. **企业负责人的职责**　企业负责人是药品质量的主要责任人，全面负责企业日常管理，负责提供必要的条件，保证质量管理部门和质量管理人员有效履行职责，确保企业实现质量目标并按照本规范要求经营药品。

3. **质量负责人的职责**　质量负责人应当由高层管理人员担任，全面负责药品质量管理工作，独立履行职责，在企业内部对药品质量管理具有裁决权。

4. **质量管理部门职责**　质量管理部门应当有效开展质量管理工作，其职责不得由其他部门及人员履行。

（三）人员与培训

1. **关键岗位人员资质要求**　企业关键岗位人员的资质要求见表13-2。

表13-2　药品批发企业关键岗位人员资质要求

人员	资质要求
负责人	大学专科以上学历或者中级以上专业技术职称，经过基本的药学专业知识培训，熟悉有关药品管理的法律法规及本规范
质量负责人	大学本科以上学历、执业药师资格和3年以上药品经营质量管理工作经历，在质量管理工作中具备正确判断和保障实施的能力
质量管理部门负责人	执业药师资格和3年以上药品经营质量管理工作经历，能独立解决经营过程中的质量问题
质量管理人员	药学中专或者医学、生物、化学等相关专业大学专科以上学历或者具有药学初级以上专业技术职称
验收、养护人员	药学或者医学、生物、化学等相关专业中专以上学历或者具有药学初级以上专业技术职称
采购人员	药学或者医学、生物、化学等相关专业中专以上学历
销售、储存人员	高中以上文化程度
中药材、中药饮片验收人员	中药学专业中专以上学历或者具有中药学中级以上专业技术职称
中药材、中药饮片养护人员	中药学专业中专以上学历或者具有中药学初级以上专业技术职称

笔记

续表

人员	资质要求
直接收购地产中药材的验收人员	中药学中级以上专业技术职称
经营疫苗企业负责疫苗质量管理和验收人员	预防医学、药学、微生物学或者医学等专业本科以上学历及中级以上专业技术职称，并有3年以上从事疫苗管理或者技术工作经历

2. **人员培训** 企业应当对各岗位人员进行与其职责和工作内容相关的岗前培训和继续培训，内容包括相关法律法规、药品专业知识及技能、质量管理制度、职责及岗位操作规程等。

3. **健康检查** 质量管理、验收、养护、储存等直接接触药品岗位的人员应当进行岗前及年度健康检查，并建立健康档案。

（四）质量管理体系文件

1. **质量管理体系文件** 质量管理体系文件与质量管理文件不同，应当包括药品经营管理与质量控制的全过程，包括质量管理制度、部门及岗位职责、操作规程、档案、报告、记录和凭证等。

2. **计算机系统记录管理** 通过计算机系统记录数据时，有关人员应当按照操作规程，通过授权及密码登录后方可进行数据的录入或者复核；数据的更改应当经质量管理部门审核并在其监督下进行，更改过程应当留有记录。

3. **统一记录及凭证保存时限** 除疫苗、特殊管理的药品的记录及凭证保存时限另有规定外，其余记录及凭证应当至少保存5年。

（五）硬件设施

1. **经营场所** 应当具有与其药品经营范围、经营规模相适应的经营场所。

2. **仓库** ①药品储存作业区、辅助作业区应当与办公区和生活区分开一定距离或者有隔离措施。②库房的规模及条件应当满足药品的合理、安全储存，做到库房内外环境整洁，无污染源，库区地面硬化或者绿化；库房内墙、顶光洁，地面平整，门窗结构严密；库房有可靠的安全防护措施，能够对无关人员进入实行可控管理，防止药品被盗、替换或者混入假药；有防止室外装卸、搬运、接收、发运等作业受异常天气影响的措施。③药品与地面之间有效隔离的设备，避光、通风、防潮、防虫、防鼠等设备，有效调控温湿度及室内外空气交换的设备，自动监测、记录库房温湿度的设备，照明设备，用于零货拣选、拼箱发货操作及复核的作业区域和设备，包装物料的存放场所，验收、发货、退货的专用场所，不合格药品专用存放场所等。④经营中药材、中药饮片的，应当有专用的库房和养护工作场所。

3. **药品运输** 运输药品应当使用封闭式货物运输工具，运输冷藏、冷冻药品的冷藏车及车载冷藏箱、保温箱应当符合药品运输过程中对温度控制的要求。

4. **设备验证** 企业应当对冷库、储运温湿度监测系统以及冷藏运输等设施设备进行使用前验证、定期验证及停用时间超过规定时限的验证。企业应当根据相关验证管理制度，形成验证控制文件，包括验证方案、报告、评价、偏差处理和预防措施等。

（六）对计算机系统的要求

1. **计算机系统建设** 企业应当建立能够符合经营全过程管理及质量控制要求的计算机系统，实现药品质量可追溯，并满足药品电子监管的实施条件。

2. **计算机系统的组成** 包括服务器和终端机等硬件、安全稳定的网络环境、相关数据库、应用软件等。

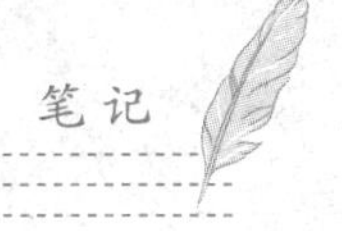

3. **数据安全** 计算机系统运行中涉及企业经营和管理的数据应当采用安全、可靠的方式储存并按日备份，备份数据应当存放在安全场所。

（七）经营各环节质量控制要求

1. 采购　企业的采购活动应当确定供货单位的合法资格，确定所购入药品的合法性，核实供货单位销售人员的合法资格，与供货单位签订质量保证协议，对供货单位质量管理体系进行评价，对药品的供应渠道进行动态跟踪。

2. 收货　收货员对到货药品逐批进行收货，核实运输方式，对照随货同行单（票）和采购记录核对药品，做到票、账、货相符。冷藏、冷冻药品到货时，应当对其运输方式及运输过程的温度记录、运输时间等质量控制状况进行重点检查并记录。不符合温度要求的应当拒收。

3. 验收　验收员对每次到货药品进行逐批抽样验收，查验同批号的检验报告书，对抽样药品的外观、包装、标签、说明书以及相关的证明文件等逐一进行检查、核对；验收结束后，应当将抽取的完好样品放回原包装箱，加封并标示。对实施电子监管的药品，企业应当按规定进行药品电子监管码扫码，并及时将数据上传至中国药品电子监管网系统平台。

4. 储存与养护　企业应当根据药品的质量特性对药品进行合理储存、养护，采用计算机系统对库存药品的有效期进行自动跟踪和控制，采取近效期预警及超过有效期自动锁定等措施，防止过期药品销售。对库存药品定期盘点，做到账、货相符。

5. 销售　企业应当将药品销售给合法的购货单位，并对购货单位的证明文件、采购人员及提货人员的身份证明进行核实，保证药品销售流向真实、合法，并做到票、账、货、款一致。

6. 出库　药品出库时应当对照销售记录进行复核，建立出库复核记录，并附加盖企业药品出库专用章原印章的随货同行单（票）。

7. 运输与配送　企业应当严格执行运输操作规程，并采取有效措施保证运输过程中的药品质量与安全。委托其他单位运输药品的，应当对承运方运输药品的质量保障能力进行审计，索取运输车辆的相关资料，并与承运方签订运输协议，明确药品质量责任、遵守运输操作规程和在途时限等内容。

8. 售后管理　企业应当加强对退货的管理，保证退货环节药品的质量和安全，防止混入假冒药品；加强投诉管理，并做好投诉记录，将投诉及处理结果等信息记入档案，以便查询和跟踪；履行召回义务，承担药品不良反应监测和报告工作。

三、药品零售的质量管理

（一）质量管理与职责

1. 质量管理体系　企业应当按照有关法律法规及《药品经营质量管理规范》的要求制定质量管理文件，开展质量管理活动，确保药品质量；企业应当具有与其经营范围和规模相适应的经营条件，包括组织机构、人员、设施设备、质量管理文件，并按照规定设置计算机系统。

2. 质量管理部门或者质量管理人员的职责　企业应当设置质量管理部门或者配备质量管理人员，履行督促相关部门和岗位人员执行药品管理的法律法规及《药品经营质量管理规范》，组织制订质量管理文件并指导、监督文件的执行，对供货单位及其销售人员资格证明的审核等职责。

（二）对人员管理的要求

1. 各类人员的资质要求　见表 13-3。

表 13-3　药品零售企业各类人员资质要求

人员	资质要求
法定代表人或者企业负责人	执业药师
处方审核人员	执业药师
质量管理、验收、采购人员	药学或者医学、生物、化学等相关专业学历或者具有药学专业技术职称

笔记
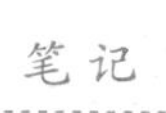

续表

人员	资质要求
中药饮片质量管理、验收、采购人员	中药学中专以上学历或者具有中药学专业初级以上专业技术职称
营业员	高中以上文化程度或者符合省级食品药品监督管理部门规定的条件
中药饮片调剂人员	中药学中专以上学历或者具备中药调剂员资格

2. **人员培训** 各岗位人员应当接受相关法律法规及药品专业知识与技能的岗前培训和继续培训；企业应当按照培训管理制度制定年度培训计划并开展培训，使相关人员能正确理解并履行职责；培训工作应当做好记录并建立档案；企业应当为销售特殊管理的药品、国家有专门管理要求的药品、冷藏药品的人员接受相应培训提供条件，使其掌握相关法律法规和专业知识。

3. **健康检查** 企业应当对直接接触药品岗位的人员进行岗前及年度健康检查，并建立健康档案；患有传染病或者其他可能污染药品的疾病的，不得从事直接接触药品的工作。

（三）质量管理文件

1. 质量管理文件包括质量管理制度、岗位职责、操作规程、档案、记录和凭证等，并对质量管理文件定期审核、及时修订。

2. 应当采取措施确保各岗位人员正确理解质量管理文件的内容，保证质量管理文件有效执行。

3. 质量管理岗位、处方审核岗位的职责不得由其他岗位人员代为履行。

4. 企业应当建立药品采购、验收、销售、陈列检查、温湿度监测、不合格药品处理等相关记录，做到真实、完整、准确、有效和可追溯。

5. 通过计算机系统记录数据时，相关岗位人员应当按照操作规程，通过授权及密码登录计算机系统，进行数据的录入，保证数据原始、真实、准确、安全和可追溯。

6. 电子记录数据应当以安全、可靠方式定期备份。

（四）零售设施与设备

1. 营业场所应当具有相应设施或者采取其他有效措施，避免药品受室外环境的影响，并做到宽敞、明亮、整洁、卫生。

2. 营业场所应当配备货架、柜台、监测、调控温度、药品拆零销售所需的调配工具等营业设备。

3. 企业应当建立能够符合经营和质量管理要求的计算机系统，并满足药品电子监管的实施条件。

（五）零售质量控制

1. **采购** 采购药品要进行合法性审核。

2. **收货** 药品到货时，收货人员应当按采购记录，对照供货单位的随货同行单（票）核实药品实物，做到票、账、货相符。

3. **验收** 按规定的程序和要求对到货药品逐批进行验收。

4. **陈列** ①按剂型、用途以及储存要求分类陈列，并设置醒目标志；②药品放置于货架（柜），摆放整齐有序，避免阳光直射；③处方药、非处方药分区陈列，并有处方药、非处方药专用标识；④处方药不得采用开架自选的方式陈列和销售；⑤外用药与其他药品分开摆放；⑥拆零销售的药品集中存放于拆零专柜或者专区；⑦第二类精神药品、毒性中药品种和罂粟壳不得陈列；⑧冷藏药品放置在冷藏设备中，按规定对温度进行监测和记录，并保证存放温度符合要求；中药饮片柜斗谱的书写应当正名正字；⑨装斗前应当复核，防止错斗、串斗；⑩应当定期清斗，防止饮片生虫、发霉、变质；⑪不同批号的饮片装斗前应当清斗并记录；⑫经营非药品应当设置专区，与

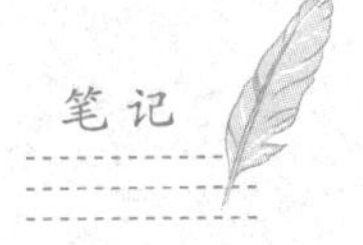

药品区域明显隔离，并有醒目标志。

5. **销售**　①处方经执业药师审核后方可调配；②对处方所列药品不得擅自更改或者代用，对有配伍禁忌或者超剂量的处方，应当拒绝调配，但经处方医师更正或者重新签字确认的，可以调配；③调配处方后经过核对方可销售；④处方审核、调配、核对人员应当在处方上签字或者盖章，并按照有关规定保存处方或者其复印件；⑤销售近效期药品应当向顾客告知有效期；⑥销售中药饮片做到计量准确，并告知煎服方法及注意事项；⑦提供中药饮片代煎服务，应当符合国家有关规定。

6. **售后管理**　除药品质量原因外，药品一经售出，不得退换。

四、其他经营质量管理要求

依据《药品经营质量管理规范》第一百八十三条的规定，国家食品药品监督管理总局2013年10月23日，发布了冷藏、冷冻药品的储存与运输管理，药品经营企业计算机系统，温湿度自动监测，药品收货与验收和验证管理等5个附录，作为《药品经营质量管理规范》配套文件。药品GSP附录属于规范性附录类别，是药品GSP内容不可分割的部分，可以视为药品GSP正文的附加条款，与药品GSP正文条款具有同等效力。

1. **冷藏、冷冻药品的储存与运输管理**　《冷藏、冷冻药品的储存与运输管理》共13条，对冷链药品的设施设备配置、人员条件、制度建设、质量追溯提出了具体的工作要求，明确了冷库、冷藏车及冷藏箱的技术指标，细化了操作规程，强调了人员培训，是药品经营企业开展冷链药品储存、运输管理的基本准则和操作标准。

2. **药品经营企业计算机系统**　《药品经营企业计算机系统》共22条，对药品流通各环节采用计算机管理的流程作业、功能设定、规范操作、质量控制进行具体规定，在硬件、软件和人员职责等方面都做了细化，详细地规定了系统的硬件设施和网络环境的要求，对关键岗位人员职责进行了明确，确保各环节人员严格按规范作业，杜绝违规操作，控制和防范质量风险，确保药品经营质量，并可以实现药品质量的全程有效追溯和企业经营行为的严格控制。

3. **温湿度自动监测**　《温湿度自动监测》共17条，对药品储运温湿度自动监测系统的监测功能、数据安全管理、风险预警与应急、系统安装与操作等进行了具体规定，明确了系统的硬件组成、测点精度和布点密度，强调了系统的独立性，防止因断电等故障因素影响系统正常运行或造成数据丢失。对于测点的安装位置、校准以及设施设备的维护也提出了具体的要求，确保了系统各项功能的有效实现和药品温湿度数据的有效追溯。

4. **药品收货与验收**　《药品收货与验收》共19条，明确了到货验收时检查的具体内容，强调了冷藏、冷冻药品到货时应当检查的项目，明确了到货药品与采购记录不符等情况的处理办法，细化了退货药品的管理措施，对实施电子监管的药品及验收记录等内容也做了详细的规定，使企业在实际操作中，能更好地掌握和实施药品GSP。

5. **验证管理**　《验证管理》共12条，对于验证的范围、参数标准、设备条件、实施项目、具体操作、数据分析、偏差处理及风险控制、质量控制文件编制、验证结果应用等都进行了具体规定。对于我国的药品经营企业来说，验证是一项全新的工作。该附录详细地提出了验证方案的制定，验证项目的确定，验证方案的实施等内容，并具体明确了冷库、冷藏车、冷藏箱（保温箱）和温湿度自动监测系统的验证项目。

五、GSP认证管理

GSP认证是药品监督管理部门依法对药品经营企业药品经营质量管理进行监督检查的一种手段，是对药品经营企业实施《药品经营质量管理规范》的情况进行检查、评价并决定是否发给认证证书的监督管理过程。实施GSP认证有利于药品经营企业增强竞争实力，同时也有利于

笔记

促进我国医药行业向着规范化、科学化、法制化和国际化的方向发展。为加强药品经营质量管理，规范 GSP 认证工作，根据《药品管理法》及有关规定，国家药品监督管理局于 2000 年 11 月 16 日颁布了《GSP 认证管理办法(试行)》，并于 2003 年 4 月 24 日颁布修订后《GSP 认证管理办法》，在规范我国 GSP 认证工作中起到了十分重要的作用。2013 年，随着 GSP 的修订，国家食品药品监督管理总局发布《关于贯彻实施新修订 < 药品经营质量管理规范 > 的通知》，对 GSP 认证管理提出新的明确要求。

(一) GSP 认证的组织与实施

1. GSP 认证组织机构 CFDA 药品审核查验中心负责 CFDA 组织的有关 GSP 认证的监督检查，负责对省、自治区、直辖市 GSP 认证机构进行技术指导；省、自治区、直辖市药品监督管理部门负责组织实施本地区药品经营企业的 GSP 认证。

2. GSP 认证机构 省、自治区、直辖市药品监督管理部门应按规定建立 GSP 认证检查员库，并制定适应本地区认证管理需要的规章制度和工作程序，在本地区设置 GSP 认证机构，承担 GSP 认证的实施工作。

3. GSP 认证检查员 认证检查员是在 GSP 认证工作中专职或兼职从事认证现场检查的人员。GSP 认证检查员应具有大专以上学历或中级以上专业技术职称，并从事 5 年以上药品监督管理工作或者药品经营质量管理工作。GSP 认证检查员由省、自治区、直辖市药品监督管理部门负责选派本地区符合条件的人员，参加由国家食品药品监督管理总局组织的培训和考试。考试合格者可列入本地区认证检查员库，并由省、自治区、直辖市药品监督管理部门进行管理，建立检查员个人档案和定期进行考评。

(二) GSP 认证的一般程序与要求

1. GSP 认证申报资格 申请 GSP 认证的药品经营企业，应符合以下条件：

(1) 属于以下情形之一的药品经营单位：①具有企业法人资格的药品经营企业；②非专营药品的企业法人下属的药品经营企业；③不具有企业法人资格且无上级主管单位承担质量管理责任的药品经营实体。

(2) 合法资质：具有依法领取的《药品经营许可证》和《企业法人营业执照》或《营业执照》。

(3) 内部管理要求：企业经过内部评审，基本符合《药品经营质量管理规范》及其实施细则规定的条件和要求。

(4) 经营活动要求：在申请认证前 12 个月内，企业没有因违规经营造成的经销假劣药品问题(以药品监督管理部门给予行政处罚的日期为准)。

2. GSP 认证需要申报的材料 申请 GSP 认证的药品经营企业，应填报《药品经营质量管理规范认证申请书》，同时报送以下资料：

(1)《药品经营许可证》和营业执照复印件；

(2) 企业实施《药品经营质量管理规范》情况的自查报告；

(3) 企业非违规经销假劣药品问题的说明及有效的证明文件；

(4) 企业负责人员和质量管理人员情况表；企业药品验收、养护人员情况表；

(5) 企业经营场所、仓储、验收养护等设施、设备情况表；

(6) 企业所属非法人分支机构情况表；

(7) 企业药品经营质量管理制度目录；

(8) 企业质量管理组织、机构的设置与职能框图；

(9) 企业经营场所和仓库的平面布局图。

企业填报的《药品经营质量管理规范认证申请书》及上述相关资料，应按规定做到翔实和准确。企业不得隐瞒、谎报、漏报，否则将驳回认证申请、中止认证现场检查或判定其认证不合格。

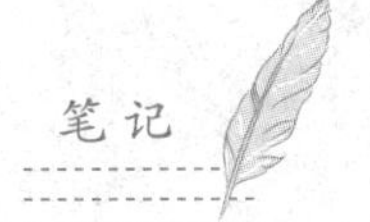

3. 申请、初审和受理 药品经营企业将认证申请书及资料报所在地设区的市级药品监督管

理机构或者省、自治区、直辖市药品监督管理部门直接设置的县级药品监督管理机构（以下简称初审部门）进行初审。

对认证申请的初审，一般仅限于对申请书及申报资料的审查。但有特殊情况的，应对申请认证企业进行现场核查，并根据核查结果对认证申请予以处理。

初审部门应在收到认证申请书及资料起10个工作日内完成初审，初审合格的将其认证申请书和资料移送省、自治区、直辖市药品监督管理部门审查。省、自治区、直辖市药品监督管理部门在收到认证申请书及资料之日起25个工作日内完成审查，并将是否受理的意见填入认证申请书，在3个工作日内以书面形式通知初审部门和申请认证企业。不同意受理的，应说明原因。

对同意受理的认证申请，省、自治区、直辖市药品监督管理部门应在通知初审部门和企业的同时，将认证申请书及资料转送本地区设置的认证机构。

审查中对认证申请书和资料中有疑问的，省、自治区、直辖市药品监督管理部门应一次性通知初审部门，由初审部门要求企业限期予以说明或补充资料。逾期未说明或资料仍不符合要求的，由省、自治区、直辖市药品监督管理部门予以退审。

4. **现场检查**　认证机构收到省、自治区、直辖市药品监督管理部门转送的企业认证申请书和资料之日起15个工作日内，应组织对企业的现场检查。

认证机构应按照预先规定的方法，从认证检查员库中随机抽取3名GSP认证检查员组成现场检查组。检查组依照《GSP认证现场检查工作程序》《GSP认证现场检查评定标准》和《GSP认证现场检查项目》实施现场检查，检查结果将作为评定和审核的主要依据。

认证机构组织现场检查时，可视需要派员监督检查工作。现场检查时，有关药品监督管理部门可选派1名观察员协助工作。

现场检查结束后，检查组应依据检查结果对照《GSP认证现场检查评定标准》作出检查结论并提交检查报告。如企业对检查结论产生异议，可向检查组作出说明或解释，直至提出复议。检查组应对异议内容和复议过程予以记录。如最终双方仍未达成一致，应将上述记录和检查报告等有关资料一并送交认证机构。

5. **审批与发证**　根据检查组现场检查报告并结合有关情况，认证机构在收到报告的10个工作日内提出审核意见，送交省、自治区、直辖市药品监督管理部门审批。省、自治区、直辖市药品监督管理部门在收到审核意见之日起15个工作日内进行审查，作出认证是否合格或者限期整改的结论。

被要求限期整改的企业，应在接到通知的3个月内向省、自治区、直辖市药品监督管理部门和认证机构报送整改报告，提出复查申请。认证机构应在收到复查申请的15个工作日内组织复查。对超过规定期限未提出复查申请或经过复查仍未通过现场检查的不再给予复查，应确定为认证不合格。

对通过认证现场检查的企业，省、自治区、直辖市药品监督管理部门在进行审查前应通过媒体向社会公示。省、自治区、直辖市药品监督管理部门即可根据审查结果作出认证结论；对认证合格的企业，省、自治区、直辖市药品监督管理部门应向企业颁发《药品经营质量管理规范认证证书》；对认证不合格的企业，省、自治区、直辖市药品监督管理部门应书面通知企业。企业可在通知下发之日6个月后，重新申请GSP认证。对认证合格的企业，省、自治区、直辖市药品监督管理部门应在本地区公布；对认证合格的药品批发企业，除在本地区公布外，还应通过国家食品药品监督管理部门政府网站向全国公布。

《药品经营质量管理规范认证证书》有效期为5年，有效期满前3个月内，由企业提出重新认证的申请。省、自治区、直辖市药品监督管理部门依照本办法的认证程序，对申请企业进行检查和复审，合格的换发证书。审查不合格以及认证证书期满但未重新申请认证的，应收回或撤销原认证证书。

笔记

GSP认证申请与审批的主要流程见图13-2。

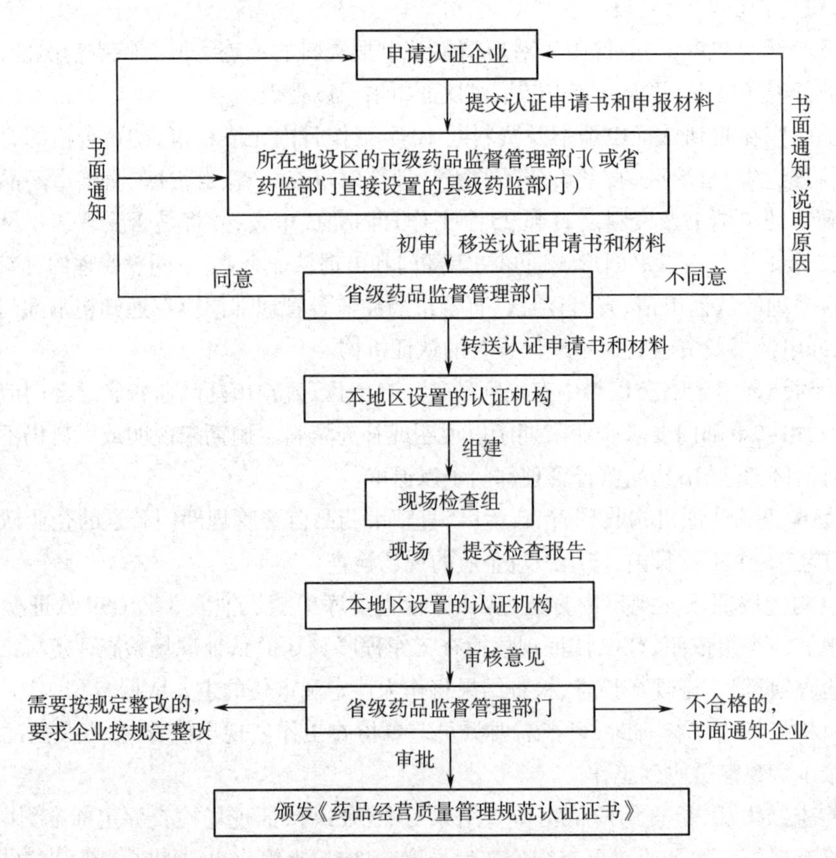

图13-2 药品经营企业GSP认证的基本程序

(三) GSP认证的监督检查

各级药品监督管理部门应对认证合格的药品经营企业进行监督检查,以确认认证合格企业是否仍然符合认证标准。监督检查包括跟踪检查、日常抽查和专项检查三种形式。跟踪检查按照认证现场检查的方法和程序进行,日常抽查和专项检查应将结果记录在案。

省、自治区、直辖市药品监督管理部门应在企业认证合格后24个月内,组织对其认证的药品经营企业进行一次跟踪检查,检查企业质量管理的运行状况和认证检查中出现问题的整改情况。

设区的市级药品监督管理机构或者省、自治区、直辖市药品监督管理部门直接设置的县级药品监督管理机构应结合日常监督管理工作,定期对辖区内认证合格企业进行一定比例的抽查,检查企业是否能按照《药品经营质量管理规范》的规定从事药品经营活动。

认证合格的药品经营企业在认证证书有效期内,如果改变了经营规模和经营范围,或在经营场所、经营条件等方面以及零售连锁门店数量上发生了以下变化,省、自治区、直辖市药品监督管理部门应组织对其进行专项检查:

(1) 药品批发企业和药品零售连锁企业(总部)的办公、营业场所和仓库迁址;

(2) 企业经营规模的扩大,导致企业类型改变;

(3) 零售连锁企业增加了门店数量。以认证检查时为基数,门店数在30家(含30家)以下的每增加50%,应对新增门店按50%的比例进行抽查;门店数在30家以上的每增加20%,对新增门店按30%的比例进行抽查。

国家食品药品监督管理总局对各地的GSP认证工作进行监督检查,必要时可对企业进行实地检查。对监督检查中发现的不符合《药品经营质量管理规范》要求的认证合格企业,药品监督管理部门应按照《药品管理法》的规定,要求限期予以纠正或者给予行政处罚。对其中严重违反

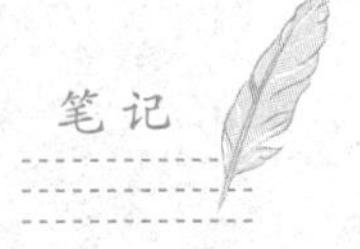

或屡次违反《药品经营质量管理规范》规定的企业，其所在地省、自治区、直辖市药品监督管理部门应依法撤销其《药品经营质量管理规范认证证书》。

药师考点

1. 药品批发的质量管理
2. 药品零售的质量管理
3. GSP认证与检查的基本内容和要求

第四节 药品电子商务

一、药品电子商务概念

医药行业是我国四大重点技术创新产业之一，是一个技术密集程度高、投入多、效益好、风险大的国际性产业。随着互联网的普及和电子商务的迅猛发展，药品电子商务将是信息时代医药流通的未来之路，通过web技术、电子商务技术，建立一个覆盖整个药品购销过程的虚拟市场，使药品流通中的买方和卖方平等地面对一个公平透明的市场渠道，医药行业进行电子商务化，发展药品电子商务是大势所趋。

（一）药品电子商务的含义及特性

药品电子商务是指药品生产者、经营者、使用者，通过信息网络系统，以电子数据信息交换的方式进行并完成各种商务活动或服务活动。药品电子商务是以电子平台运营商为桥梁，建立医药生产企业—物流公司—医院（药房、药库）—银行直接联系的模式，能够实现药品的信息流、物流、资金流的“三流”完全统一。随着现代信息网络技术的迅猛发展，药品交易行为从单一的柜台式销售向柜台与电子商务网络平台相结合的形式发展是必然的主流趋势。

由于药品是一种特殊的商品，药品质量、用药安全直接关系到人们的身体健康和生命安全，对药品的流通监管尤为重要。互联网打破了药品的传统流通渠道限制，药品通过互联网进行交易、流通已经绕过了传统的监管体系，使原有的监管体系在互联网环境下发挥监管作用较为困难。因此，国家对药品的电子商务活动的监管比一般的电子商务交易严格许多，并对这一行业的准入设置了较高门槛。另外，由于药品具有治病救人的特点，这就使药品电子商务物流要有高时效性。

（二）药品电子商务的交易模式

1. B2B交易模式

这一模式主要是指医药企业之间、医药企业和医院药房之间通过互联网以电子化方式进行交易。这种交易模式是数字化的电子交易模式，在药品电子商务中主要表现为药品在线招标与网上采购。药品集中招标采购和我国的药品流通行业最终走进B2B交易场是必然的发展趋势。B2B药品交易场是交易平台覆盖全行业的垂直交易系统。它能够将所有具备条件的买方和卖方聚集到一个虚拟的中心交易场所，以动态的价格进行药品在线交易。B2B交易场不同于一般的招标代理机构。它不从属于买方或卖方，是独立的第三方交易系统，为买方和卖方提供双向服务，并致力于维护交易各方利益的均衡。B2B交易场也不同于一般的B2B电子商务系统，它是网络覆盖范围极其广泛的行业电子商务系统，是一个完全开放、公开、公平、公正的虚拟药品市场，进入这个市场的买方和卖方都是B2B交易场运营商的战略合作伙伴。

近年来，在我国医药卫生行业建立B2B交易场系统的探索已经起步。现已开发的数据中心系统和交易中心系统开始在医疗机构药品集中招标采购过程中推广应用，并已取得初步成效。B2B交易场提供的独立的第三方交易平台已经受到越来越广泛的欢迎。医疗机构药品集中招

笔记

标采购制度的建立，将为B2B药品交易场的推广应用提供巨大的市场机遇。

2. B2C交易模式

这种交易模式主要是药品零售商或医药企业对广大消费者之间的模式，主要表现形式为网上药店，运作形式主要是网上店铺平台运作模式。

相关知识

互联网上有资格向个人销售非处方药的网站

根据《互联网药品交易服务审批暂行规定》，从事互联网药品交易服务的企业必须通过食品药品监督管理部门的审查验收并取得互联网药品交易服务机构资格证书。提供互联网药品交易服务的企业必须在其网站首页显著位置标明互联网药品交易服务机构资格证书号码。互联网药品交易服务机构资格证书有效期为5年。

向个人消费者提供互联网药品交易服务的企业只能在网上销售本企业经营的非处方药，不得向其他企业或者医疗机构销售药品。

根据国家食品药品监督管理总局最新统计，截至2015年10月31日，经食品药品监管部门批准，可向个人消费者提供互联网药品交易服务的网上药店共有342家。

二、互联网药品交易服务管理规定

我国药品电子商务已开始发展，为了规范互联网药品交易活动，加强药品流通的监管，保证人们用药安全、有效、经济。2005年，国家食品药品监督管理局制定公布了《互联网药品交易服务审批暂行规定》(以下简称《规定》)。《规定》共37条，主要内容包括：互联网药品交易服务的定义、类别和审批部门；各类别企业应具备的条件；申报审批程序；法律责任等。

(一) 定义、类别和审批部门

1. 互联网药品交易服务的定义 互联网药品交易服务，是指通过互联网提供药品(包括医疗器械、直接接触药品的包装材料和容器)交易服务的电子商务。

上述定义表明，互联网药品交易服务就是药品电子商务。药品范围不仅包括人用医药，还包括医疗器械和直接接触药品的包材。

2. 互联网药品交易服务的类别 互联网药品交易服务分为三类：第一类是为药品生产企业、药品经营企业与医疗机构之间的互联网药品交易提供的服务；第二类为药品生产、批发企业通过自身网站与本企业成员之外的其他企业进行的互联网药品交易；第三类为向个人消费者提供的互联网药品交易服务。

3. 审批部门 国家食品药品监督管理部门和省级药监部门。

(二) 各类互联网药品交易服务企业应具备的条件

互联网药品交易服务的类型不同，提供互联网药品交易服务的主体应当具备的条件也有所不同，见表13-4。

表13-4 互联网药品交易服务企业应具备的条件

类别	共同应具备的条件	分别具备的条件
第一类		(1) 依法设立的企业法人 (2) 拥有与开展业务相适应的场所、设施、设备，并具备自我管理和维护的能力

笔记

续表

类别	共同应具备的条件	分别具备的条件
	(1)提供互联网药品交易服务的网站已获得从事互联网药品信息服务的资格 (2)具有健全的管理机构，具备网络与交易安全保障措施以及完整的管理制度 (3)具有完整保存交易记录的设施、设备 (4)具备网上查询，生成订单、电子合同等基本交易服务功能	(3)具有保证上网交易资料和信息的合法性、真实性的完善的管理制度、设备与技术措施 (4)具有保证网络正常运营和日常维护的计算机专业技术人员，具有健全的企业内部管理机构和技术保障机构 (5)具有药学或者相关专业本科学历，熟悉药品、医疗器械相关法规的专职专业人员组成的审核部门负责网上交易的审查工作
第二类		(1)具有与开展业务相适应的场所、设施、设备，并具备自我管理和维护的能力 (2)具有保证网上交易的资料和信息的合法性、真实性的完善管理制度、设施、设备与技术措施
第三类		(1)依法设立的药品连锁零售企业 (2)对上网交易的品种有完整的管理制度与措施 (3)具有与上网交易的品种相适应的药品配送系统 (4)具有执业药师负责网上实时咨询，并有保存完整咨询内容的设施、设备及相关管理制度 (5)从事医疗器械交易服务，应当配备拥有医疗器械相关专业学历、熟悉医疗器械相关法规的专职专业人员

(三)申报与审批程序

从事互联网药品交易服务的企业必须经过审查验收，取得《互联网药品交易服务机构资格证书》。验收标准和资格证书由 CFDA 统一制定。资格证书有效期为 5 年。

为药品生产企业、药品经营企业与医疗机构之间互联网药品交易提供服务的企业，由 CFDA 审批；其他两类由省级药品监督管理部门审批。

具体申请与审批见图 13-3。

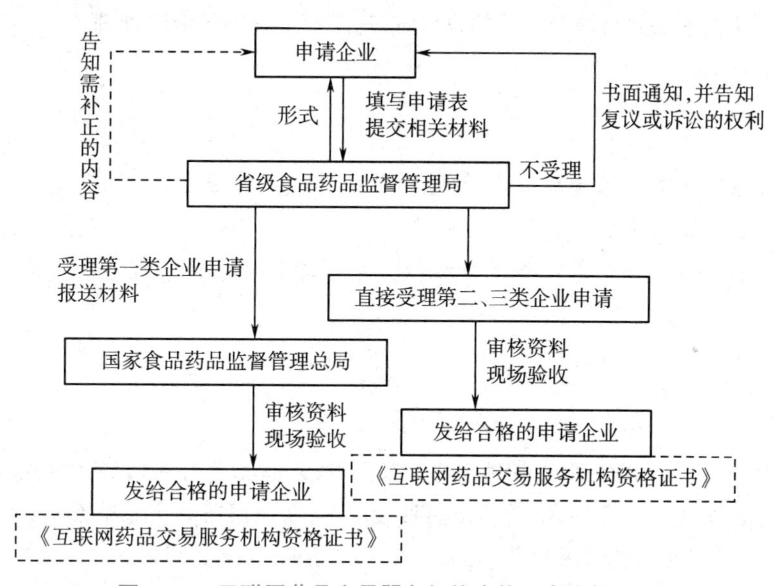

图 13-3　互联网药品交易服务机构资格证书审批流程

(四)行为规范

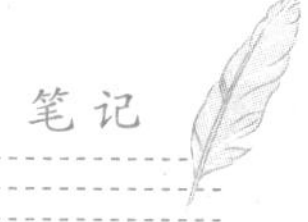

1. 从事为药品生产企业、经营企业与医疗机构之间的互联网药品交易提供服务的企业，不得参与药品生产、经营；不得与行政机关、医疗机构、药品生产、经营企业之间存在隶属关系和其

他经济利益关系。

2. 通过自身网站与本企业成员之外的其他企业进行互联网药品交易的药品生产企业、药品批发企业，只能交易本企业生产或经营的药品，不得利用自身网站提供其他互联网药品交易服务。

3. 向个人消费者提供互联网药品交易服务的企业，只能在网上销售本企业经营的非处方药，不得向其他企业或者医疗机构销售药品。

4. 参与互联网药品交易的医疗机构只能购买药品，不得上网销售药品。

5. 提供互联网药品服务的企业，其变更、歇业、停业、换证、收回《资格证书》应按《办法》规定办理。

6. 各级药品监督管理部门及所管理的单位及医疗单位开办的网站不得从事任何类型、形式的互联网药品交易服务活动。

7. 网站名称不得以“中国”“中华”“全国”等冠名（但申请网站名与单位名相同的除外），可以出现“电子商务”“药品招标”等。

8. 互联网药品交易达成后，产品配送应符合有关法规规定。零售药店网上售药应有完整的配送记录；记录保存至产品有效期满1年后，不得少于3年。

（五）法律责任

1. 未取得资格证书擅自从事药品电子商务的责令限期改正，给予警告。

2. 有下列情况之一的，限期改正，给予警告；情节严重的，撤销药品电子商务资格，注销资格证书。

（1）网站主页未标明资格证书编号的；

（2）超标准范围提供服务的，变更未经审批的；

（3）为药品招标服务的企业与行政机关、医疗机关和药品生产、经营企业之间有隶属、产权关系或其他经济利益关系的。

3. 为药品招标服务的企业直接参与药品交易的，按《药品管理法》第七十六条处理，并撤销资格、注销资格证书。

4. 药品电子商务活动涉及违反《药品管理法》行为的，按《药品管理法》相关规定处罚。凡是撤销其资格、注销证书并且情节严重的，移送信息产业主管部门依法处理。

药师考点

1. 从事互联网药品信息服务的资格、申请与审批、监督管理
2. 互联网药品交易服务的类型
3. 从事互联网药品交易服务的主体资格、申请与审批、监督管理

本章小结

本章介绍了药品销售流通渠道的性质及类型，药品经营企业的经营方式和范围，药品电子商务的含义及交易模式；药品流通监督管理；互联网药品交易服务管理的规定；重点介绍了《药品经营质量管理规范》（2013年）的内容即GSP认证制度。主要内容为：

1. 药品批发企业是指将购进的药品销售给药品生产企业、药品经营企业、医疗机构的药品经营企业。药品零售企业是指将购进的药品直接销售给消费者的药品经营企业。

2. 药品经营企业的经营范围包括：麻醉药品、精神药品、医疗用毒性药品；生物制品；中药材、中药饮片、中成药、化学原料药及其制剂、抗生素原料药及其制剂、生化药品。

笔记

3.《药品流通监督管理办法》对药品生产、经营及购销药品和医疗机构购进、储存药品作出了规定。

4.《药品经营质量管理规范》是药品经营企业质量管理的基本准则，适用于中国境内经营药品的专营或兼营企业。GSP的主要内容包括药品批发质量管理和药品零售质量管理，涉及管理职责、人员与培训、设施与设备、进货、储存与养护、出库与运输等方面。

5. GSP认证的基本程序主要包括：企业提出认证申请并提交申报资料、相关药品监督管理部门初审、现场检查、审批与发证等环节。《药品经营质量管理规范认证证书》有效期为5年，有效期满前3个月内，由企业提出重新认证的申请。

6. 药品电子商务是指药品生产者、经营者、使用者，通过信息网络系统，以电子数据信息交换的方式进行并完成各种商务活动或服务活动。药品电子商务的交易模式有：B2B交易模式、B2C交易模式。

7.《互联网药品交易服务审批暂行规定》的主要内容包括：互联网药品交易服务的定义、类别和审批部门；各类别企业应具备的条件；申报审批程序；行为规范；法律责任。

复习思考题

1. 开办药品零售企业与药品批发企业的主要条件是什么？
2. 药品经营企业的经营方式和范围是什么？
3. 我国《药品经营质量管理规范》(GSP)的主要框架和特点是什么？
4. GSP对药品经营过程质量管理有哪些规定？
5. 简述药品经营企业进行GSP认证的程序。
6. 药品流通监督管理主要包括哪几个方面的内容？
7.《药品流通监督管理办法》对药品经营企业购销药品的场所和品种有什么规定？
8. 简述药品电子商务的交易模式及药品电子商务的交易行为规范？
9. 简述从事互联网药品交易服务企业的申请和审批流程。
10. 简述从事互联网药品交易服务企业的应具备的条件。

课程实践

【实践名称】药品零售企业药品陈列情况调研。

【实践目的】通过对药品零售企业药品陈列情况的调研，熟悉现行版《药品经营质量管理规范》对药品陈列和摆放的具体要求，使学生加深理解课堂教学的内容。

【实践内容】以《药品经营质量管理规范》为依据，随机选择本市10家药品零售企业，对药品陈列情况调研，并对调研结果进行总结和分析。

【实践安排】1. 分组调研　将全班学生分成若干小组，每组5人。组长领导开展调研，收集资料。

2. 撰写报告　各组将调研情况撰写成调研报告，字数不少于3000字。

3. 课堂讨论　将调研报告制作成PPT，各组推选一名同学现场陈述。其他小组同学可以提问，由陈述小组成员解答。

【实践测试】任课教师根据各组PPT、调研报告和现场陈述等情况进行评价、总结。

（翁开源）

笔记

第十四章 医疗机构药事管理

学习要求

通过本章的学习，使学生了解医疗机构药事管理的法律规定和工作内容，为以后从事医疗机构药事管理工作奠定基础。

1. 掌握　医疗机构药事管理组织的职责；医疗机构药剂科的任务；药剂科的组织结构；调剂业务和处方管理规定；药物临床应用管理。

2. 熟悉　静脉药物调配业务；医疗机构制剂管理；药品供应管理；药学保健。

3. 了解　医疗机构药事和药事管理的概念；药剂科的人员编制及要求；药品分级管理制度。

问题导入　为什么要学习医疗机构药事管理？

药学生毕业后，会在医疗机构从事药事管理工作。什么是医疗机构药事管理？它包括哪些内容？

医疗机构药事管理是医疗机构的重要组成部分，是对医疗机构临床用药全过程进行有效的组织实施与管理，促进临床科学、合理用药的药学技术服务和相关的药品管理工作。医疗机构药事管理具有很强的专业技术性和政策法规性，是维护人民身体健康，保障人民用药安全的重要环节。医疗机构药事管理是一个相对完整的系统，它包括了医疗机构药事管理组织和药学部门的组织体制、人员配备、职责范围等方面的管理；对医疗机构临床诊断、预防和治疗疾病用药全过程实施安全性、有效性、经济学评价与管理；药品供应管理（采购、储存与保管）、静脉用药集中调配、制剂管理以及处方调剂、处方管理；药学专业技术人员配置与管理。

阅读以上资料，思考并讨论：

（1）医疗机构药事管理的内涵和作用。

（2）医疗机构药事管理组织和药学部门的设置及主要任务。

（3）医疗机构药师的工作职责有哪些？

第一节　医疗机构与药事管理

改革开放30多年来，我国医疗卫生事业迅猛发展，医疗卫生机构服务体系总体规模、宏观与微观管理均发生了重大变化，逐步建成了具有中国特色的医疗服务体系。

一、医疗机构及医疗机构药学服务

（一）医疗机构的概念及类别

医疗机构（institutions）是以救死扶伤、防病治病、保护人们健康为宗旨，从事疾病诊断、治疗活动的社会组织。

根据国务院发布施行的《医疗机构管理条例》，开办医疗机构必须依照法定程序申请、审批、登记，领取《医疗机构执业许可证》。床位不满100张的医疗机构，其许可证每年核验1次；100张床位以上的医疗机构，每3年核验1次。任何单位和个人，未取得《医疗机构执业许可证》，不

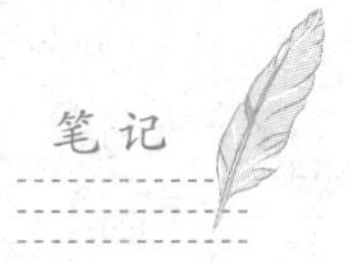

得开展诊疗活动，擅自执业的应承担相应的法律责任。

医疗机构的类别主要有：①各类医院；②妇幼保健院；③乡、镇卫生院；④门诊部；⑤疗养院；⑥社区卫生服务中心；⑦专科疾病防治院（所、站）；⑧急救中心（站）；⑨诊所、卫生所、医务室、护理站；⑩其他诊疗机构。

截至2014年末，中国共有医疗卫生机构982 443个，其中医院25 865个，乡镇卫生院36 899个，社区卫生服务中心（站）34 264个，诊所（卫生所、医务室）188 415个，村卫生室646 044个，疾病预防控制中心3491个，卫生监督所（中心）2975个。卫生技术人员739万人，其中执业医师和执业助理医师282万人，注册护士292万人，药师（士）39.6万人。医疗卫生机构床位652万张，其中医院484万张，乡镇卫生院117万张。

相关知识

非营利性医疗机构和营利性医疗机构

2000年，我国发布了《关于城镇医药卫生体制改革的指导意见》，提出建立新的医疗机构分类管理制度，即非营利性医疗机构和营利性医疗机构分类管理制度。非营利性医疗机构是指为社会公众利益服务而设立和运营的医疗机构，不以营利为目的。国家坚持非营利性医疗机构在医疗服务体系中占主导地位的政策。非营利性医疗机构分为政府办和非政府办。政府办的非营利性医疗机构由同级财政给予合理补助，并按扣除财政补助和药品差价收入后的成本制定医疗服务价格；非政府办的非营利性医疗机构不享受政府补助，医疗服务执行政府指导价。营利性医疗机构须到工商税务等部门办理有关手续后，由卫生行政部门签发执业许可证方可执业，医疗服务价格放开，依法自主经营，照章纳税。

（二）医疗机构药学服务

生活药学服务是药师在预防保健、药物治疗前和治疗过程中及恢复期等任何时期，围绕提高患者质量这一既定目标，为公众提供直接的、负责任的与药物治疗有关的服务。药学服务作为医疗服务的一部分，具有重要地位。

20世纪，医院药学经历了成长、发展和变革的历史过程。20世纪50至20世纪60年代，医院药房实行以“药品为中心”的制度，服务模式以保障临床药品供应为主。主要任务由单纯的调配药剂和药品保管，扩展成调剂、制剂、质量检验、药品供应与管理四项基本任务。随着医学模式从生物医学向生物-心理-社会医学模式转化，“以患者为中心”的观念成为医院建设的指导思想。自20世纪70年代初开始，我国医院药学改革迈出了较大步伐。临床药学得到医院药学界的极大重视，城市大中型医院药剂科纷纷设立临床药学室，或者选派业务水平高、医药知识和临床经验丰富的药师下临床，参加病区查房、会诊，开展治疗药物监测（therapy drugs monitoring，TDM）和药物不良反应监测，编印药讯，承接医务人员和患者的用药咨询，协助临床医护人员指导患者合理用药。

20世纪90年代，一种崭新的“以患者为中心”的医院药学服务模式率先在美国宣传推行，这就是“药学监护”（pharmaceutical care）。药学监护在医院药学发展史上具有重要的意义。在药学监护中，药师直接对患者负责，对患者委托的药物治疗过程和结果负责。药师有固定的病区和患者，面对面接触患者，直接参与患者药物治疗方案的制订、实施、监控和结果评价，与医生共同分担与患者用药有关的一切事务，并对药物治疗结果负有法定的责任。目前，我国正在推行临床药师制度。

笔记

二、医疗机构药事管理

（一）医疗机构药事的概念

医疗机构药事(institutional pharmacy affairs),泛指在以医院为代表的医疗机构中,一切与药品和药学服务有关的事务。涉及医疗机构中从药品的监督管理、采购供应、储存保管、调剂制剂、质量管理、临床应用、经济核算到临床药学、药学情报服务和科研开发;从药剂科(药学部)内部的组织机构、人员配备、设施设备、规章制度到与外部的沟通联系、信息交流等一切与药品和药学服务有关的事项。

（二）医疗机构药事管理

医疗机构药事管理(institutional pharmacy administration)是指医疗机构以患者为中心,以临床药学为基础,对临床用药全过程进行有效的组织实施与管理,促进临床科学、合理用药的药学技术服务和相关的药品管理工作。

医疗机构药事管理的特点:专业性、实践性和服务性。专业性:指医疗机构药事管理不同于一般行政管理工作,具有明显的药学专业特征。实践性:指医疗机构药事管理是各种管理职能和方法在医疗机构药事活动中的实际运用。服务性:突出了医疗机构药事管理的目的,即保障医疗机构药学服务工作的正常运行和不断发展,围绕医疗机构的总目标,高质高效地向患者和社会提供医疗卫生保健的综合服务。

三、医疗机构药事管理组织和药学部门

医疗机构药事管理工作是医疗工作的重要组成部分。医疗机构根据临床工作实际需要,应设立药事管理组织和药学部门。

（一）药事管理与药物治疗学委员会

我国原卫生部颁发的《医疗机构药事管理规定》明确规定:二级以上医院应当设立药事管理与药物治疗学委员会(Pharmacy Administration and Drug Therapeutics Committee),其他医疗机构应当成立药事管理与药物治疗学组。药事管理与药物治疗学委员会(组)是医疗机构药品管理的监督机构,也是对医疗机构各项重要药事工作作出专门决定的专业技术组织。

医疗机构负责人任药事管理与药物治疗学委员会(组)主任委员,药学和医务部门负责人任药事管理与药物治疗学委员会(组)副主任委员。

二级以上医院药事管理与药物治疗学委员会委员由具有高级技术职务任职资格的药学、临床医学、护理和医院感染管理、医疗行政管理等人员组成。

成立医疗机构药事管理与药物治疗学组的医疗机构由药学、医务、护理、医院感染、临床科室等部门负责人和具有药师、医师以上专业技术职务任职资格的人员组成。

药事管理与药物治疗学委员会(组)应当建立健全相应的工作制度,日常工作由药学部门负责。

1. 药事管理与药物治疗学委员会(组)的职责

(1) 贯彻执行医疗卫生及药事管理等有关法律、法规、规章。审核制定本机构药事管理和药学工作规章制度,并监督实施。

(2) 制定本机构药品处方集和基本用药供应目录。

(3) 推动药物治疗相关临床诊疗指南和药物临床应用指导原则的制定与实施,监测、评估本机构药物使用情况,提出干预和改进措施,指导临床合理用药。

(4) 分析、评估用药风险和药品不良反应、药品损害事件,提供咨询与指导。

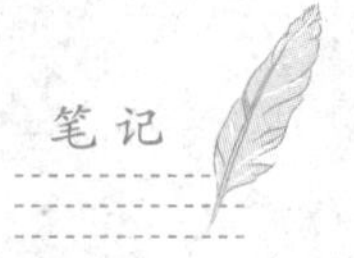

(5) 建立药品遴选制度,审核本机构临床科室申请的新购入药品、调整药品品种或者供应企业和申报医院制剂等事宜。

（6）监督、指导麻醉药品、精神药品、医疗用毒性药品及放射性药品的临床使用与规范化管理。

（7）对医务人员进行有关药事管理法律法规、规章制度和合理用药知识的教育培训；向公众宣传安全用药知识。

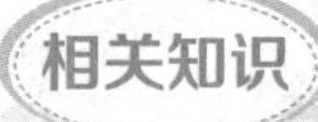

药学与治疗学委员会

世界许多国家的医院都有类似于医院药事管理与药物治疗学委员会的组织。这类组织在美国和英国称为“药学与治疗学委员会”（Pharmacy and Therapeutics Committee，P&T委员会），德国称为药品委员会，日本称为药事委员会或药品选用委员会。其组成人员与我国医院药事管理与药物治疗学委员会大致相同，有的还下设专科药物分委员会，涉及的人员也较多。在欧美等国家的医院，P&T委员会往往有相当大的权威性，可以制定全院医务人员共同遵守的药物使用方针政策。医院药品处方集的增删必须经过P&T委员会的讨论、批准。每个新药都要经过P&T委员会严格审查，明确其有效性、安全性、经济性以及用途。

2. 药事管理与药物治疗学委员会的主要任务

监督、指导本机构科学管理药品和合理用药。该组织对加强医疗机构的药品监督管理、提高药物治疗水平、推动合理用药具有以下作用：

（1）宏观调控作用：药事管理与药物治疗学委员会根据医药卫生工作的有关法规和方针政策制定医院用药方针政策，统一认识，协商解决各种用药问题。

（2）监督指导作用：药事管理与药物治疗学委员会组织监督检查全院药品的使用情况，审查和批准院内基本药品目录和处方集，对重大药疗事故组织调查和进行裁决，及时纠正药品管理失当和不合理用药现象。

（3）信息反馈作用：药事管理与药物治疗学委员会集中了医院供药和用药科室的负责人，医院内部许多重大的药事都要经过该委员会研究讨论，无形中形成了一条药物需求和使用的信息通路。药剂科可以通过药事管理与药物治疗学委员会向全院发布最新消息，各用药单位的反映意见也能及时和比较准确地传达到药剂科，有利于及时发现问题和解决问题。

（4）咨询教育作用：医院药事管理与药物治疗学委员会是一个综合的智囊型团体，汇合了本院在临床医学和药学方面的专家，在药物治疗学方面具有一定的学术权威性。特别是这些专家熟知本院的临床用药情况和要求，不仅在遴选新药，审定新制剂，提出淘汰疗效不确切、毒副作用大的品种，审查药剂科提出的药品消耗预算方面发挥着重要作用；而且能解答临床用药过程中遇到的各种问题，由他们承担合理用药教学，对全院医务人员的用药行为会产生积极影响。

（二）医疗机构药学部门

随着现代医学的发展，特别是随着新药开发和临床药学的发展，传统的医院药房已不能适应现代医药学的发展需要，医院药房已经从医技型科室逐步向临床职能型科室过渡，形成集药品供应、制剂、临床药学、药学服务、科研、管理于一体的综合型科室。

《医疗机构药事管理规定》明确指出，医疗机构应当根据本机构功能、任务、规模设置相应的药学部门，配备和提供与药学部门工作任务相适应的专业技术人员、设备和设施。三级医院设置药学部，并可根据实际情况设置二级科室；二级医院设置药剂科；其他医疗机构设置药房。为统一起见，以下统称为药剂科。

笔记

药师考点

1. 医疗机构药事管理的概念和特点
2. 药事管理组织和药学部门

第二节 医疗机构药剂科的任务、组织和人员配备

一、医疗机构药剂科

医疗机构药剂科(institutional pharmacy)又称医院药房(hospital pharmacy),它是医疗机构中从事预防、诊断、治疗疾病所用药品的供应、调剂、制剂配制、提供临床药学服务、监督检查药品质量等工作的部门。

(一) 医疗机构药剂科的性质

1. 机构事业性 药剂科是医疗机构中的一个部门,直属院长领导,不具备法人资格,不承担投资风险,不需要纳税,列入医院整体财政预算。因而与社会药房有着根本的区别。

2. 专业技术性 药剂科工作必须以患者为中心,一切工作围绕确保药品质量、保证药物治疗的合理性来开展。因此,药剂科的专业性反映在:要求医院药师能解释和配制处方;能评价处方和处方调配中的药物;掌握配制制剂的技术并有检验制剂是否合格的能力;能承担药物治疗监护工作;能够回答患者、医师、护士有关处方中涉及药物的各方面问题等。正因如此,《药品管理法》明确规定,药剂科必须配备依法经过资格认定的药学技术人员,非药学技术人员不得直接从事药剂工作。

3. 管理综合性 药剂科既具有专业技术性,同时又具有经济管理性,药品预算、采购、请领、分配、储备、收发、核算等经济活动频繁;还具有对药品质量检查、抽查的监督性。这是不同于医疗机构临床科室、医技科室的主要特征。

(二) 医疗机构药剂科的任务

由于医院的规模、性质和任务不同,医疗机构药剂科的任务也不完全一致。其基本任务是:

1. 药品供应管理 根据本院医疗和科研需要,按照本机构基本用药目录和处方集采购药品,按时供应。为提高药品供应的效率、防止差错,药品供应应尽可能采用先进、科学的方式和方法,如双人核对发药、自动发药机、单位剂量包装发药系统等。

2. 调剂与制剂 根据医师处方、医嘱,按照配方程序,及时、准确地调配处方。按照临床需要配制制剂及加工炮制中药材。为满足临床治疗和科研的需要,积极运用新技术、新方法开发中西药品的新剂型。目前,静脉药物输液集中调配作为医疗机构药剂科的一项任务已在全国推行,药剂科应在建筑设施、资金设备、人员培训等方面努力创造条件,为临床提供安全、有效的静脉输液药物调配。

3. 药品质量管理 为保证市场购入药品和自制制剂的质量,药剂科应建立健全药品质量监督和检验制度,以保证临床用药安全有效。药剂科的药品检验工作首先应完善检验程序和检验制度,确保检验工作的独立性、公正性、可靠性。

4. 临床药学工作 结合临床搞好合理用药、新药试验和药品再评价工作,收集药品不良反应,及时向卫生行政部门和药品监督管理部门汇报并提出需要改进和淘汰品种意见。有条件的药剂科应建立临床药学实验室,开展血药浓度监测,为个体化给药提供科学依据。逐步推行临床药师制度,开展药师查房、建立药历、制定给药方案的实践活动。

笔记

5. 科研与教学 科研与教学创新是学科发展的不竭动力,药剂科应积极创造条件,开展

科研活动。首先应以解决日常工作中存在的问题为研究目标，如提高制剂质量、提高工作效率、提高药物疗效的研究课题。其次，选择本机构、本专业具有前瞻性的研究课题，吸引和带领药学人员跟上医药学发展的步伐。药剂科还应积极承担医药院校学生实习、药学人员进修的任务。

随着人类对医疗保健需求的不断变化，药剂科的任务，必然要补充更新许多内容，其内涵将更加丰富。

（三）医疗机构药剂科的管理模式及管理方法

医疗机构药剂科的管理，属于医疗机构部门管理的范畴。医院改革的关键在于改革管理机制，药剂科的管理也不例外。改革必须加强管理，努力寻找改革与科学管理的最佳结合点，掌握适应市场经济发展要求的新的管理方法。目前我国医院药剂科的管理有以下几种模式：

1. **分级管理** 药剂科的分级管理是贯彻医院分级管理标准，实行医院规范化管理的要求，就是把医院分级管理标准中的药剂科标准作为药剂科建设的目标，结合科室实际，狠抓达标建设。

2. **目标管理** 目标管理是一种参与型的管理制度，其目的是以尽可能少的人力和其他资源投入实现尽可能多的产出。目标的实现者同时也是目标的制定者，即由药剂科的领导和全体人员共同确定和实现目标。药剂科引进目标管理的基本内容是：药剂科领导根据药剂科面临的形势和任务，制定出一定时期内本级组织所要达到的总目标，然后层层分解，各室主管人员及每个员工根据本部门或本人的任务，围绕药剂科的总目标，制定各自的分目标和保证措施，形成一个目标体系，期末将目标完成的情况作为考核药剂科、所属各部门、全体管理人员和员工工作绩效的依据。

3. **量化管理** 就是把计量管理的方法运用于药剂科的管理，计量管理是管理科学的精髓，其核心是定量评价，即在特定范围内按量化指标实施考核评价。量化管理往往与目标管理和标准化管理相结合，在量化指标的基础上，制定量化标准；在标准的基础上，确定目标，按照目标实施考核。例如，原卫生部对三级综合性医院的考核指标规定：药品临床试验实行患者告知率100%，处方合格率≥95%，药品收入占总收入比例≤45%；患者与医师、护理人员对药学部门服务的满意度≥90%等。

4. **标准化管理** 对药剂科各项业务工作中可重复的事、物和概念，通过制定标准、实施标准，以期获得最佳运行秩序和社会效益。由于事物处于不断发展和变化中，因此，一个标准制定并实施后，还需要对其进行评价和修订，以确保对药剂科各个环节的科学、合理的管理。

5. **责任制管理** 将药剂科管理的主体、内容和基本方式紧密结合，组成药剂科管理的责任体系。这是以各级管理者的职、权、责、利有机结合与统一为核心的管理模式。常用的责任制管理模式有：双向责任制管理模式，即在工作任务和服务质量两方面承担责任。医疗机构领导以国家政策、法规为依据，以药品质量、服务质量、工作质量为中心，以保证服务为前提，以完成一定的利润为指标，通过竞争考评、民主评议聘任科主任。另一方面，科主任拥有人事、财务、业务管理权。定额协议管理模式，即由医疗机构领导与药剂科、药剂科领导与科内各部门分别协商制定定额指标，任务清楚、责任明确、定期考核、奖惩分明。责任制管理有利于激发药学人员的责任感和积极性。

二、药剂科的组织结构

药剂科根据规模可设置以下部门：调剂部门、制剂部门、药库、药品质量检验部门、临床药学室、办公室等。图14-1为我国综合性医院药剂科可设置的组织机构示意图。各医院可以参照设置必需的部门。

笔记

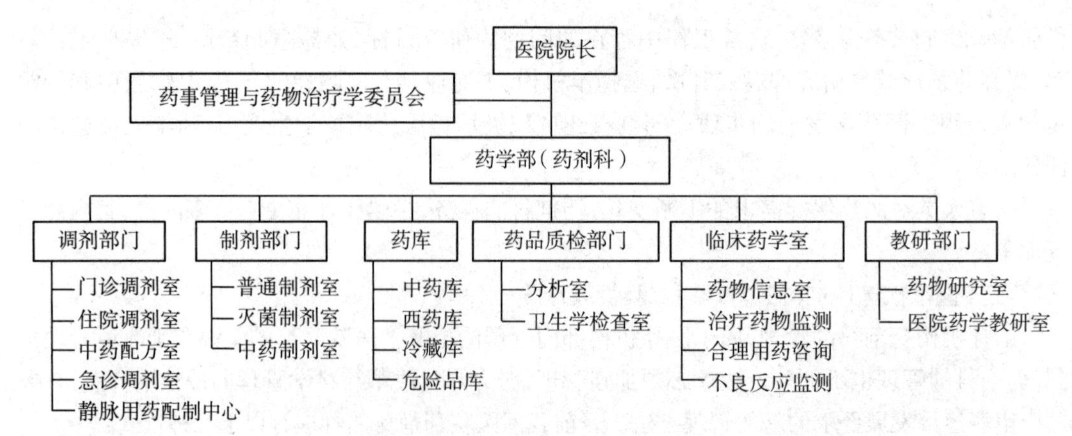

图 14-1 我国综合性医院药剂科可设置的组织机构图

药剂科的组织机构属于直线型组织结构类型。其特点是:组织中的各级机构按垂直系统直线排列,各级主管人员对所属下级拥有直接的领导职权,组织中的每个成员只对直接上级负责。药剂科的组织结构图虽然简单,但仍然反映出任何一个组织结构都存在的三个相互联系的问题。

(一) 管理层次的划分

设计合理的组织结构应当构建严格的权力等级。药剂科主任对院长负责,药剂科内各部门的主管对科主任负责。药剂科领导通过科室负责人(或部门主管)控制各具体岗位的工作人员,其直接管理的幅度比较小,能在维持药剂科稳步运行的基础上,集中更多的精力抓药剂科的提高和发展。

(二) 部门的划分

药剂科的各部门基本上是按职能划分的,即根据产出专业化的原则,以工作或任务的性质为基础来划分部门。这些部门可以分为基本的职能部门和派生的职能部门,直接从事药品供应和药学服务的科室(如门、急诊药房,住院药房,中药房,静脉用药配制中心,临床药学室等)为药学部的基本职能部门;保障药品供应和支撑药学服务的科室(如药品物流中心、制剂室、药品检验室、药学研究室等)为派生的职能部门。

(三) 职权的划分

药剂科的各部门是根据业务活动的职能和目标设计的。组织中的每个部门和岗位都必须完成规定的工作,并为此赋予相应的职责和权力。例如,负责药品供应的药师必须履行药品购入、保管、发放的职责,也有权拒绝不符合规定的药品采购和请领要求。

三、药剂科的人员配备

有了设计合理的组织结构,还需要为不同的岗位选配合适的人员。人员配备的直接任务是:通过分析组织中岗位与人员的特点,谋求人员与功能的最佳组合,实现人员与事业的不断发展。

(一) 人员配备的基本原则

1. 功能需要原则 人员配备是为各个职位配备合适的人员,首先要满足组织功能的需要,因事择人。药剂科是多功能的组织,既有供应药品和指导临床合理用药的服务功能,也有医院制剂配制、静脉药物配制、药剂质量控制、医院药学研究等功能,必须根据任务的多少及各项任务的具体业务要求配备具有相应知识技能和工作能力的称职人员。

2. 能级对应原则 不同的岗位赋予人员不同的权力和责任,因而对人员的要求也不相同。各级人员的学历、资历、工作能力、素质都应与其所占据的职位相称,各个岗位配置称职的人员。唯有如此,才能做到人尽其才、各尽所能。

笔记
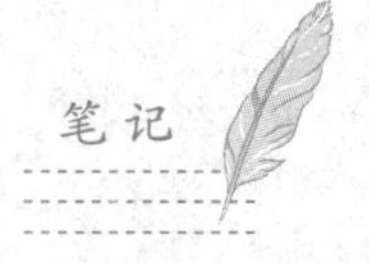

3. 比例合理原则 为了保证医院药剂科工作的正常开展,各类人员的比例应当合理。首先,

医院临床医务人员与药剂人员之间的比例应合理；其次，医院药剂科内部不同层次人员的比例应适当。

4. 动态发展原则 医院药剂科的人员配备应当随着医院药学工作范围的扩大、药学业务工作技术服务含量的提高而不断调整。医院药剂科人才结构调整可以经过多条途径实现。一条途径是自己培养或引进复合型人才，如既有药学专业学历，又掌握了某项特殊技能的人才；另一条途径是吸纳其他学科和专业的人才，如生物工程、信息技术和精密仪器维护等非药学专业人才。

（二）医院药剂科的人员编制及要求

我国原卫生部于2010年12月颁布的《二、三级综合医院药学部门基本标准（试行）》规定：

1. 三级医院药学部、二级医院药剂科的药学专业技术人员数量均不得少于医院卫生专业技术人员总数的8%；设置静脉用药调配中心、对静脉用药实行集中调配的药学部（药剂科），所需的人员以及药学部（药剂科）的药品会计、运送药品的工人，应当按照实际需要另行配备。

2. 三级医院药学部的药学人员中具有高等医药院校临床药学专业或者药学专业全日制本科毕业以上学历的人员，应当不低于药学专业技术人员总数的30%，二级医院药剂科的比例则不得低于20%。

3. 三级医院药学部的药学专业技术人员中具有副高级以上药学专业技术职务任职资格的应当不低于13%，教学医院应当不低于15%，二级医院药剂科则不得低于6%。

4. 医疗机构应当根据本机构性质、任务、规模配备适当数量的临床药师，三级医院临床药师不少于5名，二级医院临床药师不少于3名。

5. 三级医院药学部负责人应由具有药学专业或药学管理专业本科以上学历并具有本专业高级技术职务任职资格者担任；二级医院药剂科负责人应由具有药学专业或药学管理专业专科以上学历并具有本专业中级以上技术职务任职资格者担任；一级医院和其他医疗机构药房负责人应由具有药学专业中专以上学历并具有药师以上药学专业技术职务任职资格者担任。

（三）医院药剂科人员的职责分工

药剂科的人员分为行政管理人员、专业技术人员和辅助人员3个群体。药剂科各类人员都必须接受过必要的教育或培训，取得与所从事业务相应的资格。行政管理人员指药剂科的正副主任、各专业科室的主管（药学部的各专业科应设科主任）以及主任助理，全面负责药剂科的行政和业务技术管理工作，制定本院药学发展规划和各项管理制度并组织实施，对所属各业务科室进行检查、指导、监督、考核和必要的奖惩。

专业技术人员，即具有中专以上学历和专业技术职称的人员，是医院药学工作的主体，主要是药士、药师、主管药师、副主任药师和主任药师系列的药剂人员，也包括负责制剂生产、计算机系统维护和仪器设备维护的工程师。他们承担着药剂科各项关键性专业技术工作。

辅助人员是药剂科通过合同方式聘用的非药学专业技术人员，如财会人员、制剂生产工人、勤杂人员等，在专业技术人员的指导下完成各项具体操作。

相关知识

医疗机构药师工作职责

1. 负责药品采购供应、处方或者用药医嘱审核、药品调剂、静脉用药集中调配和医院制剂配制，指导病房（区）护士请领、使用与管理药品。

2. 参与临床药物治疗，进行个体化药物治疗方案的设计与实施，开展药学查房工作，为患者提供药学专业技术服务。

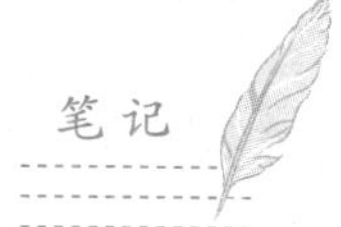

3. 参加查房、会诊、病例讨论和疑难、危重患者的医疗救治，协同医师做好药物使用遴选工作，对临床药物治疗提出意见或调整建议，与医师共同对药物治疗负责。

4. 开展抗菌药物临床应用监测，实施处方点评与超常预警，促进药物的合理使用。

5. 开展药品质量监测、药品严重不良反应和药品损害的收集、整理、报告等工作。

6. 掌握与临床用药相关的药物信息，提供用药信息与药学咨询服务，向公众宣传合理用药知识。

7. 结合临床药物治疗实践，进行药学临床应用研究；开展药物利用评价和药物临床应用研究；参与新药临床试验和新药上市后安全性与有效性监测。

8. 其他与医院药学相关的专业技术工作。

药师考点

1. 医疗机构药剂科的性质、任务
2. 药剂科的组织机构
3. 药剂科的人员配备

第三节 调剂业务和处方管理

《医疗机构药事管理规定》对调剂业务和处方管理作出了明确规定：药品调剂工作是药学技术服务的重要组成部分。医疗机构门、急诊药品调剂室应实行大窗口或者柜台式发药。住院（病房）药品调剂室对注射剂按日剂量配发，对口服制剂药品实行单剂量调剂配发。药学专业技术人员应当严格按照《药品管理法》《处方管理办法》等有关法律、法规、规章制度和技术操作规程，认真审核处方或者用药医嘱，经适宜性审核后调剂配发药品。发出药品时应当告知用法、用量和注意事项，指导患者安全用药。为保障患者用药安全，除药品质量原因外，药品一经发出，不得退换。肠外营养液、危害药品静脉用药应当实行集中调配供应。医疗机构根据临床需要建立静脉用药调配中心（室），实行集中调配供应。

调剂工作是医院药剂科的常规业务工作之一，工作量约占整个药剂科业务工作的50%~70%。在医院药学工作中，调剂业务是药剂科直接为患者和临床服务的窗口，是药师与医生、护士联系、沟通的重要途径。调剂工作的质量反映药剂科的形象，也反映医院医疗服务质量的一个侧面。因此，调剂业务管理一直是医院药事管理的重要内容。

调剂业务管理可以概括为运转管理和技术管理。运转管理涉及维持调剂工作正常进行的各个方面，包括调剂工作流程的合理化、候药室管理、药品分装、账卡登记、二级药品库存的管理、药品消耗统计、人员调配和调剂室环境管理等。技术管理主要指从接受处方到向患者交代用药注意事项全过程技术方面的管理，包括药品分装质量、调剂技术和设备、处方、用药指导等方面的内容。

一、调剂工作概述

（一）调剂的概念

调剂（dispensing）意指配药、配方、发药，又称为调配处方。调剂包括：收方（包括从患者处接收医生的处方，从病房医护人员处接收处方或请领单）；检查处方；调配药剂及取出药品；核对处方与药剂、药品；发给患者（或病房护士）并进行交代和答复询问的全过程。调剂是专业性、技术性、管理性、法律性、事务性、经济性综合一体的活动过程；也是药师、医生、护士、患者（或患者

笔记

家属)、一般药剂人员、会计协同活动的过程。

医院药剂科的调剂工作大体可分为:门诊调剂(包括急诊调剂)、住院部调剂、中药配方三部分。

(二)调剂的流程和步骤

调剂是一个过程,其活动流程如图 14-2 所示。

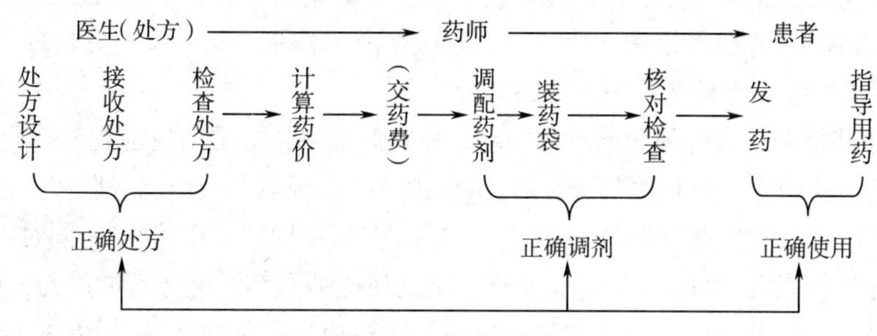

图 14-2　调剂流程

调剂活动可分为 6 个步骤:①收方;②检查处方;③调配处方;④包装、贴标签;⑤复查处方;⑥发药。药房药师在调配处方中的作用主要是保证处方的正确性,以及正确调配和使用药品,许多具体操作活动应由其他药剂人员完成。

(三)调剂业务管理的目的

1. **提高调剂工作效率**　充分发掘现有调剂技术的潜力,降低调剂人员的劳动负荷,更快地分流患者,提高调剂工作的效率。

2. **保证调剂工作质量**　首先要严格规范化操作,严守各项调剂规章制度,降低调剂差错率。其次要努力创建文明服务窗口,端正服务态度,让患者满意。在此基础上,加强对患者的用药指导,推动临床合理用药;积极开展新的贴近患者、贴近社会的药学服务项目。

3. **推动调剂业务发展**　增强调剂工作流程的科学性和合理性,组织设计或引进自动化的调剂系统,将药师从劳动密集型的调剂操作中解放出来,腾出更多时间向患者提供药学保健服务,提高调剂业务的专业知识和技术含量。

二、调剂工作的组织

(一)门(急)诊调剂工作的组织

门诊和急诊调剂工作虽然都是面对流动的患者,但各有特点。门诊调剂工作作业量大,活动高峰时间明显。急诊调剂工作经常需要应急作业,关键在于平时充分做好应付突发事件的准备,做到急救药品随时需要、随时供应。

门(急)诊调剂工作应当根据医院门诊量和调配处方量,选择适宜的配方方法。实行窗口发药的配方方法有三种形式:

1. **独立配方法**　各发药窗口的调剂人员从收方到发药均由一人完成。优点是节省人力、责任清楚。由于是一人独立配方,从程序上不易纠正可能发生的差错,因此对调剂人员的要求比较高。独立配方发药方法一般适合于小药房和急诊药房的调剂工作。

2. **流水作业配方法**　收方发药由多人协同完成,1 人收方和审查处方,1~2 人调配处方、取药,另设 1 人专门核对和发药。这种方法适用于大医院门诊调剂室以及候药患者比较多的情况。流水作业必须规范配方制度,以确保配方的准确性和高效率。

3. **结合法**　独立配方与分工协作相结合的方法,每个发药窗口配备 2 名调剂人员,1 人负责收方、审查处方和核对发药,另外 1 人负责配方。这种配方方法吸收了上述两种方法的长处,配方效率高、差错少、人员占用较多,符合调剂工作规范化的要求,比较适用于各类医院门诊调

笔记

剂室。

(二)住院部调剂工作的组织

住院部与门诊调剂有所不同,既要准确无误,而且还要考虑是否有利于提高患者的依从性。目前我国医院大多采用以下方式。

1. **凭方发药** 医生给住院患者分别开出处方,治疗护士凭处方到住院调剂室取药,调剂室依据处方逐件配发。优点是能够使药师直接了解患者的用药情况,便于及时纠正临床用药不当的现象,促进合理用药;缺点是增加药剂人员和医生的工作量。这种发药方式现在多用于麻醉药品、精神药品、医疗用毒性药品等少数临床用药。

2. **病区小药柜制** 病区使用药品请领单向住院调剂室领取协商规定数量的常用药品,存放在病区专设的小药柜内。每日医师查房后,治疗护士按医嘱取药发给患者服用。这种发药制度的优点是便于患者及时用药,可减轻护士的工作量,有利于护理工作的开展;同时也便于住院调剂室有计划地安排发药时间,减少忙乱现象。缺点是药师不易了解患者的用药情况,不便于及时纠正不合理用药。此外由于病区和科室分别都保存相当数量的药品,如果护士管理不善,且药师及护士长检查不严,容易造成药品积压、过期失效,甚至遗失和浪费,不利于治疗。

3. **集中摆药制** 根据病区治疗单或医嘱由药剂人员或护士在药房(或病区药房)将药品摆入患者的服药杯(盒)内,经病区治疗护士核对后发给患者服用。通常在病区的适中位置设立病区药房(摆药室),亦可在药剂科内设立中心摆药室。摆药室的人员多由药士和护士组成。药品的请领、保管和账目由药师负责。摆药方式大致有3种:①摆药、查对均由药剂人员负责;②护士摆药,药剂人员核对;③护士摆药并相互核对。

摆药制的优点是便于药品管理,避免药品变质、失效和损失;能保证药剂质量和合理用药,减少差错,提高药疗水平;护士轮流参加摆药,不但能提高护士知识水平,而且还可了解药品供应情况,自觉执行有关规定,使医、药、护的关系更为密切。

急救药品多按基数贮备存放在病区专门的急救药柜或急救药推车上。药品消耗后凭处方领取,补足基数。

三、药品单位剂量调配系统

(一)简介

药品单位剂量调配系统(the unit dose system of medication distribution)是一种医疗机构药房协调调配和控制药品的方法,又称为单位剂量系统(unit dose system),即基于单位剂量包装的发药制度。20世纪60至20世纪70年代,随着美国制药业的快速发展,药品生产企业开始关注临床用药的剂型和剂量,它们想用更方便的剂型和剂量规格满足医院的需要,从而占领原本属于医院药房调配的领域。另一方面,由于传统的发药方式,容易产生发药错误;患者常因剩余的药品无法安全保管而造成浪费。在这种情况下,单位剂量包装开始出现,美国医疗机构药房利用单位剂量包装首创单位剂量发药制度。这种制度一出现,就受到普遍好评,并很快在全美得到推广。

1. 单位剂量系统虽然可因各医院的具体情况而异,但有几点是共同的:①药物按单位剂量包装;②用已包装好的现成包装进行分发;③大部分药物不超过患者1日(24小时)的剂量,可在任何时候分配或使用于病房。

2. 近年来,人们对单位剂量系统进行了大量研究,这些研究表明此种分配系统优于其他方法,表现为:①对患者安全;②对医院来说有利于提高效率,并更为经济;③能更有效地利用专业人员的人才资源。

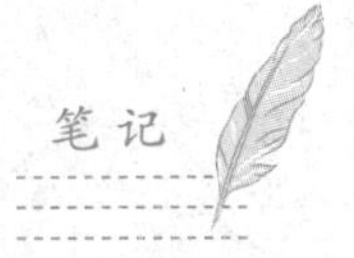

3. 单位剂量系统本身具有以下优点:①减少药品差错的发生;②降低与药品活动有关的全部费用;③更为有效地使用药学和护理人员,使他们有更多的时间去照顾患者;④促进全面的药

品控制和用药监督；⑤患者服用药品更准确；⑥消除药品用量不足的问题或将其减少到最小程度；⑦药师可更好地控制药房工作负荷和药房人员工作时间表；⑧减少在病房贮存药品的规模；⑨更适用于计算机化和自动化。

由于单位剂量系统具有其独特的优越性，目前，美国、日本、荷兰、西班牙、英国等国家已广泛采用。目前我国已有部分医院正在实行该制度。

（二）实施

根据医院具体情况实施单位剂量系统方法，大体上可以分为两种方式，即集中式和分散式。

1. **集中式**　按照处方在药房准备每位患者每种药品一天（24 小时）的剂量，放在每位患者的小抽屉里，这些抽屉被组合在一个手推车上，可以方便地在病房和药房之间来回穿梭。

2. **分散式**　医院按科或几个小科设立病区药房，例如，外科药房、内科药房、妇儿科药房等。各小药房按照处方准备每位患者一天（24 小时）内所需药品的各个剂量，然后放在患者的专用抽屉或盒子里。另外，有的医院在总药房进行单位剂量包装，经自动传送装置送到小药房，小药房按患者 24 小时剂量再次包装，放在药车的小抽屉里，由护士将药车推至各病床发给患者。

单位剂量发药系统有利于发药向自动化方向发展。在发达国家，医院配备自动发药机的现象已经相当普遍。近年我国很多大医院也购置了自动发药机。药师的用药咨询和合理用药指导已采用更贴近患者的方式来进行。

四、处方管理

（一）处方的概念及组成

1. **处方（prescription）的概念**　2007 年 5 月 1 日起施行的《处方管理办法》明确规定：处方是指由注册的执业医师和执业助理医师在诊疗活动中为患者开具的，由取得药学专业技术职务任职资格的药学专业技术人员审核、调配、核对，并作为患者用药凭证的医疗文书。处方包括医疗机构病区用药医嘱单。可以说，处方既是医生为预防和治疗疾病而为患者开写的取药凭证，也是药师为患者调配和发放药品的依据，还是患者进行药物治疗和药品流向的原始记录。

处方具有法律上、技术上和经济上的意义。在医疗工作中，处方反映了医、药、护各方在药物治疗活动中的法律权利与义务，并且可以作为追查医疗事故责任的证据，具有法律上的意义。处方记录了医师对患者药物治疗方案的设计和对患者正确用药的指导，而且药剂人员调剂活动自始至终按照处方进行，具有技术上的意义。处方的经济意义表现在它是患者药费支出的详细清单，同时可以作为调剂部门统计特殊管理和贵重药品消耗的单据。

2. **处方的格式**　处方由前记、正文和后记三部分组成。

（1）前记：包括医疗机构名称、费别、患者姓名、性别、年龄、门诊或住院病历号、科别或病区和床位号、临床诊断、开具日期等。可添列特殊要求的项目。

麻醉药品和第一类精神药品处方还应当包括患者身份证明编号，代办人姓名、身份证明编号。

（2）正文：以 Rp 或 R 拉丁文[Recipe（请取）的缩写]标示，分列药品名称、剂型、规格、数量、用法、用量。

（3）后记：医师签名或者加盖专用签章，药品金额，审核、调配，核对发药药师签名或者加盖专用签章。

处方由各医疗机构按照规定的格式统一印制。普通处方的印刷用纸为白色；急诊处方印刷用纸为淡黄色，右上角标注“急诊”；儿科处方印刷用纸为淡绿色，右上角标注“儿科”。

（二）处方管理制度

1. **处方权限的规定**

（1）经注册的执业医师在执业地点取得相应的处方权。经注册的执业助理医师在医疗机

笔记

构开具的处方，应当经所在执业地点执业医师签名或加盖专用签章后方有效。

（2）经注册的执业助理医师在乡、民族乡、镇、村的医疗机构独立从事一般的执业活动，可以在注册的执业地点取得相应的处方权。

（3）医师应当在注册的医疗机构签名留样或者专用签章备案后，方可开具处方。

（4）医疗机构应当按照有关规定，对本机构执业医师和药师进行麻醉药品和精神药品使用知识和规范化管理的培训。执业医师经考核合格后取得麻醉药品和第一类精神药品的处方权。医师取得麻醉药品和第一类精神药品处方权后，方可在本机构开具麻醉药品和第一类精神药品处方，但不得为自己开具该类药品处方。

（5）试用期人员开具处方，应当经所在医疗机构有处方权的执业医师审核，并签名或加盖专用签章后方有效。

（6）进修医师由接收进修的医疗机构对其胜任本专业工作的实际情况进行认定后授予相应的处方权。

2. 处方书写规定

（1）患者一般情况、临床诊断应填写清晰、完整，并与病历记载相一致。

（2）每张处方限于一名患者的用药。

（3）字迹清楚，不得涂改；如需修改，应当在修改处签名并注明修改日期。

（4）药品名称应当使用规范的中文名称书写，没有中文名称的可以使用规范的英文名称书写；医疗机构或者医师、药师不得自行编制药品缩写名称或者使用代号，而应当使用经药品监督管理部门批准并公布的药品通用名称、新活性化合物的专利药品名称和复方制剂药品名称。医师开具院内制剂处方时，应当使用经省级卫生行政部门审核、药品监督管理部门批准的名称。医师可以使用由原卫生部公布的药品习惯名称开具处方。

书写药品名称、剂量、规格、用法、用量要准确规范。药品剂量与数量用阿拉伯数字书写。剂量应当使用法定剂量单位：重量以克（g）、毫克（mg）、微克（μg）、纳克（ng）为单位；容量以升（L）、毫升（ml）为单位；国际单位（IU）、单位（U）；中药饮片以克（g）为单位。片剂、丸剂、胶囊剂、颗粒剂分别以片、丸、粒、袋为单位；溶液剂以支、瓶为单位；软膏及乳膏剂以支、盒为单位；注射剂以支、瓶为单位，应当注明含量。药品用法可用规范的中文、英文、拉丁文或者缩写体书写，但不得使用“遵医嘱”“自用”等含糊不清的字句。

（5）患者年龄应当填写实足年龄，新生儿、婴幼儿写日、月龄，必要时应注明体重。

（6）西药和中成药可以分别开具处方，也可以开具一张处方，中药饮片应当单独开具处方。

（7）开具西药、中成药处方，每一种药品应当另起一行，每张处方不得超过5种药品。

（8）中药饮片处方的书写，一般应当按照“君、臣、佐、使”的顺序排列；调剂、煎煮的特殊要求注明在药品右上方，并加括号，如布包、先煎、后下等；对饮片的产地、炮制有特殊要求的，应当在药品名称之前写明。

（9）药品用法、用量应当按照药品说明书规定的常规用法、用量使用，特殊情况需要超剂量使用时，应当注明原因并再次签名。

（10）除特殊情况外，应当注明临床诊断。

（11）开具处方后于空白处画一斜线以示处方完毕。

（12）处方医师的签名式样和专用签章应当与院内药学部门留样备查的式样相一致，不得任意改动，否则应当重新登记留样备案。

3. 处方限量规定

（1）处方一般不得超过7日用量；急诊处方一般不得超过3日用量；对于某些慢性病、老年病或特殊情况，处方用量可适当延长，但医师应注明理由。医疗用毒性药品、放射性药品的处方用量应当严格按照国家有关规定执行。

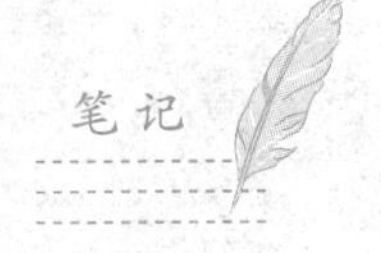

（2）为门（急）诊患者开具的麻醉药品注射剂，每张处方为一次常用量；控缓释制剂，每张处方不得超过7日常用量；其他剂型，每张处方不得超过3日常用量。

第一类精神药品注射剂，每张处方为一次常用量；控缓释制剂，每张处方不得超过7日常用量；其他剂型，每张处方不得超过3日常用量。哌甲酯用于治疗儿童多动症时，每张处方不得超过15日常用量。

第二类精神药品一般每张处方不得超过7日常用量；对于慢性病或某些特殊情况的患者，处方用量可以适当延长，医师应当注明理由。

（3）为门（急）诊癌症疼痛患者和中、重度慢性疼痛患者开具的麻醉药品、第一类精神药品注射剂，每张处方不得超过3日常用量；控缓释制剂，每张处方不得超过15日常用量；其他剂型，每张处方不得超过7日常用量。

（4）为住院患者开具的麻醉药品和第一类精神药品处方应当逐日开具，每张处方为1日常用量。

4. 处方保管规定

（1）每日处方应按普通药及控制药品分类装订成册，妥善保存，便于查阅。

（2）处方由调剂处方药品的医疗机构妥善保存。普通处方、急诊处方、儿科处方保存期限为1年，医疗用毒性药品、第二类精神药品处方保存期限为2年，麻醉药品和第一类精神药品处方保存期限为3年。

（3）处方保存期满后，经医疗机构主要负责人批准、登记备案，方可销毁。

（三）处方审查

收到处方后，根据处方管理规定，药师应当认真逐项检查处方前记、正文和后记书写是否清晰、完整，并确认处方的合法性。按照《处方管理办法》的规定，药师应当对处方用药适宜性进行审核，审核内容包括：①规定必须做皮试的药品，处方医师是否注明过敏试验及结果的判定；②处方用药与临床诊断的相符性；③剂量、用法的正确性；④选用剂型与给药途径的合理性；⑤是否有重复给药现象；⑥是否有潜在临床意义的药物相互作用和配伍禁忌；⑦其他用药不适宜情况。

药师审核处方后，认为存在用药不适宜时，应当告知处方医师，请其确认或者重新开具处方。药师发现严重不合理用药或者用药错误，应当拒绝调剂，及时告知处方医师，并应当记录，按照有关规定报告。在实际工作中，药师还需对以下内容仔细审查：

1. 药品名称　药品正确是安全、有效给药的前提，一字之差即可铸成大错，为此，要防止不应有的错误发生，如药品外文名近似、中文名类似、缩写词相近或自创药品的缩写等均易引起混淆而张冠李戴，英文药名近似仅差一两个字母者有千余种之多，但药效大不相同，审查中不可不认真对待。勤查药典或词典等有时是很必要的。

2. 用药剂量　剂量过小不能达到应有的血药浓度以发挥疗效；剂量过大，轻者引起不良反应，重者导致中毒。审查时要依据药典或药物学的常用量，不得超过极量。如因治疗上的需要而超剂量者，必须经过医生再次签字方可调配。特别注意儿童、老年人以及孕妇和哺乳期妇女用药剂量的酌减问题。

3. 用药方法　包括给药途径、间隔时间、注射速度等与药效的关系；并应考虑患者的病情及其肝、肾功能等情况。

4. 药物配伍变化　药物的体外配伍变化是药物在使用前，调制混合而发生的物理性或化学性变化，多半在外观上可以观察出来。

5. 药物相互作用和不良反应　两种以上药物在体内引起治疗上的变化，亦即引起药物动力学和药效学变化而改变药理作用者。审查时要尽可能地预见到这种药物相互作用，因为其可引起药效的增强、协同或拮抗、减弱，甚至发生副作用及毒性。调配时要特别注意，如有疑问应

笔记

同执业医师商讨解决。如果在不同科室就诊，则应审查同一患者的几张处方笺有无服药禁忌等问题。

目前有关药理学、药物学等参考书较多，另外，采用电子计算机的药物咨询软件也有发展，审查处方时尽量核对，可提高准确性，切不可迷信自己的经验及记忆力。

（四）准确无误地调配处方和发药

1. **配方** 审查处方合格后应及时调配，取得药学专业技术职务任职资格的人员才能从事处方调剂工作。调配处方时，必须做到“四查十对”，即：查处方，对科别、姓名、年龄；查药品，对药名、剂型、规格、数量；查配伍禁忌，对药品性状、用法用量；查用药合理性，对临床诊断。为保证配方准确无误，还要注意以下几方面：

（1）仔细阅读处方：用法用量是否与瓶签或药袋上书写的一致。

（2）有次序调配，防止杂乱无章：急诊处方随到随配；装置瓶等用后立即放回原处。

（3）严格遵守操作规程，称量准确。

（4）经两人复核无误签字后发出。

2. **发药** 发药时呼叫患者姓名，确认无误后方可发出。向患者交付药品时，按照药品说明书或者处方用法，进行用药交代与指导，包括每种药品的用法、用量及注意事项，例如“不得内服”“用时摇匀”“孕妇禁服”等；有些镇静、安定药及精神药品、抗过敏药等特别要说明服后不得驾驶车辆或机器等，以防危险。由于有些食物可与药物产生相互作用，饮酒（含醇饮料）等亦有影响，必要时要加解释。对患者的询问要耐心解答。

向科室发出的药品经查对无误后，按病区、科、室分别放于固定处的盛药篮中；护士取药时应当面点清并签字；如为新药或有特殊用法，亦应向护士交代清楚。

（五）处方点评

为了提高处方质量，促进合理用药，保障医疗安全，根据《药品管理法》《执业医师法》《医疗机构管理条例》《处方管理办法》等有关法律、法规、规章，2010年原卫生部制定并印发了《医院处方点评管理规范（试行）》，用以规范医院处方点评工作。

1. **处方点评** 处方点评是根据相关法规、技术规范，对处方书写的规范性及药物临床使用的适宜性（用药适应证、药物选择、给药途径、用法用量、药物相互作用、配伍禁忌等）进行评价，发现存在或潜在的问题，制定并实施干预和改进措施，促进临床药物合理应用的过程。医院处方点评工作是在医院药事管理与药物治疗学委员会（组）和医疗质量管理委员会的领导下，由医院医疗管理部门和药学部门共同组织实施的。

2. **处方点评的实施** 医院药学部门应当会同医疗管理部门，根据医院诊疗科目、科室设置、技术水平、诊疗量等实际情况，确定具体抽样方法和抽样率，其中门急诊处方的抽样率不应少于总处方量的1‰，且每月点评处方绝对数不应少于100张；病房（区）医嘱单的抽样率（按出院病历数计）不应少于1%，且每月点评出院病历绝对数不应少于30份。医院处方点评小组应当按照确定的处方抽样方法随机抽取处方，并按照《处方点评工作表》对门急诊处方进行点评；病房（区）用药医嘱的点评应当以患者住院病历为依据，实施综合点评，点评表格由医院根据本院实际情况自行制定。三级以上医院应当逐步建立健全专项处方点评制度，对特定的药物或治疗特定疾病的药物（如国家基本药物、血液制品、中药注射剂、肠外营养制剂、抗菌药物、辅助治疗药物、激素等临床使用，及超说明书用药、肿瘤患者和围术期用药等）使用情况进行处方点评。处方点评的结果分为合理处方和不合理处方，不合理处方包括不规范处方、用药不适宜处方及超常处方，并对各种不同结果进行了规定。处方点评结果将作为重要指标纳入医院评审评价和医师定期考核指标体系。医院应将处方点评结果纳入相关科室及其工作人员绩效考核和年度考核指标，建立健全相关的奖惩制度。

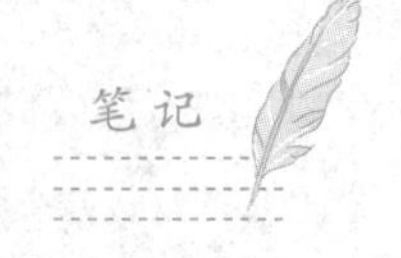

相关知识

处方点评结果的评判标准

（一）有下列情况之一的，应当判定为不规范处方：

1. 处方的前记、正文、后记内容缺项，书写不规范或者字迹难以辨认的；
2. 医师签名、签章不规范或者与签名、签章的留样不一致的；
3. 药师未对处方进行适宜性审核的（处方后记的审核、调配、核对、发药栏目无审核调配药师及核对发药药师签名，或者单人值班调剂未执行双签名规定）；
4. 新生儿、婴幼儿处方未写明日、月龄的；
5. 西药、中成药与中药饮片未分别开具处方的；
6. 未使用药品规范名称开具处方的；
7. 药品的剂量、规格、数量、单位等书写不规范或不清楚的；
8. 用法、用量使用“遵医嘱”“自用”等含糊不清字句的；
9. 处方修改未签名并注明修改日期，或药品超剂量使用未注明原因和再次签名的；
10. 开具处方未写临床诊断或临床诊断书写不全的；
11. 单张门（急）诊处方超过5种药品的；
12. 无特殊情况下，门诊处方超过7日用量，急诊处方超过3日用量，慢性病、老年病或特殊情况下需要适当延长处方用量未注明理由的；
13. 开具麻醉药品、精神药品、医疗用毒性药品、放射性药品等特殊管理药品处方未执行国家有关规定的；
14. 医师未按照抗菌药物临床应用管理规定开具抗菌药物处方的；
15. 中药饮片处方药物未按照“君、臣、佐、使”的顺序排列，或未按要求标注药物调剂、煎煮等特殊要求的。

（二）有下列情况之一的，应当判定为用药不适宜处方：

1. 适应证不适宜的；
2. 遴选的药品不适宜的；
3. 药品剂型或给药途径不适宜的；
4. 无正当理由不首选国家基本药物的；
5. 用法、用量不适宜的；
6. 联合用药不适宜的；
7. 重复给药的；
8. 有配伍禁忌或者不良相互作用的；
9. 有其他用药不适宜情况的。

（三）有下列情况之一的，应当判定为超常处方：

1. 无适应证用药；
2. 无正当理由开具高价药的；
3. 无正当理由超说明书用药的；
4. 无正当理由为同一患者同时开具2种以上药理作用相同药物的。

五、临床静脉用药集中调配的管理

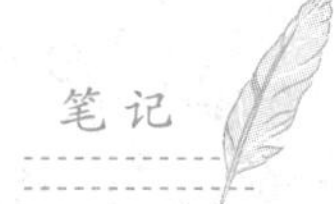

静脉用药集中调配，是指医疗机构药学部门根据医师处方或用药医嘱，经药师进行适宜性

审核，由药学专业技术人员按照无菌操作要求，在洁净环境下对静脉用药物进行加药混合调配，使其成为可供临床直接静脉输注使用的成品输液操作过程。静脉用药集中调配是药品调剂的一部分。近年来，我国静脉注射液调配业务已普遍为医务人员所接受，开展静脉药物集中调配业务的医疗机构也越来越多，今后还将会继续扩展。因此，原卫生部办公厅于2010年4月印发了《静脉用药集中调配质量管理规范》和《静脉用药集中调配操作规程》，这将加大和规范静脉药物的调配业务。

（一）静脉药物调配业务的产生

由于临床治疗上的需要，两种以上药物同时给药的机会很多，为了减少注射次数、减轻患者的损伤和疼痛，在用药前，将两种以上药物在注射器内或者输液瓶（袋）内调配，然后再给患者注射。习惯上，静脉注射药物调配是由护士来完成的。但是实践证明，由于注射药物调配涉及药物的物理、化学、生物和药理的配伍问题，超出了护士的知识面和实际经验，可能会导致一些严重的不良后果：①药物未经适当稀释或稀释量不准确，造成给药剂量不准；由于选用稀释剂不当，致使患者感觉疼痛或者造成药物的稳定性降低。②病房加药无法采用必要的无菌技术，有可能使药液遭受污染。③病房加药一般做不到恰当地贴标签，可能会对患者造成潜在危险。④病房加药缺乏对药品正确贮存的知识，可能会因贮存不当而影响药品的稳定性。相反，由药师来实施这项业务，则可避免上述弊端，增加用药的安全性。

随着临床药学的进展，静脉注射液调配业务（intravenous admixtures）也就逐渐开展起来。实际上，早在20世纪60年代，欧美国家少数医院就开始了注射药物调配业务。到了20世纪70至20世纪80年代，注射药物调配业务受到欧美国家的普遍重视，成为医院药学的一个重要发展领域。

（二）管理体系及发药方式

静脉用药集中调配业务改变了医院药品供应方式，对医院用药管理体系产生了一定的冲击。静脉用药集中调配业务的程序包括：医生开写处方，通过电脑网络传送到输液调配中心，经药师审方后根据处方要求，在无菌层流罩下进行输液加药操作，完成之后立即封口并贴上标签，再由护士或专门的传送装置送到病房供临床使用。这一过程改变了传统的发药方式，将药房更紧密地与临床治疗结合在一起，对药房工作模式提出了挑战，对医生、护士的工作方式提出了新的要求。

（三）基本条件

开展静脉注射液调配业务应具备相当于医疗机构注射剂配制的净化条件。因此，具体操作应当按照《静脉用药集中调配质量管理规范》的规定进行。现将重点叙述如下：

1. **人员配备** 静脉用药调配中心（室）人员可以由药师、护士和勤杂人员组成，中心负责人应当具有药学专业本科以上学历、本专业中级以上专业技术职务任职资格，有较丰富的实际工作经验，责任心强，有一定的管理能力。负责静脉用药医嘱或处方适宜性审核的人员，应当具有药学专业本科以上学历、5年以上临床用药或调剂工作经验、药师以上专业技术职务任职资格。负责摆药、加药混合调配、成品输液核对的人员，应当具有药士以上专业技术职务任职资格。从事静脉用药集中调配工作的药学专业技术人员，应当接受岗位专业知识培训并经考核合格，定期接受药学专业继续教育。其中药师负责药品管理，审查用药医嘱或处方的适宜性并打印标签，核对调配好的输液与安瓿。药师或护士负责配制药物，包括贴标签、摆药、核对和调配，并应严格遵守无菌操作技术和查对制度。勤杂人员负责将调配好的输液在规定时间内送到各病区，以及各区域的清洁卫生等。

2. **设备设施** 静脉用药调配中心（室）应当设于人员流动少的安静区域，且便于与医护人员沟通和成品的运送。设置地点应远离各种污染源，禁止设置于地下室或半地下室，周围的环境、路面、植被等不会对静脉用药调配过程造成污染。洁净区采风口应当设置在周围30米内环境清洁、无污染地区，离地面高度不低于3米。内部应包括洁净区、辅助工作区和生活区。洁净

笔记

区、辅助工作区应当有适宜的空间摆放相应的设施与设备；洁净区应当包括一次更衣、二次更衣及调配操作间；辅助工作区应当包括与之相适应的药品与物料贮存、审方打印、摆药准备、成品核查、包装和普通更衣等功能室。并能保证洁净区、辅助工作区和生活区的划分，不同区域之间的人流和物流出入走向合理，不同洁净级别区域间应当有防止交叉污染的设施。

静脉用药调配中心（室）洁净区应当设有温度、湿度、气压等监测设备和通风换气设施，保持静脉用药调配室温度18~26℃，相对湿度40%~65%，保持一定量新风的送入。静脉用药调配中心（室）洁净区的洁净标准应当符合国家相关规定，经法定检测部门检测合格后方可投入使用。

各功能室的洁净级别要求：一次更衣室、洗衣洁具间为十万级；二次更衣室、加药混合调配操作间为万级；层流操作台为百级。其他功能室应当作为控制区域加强管理，禁止非本室人员进出。洁净区应当持续送入新风，并维持正压差；抗生素类、危害药品静脉用药调配的洁净区和二次更衣室之间应当呈5~10Pa负压差。

（四）调配程序及操作规程

临床医师开具静脉输液治疗处方或用药医嘱后，应按原卫生部《静脉用药集中调配操作规程》进行，主要有：①调配中心药师通过电脑网络接受静脉注射药物调配医嘱，药师审查调配处方，合格的按用药量领取药物，并记录使用量，打印标签。②药师或护士在核对处方无误后，根据标签挑选药品放入塑料篮内（一位患者配一个篮子），并将标签贴在输液袋上。③调配室人员将药品与标签进行核对，准确无误后开始混合调配。由药师对空安瓿、空抗生素瓶与输液标签核对并签名，调配后再核对输液成品。④包装，将灭菌塑料袋套于静脉输液袋外，封口。⑤分发，将封口后的输液按病区分别放置于有病区标识的整理箱内，记录数量，加锁或封条。将整理箱置于专用药车上，由勤杂人员送至各病区交病区药疗护士，并由药疗护士在送达记录本上签收。给患者用药前，护士应当再次与病历用药医嘱核对，然后给患者静脉输注用药。其流程见图14-3。

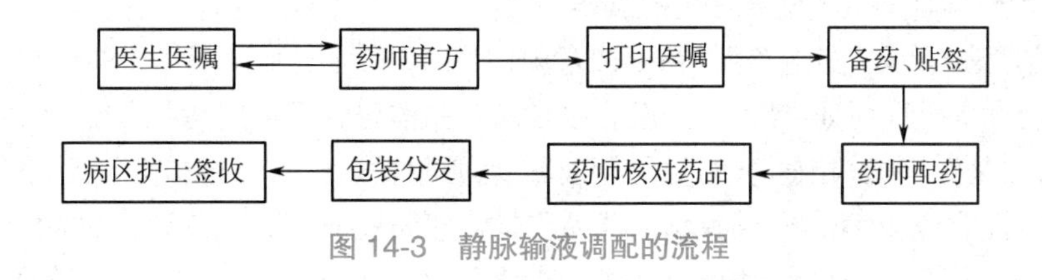

图14-3 静脉输液调配的流程

（五）质量保证

建立输液调配质量管理规范和相关文件，如质量管理文件、人员管理文件、药物领用流程、配药工作流程、设备管理文件、安全和环保措施、质量控制总则等。用一系列的规章制度规范和约束静脉输液调配中心人员的行为，确保调配质量。

医疗机构静脉用药调配中心（室）建设应当符合《静脉用药集中调配质量管理规范》相关规定。由县级和设区的市级卫生行政部门核发《医疗机构执业许可证》的医疗机构，设置静脉用药调配中心（室）应当通过设区的市级卫生行政部门审核、验收、批准，报省级卫生行政部门备案；由省级卫生行政部门核发《医疗机构执业许可证》的医疗机构，设置静脉用药调配中心（室）应当通过省级卫生行政部门审核、验收、批准。

药师考点

1. 处方和处方管理
2. 处方开具、调剂和审核
3. 处方点评制度
4. 处方保存期限及销毁程序

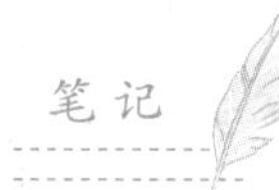

第四节 医疗机构制剂管理

一、加强医疗机构制剂法制化管理

(一)医疗机构制剂的定义及产生与发展

医疗机构制剂，是指医疗机构根据本单位临床需要经过批准而配制、自用的固定处方制剂。医院制剂中一些新剂型、新配方有时成为新药开发的前体。目前我国医院制剂仅为市场供应不足的补充。医疗机构制剂不同于临时配方，它属于药品生产范畴。加上医院制剂存在小批量、多品种、配制环境及设施设备差、质量检验机构不健全、质检不严格等缺陷，由此引起许多质量问题。因此，国内外药品监督管理部门普遍加强了对医院制剂质量的监督管理，并限制配制大输液等生产条件要求很高的品种。

我国为了保证患者所用医疗机构制剂的安全性和有效性，1984年原卫生部根据《药品管理法》的规定，对配制医疗机构制剂实行制剂许可证制度，对部分品种规定了审批程序，并组织编写出版了《医院制剂规范》《中国人民解放军药品制剂规范》，建立了对医院制剂的法制化管理制度，取得了一定效果。但因医院的性质和任务与药品生产企业不同，不可能大量投资新建、改建制剂室，以达到生产企业药品GMP要求。我国加入世贸组织后，在制药企业全面推进GMP制度，药品质量明显提高，品种、规格、数量得到很大丰富。同时，医疗卫生改革对药物治疗、合理用药等各方面提出更高要求，形势的发展对医院制剂配制质量及其管理提出更严格的要求。随着国家食品药品监督管理部门颁布的《医疗机构制剂质量管理规范》的施行，医疗机构制剂与上市药品之间的质量差别将减小。

(二)医疗机构制剂相关法律法规的颁布与实施

《药品管理法》及其《实施条例》在第四章中，对医疗机构配制制剂作出明确规定。一是医疗机构配制制剂实行许可证制度，必须经省级食品药品监督管理部门验收合格，予以批准，方可设立制剂室；二是医疗机构制剂实行注册管理制度，必须报送有关资料和样品，经省级食品药品监督管理部门批准，方可配制。国家食品药品监督管理局根据《药品管理法》的规定，于2001年3月13日发布了《医疗机构制剂配制质量管理规范》，使得医疗机构制剂许可证验收有了明确依据。2002年，我国原卫生部、国家中医药管理局发布的《医疗机构药事管理暂行规定》中，根据《药品管理法》，对“临床制剂管理”作了进一步规定。国家食品药品监督管理局于2005年先后颁布了《医疗机构制剂配制监督管理办法(试行)》和《医疗机构制剂注册管理办法(试行)》。随后，国家食品药品监督管理部门开展换发《医疗机构制剂许可证》工作，促进了医疗机构制剂配制向规范化方向发展。

二、《药品管理法》及其相关法规对医疗机构制剂的主要规定

(一)实行《医疗机构制剂许可证》制度

《药品管理法》规定：“医疗机构配制制剂，须经所在省、自治区、直辖市人民政府卫生行政部门审核同意，由省、自治区、直辖市人民政府药品监督管理部门批准，发给《医疗机构制剂许可证》。无《医疗机构制剂许可证》的，不得配制制剂”。

(二)医疗机构制剂注册管理制度

《药品管理法》及其《实施条例》规定：①“医疗机构配制的制剂，应当是本单位临床需要而市场上没有供应的品种”；②“医疗机构配制制剂，必须按照国务院药品监督管理部门的规定报送有关资料和样品，经所在地省、自治区、直辖市人民政府药品监督管理部门批准，并发给制剂批准文号后，方可配制”。

笔记

2005年8月1日施行的《医疗机构制剂注册管理办法》对制剂配制范围做了进一步规定。有下列情形之一者，不得作为医疗机构制剂申请注册：①市场上已有供应的品种；②含有未经国家食品药品监督管理局批准的活性成分的品种；③除变态反应原外的生物制品；④中药注射剂；⑤中药、化学药组成的复方制剂；⑥麻醉药品、精神药品、医疗用毒性药品、放射性药品；⑦其他不符合国家有关规定的制剂。同时，允许无制剂许可证的医疗机构申请委托配制中药制剂的注册。

申请医疗机构制剂注册的申请人应当是持有《医疗机构执业许可证》，并取得《医疗机构制剂许可证》的医疗机构。申请时应向省级食品药品监督管理部门提出申请，并报送有关资料和样品。省级食品药品监督管理部门在完成技术审评后，作出是否许可的决定。

准予配制的医疗机构制剂应持有《医疗机构制剂注册批件》及制剂批准文号。医疗机构制剂批准文号的格式为：x药制字H(z)+4位年号+4位流水号。其中x是省、自治区、直辖市的简称；H是化学制剂的代号；z是中药制剂的代号。

（三）医疗机构制剂检验、使用规定

《药品管理法》及其《实施条例》规定：①“医疗机构配制的制剂必须按照规定进行质量检验”；②“合格的，凭执业医师处方在本医疗机构使用”；③“医疗机构配制的制剂，不得在市场销售或者变相销售，不得发布医疗机构制剂广告”；④“经国务院或省、自治区、直辖市人民政府的药品监督管理部门批准，医疗机构配制的制剂可以在指定的医疗机构之间调剂使用”。“国务院药品监督管理部门规定的特殊制剂的调剂使用以及省、自治区、直辖市之间医疗机构制剂的调剂使用，必须经国务院药品监督管理部门批准”。

相关知识

《医疗机构制剂配制质量管理规范》

2001年3月13日，根据《中华人民共和国药品管理法》(2001年修订)的规定，参照《药品生产质量管理规范》的基本准则，国家食品药品监督管理部门发布了《医疗机构制剂配制质量管理规范(试行)》(局令第27号)(以下简称《规范》)。本《规范》是医疗机构制剂配制和质量管理的基本准则，适用于制剂配制的全过程。《规范》共11章，68条。

《医疗机构制剂配制质量管理规范》(试行)目录

第一章　总则
第二章　机构与人员
第三章　房屋与设施
第四章　设备
第五章　物料
第六章　卫生
第七章　文件
第八章　配制管理
第九章　质量管理与自检
第十章　使用管理
第十一章　附则

《医疗机构制剂配制质量管理规范(试行)》全文参见 http://www.sda.gov.cn/

药师考点

1. 医疗机构制剂与许可证管理
2. 医疗机构制剂注册和品种范围
3. 医疗机构制剂批准文号格式
4. 医疗机构的调剂使用

笔记

第五节 医疗机构药品供应管理

一、采购药品管理

采购药品管理的主要目标是依法、适时购进质量优良、价格便宜的药品。

1. **遵守国家法律、法规，依法购药** 《药品管理法》和国家食品药品监督管理部门、卫生计生部门规章的有关条款，对医疗机构购药作出了明确规定。

（1）《药品管理法》规定：①医疗机构必须从具有药品生产、经营资格的企业购进药品。②医疗机构购进药品，必须建立并执行进货检查验收制度，验明药品合格证明和其他标识；不符合规定要求的，不得购进和使用。③医疗机构购进药品，必须有真实、完整的药品购进记录。④个人设置的门诊部、诊所等医疗机构不得配备常用药品和急救药品以外的其他药品。

《药品流通监督管理办法》（2007 年 5 月 1 日起施行）规定：药品购进记录必须注明药品通用名称、生产厂商（中药材标明产地）、剂型、规格、批号、生产日期、有效期、批准文号、供货单位、数量、价格、购进日期。药品购进记录必须保存至超过药品有效期 1 年，但不得少于 3 年。

（2）医疗机构应当根据《国家基本药物目录》《处方管理办法》《药品采购供应质量管理规范》、本机构《药品处方集》和《基本用药供应目录》，制订药品采购计划，购入药品：①药学部门要掌握新药动态和市场信息，制订药品采购计划，加速周转，减少库存，保证药品供应。同时，做好药品成本核算和账务管理。②医疗机构必须从政府药品集中招标采购网上进行药品采购。药学部门要制定和规范药品采购工作程序，建立并执行药品进货检查验收制度，验明药品合格证明和其他标识；不符合规定要求的，不得购进和使用。药学部门对购入药品质量有异议时，医疗机构可委托国家认定资格的药品检验部门进行抽检。经药事管理与药物治疗学委员会审核批准，除核医学科可购售本专业所需的放射性药品外，其他科室不得从事药物配制或药品购售工作。

经 2009 年 1 月 17 日，原卫生部、国务院纠风办、国家发展和改革委员会、工商总局、食品药品监督管理局、中医药管理局联合印发了《进一步规范医疗机构药品集中采购工作的意见》后，2010 年 7 月由原卫生部、国务院纠风办、国家发展和改革委员会、监察部、财政部、国家工商总局、国家食品药品监督管理局联合发布实施《医疗机构药品集中采购工作规范》及《药品集中采购监督管理办法》，2015 年由国务院办公厅发布实行的《关于完善公立医院药品集中采购工作的指导意见》，明确规定：医院使用的所有药品（不含中药饮片）均应通过省级药品集中采购平台采购。坚持以省（区、市）为单位的网上药品集中采购方向，实行一个平台、上下联动、公开透明、分类采购，采取招生产企业、招采合一、量价挂钩、双信封制、全程监控等措施，加强药品采购全过程综合监管，切实保障药品质量和供应。县及县以上人民政府、国有企业（含国有控股企业）等所属的非营利性医疗机构，必须全部参加药品集中采购。药品集中采购要充分考虑各级各类医疗机构的临床用药需求特点。集中采购周期原则上 1 年 1 次。实行分类采购：对临床用量大、采购金额高、多家企业生产的基本药物和非专利药品，医院按照不低于上年度药品实际使用量的 80% 制订采购计划和预算，并具体到品种、剂型和规格，每种药品采购的剂型原则上不超过 3 种，每种剂型对应的规格原则上不超过 2 种，兼顾成人和儿童用药需要；对部分专利药品、独家生产药品，建立公开透明、多方参与的价格谈判机制。谈判结果在国家药品供应保障综合管理信息平台上公布，医院按谈判结果采购药品；对妇儿专科非专利药品、急（抢）救药品、基础输液、临床用量小的药品和常用低价药品，实行集中挂网，由医院直接采购；对临床必需、用量小、市场供应短缺的药品，由国家招标定点生产、议价采购；对麻醉药品、精神药品、防治传染病和寄生虫病的免费用药、国家免疫规划疫苗、计划生育药品及中药饮片，按国家现行规定采购，确保公开透明。对上述纳入集中采购目录的药品，实行公开招标、网上竞价、集中议价和直接挂网（包括

笔记

直接执行政府定价)采购。对经过多次集中采购、价格已基本稳定的药品,可采取直接挂网采购的办法,具体品种由省级集中采购管理部门确定。医疗机构要与中标(入围)药品生产企业或其委托的批发企业签订药品购销合同,明确品种、规格、数量、价格、回款时间、履约方式、违约责任等内容。合同采购数量要以医疗机构上年度的实际药品使用数量为基础,适当增减调整后确定。

2. **药品集中招标采购程序**　①各医疗机构制定、提交拟集中招标的药品品种规格和数量。②认真汇总各医疗机构药品采购计划。③依法组织专家委员会审核各医疗机构提出的采购品种、规格,确认集中采购的药品品种、规格、数量,并反馈给医疗机构。④确定采购方式,编制和发送招标采购工作文件。⑤审核药品供应企业(投标人)的合法性及其信誉和能力,确认供应企业(投标人)资格。⑥审核投标药品的批准文件和近期质检合格证明文件。⑦组织开标、评标或议价,确定中标企业和药品品种、品牌、规格、数量、价格、供应(配送)方式以及其他约定。在评标过程中,前述④项和⑤项应为首先条件。⑧决标或洽谈商定后,组织医疗机构直接与中标企业按招标(洽谈)结果签订购销合同。购销合同应符合国家有关法规规定,明确购销双方的权利和义务。⑨监督中标企业(或经购销双方同意由中标企业依法委托的代理机构)和有关医疗机构依据招标文件规定和双方购销合同做好药品配送工作。

3. **购进药品的验收**　与药品经营企业购进管理相似,相关内容请参见本书。

4. **药品价格管理**　根据2015年6月1日国家发改委等七部门制定的《推进药品价格改革的意见》要求,除麻醉药品和第一类精神药品外,取消药品政府定价,完善药品采购机制,发挥医保控费作用,药品实际交易价格主要由市场竞争形成。目前正在试点医疗机构药品购进后零加成销售的方式。

二、药品保管

《药品管理法》规定:“医疗机构必须制定和执行药品保管制度,采取必要的冷藏、防冻、防潮、防虫、防鼠等措施,保证药品质量。”《医疗机构药事管理规定》规定:“医疗机构应当制定和执行药品保管制度,定期对库存药品进行养护与质量检查。药品库的仓储条件和管理应符合药品采购供应质量管理规范的有关规定。”“化学药品、生物制品、中成药和中药饮片应当分别储存,分类定位存放。易燃、易爆、强腐蚀性等危险性药品应当另设仓库单独储存,并设置必要的安全设施,制定相关的工作制度和应急预案。”

1. 药品保管的主要措施

(1)分类储存:按药品的自然属性分类,按区、排、号进行科学储存。做到以下几点:①“六分开”:处方药与非处方药分开;基本医疗保险药品目录的药品与其他药品分开;内用药与外用药分开;性能相互影响、容易串味的品种与其他药品分开;新药、贵重药品与其他药品分开;配制的制剂与外购药品分开。②麻醉药品、第一类精神药品、医疗用毒性药品、放射性药品专库或专柜存放。③危险性药品、易燃、易爆物专库存放。④准备退货药品、过期、霉变等不合格药品单独存放。

(2)针对影响药品质量的因素采取措施:①对易受光线影响变质的药品,存放室门窗可悬挂黑色布、纸遮光,或者存放在柜、箱内;②易受湿度影响变质的药品,应控制药库湿度,一般保持在45%~75%;③易受温度影响变质的药品,应分库控制药库温度,冷库2~8℃,阴凉库<20℃,常温库0~30℃;④采取防虫、防鼠措施。

(3)定期检查、养护,发现问题及时处理。

2. 建立并执行药品保管的制度

药剂科为保管好药品、制剂,应建立以下制度:①药库人员岗位责任制;②入库验收、出库验发制度;③在库药品检查养护制度;④有效期药品管理制度;⑤病区药柜管理制度;⑥不合格药

笔记

品处理制度；⑦记录；⑧药品档案制度。

3. 有效期药品管理

药品有效期是指在一定贮藏条件下，能够保证药品质量合格的期限。《药品管理法》规定，超过有效期的药品按照劣药论处。

（1）我国药品有效期的表示方法：2006年，国家食品药品监督管理局发布的《药品说明书和标签管理规定》中规定了药品有效期应当按年月日的顺序标注，年份用四位数字表示，月、日用两位数字表示。其具体标注格式为“有效期至 ×××× 年 ×× 月”，或者“有效期至 ×××× 年 ×× 月 ×× 日”；也可以用数字和其他符号表示为“有效期至 ××××.××.”或者“××××/××/××”等。有效期若标注到日，应当为起算日期对应年月日的前一天；若标注到月，应当为起算月份对应年月的前一月。

（2）世界各国对年、月、日的表示方法：

1）欧洲国家大部分是按“日 - 月 - 年”排列。如“10/09/2000”，或“10th Sept.2000”，即2000年9月10日。

2）美国产品大多是按“月 - 日 - 年”排列。如上例则表示为“09/10/2000”，或“Sept.10th 2000”。

3）日本产品按“年 - 月 - 日”排列。如上例表示为“2000-09-10”。

（3）有效期药品的管理：购进药品验收时应注意该药品入库要按批号堆放或上架，出库必须贯彻“先产先出、近期先出，按批号发货”的原则。若库存药品或病区小药柜药品过期，必须按制度单独存放、销毁，绝不能发给患者使用。

4. 危险药品的管理

危险药品指受光、热、空气、水分、撞击等外界因素的影响可引起燃烧、爆炸或具有腐蚀性、刺激性和放射性的药用物质。

危险药品应单独存放在合乎消防规定的危险品库房，远离病房和其他建筑物。危险品库房应指派专人负责，严格验收和领发制度。有专家根据危险药品的特性和长期的实践经验，总结归纳出10项管理措施：①熟悉性质；②分类保管；③堆放稳固；④包装严密；⑤通风降温；⑥严禁明火；⑦防爆装置；⑧安全操作；⑨耐火建筑；⑩消防措施。

5. 高危药物的管理

高危药物的概念：根据美国的医疗安全协会（ISMP）的定义，高危药物（high-alert medication）亦称高警讯药物，指使用不当会对患者造成严重伤害或死亡的药物。2001年，ISMP最先确定的前5位高危药物分别是：胰岛素；安眠药及麻醉剂；注射用浓氯化钾或磷酸钾；静脉用抗凝药（肝素）；高浓度氯化钠注射液（>0.9%）。2003年，ISMP公布了包含19类及13项特定药物的高危药物目录，并逐年更新。2008年ISMP公布的19类高危险药物种类为：①静脉用肾上腺素能受体激动剂；②静脉用肾上腺素能受体拮抗剂；③麻醉剂，全身、吸入或静脉给药；④静脉用抗心律失常药；⑤抗凝血药（抗血栓药），溶栓剂；⑥心脏停搏液；⑦化疗药物，注射或口服；⑧ 20%以上浓度的葡萄糖注射液；⑨腹膜透析液或血透析液；⑩硬膜外或鞘内给药；⑪口服降糖药；⑫影响肌收缩力药物；⑬脂质体剂型；⑭中等作用强度镇静剂，静脉给药（如：咪达唑仑）；⑮中等作用强度镇静剂，小儿口服（如：水合氯醛）；⑯阿片类麻醉剂，静脉、经皮给药或口服剂型；⑰骨骼肌松弛剂；⑱静脉放射性造影剂；⑲全胃肠外营养。

目前国内有高危药物的概念，但没有一个明确的定义：高危药物（high-risk medication）即药物本身毒性大、不良反应严重，或因使用不当极易发生严重后果甚至危及生命的药物。也有定义称高危药物是指药理作用显著且迅速、易危害人体的药品。2008年，国家食品药品监督管理局药品评价中心（药品不良反应监测中心）发出了“高风险品种‘风险管理计划’推进行动”。医疗机构应参照国家有关规定列出医院高风险品种——“化学药品注射剂高风险品种”“中药注

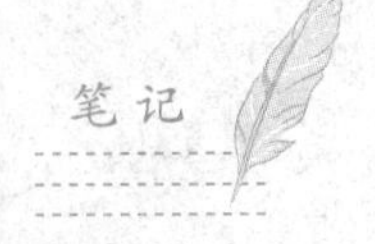

射剂高风险品种”“有严重不良反应报告的注射剂品种”目录。医疗机构应实行高危药品三级管理。

案例讨论

医疗机构购进药品无记录

1. 案情简介

某个体诊所购进一批药品,没有按规定将该药品进行记录。当地药品监督管理部门在2002年11月例行检查时发现该药品没有购进记录,该诊所负责人称没来得及记录,并表示马上补记。从进货单据所载日期看,该药品已购进2个月。

2. 问题讨论

(1)个体诊所的行为是否构成违法?本案例属于何种性质的案件?

(2)参照相关法律法规,上述个体诊所应承担哪些责任?

三、药品分级管理制度

医院对药品的管理实行“金额管理,重点统计,实耗实销,账物相符”的管理办法。所谓“金额管理”是指用金额控制药品在医疗机构流通的全过程,按2012年原卫生部规划财务司《医院财务与会计实务》中相关药品管理要求进行管理。药品入库、出库、消耗、销售、库存都要按购进价或零售价进行金额核算,库存的总金额应按周转金定额加以控制。“重点统计”是指药剂科对各种医疗用毒性药品、麻醉药品、精神药品、贵重药品的领退、销售、结存都必须按数量进行统计。“实耗实销”是指药剂科和临床各科室销售、消耗的药品,按进价金额列报支出。我国医疗机构在上述管理办法的基础上,根据药品的特点,普遍实行三级管理制度。

1. 一级管理

(1)范围:麻醉药品、第一类精神药品、终止妊娠的药品和医疗用毒性药品等的药品和原料药。如吗啡缓释片、吗啡注射液、硫酸阿托品粉等。

(2)管理办法:处方要求单独存放,每日清点,必须做到账物相符,如发现药品短少,要及时追查原因,并上报领导。

2. 二级管理

(1)范围:第二类精神药品、贵重药品、高危药品。

(2)管理办法:专柜存放,专账登记。贵重药品要每日清点,精神药品定期清点,高危药品分类管理。

3. 三级管理

(1)范围:普通药品。

(2)管理办法:账物管理,季度盘点,以存定销,要求账物相符。

药师考点

1. 药品采购规定
2. 药品保管规定
3. 药品分级管理制度

笔记

第六节 药物临床应用管理

一、药物临床应用管理概述

药物临床应用管理是指对医疗机构临床诊断、预防和治疗疾病用药全过程实施监督管理。医疗机构应当遵循安全、有效、经济的合理用药原则，尊重患者对药品使用的知情权和隐私权。

（一）临床用药管理和临床药学的发展过程

1966年，Brodie首次将用药管理（drug use control或drug use management）作为药房业务工作的主流。他把用药管理定义为一个集知识、理解、判断、操作过程、技能、管理和伦理为一体的系统，目的在于保证药物使用的安全性。药师进行临床用药管理最重要和有效的方法，就是对药品的获得、开处方、给药和使用过程全程进行监测和有效的管理。

20世纪50至20世纪60年代，美国首先建立了临床药学这一新兴学科，把过去传统的药学教育重点由“药”转向“人”。医院药学工作者除了完成药品的供应分发等工作外，还要到临床去参与医师用药，协助临床选药，以提高疗效、降低毒副反应的发生率，促使药师的工作重点转向临床药学，逐渐涉足临床用药的领域。

20世纪90年代开始崭露头角的“药学监护”开创了医院药学的新时代，代表了医院药学工作模式由“以药品为中心”向“以患者为中心”的根本转变。药学监护的基本原则是以患者为中心和面向用药结果。其目标不只是治愈疾病，而是强调通过实现药物治疗的预期结果，改善患者的生存质量。药师向患者提供药学监护的具体任务是发现、防止和解决用药过程中出现的问题。药师不仅应对所提供的药品质量负责，而且还要对药品使用的结果负责，即由传统的管理药品提高到管理药品的使用及其结果。明确规定了用药管理是现代医院药学工作的中心。

20世纪80年代我国就开始重视临床药学工作，1987年，原卫生部批准了12家重点医院作为全国临床药学试点单位；1991年，原卫生部在医院分级管理文件中首次规定了三级医院必须开展临床药学工作，并作为医院考核指标之一；2005年11月发文《关于开展临床药师培训试点工作的通知》，公布了《临床药师培训试点工作方案》及4个附件。2006年《原卫生部临床药师在职培训与考核标准（试行）》出台，提出了培训模式，这项工作启动至今已取得一定经验。2011年1月，原卫生部、国家中医药管理局、总后勤部原卫生部颁布了《医疗机构药事管理规定》，明确“临床药学工作应面向患者，在临床诊疗活动中实行医药结合。临床药学专业技术人员应参与临床药物治疗方案设计，建立重点患者药历，实施治疗药物监测，逐步建立临床药师制”。

临床药师则是以其丰富的现代药学知识与医师一起为患者提供和设计最安全、最合理的用药方案，在帮助医生合理用药上起关键作用的人，在临床合理用药中发挥重要作用。临床药师的主要任务包括参加查房和会诊，对患者的药物治疗方案提出合理建议；对特殊药物进行治疗药物监测（TDM），确保药物使用的有效和安全；向医护人员和其他药学人员提供药物情报咨询服务；监测和报告药物不良反应和有害的药物相互作用；培训药房在职人员和实习学生等。目前要求有条件的进行基因检测并指导临床合理用药。这些任务始终贯穿于临床用药管理这个主题。

（二）临床用药管理的核心是合理用药

临床用药管理的基本出发点和归宿是合理用药（rational drug use）。合理用药最起码的要求是：将适当的药物，以适当的剂量，在适当的时间，经适当的途径，给适当的患者使用适当的疗程，达到适当的治疗目标。

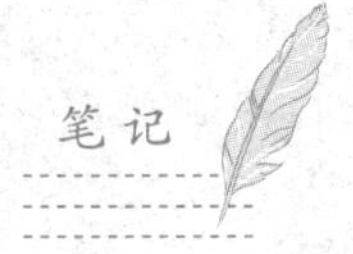

20世纪90年代以来，国际药学界的专家已就合理用药问题达成共识，赋予了合理用药更科学、完整的定义：以当代药物和疾病的系统知识和理论为基础，安全、有效、经济、适当地使用药

品。从用药的结果考虑,合理用药应当包括安全、有效、经济三大要素。安全、有效强调以最小的治疗风险获得尽可能大的治疗效益;而经济则强调以尽可能低的治疗成本取得尽可能好的治疗效果,合理使用有限的医疗卫生资源,减轻患者及社会的经济负担。

临床合理用药涉及医疗卫生大环境的综合治理,依赖于国家相关方针政策的制定和调整,受到与用药有关各方面人员的道德情操、行为动机、心理因素等的影响。当前,临床用药管理已经成为医院药事管理研究讨论的重要课题。

二、临床不合理用药现状和分析

合理用药是临床用药的理想境界。实际上,临床用药中存在着相当普遍的不合理用药现象。这些不合理用药现象正是用药管理这个命题的依据。因此,临床用药管理首先必须正视临床不合理用药的现状,分析造成这种现状的各种因素,然后有针对性地寻求解决的办法。

(一) 不合理用药的主要表现

目前临床用药普遍存在的问题至少有以下几种:

1. **用药不对症** 多数情况属于选用药物不当,有的则是开错、配错、发错、服错药物造成的。无用药适应证而保险或安慰性用药,或者有用药适应证而得不到药物治疗,则属于两种极端情况。

2. **使用无确切疗效的药物** 受经济利益驱动,给患者使用疗效不确切的药物。

3. **用药不足** 首先指剂量偏低,达不到有效治疗剂量;再就是疗程太短,不足以彻底治愈疾病,导致疾病反复发作,耗费更多的医药资源。

4. **用药过度** 用药过度分四种情况:一是给药剂量过大;二是疗程过长;三是无指征用药,主要指长期使用以保健为目的的药品,以及不必要的预防用药;四是轻症用重药,这里的“重”有两层含义,一层含义指贵重药;另一层含义指用药分量重,如治疗普通感冒也要主治药、辅助药形成系列,预防药、对症药配套使用。

5. **使用毒副作用过大的药物** 无必要地让患者承受较大的治疗风险,容易发生本可以避免的药物不良反应或药源性疾病。

6. **合并用药不适当** 合并用药又称联合用药,指在同一位患者身上同时或相继使用两种或两种以上的药物,治疗一种或多种同时存在的疾病。合并用药不适当包括:无必要地合并使用多种药物;不适当地联合用药,用可导致不良的药物相互作用的药物。

7. **给药方案不合理** 未在适当的时间、间隔,经适当的途径给药,如未按药物药动学/药效学方面的理论用药。

8. **重复给药** 多名医生给同一位患者开具相同的药物,或者提前续开处方。

(二) 导致不合理用药的因素

临床用药不只是医师、药师或患者单方面的事,而涉及诊断、开方、配方发药、给药及服药各个方面,涉及医生、药师、护士、患者及其家属乃至社会各有关人员。

1. **医师因素** 医师是疾病诊断和治疗的主要责任人,掌握着是否用药和如何用药的决定权,即只有具有法定资格的医师才有处方权。因此,临床用药不合理,医师有不可推卸的责任。医生个人的医药知识、临床用药经验、药物信息掌握程度、职业道德、工作作风、服务态度,都会影响其药物治疗决策和开处方行为,并可能导致不合理用药。

2. **药师因素** 药师在整个临床用药过程中是药品的提供者和合理用药的监督者,特别是目前推行静脉药物集中配制和口服药物单剂量摆药。药师调配处方时审方不严、对患者的正确用药指导不力、缺乏与医护人员的密切协作与信息交流等,都可导致不合理用药。

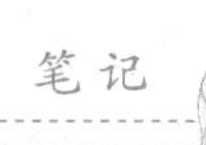

3. **护士因素** 护理人员负责给药操作,住院患者口服药品也经护士之手发给患者。给药环节发生的问题也可能造成临床不合理用药。例如,未正确执行医嘱,使用了失效的药品,临床观

察、监测、报告不力,给药过程操作不规范等。

4. **患者因素** 患者积极配合治疗,遵照医嘱正确服药是保证合理用药的另一个关键因素。患者不遵守医生制订的药物治疗方案的行为,称为患者非依从性(non-compliance)。患者产生非依从的原因主要有:对药物疗效期望过高,理解、记忆偏差,不能耐受药物不良反应,经济承受能力不足,滥用药物等。

5. **药物因素** 药物本身的作用是客观存在的,无合理与不合理的问题,关键是药物的一些特性容易造成不合理用药。因药物固有的性质导致的不合理用药往往是错综复杂的,归纳起来主要有:

(1) 药物的作用和使用因人而异:采用《中国药典》规定的常用剂量,患者获得的疗效可能各不相同。而严重的药物不良反应往往是个别现象,只发生在极少数患者身上,有些患者对某些药品会产生严重的过敏反应,甚至危及生命。

(2) 多药联用使药物不良相互作用发生几率增加:临床上常常会出现一个患者同时合用多种药物的现象。药物相互作用分为体外相互作用(又称药物配伍禁忌)和体内相互作用。前者主要由药物之间的理化反应、药物与赋形剂之间的相互作用造成。后者主要包括药动学方面和药效学方面的相互作用。药动学方面的相互作用,可以影响合并使用的其他药物的吸收、分布、代谢和排泄,使受影响的药物毒性增强或者疗效减弱。药效学方面的相互作用,一方面指生理活性的相互作用,使疗效增强或拮抗;另一方面指药物作用部位的相互作用,如竞争受体或靶位,增敏受体,改变作用部位递质及酶的活力等。

6. **社会因素** 主要是药品营销过程中的促销活动、广告宣传以及经济利益驱动等。

综上所述,造成不合理用药的原因错综复杂,涉及医学、药学、心理学、行为科学、社会伦理学等诸多方面。

(三) 不合理用药的后果

不合理用药必然导致不良的结果,这些不良后果有些是单方面的,有些是综合性的;有些程度轻,有些后果十分严重。归纳起来,不合理用药导致的后果主要有以下几方面:

1. **延误疾病治疗** 有些不合理用药直接影响到药物治疗的有效性,轻者降低疗效,使治疗失败或得不到治疗。

2. **浪费医药资源** 不合理用药可造成药品乃至医疗卫生资源(物资、资金和人力)有形和无形的浪费。

3. **发生药物不良反应甚至药源性疾病** 药物不良反应和药源性疾病的病原都是药物,差别在于对患者机体损害的程度。

药源性疾病指人类在治疗用药或诊断用药过程中,因药物或者药物相互作用而引起的与治疗目的无关的不良反应,致使机体某一(几)个器官或某一(几)个局部组织产生功能性或器质性损害而出现各种临床症状。

4. **酿成药疗事故** 因用药不当所造成的医疗事故,称为药疗事故。不合理用药的不良后果被称为事故的,一方面是发生了严重的甚至是不可逆的损害,如致残、致死;另一方面是涉及人为的责任。药疗事故通常分为三个等级:因用药造成严重毒副作用,给患者增加重度痛苦者为三等药疗事故;因用药造成患者残废者为二等药疗事故;因用药造成患者死亡者为一等药疗事故。

三、药物临床应用管理的实施

(一) 遵循《医疗机构药事管理规定》的内容制定相关制度

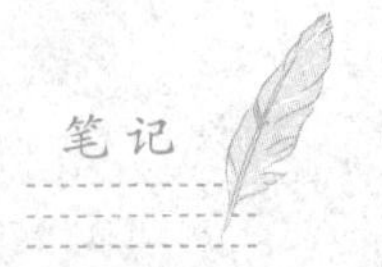

1. **制定药物临床应用管理办法及相关制度** 医疗机构应当依据国家基本药物制度,2015年版《抗菌药物临床应用指导原则》《抗菌药物临床应用管理评价指标及要求》和卫医政发

〔2008〕71号文《关于进一步加强中药注射剂生产和临床使用管理的通知》中有关中成药临床应用指导原则等相关规定，制定本机构基本药物临床应用管理办法，建立并落实抗菌药物临床应用分级管理制度；建立临床用药监测、评价和超常预警制度，对药物临床使用安全性、有效性和经济性进行监测、分析、评估，实施处方和用药医嘱点评与干预；建立药品不良反应、用药错误和药品损害事件监测报告制度，临床科室一旦发现上述事件应立即向药学部门报告，并做好观察与记录，积极救治患者。医疗机构应当按照国家有关规定向相关部门报告药品不良反应，用药错误和药品损害事件应当立即向所在地县级卫生行政部门报告。

2. **建立临床治疗团队** 医疗机构应当建立由医师、临床药师和护士组成的临床治疗团队，开展临床合理用药工作。

3. **对医师处方的适宜性进行审核** 医疗机构应当遵循有关药物临床应用指导原则、临床路径、临床诊疗指南和药品说明书等合理使用药物；对医师处方、用药医嘱的适宜性进行审核。

4. **配备临床药师** 《医疗机构药事管理规定》中规定三级医疗机构应配5名以上，二级医疗机构应配3名以上专职临床药师。临床药师应当全职参与临床药物治疗工作，对患者进行用药教育，指导患者安全用药。

（二）临床用药管理的具体措施

1. **发挥药事管理委员会的作用** 医院药事管理委员会是协调、监督医院内部合理用药，解决不合理用药问题的特殊组织。药事管理委员会的工作，对综合医药知识，统一医院管理人员与业务人员对合理用药的认识，促进临床科室和药剂科之间的沟通，发挥着重要的作用。

2. **制定和完善医院处方集** 围绕国家基本药物目录建立医院自己的处方系统。这个系统包括医院基本用药目录和处方集，以及在本院范围内的执行政策和措施。医院基本用药目录规定了保证本院患者医疗需要的药物品种，处方集比较详细地提出了每种药物的使用原则。

每个医院的处方集或基本药物目录应当具有鲜明的本院特点。对药物品种、规格、剂型等的选择必须能体现本院临床对药物的需求，具有先进性。对药物的评价和用法、用量、注意事项等的表述应能满足临床合理用药对药物信息的需要。处方集必须定期修改，更新陈旧的知识，补充新的内容。最重要的是通过行政手段，增强医院处方集和基本药物目录的权威性，使之成为医生、药师和护理人员在药物治疗过程中必须遵守的准则，充分发挥其确保药物使用质量、指导医务人员合理用药、优化药物治疗成本-效果的作用。

3. **做好处方和病历用药调查统计** 处方调查（又称处方分析）和病历用药调查的目的是及时总结临床用药的经验与教训，把握临床药品使用的规律和发展趋势，发现医生普遍性的不良处方和医嘱行为，以便针对问题，采取有力措施，不断提高合理用药水平。

处方调查的内容包括处方书写规范化和合理用药两个方面，采用普查或者随机抽样的方式进行。但是，处方所含的用药信息比较简单，最大的不足是没有疾病诊断信息，得不到详细的患者背景资料，不容易发现比较深层次的不合理用药问题，无法结合药物治疗结果进行评价。

病历用药调查分析可以弥补处方调查的缺陷。回顾性病历用药调查的对象是出院患者的病历。同步性或前瞻性研究的对象是在院患者的病历，优点是发现问题可以通过药师干预、及时解决，从而取得更好的治疗结果。病历用药调查的用途比较广泛，可用于评价新、老药物的疗效和毒副作用；揭示本院一定时期的用药现状和趋势；了解临床合并用药情况；统计药源性疾病的发生率；反映不合理用药现状等。

为加强医疗机构药物临床应用的管理，建立统一、规范的药物使用管理机制，推进临床合理用药，保障医疗质量和医疗安全，卫生部、国家中医药管理局和总后勤部卫生部于2009年联合印发了《关于加强全国合理用药监测工作的通知》，建立了全国合理用药监测系统，组织制定了全国合理用药监测方案（技术部分）。方案确定，全国合理用药监测系统包括4个子系统，分别为：药物临床应用监测子系统、处方监测子系统、用药（械）相关医疗损害事件监测子系统、重点单病

笔记

种监测子系统。其中,药物临床应用监测子系统监测的主要范围为化学药品、生物制品与中成药的购药与库存信息;处方监测子系统监测的主要范围为处方(门、急诊)、病案首页和医嘱;用药(械)相关医疗损害事件监测子系统监测的主要范围为药物不良事件、严重药物不良事件、医疗器械不良事件;重点单病种监测子系统监测的主要范围为发病率较高的常见病、多发病的有关用药信息。按《抗菌药物临床应用监测网》要求及时上报数据。

4. **加强医德医风教育** 医药知识的继续教育固然重要,但是促进医务人员合理用药的关键在于职业道德教育,促进他们树立良好的医德医风,一切从患者的利益出发。

5. **开展临床药学工作,建立药学监护模式。**

四、药学监护

药学监护(pharmaceutical care),也有称为药学保健或药疗保健。1987年由美国的Hepler和Strand提出,很快得到世界许多国家学者一致认可,在1988年新德里世界药学大会加以明确并特别作了推荐。它是一种工作模式,是药师的工作以保障供应药品为主向临床的延伸、"以药品为中心"向"以患者为中心"的转移。

(一)定义

早期美国药剂师协会对药学监护的定义是:药学监护是直接、负责地提供与药物治疗相关的服务,其目的是达到获得患者生命质量的确切效果。药师的任务是提供药学监护。这一定义表明,药学监护囊括了药师与患者和其他卫生专业人员协作设计、实施、监测药物治疗计划的过程,从而为患者创造特定的治疗结果。这一过程依次包括三项主要功能:①确认潜在或实际存在的与药物治疗相关的问题;②解决实际存在的与药物治疗相关的问题;③预防潜在的与药物治疗相关的问题。

药学监护是卫生保健的组成部分,而且应与其他部分相结合。在药学监护中,药师给患者带来直接的利益,并直接对提供给患者的保健质量承担责任。患者承认提供者(药师)的权威性,药师以其能力承担责任和义务。

(二)药学监护的职能及方法

1. **收集和整理患者的相关信息** 建立有关患者信息的数据库,从而有效地发现、防止和解决与药物治疗相关的问题,这是使患者得到最佳药物治疗结果的基础。这些信息应当包括:①患者的人口学资料,如姓名、地址、出生日期、性别、宗教信仰、职业等;②患者管理资料,如医生和处方者、药房、科/床号、知情同意形式、患者识别号等;③医学资料,身高、体重、急性和慢性健康问题、当前体征、生命迹象、各项检测项目的结果、过敏和耐药性、既往病史、诊断和外科手术史等;④药物治疗资料,处方药、非处方药、入院前服用的药物、家庭用药及使用的其他卫生保健产品、药物治疗方案、患者对治疗的依从性、药物过敏和耐药性、患者对治疗的担心和疑问等;⑤患者行为及生活方式资料,饮食、锻炼娱乐、香烟/酒精/咖啡因的使用、有无滥用的其他物质、性格类型、性生活、日常起居活动等;⑥患者社会状况及经济情况。

药师应通过各种途径收集患者当前的全面的信息。其中,与患者进行直接交流,建立起一种直接的联系尤为重要,这可以让药师理解患者的需要和期望。在决定为患者实施治疗方案之前,应充分理解和解释所得的资料,并保证其准确性。在获取患者的健康记录的过程中,药师有责任保护患者的隐私权和信任患者。

2. **确定存在的药物治疗问题** 药师应将药物、疾病、实验室检查及具体患者的信息进行综合,进而得出结论。并对患者的资料进行评估,从而找出任何与药物治疗有关的问题,而这些问题的相对重要性则需要在具体患者或药物的基础上进行评估。并应当着重考虑以下问题:①没有医疗指征用药;②有指征而未得到药物治疗;③处方开出的药物不适合这一病症;④剂量、剂型、用法、给药途径或给药方法不当等;⑤重复用药;⑥开具了易致患者过敏的药物;⑦现

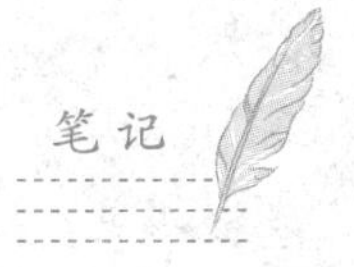

有的或潜在的药物不良反应；⑧有临床意义的现有的或潜在的药物与药物、药物与疾病、药物与营养品、药物与实验室检测物质的相互作用；⑨社交性或娱乐性药物使用对医疗的干扰；⑩未能达到药物治疗的全部效果；由于经济条件而产生的影响患者药物治疗的问题；患者对药物治疗缺乏理解；患者没能坚持按药物治疗方案进行治疗。

3. **概括患者的卫生保健需要**　在确定与药物治疗相关的保健要素时，应考虑患者总体的需要和期望的结果，以及其他卫生人员的评估、目标和治疗计划，以期改善或阻止患者健康的恶化。

4. **明确药物治疗目标**　药物治疗目标应是对药物、疾病、实验室检查以及具体患者信息的综合考虑，同时，要考虑到伦理和生命质量。药物治疗目标应切实可行，能得到明确的与药物相关的治疗结果，并能提高患者的生命质量。

5. **设计药物治疗方案**　治疗方案应适合前述的药物治疗目标，还应遵循药物经济学原则，遵守卫生系统中的药品政策，如临床保健计划和疾病管理计划等。方案设计还应能从卫生系统和患者的承受能力及财政来源两方面实现最佳的药物使用。

6. **设计药物治疗方案的监测计划**　监测计划应能有效地评价患者是否达到药物治疗目标，发现该药物治疗方案实际存在的和潜在的不良反应。对药物治疗方案的每一目标均应确定可测量和可观察的参数，监测计划应给出判断达到药物治疗目标的终点标志。应当注意的是患者的医疗保健需要、药物的特性、其他卫生人员的需要以及政府的卫生保健政策和程序都会影响监测计划的制订。

7. **制订药物治疗方案及相应的监测计划**　药师在与患者和其他卫生专业人员的合作之下，不断发展和修正药物治疗方案和监测计划，使其趋向系统化和逻辑化，并应代表患者、处方者、药师的一致意见。治疗方案和监测计划应记录在患者的健康档案中，从而确保所有卫生保健组织的成员都能了解这些信息。

8. **开始实施药物治疗方案**　依据药物治疗方案和监测计划，药师可以适时地实施全部或部分药物治疗方案。药师的活动应符合卫生系统的政策和程序（如处方协定），并遵守药物治疗方案和监测计划。有关药物治疗、实验室检查及其他措施的医嘱均应清楚、准确。与药物治疗有关的所有活动都要记录在患者的健康档案中。

9. **监测药物治疗方案的结果**　根据监测计划，所收集的数据应充分、可靠和有效，这样才能对药物治疗的结果作出判断。药师应对监测计划中每一参数与预期的终点之间的差距进行评估，并得出药物治疗目标是否实现的结论。在调整药物治疗方案之前，药师应明确未达到药物治疗目标的原因。

10. **修订药物治疗方案和监测计划**　药师应根据患者的治疗结果调整治疗方案和监测计划。如果临床条件允许，药师可以一次调整治疗方案的一个方面，并对此重新评估。药师应以一致的态度记录最初的建议和调整后的建议。

药学监护模式中的一个重要因素是药师对患者的治疗结果负有责任。药师无论是设计还是执行患者的药物治疗方案和监测计划，都应履行相同的义务。实施药学监护要求药师监测药物治疗方案，根据患者情况的变化修正治疗方案、记录结果，并对药物治疗结果负责。

实施药学监护并不否认药剂科的其他工作，例如，药品供应仍然是药剂科工作的必要和重要的组成部分。但是，随着新一轮医疗体制改革的进展，逐步取消药品的加成销售，药品供应的相对重要性已降为第二位。同时，还需要强调的是，既然药学监护是一种工作模式，那么，这种工作模式未必与其他工作模式发生冲突，它们可以共存于医疗机构药剂科的工作中，并共同发挥作用。实践证明，医疗机构药剂科的工作模式本身处于不断的演变和进化之中，如调剂工作模式、发药工作模式、药物情报工作模式、临床药学工作模式、药学保健工作模式等。有学者指出，这些工作模式应当更好地综合起来，构成一个全面药学服务模式（total pharmacy care）。

笔记

药师考点

1. 不合理用药的情形
2. 导致不合理用药的因素
3. 临床用药管理的措施
4. 药学监护的概念

本章小结

本章介绍了医疗机构药事管理组织和药学部门;药剂科的任务、组织和人员配备;调剂业务与处方管理制度;制剂管理;药品供应管理;药物临床应用管理的相关内容。主要内容为:

1. 医疗机构药事管理是指医疗机构以患者为中心,以临床药学为基础,对临床用药全过程进行有效的组织实施与管理,促进临床科学、合理用药的药学技术服务和相关的药品管理工作。具有专业性、实践性和服务性的特点。

2. 二级以上医院应当设立药事管理与药物治疗学委员会,其他医疗机构应当成立药事管理与药物治疗学组。药事管理与药物治疗学委员会(组)是医疗机构药品管理的监督机构,也是对医疗机构各项重要药事工作作出专门决定的专业技术组织。

3. 医疗机构药剂科的任务包括药品供应管理、调剂与制剂、药品质量管理、临床药学工作、科研与教学。药剂科根据规模可设置以下部门:调剂部门、制剂部门、药库、药品质检部门、临床药学室、办公室等。

4. 调剂指配药、配方、发药,又称为调配处方。调剂包括:收方(包括从患者处接收医生的处方,从病房医护人员处接收处方或请领单);检查处方;调配药剂及取出药品;核对处方与药剂、药品;发给患者(或病房护士)并进行交代和答复询问的全过程。

5. 处方由前记、正文和后记三部分组成。处方管理制度包括对处方权限的规定、处方书写规定、处方限量规定以及处方保管规定。

6. 调配处方时,必须做到"四查十对":查处方,对科别、姓名、年龄;查药品,对药名、剂型、规格、数量;查配伍禁忌,对药品性状、用法用量;查用药合理性,对临床诊断。

7. 医疗机构配制的制剂,应当是本单位临床需要而市场上没有供应的品种;必须经所在地省级药品监督管理部门批准,并发给制剂批准文号后,方可配制。

8. 医疗机构药品供应管理主要包括采购药品管理、药品保管的管理及药品分级管理制度。

9. 临床用药管理的核心是合理用药。临床不合理用药的主要表现包括:用药不对症、使用无确切疗效的药物、用药不足、用药过度、使用毒副作用过大的药物、合并用药不适当、给药方案不合理、重复给药等;而导致不合理用药的因素涉及医生、药师、护士、患者及其家属乃至社会各有关人员等多个方面。

10. 临床药师制度及药学监护的作用。

复习思考题

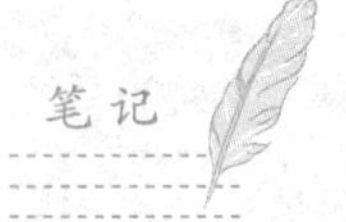

1. 什么是医疗机构?它分为哪些类型?
2. 阐明医疗机构药剂科的任务。

3. 简述药事管理与药物治疗学委员会(组)的职责。
4. 简述我国综合性医院药剂科组织机构的设置。
5. 简述医疗机构药师的工作职责。
6. 画出调剂流程图,说明药师应在哪些环节发挥作用。
7. 处方由哪几部分组成? 简述处方书写的规定。
8. 如何审查处方? 处方点评如何进行?
9. 国家对医疗机构采购药品有哪些规定和政策?
10. 阐述《医疗机构药事管理规定》中涉及药物临床应用管理的内容。
11. 定义药学监护,分析药学监护与临床用药管理的关系。

课程实践

【实践名称】收集医疗机构药事相关信息,编写药事简讯。

【实践目的】通过对医疗机构药事各组成部分相关动态信息的收集、分析、归纳与总结,编写一期药事简讯。

【实践内容】检索、查阅卫生计生委、国家食品药品监督管理总局网站及健康报等相关报刊上所发布的医疗机构药事管理信息,收集所需资料。

【实践安排】1. 对获取的资料进行筛选,每人编写一期药事简讯,内容可包括:药事监管动态、医药动态、合理用药、基本药物、纠纷案例、不良反应、处方点评等内容。
2. 独立完成一份不少于3000字的药事简讯。
3. 要求内容完整、准确,形式新颖。

【实践测试】老师根据提交的药事简讯的质量进行成绩的评定。

(刘世坤)

笔记

主要参考文献

1. 杨世民 . 药事管理学 . 第 5 版 . 北京:人民卫生出版社,2011
2. 杨世民 . 中国药事管理学科发展 30 年 . 北京:中国医药科技出版社,2014
3. 全国人大常委会 . 中华人民共和国药品管理法 .2015
4. 国家食品药品监督管理总局 . 国家执业药师资格考试大纲 . 北京:中国医药科技出版社,2015
5. 国家药典委员会 . 中华人民共和国药典 .2015 年版 . 北京:中国医药科技出版社,2015
6. http://www.npc.gov.cn　全国人大网
7. http://www.cfda.gov.cn　国家食品药品监督管理总局网
8. http://www.nhfpc.gov.cn　中华人民共和国卫生与计划生育委员会网
9. 国务院 . 麻醉药品和精神药品管理条例 . 北京:中国法制出版社,2005
10. 张文显 . 法理学 . 第 3 版 . 北京:高等教育出版社,2007
11. 科学技术部等 . 中医药创新发展规划纲要(2006—2020 年),2007
12. 胡天佑 . 药品广告理论与实务 . 北京:中国医药科技出版社,2003
13. 杨世民 . 医院药事管理 . 北京:人民卫生出版社,2006
14. 杨世民 . 中国药事法规 . 第 2 版,北京:化学工业出版社,2007
15. 胡廷熹 . 国际药事法规解说 . 北京:化学工业出版社,2004
16. 国家食品药品监督管理局国际合作司 . 如何制定和实施国家药物政策 . 第 2 版 . 北京:中国医药科技出版社,2007
17. 杨世民 .(国家食品药品监督管理局人事司组织编写). 药品监督管理法律法规 . 北京:中国医药科技出版社,2010
18. John M.Lonie,Donna Dolinsky,Conrad Dhing,et al.Behavioral Pharmacy Research by Social and Administrative Science Faculty from 1989-1999.Am J Pharm Educ,2001,65:164-168.
19. Bernard Sorofman.Graduate Education and the Social and Administrative Sciences.Am J Pharm Educ,1998,62:467-469.
20. WHO Guidelines on Good Agricultural and Collection Practices for Medicinal Plants.
21. 全国人大常委会 . 中华人民共和国广告法 .2015
22. 杨世民 . 中国执业药师资格制度 20 年 . 北京:中国医药科技出版社,2015
23. 国家食品药品监督管理局 . 药品说明书和标签管理规定 .2006
24. 国家食品药品监督管理总局 . 药品经营质量管理规范 .2015
25. 国务院 . 关于改革药品医疗器械审评审批制度的意见(国发〔2015〕44 号)

英汉词汇对照表

A

addiction	成瘾性
adverse drug event, ADE	药品不良事件
adverse drug reaction, ADR	药物不良反应
American Association of Colleges of Pharmacy, AACP	美国药学院协会
American Council of Pharmaceutical Faculties, ACPF	美国药学教师学会
American Pharmaceutical Association, APhA	美国药学会
anesthetics	麻醉药
apothecary shop	处方药房
Asian Federation of Medicinal Chemistry, AFMC	亚洲药物化学联合会
automated data	自动记录数据库

B

B.S	学士学位
batch	批
batch number	批号
batch record	批生产记录
blue card system	蓝卡系统
board of pharmacy	药房委员会
brand name	药品商品名称
business & customer to government, B & C 2 G	企业、消费者与政府之间的电子商务
business management	商业管理
business role	商业任务
business to business, B2B	企业与企业之间的电子商务
business to customer, B2C	企业与消费者之间的电子商务

C

Canada Pharmaceutical Association, CPhA	加拿大药学会
Center for Biologics Evaluation and Research, CBER	生物制品评价与研究中心
Center for Devices and Radiological Health, CDRH	器械与放射学健康中心
Center for Drug Evaluation and Research, CDER	药品审评与研究中心
Center for Drug Evaluation, CDE	药品审评中心
Center for Drug Reevaluation, CDR	药品评价中心
Center for Food Safety and Applied Nutrition, CFSAN	食品安全与应用营养学中心
Center for Qualification of Licensed Pharmacists, CQLP	国家食品药品监督管理局执业药师资格认证中心
Center for Veterinary Medicine, CVM	兽药中心
Certificate Committee for Drugs, CCD	药品认证管理中心

characteristic	特性
Chemical Abstract	化学文摘
chemical name	化学名称
chemical structure	化学结构式
China Association of Pharmaceutical Commerce, CAPC	中国医药商业协会
China Association of Traditional Chinese Medicine, CATCM	中国中药协会
China Licensed Pharmacist Association, CLPA	中国执业药师协会
China Licensed Pharmacist Forum, CLPF	中国执业药师论坛
China Medicine Education Association, CMEA	中国医药教育协会
China Nonprescription Medicines Association, CNMA	中国非处方药物协会
China Pharmaceutical Enterprises Association, CPEA	中国医药企业管理协会
China Pharmaceutical Industry Association, CPIA	中国化学制药工业协会
China Pharmacopoeia Committee	国家药典委员会
Chinese Pharmaceutical Association, CPA	中国药学会
clinical study	临床研究
clinical trial	临床试验
Code of Federal Regulations	联邦法典
codes of ethics for pharmacists	药师道德准则
Collaborating Centre for International Drug Monitoring	世界卫生组织国际药物监测合作中心
commercial and legal pharmacy	商业与法律药学
commercial pharmacy	商业药学
commitment	承诺
communication	交流
communication of pharmacy	药学交流学
community pharmacy	社会药房
Computerization Physician Order Entry, CPOE	医生工作站
contraindications	禁忌证
Convention on Psychotropic Substances	精神药物公约
copyright	著作权
correlational study	相关研究
craving	渴求
cross tolerance	交叉耐受性
customer to customer, C2C	消费者与消费者或个人与个人之间的电子商务

D

department	部门
Department Of Health And Human Services, HHS	联邦政府卫生与人类服务部
department of pharmacy policy and practice	药学政策和实践系
description	性状
descriptive study	描述性研究
device	医用器具
dispensing	调剂
distribution channels	销售(流通)渠道
distribution channels of pharmaceutical	药品销售渠道

Division of Narcotic Drugs of the United Nations	联合国麻醉药品司
drug abuse	药品滥用
drug addiction	药品成瘾性
drug administration	药政管理
drug advertisement	药品广告
drug approval number	批准文号
drug dependence	药品依赖性
drug efficacy reevaluation, DER	药品再评价
Drug Efficacy Study Implementation, DESI	药效研究实施方案
drug induced diseases, DID	药源性疾病
drug information	药品信息
drug information and scientific literature evaluation	药品信息和科学文献评价
drug interaction	药物相互作用
drug manufacturer	药品生产企业
drug misuse	药物不合理使用
Drug Monitoring Centre	药物监测中心
drug name	药品名称
drug retailer	药品零售企业
drug safety evaluation, DSE	临床前药物安全性评价
drug seeking behavior	觅药行为
drug standard	药品标准
drug store, chemist's shop	药店
drug supervision	药品监督管理
drug taking behavior	用药行为
drug use control, drug use management	用药管理
drug wholesaler	药品批发企业
drugs distribution	药品流通
drugs to be marketed in China for the first time	首次在中国销售的药品

E

Economic and Social Council (United Nations), ECOSOC	联合国经济与社会理事会
effectiveness	有效性
employed pharmacist	被聘任药师
English name	英文名称
essential drug list, EDL	基本药物目录
Ethical Standards for Medicines Promotion	药品促销的道德准则
euphoria	欣快感
experimental study	实验研究
ex-post facto study	事后回顾研究

F

fake medicine	假药
Federal Food and Drug Act	《联邦食品和药品法》
Food and Drug Administration, FDA	美国食品药品监督管理局
Food, Drug and Cosmetic Act, FDCA	《联邦食品、药品和化妆品》

G

General Agreement on Tariffs and Trade, GATT 关税与贸易总协定
general/social 综合/社会
generic drug application, application for drugs already with national standards 仿制药申请
generic drugs 仿制药
generic name 通用名称
Good Dispensing Practice, GDP 药品调剂质量管理规范
Good Laboratory Practice for Non-clinical Laboratory Studies, GLP 药物非临床研究质量管理规范
Good Manufacturing Practice for Pharmaceutical Products, GMP 药品生产质量管理规范
Good Pharmacovigilance Practices, GVP 良好药物警戒管理规范
Good Pharmacy Practice, GPP 药房质量管理规范
Good Supply Practice for Pharmaceutical Products, GSP 药品经营质量管理规范
Good Use Practice, GUP 药品使用质量管理规范

H

habitation 习惯性
Health Action International, HAI 国际卫生行动组织
health care 卫生保健
health related quality of life, HRQOL 健康相关的生命质量
healthcare organization 卫生保健组织
high-risk medication, high-alert medication 高危药物
historical study 历史研究
Hospital Information System, HIS 医院信息系统
hospital intensive monitoring system 医院集中监测系统
hospital pharmacy 医院药房

I

import drug application 进口药品申请
IMS Health 世界卫生健康和制药工业市场信息机构
indication 适应证
industrial property 工业产权
inferior drugs 劣药
information 信息
institutional pharmacy 医疗机构药房,医疗机构药剂科
institutional pharmacy administration 医疗机构药事管理
institutional pharmacy affairs 医疗机构药事
institutional pharmacy management 医疗机构药房管理
intellectual property 知识产权
International Conference on Harmonization of Technical Requirements for Registration of Pharmaceuticals for Human Use, ICH 人用药品注册技术规范的国际协调会
International Criminal Police Organization-Interpol, ICPO 国际刑警组织
International Federation of Pharmaceutical Manufacture Associations, IFPMA 国际制药工业协会联合会
International Narcotics Control Board, INCB 国际麻醉品管制局

International Nonproprietary Name for Pharmaceutical Substances, INN	国际非专利药名
International Organization for Standards, ISO	国际标准化组织
International Pharmaceutical Federation, FIP	国际药学联合会
International Pharmaceutical Federation, FIP	国际药学联合会
intravenous admixtures	静脉注射液配置业务

L

labelling of containers and packages	药品标签
law	法
legislation of drug administration	药品管理立法
license	许可
licensed pharmacist	执业药师
literature property	文学产权

M

M.S	硕士学位
Management Information System, MIS	药品管理信息系统
manufacturer	生产企业
mediacy of advertising	广告媒介
medicaid	医疗补助
medical institutions	医疗机构
medicare	医疗保险
medication error	用药差错
medicinal toxic drugs	医疗用毒性药品
Medicines Act 1968	1968 年药品法
medicines promotion	药品促销
Ministry of Health, Labour and Welfare	厚生劳动省
misbranded drugs	违标药
Model State Pharmacy Act, MSPA	标准州药房法
modern drugs	现代药
morality	道德

N

narcotic drugs	麻醉药品
National Association of Boards of Pharmacy, NABP	美国全国药房委员会
National Center for ADR Monitoring	国家药品不良反应监测中心
National Center for Toxicological Research, NCTR	国家毒理学研究中心
National Committee on the Assessment of the Protected Chinese Medicinal Products P.R.C, NPTMP	国家中药品种保护审评委员会
national essential medicines	国家基本药物
national health service, NHS	国家卫生服务制度
National Institutes for Food and Drug Control, NIFDC	中国食品药品检定研究院
national medicine policy, NMP	国家药物政策
new active substances, NASs	新活性实体
new chemical entities, NCEs	新化合物实体

new drug application, NDA	新药申请
new drugs	新药
new molecular entities, NMEs	新分子实体
non-compliance	不依从性
nonprescription drugs	非处方药
note	注意事项

O

oath of pharmacists	药师誓言
Office of Regulatory Affairs, ORA	FDA 监管事务办公室
Office of the Commissioner, OC	FDA 局长办公室
official name	药品法定名称
over dosage	药物过量
over the counter drugs, OTC drugs	非处方药

P

package insert	药品说明书
Pharm.D	药学博士
pharmaceutical affairs	药事
Pharmaceutical and Medical Safety Bureau	医药食品局
pharmaceutical care	药学保健
pharmaceutical economics	药物经济学
pharmaceutical marketing	药品市场营销
pharmaceutical morality code	药学道德规范
pharmaceutical preparations dispensed by medical institutions	医疗机构制剂
pharmaceutical quality management	药品质量管理
pharmaceutical service	药学服务
pharmaceutical socioeconomics	药物社会经济学
Pharmaceuticals and Medical Devices Agency, PMDA	医药品医疗机器综合机构
pharmacist	药师
Pharmacist Law	药师法
pharmacoeconomic and outcomes	药物经济学和结果
pharmacoeconomics	药物经济学
pharmacoepidemiology survey	药物流行病学调查
pharmacokinetics	药代动力学
pharmacology and toxicology	药理毒理
pharmacovigilance	药物警戒
pharmacy	药学，药房
Pharmacy Act	药房法
Pharmacy Administration and Drug Therapeutics Committee	药事管理与药物治疗学委员会
Pharmacy Administration Committee	药事管理委员会
pharmacy administration, Ph.A	药事管理
Pharmacy and Therapeutics Committee, P&T	药学与治疗学委员会
pharmacy jurisprudence	药事法学
pharmacy jurisprudence and ethics	药事法与伦理

pharmacy management	药房管理(学)
pharmacy organization	药事组织学
pharmacy profession	药学职业
pharmacy science	药学科学
physical dependence	身体依赖
Poison Prevention Packaging Act	防毒包装法
policy	政策
Post Authorisation Safety Study, PASS	上市后安全性研究
practice of pharmacy	药房实践
practitioner pharmacist	开业药师
preclinical study	临床前研究
preparing and dispensing drugs	制药、配药
prescription	处方
prescription drugs	处方药
Prescription Event Monitoring, PEM	处方事件监测
principle of professional ethics	职业道德原则
private administration	私部门行政
produce drug	药品生产
professional ethics	职业道德
professional role	专业任务
professionalization of pharmacy	药学职业化
proprietary drugs	专卖药
proprietary name	专利名
psychic dependence	精神依赖性
psychological dependence	心理依赖性
psychotropic substances	精神药品
public administration	公共行政
public policy	公共政策

Q

quality	质量
quality assurance	质量保证
quality characteristic	质量特性
quality control	质量控制
quality improvement	质量改进
quality management	质量管理
quality management system	质量管理体系
quality of life	生命质量

R

radioactive pharmaceuticals	放射性药品
rational drug use	合理用药
registration	注册
registration of drug	药品注册
requirement	要求

re-registration of drugs	再注册申请
research	研究
research and development, R&D	药物的研究开发
research methodology	研究方法
retail	零售
retail pharmacy	零售药房
retail pharmacy management	零售药房管理

S

safety	安全性
schedules	附表
separation pharmacy from medicine	医药分业
Single Convention on Narcotic Drugs, 1961	1961 年麻醉品单一公约
social and administrative sciences (SAdS)	社会与管理科学
social and behavioral aspects of pharmacy	药学的社会与行为
social and behavioral pharmacy	社会和行为药学
social and behavioral science	社会和行为科学
social pharmacy and pharmacy organization	社会药学和药事组织
social role	社会任务
specification	规格
Spontaneous reporting system, SRS	自发呈报系统
stability	稳定性
State Food and Drug Administration, SFDA	国家食品药品监督管理局
statistics	统计学
storage	贮藏
supplemental application for drug registration	补充申请
synthetic new drugs	合成新药
system	制度 / 体系

T

tenet	宗旨
the drug regulatory department under the state council	国务院药品监督管理部门
the drugs of special control	特殊管理的药品
the fair packaging and labeling act	正确包装和标签法
the health care profession	卫生保健职业
the legal system of pharmacy administration	药事管理法律体系
the Pharmacists Code of Genoa, as Revised 1407	热那亚药师法典(修订)
the Pharmacopoeia Commission of the People's Republic of China	中华人民共和国药典委员会
the Pharmacopoeia of the People's Republic of China	《中华人民共和国药典》
the unit dose system of medication distribution	药品单位剂量调配系统
the World Federation of Proprietary Medicine Manufacturers	世界非处方药生产商联合会
therapeutic inequivalence reporting	药品质量不等效性报告
Therapy Drugs Monitoring, TDM	治疗药物监测
tolerance	耐受性
total pharmacy care	全面药学服务模式

Trade-Related Aspects of Intellectual Property Rights, TRIPS	《与贸易有关的知识产权协定》
traditional drugs	传统药

U

uniformity	均一性
unit dose system	单位剂量系统
United Nations Commission on Narcotic Drugs, UNCND	联合国麻醉药品委员会
United Nations Drug Control Programme, UNDCP	联合国国际药物管制规划署
United Nations Fund for Drug Abuse Control, UNFDAC	联合国药物滥用管制基金
United States Pharmacopoeia, USP	《美国药典》
Uppsala Monitoring Centre, UMC	瑞典乌普萨拉监测中心
usage and dosage	用法用量
use in children	儿童用药
use in elderly patient	老年用药
use in pregnancy and lactation	孕妇及哺乳妇女用药

V

validity date	有效期

W

wholesaler	批发商
withdrawal	脱瘾现象
World Federation of Proprietary Medicine Manufacturers, WFPMM	世界非处方药生产商联合会
World Health Organization, WHO	世界卫生组织
World Intellectual Property Organization, WIPO	世界知识产权组织
World Medical Association	世界医疗协会
World Self-Medication Industry, WSMI	世界自我药疗产业协会
World Trade Organization, WTO	世界贸易组织
world wide web, www	全球信息网

汉英词汇对照表

1961 年麻醉品单一公约	Single Convention on Narcotic Drugs, 1961
1968 年药品法	Medicines Act 1968
2000 年达到人人享有卫生保健	Health For All By The Year 2000

A

安全性	safety

B

包装	package
被聘任药师	employed pharmacist
标准州药房法	Model State Pharmacy Pct, MSPA
补充申请	supplemental application for drug registration
不良反应	adverse drug reaction, ADR
不依从性	non-compliance
部门	department

C

成分	ingredients
成瘾性	addiction
承诺	commitment
处方	prescription
处方事件监测	Prescription Event Monitoring, PEM
处方药	prescription drugs
处方药房	apothecary shop
传统药	traditional medicines
《纯净食品、药品法案》	Pure Food and Drugs Act

D

单位剂量系统	unit dose system
道德	morality

E

儿童用药	use in children

F

法	law
FDA 监管事务办公室	Office of Regulatory Affairs, ORA
FDA 局长办公室	Office of the Commissioner, OC

防毒包装法	Poison Prevention Packaging Act
放射性药品	radioactive pharmaceuticals
仿制药	generic drugs
仿制药申请	generic drug application, application for drugs already with national standards
非处方药	nonprescription drugs 或 over the counter drugs, OTC drugs
附表	appendix

G

高危药物	high-risk medication, high-alert medication
工业	industry
工业产权	industrial property
公共行政	public administration
公共政策	public policy
关税与贸易总协定	General Agreement on Tariffs and Trade, GATT
管理	management
广告媒介	media of advertising
规格	specification
国际标准化组织	International Organization of Standardization, ISO
国际非专利药名	International Nonproprietary Name for Pharmaceutical Substances, INN
国际麻醉品管制局	International Narcotics Control Board, INCB
国际刑警组织	International Criminal Police Organization-Interpol, ICPO
国际药学联合会	International Pharmaceutical Federation, FIP
国际卫生行动组织	Health Action International, HAI
国际制药工业协会联合会	International Federation of Pharmaceutical Manufacture Associations, IFPMA
国家毒理学研究中心	National Center for Toxicological Research, NCTR
国家基本药物	national essential drugs
国家食品药品监督管理局	State Food and Drug Administration, SFDA
国家食品药品监督管理局执业药师资格认证中心	Center for Qualification of Licensed Pharmacists, CQLP
国家卫生服务制度	National Health Service, NHS
国家药典委员会	China Pharmacopoeia Committee
国家药品不良反应监测中心	National Center for ADR Monitoring
国家药物政策	national medicine policy, NMP
国家中药品种保护审评委员会	National Committee on the Assessment of the Protected Chinese Medicinal Products P.R.C, NPTMP
国务院药品监督管理部门	the drug regulatory department under the state council

H

合成新药	synthetic new drugs
合理用药	rational drug use
厚生劳动省	Ministry of Health, Labour and Welfare
化学结构式	chemical structure
化学名称	chemical name

化学文摘	Chemical Abstract

J

基本药物目录	essential drug list, EDL
加拿大药学会	CPhA
假药	fake medicine
健康相关的生活质量	health related quality of life, HRQOL
交叉耐受性	cross tolerance
交流	communication
禁忌	contraindications
进口药品申请	import drug application
精神药品	psychotropic substances
精神药物公约	Convention on Psychotropic Substances
精神依赖性	psychic dependence
静脉注射液配置业务	intravenous admixtures
均一性	uniformity

K

开业药师	practitioner pharmacist

L

蓝卡系统	blue card system
老年患者用药	use in elderly patient
历史研究	historical study
联邦法典	Code of Federal Regulations
《联邦食品、药品和化妆品法》	Federal Food, Drug and Cosmetic Act
《联邦食品和药品法》	Federal Food and Drug Act
美国食品药品监督管理局	Food and Drug Administration, FDA
联邦政府卫生与人类服务部	Department Of Health And Human Services, HHS
联合国国际药物管制规划署	United Nations Drug Control Programme, UNDCP
联合国经济与社会理事会	Economic and Social Council (United Nations), ECOSOC
联合国麻醉药品司	Division of Narcotic Drugs of the United Nations
联合国麻醉药品委员会	United Nations Commission on Narcotic Drugs, UNCND
联合国药物滥用管制基金	United Nations Fund for Drug Abuse Control, UNFDAC
良好药物警戒管理规范	Good Pharmacovigilance Practices, GVP
劣药	inferior drugs
临床前研究	preclinical study
临床前药物安全性评价	drug safety evaluation, DSE
临床试验	clinical trial
临床研究	clinical study
零售	retail
零售药房	retail pharmacy
零售药房管理	retail pharmacy management

M

麻醉药剂	anesthetics
麻醉药品	narcotic drugs
美国全国药房委员会	National Association of Boards of Pharmacy, NABP
《美国药典》	United States Pharmacopoeia, USP
美国药学会	American Pharmaceutical Association, APhA
美国药学教师学会	American Conference of Pharmaceutical Faculties, ACPF
美国药学院协会	American Association of College of Pharmacy, AACP
觅药行为	drug seeking behavior
描述性研究	descriptive study

N

耐受性	tolerance

P

批	batch
批发商	wholesaler
批号	batch number
批生产记录	batch record
批准文号	drug approval number

Q

企业与企业之间的电子商务	business to business, B2B
企业与消费者之间的电子商务	business to customer, B2C
器械与放射学健康中心	Center for Devices and Radiological Health, CDRH
全面药学服务模式	total pharmacy care
全球信息网	world wide web, www

R

《热那亚药师法典》(修订)	the Pharmacists Code of Genoa, as Revised 1407
人用药品注册技术规范的国际协调会	International Conference on Harmonization of Technical Requirements for Registration of Pharmaceuticals for Human Use, ICH
瑞典乌普萨拉监测中心	Uppsala Monitoring Centre, UMC

S

商品名称	trade name
上市后安全性研究	Post Authorisation Safety Study, PASS
商业管理	business management
商业任务	business role
商业药学	commercial pharmacy
商业与法律药学	commercial and legal pharmacy
社会和行为科学	social and behavioral science
社会和行为药学	social and behavioral pharmacy

社会任务	social role
社会药房	community pharmacy
社会药学和药事组织	social pharmacy and pharmacy organization
社会与管理科学	social and administrative sciences (SAdS)
身体依赖	physical dependence
生产企业	manufacturer
生命质量	quality of life
生物制品评价与研究中心	Center for Biologics Evaluation and Research, CBER
实验研究	experimental study
食品安全与应用营养学中心	Center for Food Safety and Applied Nutrition, CFSAN
世界非处方药生产商联合会	the World Federation of Proprietary Medicine Manufacturers
世界非处方药生产商联合会	WFPMM
世界贸易组织	World Trade Organization, WTO
世界卫生健康和制药工业市场信息机构	IMS Health
世界卫生组织	World Health Organization, WHO
世界卫生组织国际药物监测合作中心	Collaborating Centre for International Drug Monitoring
世界医疗协会	World Medical Association
世界知识产权组织	World Intellectual Property Organization, WIPO
世界自我药疗产业协会	World Self-Medication Industry, WSMI
事后回顾研究	ex-post facto study
适应证	indication
首次在中国销售的药品	drugs to be marketed in China for the first time
兽药中心	Center for Veterinary Medicine, CVM
硕士学位	M.S

T

特殊管理的药品	the drugs of special control
特性	characteristic
调剂	dispensing
通用名称	generic name
统计学	statistics
脱瘾现象	withdrawal

W

违标药	misbranded drugs
卫生保健	health care
卫生保健职业	the health care profession
卫生保健组织	healthcare organization
文学产权	literature property
稳定性	stability

X

习惯性	habitation
现代药	modern medicines
相关性研究	correlational study

销售(流通)渠道	distribution channels
消费者与消费者或个人与个人之间的电子商务	customer to customer, C2C
效率	efficiency
心理依赖性	psychological dependence
欣快感	euphoria
新分子实体	new molecular entities, NMEs
新化合物实体	new chemical entities, NCEs
新活性实体	new active substances, NASs
新药	new drugs
新药申请	new drug application, NDA
信息	information
性状	description
许可	license
学士学位	B.S

Y

亚洲药物化学联合会	Asian Federation of Medicinal Chemistry, AFMC
研究	research
研究方法	research methodology
药代动力学	pharmacokinetics
药店	drug store, chemist's shop
药房	pharmacy
药房法	Pharmacy Act
药房管理	pharmacy management
药房管理学	pharmacy management
药房实践	practice of pharmacy
药房委员会	board of pharmacy
药房质量管理规范	Good Pharmacy Practice, GPP
药理毒理	pharmacology and toxicology
药品标签	labelling of containers and packages
药品标准	drug standard
药品不良事件	adverse drug event, ADE
药品采购管理规范	Good Pharmaceutical Procurement Practices, GPPP
药品成瘾性	drug habitation
药品促销	medicines promotion
药品促销的道德准则	Ethical Standards for Medicines Promotion
药品单位剂量调配系统	the unit dose system of medication distribution
药品调剂质量管理规范	Good Dispensing Practice, GDP
药品法定名称	official name
药品管理立法	legislation of drug administration
药品管理信息系统	Management Information System, MIS
药品广告	drug advertisement
药品监督管理	drug supervision
药品经营质量管理规范	Good Supply Practice for Pharmaceutical Products, GSP
药品滥用	drug abuse

药品临床试验质量管理规范	Good Clinical Practice,GCP
药品零售企业	drug retailer
药品流通	drugs distribution
药品名称	drug name
药品批发企业	drug wholesaler
药品评价中心	Center for Drug Reevaluation,CDR
药品认证管理中心	Certificate Committee for Drugs,CCD
药品商品名称	brand name
药品审评与研究中心	Center for Drug Evaluation and Research,CDER
药品审评中心	Center for Drug Evaluation,CDE
药品生产	produce drugs
药品生产企业	drug manufacturer
药品生产质量管理规范	Good Manufacturing Practice for Pharmaceutical Products,GMP
药品市场营销	pharmaceutical marketing
药品使用质量管理规范	Good Use Practice,GUP
药品说明书	package insert
药品销售渠道	distribution channels of pharmaceutical
药品信息	drug information
药品信息和科学文献评价	drug information and scientific literature evaluation
药品依赖性	drug dependence
药品再评价	drug efficacy reevaluation,DER
药品质量不等效性报告	therapeutic inequivalence reporting
药品质量管理	pharmaceutical quality management
药品注册	registration of drug
药师	pharmacist
药师道德准则	codes of ethics for pharmacists
药师法	Pharmacist Law
药师誓言	oath of pharmacists
药事	pharmaceutical affair
药事法学	pharmacy jurisprudence
药事法与伦理	pharmacy jurisprudence and ethics
药事管理	pharmacy administration,Ph.A
药事管理法律体系	the legal system of pharmacy administration
药事管理委员会	Pharmacy Administration Committee
药事管理与药物治疗学委员会	Pharmacy Administration and Drug Therapeutics Committee
药事组织	pharmacy organization
药物不合理使用	drug misuse
药物的研究开发	research and development,R&D
药物非临床研究质量管理规范	Good Laboratory Practice for Non-clinical Laboratory Studies,GLP
药物过量	over dosage
药物监测中心	Drug Monitoring Centre
药物经济学	pharmaceutical economics,pharmacoeconomics
药物经济学和结果	pharmacoeconomics and outcomes
药物警戒	pharmacovigilance
药物流行病学调查	pharmacoepidemiology survey

药物社会经济学	pharmaceutical socioeconomics
药物市场学	pharmaceutical marketing
药物相互作用	drug interaction
药效研究实施方案	Drug Efficacy Study Implementation, DESI
药学	pharmacy
药学保健	pharmaceutical care
药学博士	Pharm.D
药学道德规范	pharmaceutical morality code
药学的社会与行为	social and behavioral aspects of pharmacy
药学服务	pharmaceutical service
药学交流学	communication of pharmacy
药学科学	pharmacy science
药学信息	pharmaceutical information
药学与治疗学委员会	Pharmacy and Therapeutics Committee, P&T
药学政策和实践系	department of pharmacy policy and practice
药学职业	pharmacy profession
药学职业化	professionalization of pharmacy
药源性疾病	drug induced diseases, DID
药政管理	drug administration
医疗补助	medicaid
医疗机构	institutions
医疗机构药房	institutional pharmacy
医疗机构药房管理	institutional pharmacy management
医疗机构药剂科	institutional pharmacy
医疗机构药事	institutional pharmacy affairs
医疗机构药事管理	institutional pharmacy administration
医疗机构制剂	pharmaceutical preparations dispensed by medical institutions
医疗用毒性药品	medicinal toxic drugs
医疗照顾	medicare
医生工作站	Computerization Physician Order Entry, CPOE
医药分业	separation pharmacy from medicine
医药食品局	Pharmaceutical and Medical Safety Bureau
医用器具	device
医院集中监测系统	hospital intensive monitoring system
医院信息系统	Hospital Information System, HIS
医院药房	hospital pharmacy
英文名称	English name
用法用量	usage and dosage
用药差错	medication error
用药管理	drug use control, drug use management
用药行为	drug taking behavior
有效期	validity date
有效性	effectiveness
《与贸易有关的知识产权协定》	Trade-Related Aspects of Intellectual Property Rights, TRIPS
孕妇及哺乳妇女用药	use in pregnancy and lactation

Z

再注册申请	re-registration of drugs
正确包装和标签法	The Fair Packaging and Labeling Act
政策	policy
知识产权	intellectual property
知识产权保护协定（TRIPS 协议）	Agreement on Trade-Related Aspects of Intellectual Property Rights
执业药师	licensed pharmacist
职业道德	professional ethics
职业道德原则	principle of professional ethics
制度 / 体系	system
制药、配药	preparing and dispensing drugs
治疗药物监测	Therapy Drugs Monitoring, TDM
质量	quality
质量保证	quality assurance
质量改进	quality improvement
质量管理	quality management
质量管理体系	quality management system
质量控制	quality control
质量特性	quality characteristic
中国非处方药物协会	China Nonprescription Medicines Association, CNMA
中国化学制药工业协会	China Pharmaceutical Industry Association, CPIA
中国食品药品检定研究院	National Institute for the Control of Pharmaceutical and Biological Products, NICPBP
中国药学会	Chinese Pharmaceutical Association, CPA
中国医药教育协会	China Medicine Education Association, CMEA
中国医药商业协会	China Association of Pharmaceutical Commerce, CAPC
中国医药企业管理协会	China Pharmaceutical Enterprises Association, CPEA
中国执业药师论坛	CLPF
中国执业药师协会	China Licensed Pharmacist Association, CLPA
中国中药协会	China Association of Traditional Chinese Medicine, CATCM
《中华人民共和国药典》	the Pharmacopoeia of the People's Republic of China
中华人民共和国药典委员会	the Pharmacopoeia Commission of the People's Republic of China
中药材生产质量管理规范	Good Agricultural Practice, GAP
注册	registration
注意事项	note
贮藏	storage
专利名	proprietary name
专卖药	proprietary drugs
专业任务	professional role
宗旨	tenet
著作权	copyright
自动记录数据库	automated data
自发呈报系统	Spontaneous reporting system, SRS